Provas para Obtenção do Título de Especialista em Cardiologia

QUESTÕES COMENTADAS

Provas para Obtenção do Título de Especialista em **Cardiologia**

QUESTÕES COMENTADAS

EDITORES
Rodrigo Bellio de Mattos Barretto
Marcelo Iorio Garcia
Marcus Vinicius Santos Andrade
Carlos Eduardo Lucena Montenegro

VOLUME 4

2018 a 2022

SOCIEDADE BRASILEIRA DE CARDIOLOGIA • SBC 1943

manole editora

6ª EDIÇÃO

Editora: Eliane Usui
Projeto gráfico: Departamento Editorial da Editora Manole
Editoração eletrônica: HiDesign Estúdio
Ilustrações: HiDesign Estúdio
Capa: Ricardo Yoshiaki Nitta Rodrigues

CIP-BRASIL. CATALOGAÇÃO NA PUBLICAÇÃO
SINDICATO NACIONAL DOS EDITORES DE LIVROS, RJ

P963

Provas para obtenção do título de especialista em cardiologia : questões comentadas : 2018 a 2022, volume 4 / editores Rodrigo Bellio de Mattos Barretto ... [et al.]. - 6. ed. - Barueri [SP] : Manole, 2025.

Inclui bibliografia
ISBN 9788520458884

1. Cardiologia - Problemas, questões, exercícios. I. Barretto, Rodrigo Bellio de Mattos.

24-93646 CDD: 616.12
CDU: 616.12

Meri Gleice Rodrigues de Souza - Bibliotecária - CRB-7/6439

Direitos adquiridos pela:
Editora Manole Ltda.
Alameda Rio Negro, 967 – cj 717
Tamboré – Barueri/SP
CEP 06454-000
Tel.: (11) 4196-6000
www.manole.com.br | https://atendimento.manole.com.br

Impresso no Brasil | *Printed in Brazil*

EDITORES

Rodrigo Bellio de Mattos Barretto

Título de Especialista em Cardiologia pela Sociedade Brasileira de Cardiologia (SBC) e pelo Ministério da Educação (MEC). Especialista em Ecocardiografia pelo MEC. Certificado em Habilitação em Ecocardiografia pela SBC. Certificado em *Clinical Research* pela Mayo Clinic e em *Teaching and Learning Innovation* pela Harvard University. Doutor em Medicina pela Universidade de São Paulo (USP). Membro da Comissão Julgadora do Título de Especialista em Cardiologia (CJTEC), 2018-2023 (Coordenador 2022-2023). Vice-presidente do Departamento de Imagem Cardiovascular da SBC (2010-2011). Médico Assistente da Unidade de Ecocardiografia do Instituto do Coração do Hospital das Clínicas da Faculdade de Medicina da USP (InCor-HCFMUSP). Coordenador da Ecocardiografia do Laboratório DASA SP.

Marcelo Iorio Garcia

Especialista em Cardiologia e em Ecocardiografia pela Sociedade Brasileira de Cardiologia (SBC). Especialista em Terapia Intensiva pela Associação de Medicina Intensiva Brasileira (AMIB). Mestre e Doutor em Cardiologia pela Universidade Federal do Rio de Janeiro (UFRJ). Membro da Comissão Julgadora do Título de Especialista em Cardiologia (CJTEC) (2018-2023). *Fellow* da European Society of Cardiology (FESC). Diretor Científico da Sociedade de Cardiologia do Estado do Rio de Janeiro (SOCERJ) (2024-2025). Coordenador do Laboratório de Ecocardiografia do Hospital Universitário Clementino Fraga Filho (HUCFF-UFRJ). Preceptor da Residência Médica em Ecocardiografia do HUCFF-UFRJ. Coordenador da Clínica de Insuficiência Cardíaca do HUCFF-UFRJ.

Marcus Vinicius Santos Andrade

Título de Especialista em Cardiologia pela Sociedade Brasileira de Cardiologia/Associação Médica Brasileira (SBC/AMB). Mestre e Doutor em Medicina e Saúde Humana pela EBMSP. Membro da Comissão Julgadora do Título de Especialista em Cardiologia (CJTEC) (2016-2021). *Fellow* da European Society of Cardiology (FESC). Vice-presidente da Sociedade de Cardiologia do Estado da Bahia (SBC/BA) (2024-2025). Médico Assistente do Serviço de Insuficiência Cardíaca do Hospital Santa Izabel – Santa Casa da Bahia. Coordenador do Ambulatório de Miocardiopatias e Insuficiência Cardíaca do Hospital Dom Pedro – Santa Casa de Feira de Santana/BA. Preceptor das Residências de Cardiologia da Santa Casa da Bahia e da Santa Casa de Feira de Santana/BA. Professor Adjunto de Clínica Médica da Escola Bahiana de Medicina e Saúde Pública (EBMSP).

Carlos Eduardo Lucena Montenegro

Título de Especialista em Cardiologia pela Sociedade Brasileira de Cardiologia/Associação Médica Brasileira (SBC/AMB). Pós-graduado em Insuficiência Cardíaca pela Universidade de Zurique/Sociedade Europeia de Cardiologia. Membro da Comissão Julgadora do Título de Especialista em Cardiologia (CJTEC) (2016-2021). *Fellow* da European Society of Cardiology (FESC). Diretor Científico da SBC-Pernambuco (PE) (2024-2025). Coordenador da Enfermaria de Insuficiência Cardíaca e Cardiomiopatias e Coordenador Clínico do Programa de Transplante Cardíaco do Pronto-socorro Cardiológico Universitário de Pernambuco (PROCAPE-UPE). Coordenador do Grupo de Insuficiência Cardíaca da Rede D'Or – PE.

COLABORADORES

Angelo Roncalli Ramalho Sampaio

Especialista em Cardiologia pela Sociedade Brasileira de Cardiologia (SBC). Título de Especialista em Terapia Intensiva pela Associação Brasileira de Medicina Intensiva (AMIB). Certificado de Habilitação em Ecocardiografia pelo Departamento de Ecocardiografia da SBC (DEPECO-SBC). Especialização em Saúde Coletiva pelo Departamento de Medicina Preventiva da Universidade Federal de São Paulo (UNIFESP). Mestre e Doutor em Saúde Coletiva pela Associação de Instituições de Ensino Superior – Universidade Estadual do Ceará/Universidade Federal do Ceará (IES-UECE/UFC). Ex-membro da Comissão Julgadora do Título de Especialista em Cardiologia (CJTEC). Membro revisor da revista *International Journal of Cardiovascular Sciences* (IJCS). Fundador e Ex-presidente da Regional Sul-Cearense de Cardiologia. Professor Adjunto de Cardiologia da Faculdade de Medicina de Barbalha, Universidade Federal do Cariri. Tem experiência nas áreas de Cardiologia Clinica e Cardiologia e Doenças Psicossomáticas, atuando principalmente nos seguintes temas: Cardiologia Clínica, Hipertensão, Insuficiência Cardíaca, Depressão, Relação entre Doenças Psicossomáticas e Doenças Cardiovasculares.

Cintia Gonçalves Medeiros Lima

Título de Especialista em Cardiologia pela Sociedade Brasileira de Cardiologia (SBC). Especialista em Cardiologia do Adulto pelo Instituto do Coração do Hospital das Clínicas da Faculdade de Medicina da Universidade de São Paulo (InCor-HCFMUSP). Especialista em Insuficiência Cardíaca Congestiva. Especialista em Clínica Médica. Residência Médica no Hospital Santa Marcelina (São Paulo), credenciada pela Comissão Nacional de Residência Médica do Ministério da Educação (MEC). Professora Efetiva na Faculdade de Medicina da Universidade Federal de Alagoas (UFAL).

Daniela do Carmo Rassi Frota

Título de Especialista em Cardiologia pela Sociedade Brasileira de Cardiologia (SBC). Doutora e Mestre em Ciências da Saúde pela Universidade Federal de Goiás (UFG). Professora Adjunta de Cardiologia da UFG.

Diana Patrícia Lamprea Sepúlveda

Título de Especialista em Cardiologia pela Sociedade Brasileira de Cardiologia (SBC). Mestre em Cardiologia pela Universidade de Pernambuco (UPE). Coordenadora da Residência Médica em Cardiologia do Pronto-socorro Cardiológico Universitário de Pernambuco (PROCAPE-UPE). Chefe do Setor de Valvopatias do PROCAPE-UPE.

Fernando Oswaldo Dias Rangel

Doutor e Mestre em Cardiologia pela Universidade Federal do Rio de Janeiro (UFRJ). Membro Titular da Academia de Medicina do Rio de Janeiro. Membro da Comissão Julgadora do Título de Especialista em Cardiologia (CJTEC). Coordenador da Pós-graduação em Cardiologia da Pontifícia Universidade Católica do Rio de Janeiro (PUC-RJ). Coordenador da Pós-graduação em Cardiologia do Instituto Nacional de Cardiologia. Coordenador das Unidades Cardiointensiva e Semi-intensiva Cardiológica do Hospital Pró-Cardíaco.

Germano Emílio Conceição Souza

Doutor em Ciências pela Faculdade de Medicina da Universidade de São Paulo (FMUSP). Delegado Superintendente – Conselho Regional de Medicina do Estado de São Paulo – Delegacia Regional de São José dos Campos (CREMESP-DRSJC). Cardiologista do Corpo Clínico do Hospital Israelita Albert Einstein e do Hospital Alemão Oswaldo Cruz. Coordenador dos Serviços de Clínica Médica e Cardiologia dos Hospitais Regionais de São José dos Campos e do Litoral Norte.

Gustavo Eugênio Martins Marinho

Especialista em Cardiologia pela Sociedade Brasileira de Cardiologia/Associação Médica Brasileira (SBC/AMB). Especialista em Hemodinâmica e Cardiologia Intervencionista pela Sociedade Brasileira de Hemodinâmica e Cardiologia Intervencionista (SBHCI)/AMB. Mestre em Ensino em Saúde. Membro da Comissão Julgadora do Título de Especialista em Cardiologia

(2020-2025) e Coordenador (2024-2025). Membro da Comissão Permanente de Certificação da SBHCI (2010-2019). Coordenador da Rede de Urgências e Emergências Cardiovasculares do Hospital Regional do Sul de Minas em Varginha/MG.

Harry Correa Filho

Membro da Comissão Julgadora do Título de Especialista em Cardiologia (CJTEC) (2017-2024). Membro da Comissão de Diretrizes da Sociedade Brasileira de Cardiologia (SBC), Gestão 2020-21. *Fellow* da European Society of Cardiology (FESC). Cardiologista do Instituto de Cardiologia de Santa Catarina. Professor de Cardiologia na Universidade do Sul de Santa Catarina (Unisul).

Joberto Pinheiro Sena

Membro da Comissão Julgadora do Título de Especialista em Cardiologia (CJTEC). Sócio Titular da Sociedade Brasileira de Cardiologia Intervencionista (SBHCI). Gestor Médico da Hemodinâmica do Hospital Santa Izabel da Santa Casa da Bahia.

Jose Knopfholz

Médico Especialista em Clínica Médica e Cardiologia. Mestre em Ciências da Saúde. Doutor em Medicina Interna. Membro da Comissão Julgadora do Título de Especialista em Cardiologia (CJTEC). Professor Titular do Curso de Medicina da Pontifícia Universidade Católica do Paraná (PUCPR).

Mario Wiehe

Especialista em Cardiologia pela Sociedade Brasileira de Cardiologia/Associação Médica Brasileira (SBC/AMB). Doutor em Cardiologia pela Universidade Federal do Rio Grande do Sul (UFRGS). Professor Adjunto da Faculdade de Medicina da Pontifícia Universidade Católica do Rio Grande do Sul (PUCRS). Médico Cardiologista e Chefe do Programa de Residência Médica de Cardiologia do Hospital São Lucas da PUCRS.

Tiago Luiz Luz Leiria

Graduação em Medicina pela Fundação Faculdade Federal de Ciências Médicas de Porto Alegre. Residência em Medicina Interna no Hospital de Clínicas de Porto Alegre. Residência Médica em Cardiologia no Instituto de Cardiologia/Fundação Universitária de Cardiologia (IC/FUC). Mestrado e Doutorado em Ciências da Saúde (Cardiologia) pelo IC/FUC com estágio de Doutorando em Cardiologia na Universidade de Montreal, Canadá. *Fellowship* em Eletrofisiologia Cardíaca Invasiva no Hospital Sacré-Coeur de Montreal/Universidade de Montreal entre 2008 e 2009. Professor do Programa de Pós-graduação em Ciências da Saúde (Cardiologia) da FUC e do Programa de Pós-graduação em Cardiologia e Ciências Cardiovasculares da Universidade Federal do Rio Grande do Sul (UFRGS). Médico contratado do Hospital de Clínicas de Porto Alegre (HCPA) e do Serviço de Cardiologia do IC/FUC. Diretor de Comunicação da Sociedade de Cardiologia do Estado do Rio Grande do Sul (SOCERGS), Gestão 2024-2025.

CONSELHO ADMINISTRATIVO DA SOCIEDADE BRASILEIRA DE CARDIOLOGIA

SUMÁRIO

Conteúdo complementar – Plataforma Digital XI
Prefácio XII

Questões
1. Anatomia, fisiologia e cardiopatias congênitas 2
2. Aorta 10
3. Arritmias 16
4. Doença arterial coronariana 38
5. Hipertensão arterial sistêmica 70
6. Insuficiência cardíaca 93
7. Miscelânea; pericárdio e miocárdio; farmacologia 126
8. Síndromes coronarianas agudas 178
9. Semiologia 205
10. Valvopatias 211

Comentários

1. Anatomia, fisiologia e cardiopatias congênitas 248
2. Aorta 256
3. Arritmias 264
4. Doença arterial coronariana 295
5. Hipertensão arterial sistêmica 331
6. Insuficiência cardíaca 354
7. Miscelânea; pericárdio e miocárdio; farmacologia 395
8. Síndromes coronarianas agudas 454
9. Semiologia 483
10. Valvopatias 490

CONTEÚDO COMPLEMENTAR – PLATAFORMA DIGITAL

Utilize o QR code abaixo para acessar vídeos, as imagens coloridas ou preto-e-branco das questões e mais (no cadastro, colocar o voucher: potec). O prazo para acesso a esse material limita-se à vigência desta edição.

PREFÁCIO

A Comissão Julgadora do Título de Especialista em Cardiologia (CJTEC) é a responsável pela confecção e realização da prova que habilita os cardiologistas no Brasil. Composta por 12 membros de todo o país, contém a pluralidade em cardiologia e o compromisso de equilíbrio na verificação de que este exame seja abrangente e completo.

A tradução deste trabalho se apresenta anualmente na prova do Título de Especialista de Cardiologia da Sociedade Brasileira de Cardiologia.

O livro que se apresenta aqui é parte da missão da CJTEC de aprimorar e auxiliar os candidatos e mesmo os já cardiologistas na revisão de temas expostos na prova com sua análise crítica, proporcionando um verdadeiro aprendizado na cardiologia contemporânea. Diferentemente das edições anteriores, este livro traz a divisão em capítulos sobre as grandes áreas de conhecimento em cardiologia, o que facilitará a leitura e a aplicação de seu conhecimento.

Rodrigo Bellio de Mattos Barretto
Marcelo Iorio Garcia
Marcus Vinicius Santos Andrade
Carlos Eduardo Lucena Montenegro

QUESTÕES

1. ANATOMIA, FISIOLOGIA E CARDIOPATIAS CONGÊNITAS

2018

1. Leia as assertivas I a III:

I. A CIA *ostium secundum* é o tipo mais comum de CIA, e a maioria é elegível para oclusão percutânea.

II. A CIV ampla pode evoluir com inversão de *shunt*, passando a ser direito-esquerda quando não operada na infância, devido à hipertensão e à hiper-resistência vascular pulmonar, situação conhecida como síndrome de Eisenmenger.

III. O forâmen oval patente é encontrado entre 25-30% da população geral e tem forte associação com acidente vascular cerebral (AVC) criptogênico em adultos jovens, e este representa de 20-30% dos AVCs.

Assinale a alternativa **CORRETA**.

a. Apenas as assertivas I e III estão corretas.
b. Apenas as assertivas I e II estão corretas.
c. As assertivas I, II e III estão corretas.
d. Apenas a assertiva III está correta.
e. Apenas as assertivas II e III estão corretas.

2. A tetralogia de Fallot é uma cardiopatia congênita cianogênica frequente e de espectro variável. Leia as assertivas I a III:

I. O grau de obstrução da via de saída do ventrículo direito é variável nos pacientes com obstrução leve, e a cianose é mais intensa e precoce.
II. Crises de hipóxia são características da tetralogia de Fallot, ocorrem habitualmente em crianças pequenas por provável espasmo infundibular e podem ser desencadeadas pelo esforço, como choro e mamadas.
III. No pós-operatório de Fallot, a lesão residual mais frequente é a insuficiência pulmonar.

Qual alternativa está **CORRETA**?

a. As assertivas I e II estão corretas.
b. As assertivas II e III estão corretas.
c. As assertivas I, II e III estão corretas.
d. Apenas a assertiva II está correta.
e. Apenas a assertiva III está correta.

3. Leia as assertivas I a III:

I. Pacientes portadores de valva aórtica bicúspide podem apresentar aortopatia e evoluir com dilatação da aorta ascendente, aneurisma e inclusive ruptura ao longo de suas vidas.
II. Em adultos com coarctação grave, funcionalmente atrésica, dá-se preferência ao uso de *stent* recoberto para aumentar a segurança do procedimento.
III. Após a correção cirúrgica ou o tratamento percutâneo com sucesso, havendo normalização da pressão arterial (PA), não há risco de complicações, como recoarctação e aneurisma.

Em relação a doenças da via de saída do ventrículo esquerdo, é **CORRETO** afirmar que:

a. As assertivas I e II estão corretas.
b. As assertivas I, II e III estão corretas.
c. As assertivas II e III estão corretas.
d. As assertivas I e III estão corretas.
e. Apenas a assertiva II está correta.

2019

4. Avalie as assertivas a seguir sobre indicações atuais de oclusão de forâmen oval patente (FOP) e assinale a resposta correta:

I. Na embolia paradoxal recorrente.
II. Na síndrome da platipneia-ortodeoxia.
III. Para reduzir o risco de hipertensão pulmonar.

a. As assertivas I e III estão corretas.
b. As assertivas II e III estão corretas.
c. Apenas a assertiva I está correta.
d. As assertivas I e II estão corretas.
e. As assertivas I, II e III estão corretas.

5. Em relação ao fechamento percutâneo da comunicação interatrial (CIA), é correto afirmar:

I. Está indicado nos casos de CIA *ostium secundum* com *shunt* significativo, cuja relação Qp/Qs seja > 1,5 ou associada à sobrecarga de volume do ventrículo direito.
II. Após a oclusão percutânea, é necessário uso de antiagregante, usualmente ácido acetilsalicílico (AAS), durante uma semana pós-procedimento.
III. Está indicada para os portadores de CIAs do tipo seio venoso e *ostium primum*, mesmo pequenos, devido ao maior risco de evoluir com hipertensão pulmonar.

a. As assertivas I e II estão corretas.
b. As assertivas I e III estão corretas.
c. As assertivas II e III estão corretas.
d. As assertivas I, II e III estão corretas.
e. Apenas a assertiva I está correta.

6. Homem, 30 anos, portador de trissomia do 21 e comunicação interventricular (CIV) não operada. Apresenta hemoptise e procura pelo serviço de emergência. Familiar refere que vem apresentando piora da intolerância aos esforços nos últimos dois anos. Nega eventos embólicos prévios e refere que não faz uso de anticoagulante. Ao exame físico: frequência cardíaca (FC) = 110 bpm; pressão arterial (PA) = 100 x 60 mmHg; saturação periférica de oxigênio de 70% (em ar ambiente). Estado geral regular, pálido, taquicárdico e cianótico (baqueteamento digital). Ausculta cardíaca: segunda bulha (P2) hiperfonética e sopro de regurgitação em foco tricúspide. Ausculta respiratória: sem alterações. Semiologia abdome: hepatomegalia. Assinale a alternativa correta acerca do caso clínico:

a. A anticoagulação está indicada para todos os pacientes com hipertensão arterial pulmonar, pelo risco de tromboembolismo pulmonar.
b. A varfarina não é o anticoagulante mais recomendado para pacientes com hipertensão arterial pulmonar.
c. A anticoagulação não é consenso em pacientes com Eisenmenger, principalmente naqueles sem eventos embólicos prévios, pelo risco de sangramento.
d. Deve-se manter os valores de razão normalizada internacional (RNI) acima de 3,5 vezes o controle, para profilaxia de tromboembolismo, no caso de pacientes com hipertensão arterial pulmonar em uso de varfarina.
e. Nos pacientes com Eisenmenger, além da anticoagulação, sempre se associa oxigênio suplementar e tratamento da insuficiência cardíaca (digital e diuréticos).

2020

7. Em relação à comunicação interatrial (CIA), qual é a alternativa **correta**?

I. Nos portadores de CIA, as arritmias como fibrilação e *flutter* atrial tornam-se mais prevalentes com o aumento da idade, e o fechamento tardio do defeito, principalmente após os 40 anos, não impede o aparecimento de arritmias.
II. O fechamento percutâneo é o tratamento de escolha para o fechamento de CIA *ostium secundum*. Os critérios para indicação são similares aos do fechamento cirúrgico e necessitam de bordas suficientes para ancorar a prótese.
III. A CIA *ostium primum* apresenta a valva atrioventricular esquerda com três folhetos e o espaço entre os folhetos superior e inferior é chamado fenda.

a. Apenas as assertivas I e II estão corretas.
b. As assertivas I, II e III estão corretas.

c. Apenas a assertiva II está correta.
d. Apenas as assertivas II e III estão corretas.
e. Apenas as assertivas I e III estão corretas.

8. Dados da literatura sugerem forte associação entre forame oval patente (FOP) e acidente vascular cerebral (AVC) criptogênico. Analise as assertivas e assinale a alternativa correta.

I. A presença de aneurisma do septo atrial nos pacientes com FOP não eleva o risco para eventos adversos como acidente vascular cerebral (AVC) criptogênico.
II. Na investigação do paciente que apresenta AVC isquêmico, quando for encontrado um FOP, deve-se assumir que a causa é o FOP que, portanto, deve ser fechado. Não há necessidade de investigar outras possíveis causas de AVC isquêmico.
III. Na investigação o ecocardiograma transesofágico com a manobra de Valsalva é o exame mais sensível para o diagnóstico do FOP.

a. Apenas a assertiva III está correta.
b. Apenas as assertivas I e II estão corretas.
c. Apenas a assertiva II está correta.
d. Apenas as assertivas II e III estão corretas.
e. Apenas as assertivas I e III estão corretas.

9. Em relação à tetralogia de Fallot, assinale a alternativa **correta**.

I. A anormalidade fundamental na tetralogia de Fallot é o desvio anterior e para cima (cefálica) do septo infundibular ou de via saída que contribui para as suas quatro características.
II. Crises de hipóxia podem ocorrer e se caracterizam por queda súbita da saturação de oxigênio, requerendo, para seu tratamento: oxigênio, morfina, dopamina ou dobutamina para sua reversão.
III. No pós-operatório, a reintervenção cirúrgica pode ser necessária para o tratamento de lesão residual da valva pulmonar por estenose e/ou insuficiência pulmonar.

a. Apenas as assertivas I e II estão corretas.
b. Apenas a assertiva III está correta.
c. Apenas as assertivas II e III estão corretas.
d. Apenas as assertivas I e III estão corretas.
e. Apenas a assertiva II está correta.

2021

10. Em relação à coarctação da aorta, considere as seguintes assertivas:

I. Considera-se coarctação de aorta significativa quando o gradiente no sítio da coarctação for maior que 20 mmHg, porém, quando existe circulação colateral, o gradiente torna-se mais acentuado (superestimado).

II. Após 30 anos de idade, doença coronariana, rotura ou dissecção de aorta podem ser a causa de óbito nestes pacientes.

III. O paciente adulto portador de coarctação de aorta pode ser assintomático e ter a suspeita diagnóstica realizada a partir de exame de rotina, devido ao achado de hipertensão arterial sistêmica e pulsos femorais diminuídos.

Assinale a alternativa correta:

a. As assertivas II e III são verdadeiras.
b. As assertivas I e II são verdadeiras.
c. As assertivas I e III são verdadeiras.
d. Apenas a assertiva III é verdadeira.
e. Todas são verdadeiras.

11. Em relação à anomalia de Ebstein, considere as seguintes assertivas:

I. Em sua forma moderada, os sintomas podem se manifestar na adolescência e no adulto jovem.

II. É comum a associação com via acessória.

III. A cianose pode estar presente e se deve habitualmente a *shunt* da direita para esquerda em nível atrial.

Assinale a alternativa correta:

a. As assertivas II e III são verdadeiras.
b. As assertivas I e II são verdadeiras.
c. As assertivas I e III são verdadeiras
d. Apenas a assertiva II é verdadeira.
e. Todas são verdadeiras.

2022

12. Assinale a alternativa correta em relação à comunicação interatrial (CIA):

a. O defeito tipo *ostium secundum* é o mais frequente.
b. As comunicações interatriais são divididas em dois tipos anatômicos: *ostium primum* e *ostium secundum*.
c. O fluxo pela CIA ocorre apenas na sístole.
d. Ao se diagnosticar lactentes com CIA isolada, a conduta mais indicada é intervenção na infância.
e. A segunda bulha geralmente apresenta desdobramento variável.

13. Assinale a alternativa que contém cardiopatias congênitas que podem, na sua evolução natural, desenvolver a síndrome de Eisenmenger:

a. Defeito do septo atrioventricular – comunicação interatrial – anomalia de Ebstein isolada.
b. Comunicação interventricular – tronco arterial comum – tetralogia de Fallot com estenose pulmonar infundíbulo-valvar moderada.
c. Comunicação interatrial – janela aortopulmonar – atresia pulmonar com septo interventricular intacto.
d. Comunicação interventricular – persistência do canal arterial – atresia tricúspide com estenose pulmonar importante.
e. Defeito do septo atrioventricular – tronco arterial comum – persistência do canal arterial.

14. Paciente de 30 anos de idade em pós-operatório tardio de correção de tetralogia de Fallot com retalho transanular. É assintomático.

- Eletrocardiograma: ritmo sinusal, frequência cardíaca = 80 bpm, QRS = 180 ms de duração, sinais de sobrecarga ventricular direita.
- Ecocardiograma: evidencia insuficiência de valva pulmonar grave e dilatação importante de ventrículo direito.
- Ressonância magnética cardíaca evidenciou fração de ejeção do ventrículo esquerdo de 69% e do ventrículo direito de 44%, volume diastólico final do ventrículo direito de 180 mL/m^2 e volume sistólico final de 72 mL/m^2.

Qual é a conduta mais adequada?

a. Manter seguimento clínico e repetir ressonância magnética cardíaca em 1 ano.

b. Iniciar inibidor de enzima conversora da angiotensina e repetir ressonância magnética cardíaca em 1 ano.
c. Indicar intervenção cirúrgica ou percutânea da valva pulmonar.
d. Manter seguimento clínico e solicitar teste cardiopulmonar em 1 ano.
e. Iniciar betabloqueador e repetir ressonância magnética cardíaca em 6 meses.

15. Paciente do sexo masculino, de 25 anos de idade, assintomático, submetido à avaliação médica para praticar atividades físicas. Ao exame clínico, pressão arterial = 120 x 80 mmHg; frequência cardíaca = 70 bpm. Auscultava-se um estalido protossistólico na ponta, sem sopros. Ecocardiograma mostrou valva aórtica bicúspide, sem disfunção, e diâmetro da aorta ascendente de 42 mm.
Qual deve ser a orientação quanto à prática de exercícios físicos nesse caso?

a. Liberar exercícios, com recomendação para evitar confronto físico.
b. Restringir exercícios isométricos e aeróbicos intensos e confronto físico.
c. Restringir exercícios aeróbicos de moderada intensidade ou mais.
d. Liberar a prática de exercícios, sem restrições.
e. Proibir exercícios competitivos.

2. AORTA

Utilize o QR code para visualizar a figura deste capítulo na plataforma digital do livro. Voucher: potec

2018

1. Um paciente de 64 anos tem dor torácica muito forte no dorso e pressão arterial de 180 x 100 mmHg. Angiotomografia revelou dissecção aguda de aorta, com orifício de entrada logo após a emergência da artéria subclávia esquerda. Qual é a classificação desta dissecção de aorta?

a. Tipo B de Stanford e tipo III de DeBakey.
b. Tipo B de Stanford e tipo II de DeBakey.
c. Tipo A de Stanford e tipo I de DeBakey.
d. Tipo A de Stanford e tipo II de DeBakey.
e. Tipo A de Stanford e tipo III de DeBakey.

2. Uma mulher de 75 anos é admitida no Serviço de Emergência com dor forte nas costas; ela tem história de hipertensão arterial e coronariopatia. Pressão arterial (PA) = 220 x 120 mmHg; frequência cardíaca (FC) = 110 bpm. O abdome é doloroso, e a perna direita tem pulsos diminuídos; está hipotérmica. A angiotomografia mostra dissecção aórtica que se inicia após a origem da artéria subclávia esquerda e se estende até as artérias ilíacas. Qual é a melhor forma de tratar esta paciente?

a. Abordagem cirúrgica do colo isquêmico.
b. Endoprótese em aorta descendente.
c. Anastomose fêmoro-femoral.
d. Abordagem cirúrgica com ressecção de aorta descendente.
e. Embolectomia da artéria femoral.

3. Um paciente de 20 anos, portador de síndrome de Marfan, tem aneurisma de aorta ascendente com 5,2 cm de diâmetro e insuficiência aórtica moderada. Está assintomático e, pelo ecocadiograma, os diâmetros ventriculares estão discretamente aumentados, estando a função ventricular esquerda preservada. Qual conduta seguir?

a. Somente intervir quando apresentar sintomas.
b. Iniciar betabloqueador e reavaliar em 6 meses.
c. Ressecar apenas a aorta ascendente.
d. Colocar endoprótese em aorta ascendente.
e. Substituir a raiz da aorta com tubo valvado.

2019

4. Mulher, 20 anos, portadora de síndrome de Marfan, tem aneurisma de aorta ascendente com 5,2 cm de diâmetro e insuficiência aórtica moderada. Está assintomática e os diâmetros ventriculares não estão aumentados. Assinale a conduta correta a seguir:

a. Somente indicar cirurgia quando houver sintomas.
b. Iniciar losartana e reavaliar em 6 meses.
c. Programar a operação de Bentall (tubo valvar com reimplante de coronárias), com ressecção da aorta ascendente e válvula aórtica.
d. Programar ressecção da aorta ascendente.
e. Iniciar betabloqueadores e reavaliar em 6 meses.

5. Sobre a indicação de reabilitação com exercício para pacientes com doença arterial periférica (DAP), assinale a alternativa correta:

a. O exercício na esteira melhora o tempo de caminhada, o que não ocorre com o treino de força da perna.
b. O exercício ergométrico dos braços não melhora a capacidade de caminhada.
c. Os exercícios realizados por pacientes com DAP podem causar redução da atividade da enzima mitocondrial, do metabolismo oxidativo e da velocidade de produção do ATP muscular.
d. As diretrizes atuais recomendam que pacientes com claudicação intermitente sejam submetidos a exercícios de reabilitação supervisionados como terapia inicial.
e. O treinamento de exercícios supervisionados deve consistir em sessões com duração de 60 minutos, com frequência de pelo menos seis vezes por semana.

6. Homem, hipertenso, 70 anos, com dor torácica intensa. A angiotomografia mostra hematoma intramural em aorta ascendente, sem derrame pleural ou pericárdico. Assinale a alternativa que contempla o melhor tratamento a ser oferecido:

a. Cirurgia de emergência.
b. Tratamento endovascular.
c. Nitroprussiato de sódio; reavaliar em um mês.
d. Acompanhamento com tomografia computadorizada (TC) seriada.
e. Losartana contínua; reavaliar em seis meses.

7. Qual é o exame com maior acurácia diagnóstica para avaliar o paciente com dissecção aórtica aguda?

a. Angiotomografia helicoidal.
b. Aortografia torácica.
c. Angiorressonância nuclear magnética.
d. Ecocardiograma transtorácico.
e. Ecocardiograma transesofágico.

8. Qual das alternativas abaixo é compatível com dissecção aórtica do tipo B não complicada, sem haver a necessidade de se indicar tratamento cirúrgico ou endovascular?

a. Dor torácica persistente.
b. Diâmetro da aorta descendente de 6,0 cm.

c. Dissecção retrógrada.
d. Isquemia mesentérica.
e. Falsa luz pérvia.

2020

9. Qual é o fator de risco mais importante para a rotura de aneurisma da aorta ascendente?

a. Tabagismo de dois maços por dia.
b. História familiar de aneurismas.
c. Hipertensão arterial mal controlada.
d. Sexo masculino.
e. Diâmetro aórtico superior a 5,5 cm.

10. Qual das seguintes etiologias de aneurisma de aorta torácica é devida à aortite não infecciosa?

a. Síndrome de Marfan.
b. Sífilis cardiovascular.
c. Síndrome de Takayasu.
d. Síndrome de Loeys-Dietz.
e. Síndrome de Ehlers-Danlos.

11. Ao se examinar um paciente com dor torácica intensa por possível dissecção aguda da aorta, considera-se dissecção de alto risco se houver:

a. Ausência de pulso-braquial.
b. Hipertensão arterial.
c. Insuficiência mitral.
d. Insuficiência renal não dialítica.
e. Doença pulmonar obstrutiva crônica.

2021

12. Um paciente de 50 anos, com história de hipertensão arterial sistêmica, apresenta dor retroesternal forte, tem sopro diastólico em foco aórtico e apresenta jugulares túrgidas. A angiotomografia mostrou dissecção aórti-

ca com orifício de entrada na junção sinotubular, insuficiência aórtica importante, derrame pericárdico e progressão da dissecção até pouco antes da emergência do tronco braquiocefálico.
Qual é a alternativa correta para classificar esta dissecção de aorta?

a. Tipo A de Stanford e tipo II de De Bakey.
b. Tipo B de Stanford e tipo II de DeBakey.
c. Tipo A de Stanford e tipo I de DeBakey.
d. Tipo B de Stanford e tipo III de DeBakey.
e. Tipo A de Stanford e tipo III de DeBakey.

13. Paciente de 59 anos, hipertenso, refere dor torácica súbita no dorso, de forte intensidade, há cerca de 12 h.

- Pressão arterial = 170 x 110 mmHg.
- Frequência cardíaca = 92 bpm.
- Pulsos universalmente palpáveis, sem dor ou distensão abdominal e sem alterações neurológicas.
- Angiotomografia = dissecção aórtica iniciando após a artéria subclávia esquerda, progredindo até as artérias renais e com diâmetro de 3,8 cm.

Qual é a conduta mais adequada?

a. Iniciar vasodilatadores e analgésicos.
b. Preparar o paciente para tratamento endovascular.
c. Iniciar betabloqueador, vasodilatadores e analgésicos.
d. Preparar o paciente para ressecção cirúrgica da aorta.
e. Fazer ecoDoppler dos membros inferiores.

2022

14. Quanto às indicações de tratamento endovascular (TEVAR) na dissecção aguda de aorta tipo B, é correto afirmar:

a. As indicações principais são isquemia dos membros ou visceral, ruptura ou iminência de ruptura, expansão rápida do diâmetro aórtico, dor incontrolável ou extensão retrógrada da dissecção na aorta ascendente.
b. Infarto agudo do miocárdio é a indicação principal para TEVAR.
c. Hematoma periaórtico é uma indicação para TEVAR.
d. TEVAR não é a terapia mais indicada nas complicações da dissecção aguda de aorta tipo B.

e. Pacientes estáveis com dissecção tipo B não complicada não têm indicação para TEVAR e devem ser submetidos a tratamento cirúrgico.

15. Na úlcera aórtica penetrante, é considerado critério para intervenção:

a. Presença de úlcera aórtica penetrante com profundidade menor que 10 mm.
b. Presença de úlcera aórtica penetrante associada à ectasia da aorta.
c. Presença de úlcera aórtica penetrante assintomática em porção proximal de aorta descendente.
d. Presença de úlcera aórtica penetrante com diâmetro menor que 20 mm.
e. Presença de úlcera aórtica penetrante associada à dor recorrente e refratária.

16. Paciente do sexo masculino, de 25 anos de idade, com diagnóstico de síndrome de Marfan e em tratamento de hipertensão arterial sistêmica. Realizou a angiotomografia de tórax apresentada a seguir, na qual detectou-se a presença de aneurisma no segmento ascendente da aorta torácica.

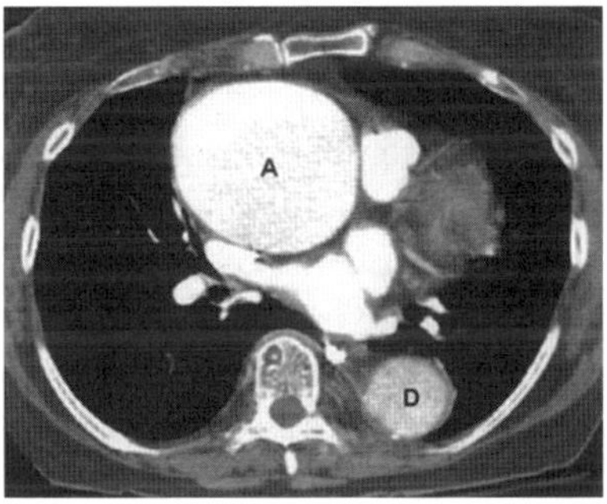

Assinale a alternativa que contenha indicação de intervenção em casos de aneurismas da aorta torácica:

a. Cirurgia é recomendada para pacientes com síndrome de Marfan com aneurisma da aorta ascendente com diâmetro ≥ 50 mm.
b. Pacientes submetidos a reparo ou troca valvar devem ser considerados para reparo concomitante da raiz aórtica ou substituição da aorta ascendente quando diâmetro máximo da aorta ≥ 50 mm.
c. Cirurgia é indicada para pacientes com síndrome de Marfan com diâmetro da aorta ascendente ≥ 55 mm na presença de fatores de risco adicionais.
d. Em pacientes com síndrome de Marfan, intervenção é indicada se diâmetro da aorta ascendente > 37 mm na presença de coarctação da aorta.
e. Quando a intervenção está indicada na síndrome de Marfan, o reparo endovascular (TEVAR) deve ser a técnica preferida.

3. ARRITMIAS

Utilize o QR code para visualizar as figuras deste capítulo na plataforma digital do livro. Voucher: potec

2018

As questões de 1 a 3 referem-se ao caso clínico da questão 1.

1. Paciente do sexo feminino, com 26 anos de idade, foi atendida na emergência com queixa de palpitações rápidas de início súbito há cerca de 40 minutos. Negava outros sintomas ou antecedentes significativos. Informou que, há menos de 4 meses, durante avaliação para prática desportiva, realizara exame cardiológico, inclusive com ecocardiograma com resultados normais. No atendimento, foi verificado: ritmo cardíaco regular; pressão arterial (PA) = 110 x 70 mmHg; nenhuma outra anormalidade.

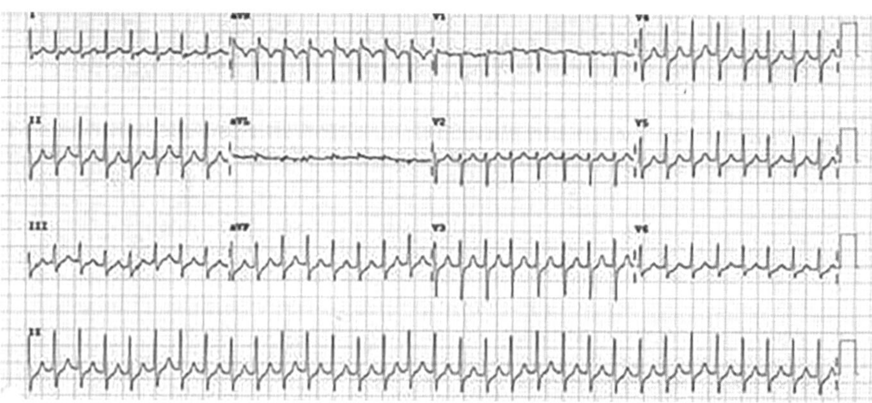

Conforme eletrocardiograma, o diagnóstico mais provável para a arritmia desta paciente é:

a. Taquicardia ventricular.
b. *Flutter* atrial com condução 2:1.
c. Taquicardia paroxística supraventricular.
d. *Flutter* atrial com condução 1:1.
e. Fibrilação atrial com resposta ventricular rápida.

2. Com base no caso clínico da questão 1, considerando o diagnóstico mais provável desta paciente, deduzimos que o mecanismo responsável pela arritmia deve ser:

a. Reentrada intranodal ou reentrada por via anômala com condução anterógrada (antidrômica).
b. Aumento do automatismo ao nível da junção atrioventricular.
c. Circuitos de macrorreentrada atrial.
d. Reentrada intranodal ou reentrada por via anômala com condução retrógrada (ortodrômica).
e. Circuitos de microrreentrada atrial.

3. Com base no caso clínico da questão 1, a abordagem terapêutica inicial deve ser:

a. Manobras vagais e, se não reverter, aplicar adenosina intravenosa.
b. Amiodarona intravenosa e, se não reverter, fazer massagem do seio carotídeo.
c. Ablação do "foco" da arritmia.
d. Cardioversão elétrica imediata.
e. Propafenona via oral.

4. Mulher, 35 anos, em pós-operatório tardio de troca valvar (prótese biológica) devido à estenose mitral, comparece à consulta em uso de amiodarona, digoxina e varfarina, devido à fibrilação atrial. Assinale a alternativa **CORRETA** sobre o tratamento antiarrítmico desta paciente.

a. A amiodarona apresenta a mesma eficácia em relação ao betabloqueador no que diz respeito ao controle da resposta ventricular.
b. A amiodarona aumenta o *clearance* renal de digoxina, sendo causa de má resposta a este medicamento.

c. A dose de varfarina necessária para atingir INR (índice de normatização internacional) terapêutico deve ser menor que a usual, devido à interação medicamentosa com a amiodarona.
d. Devido ao bloqueio dos canais de potássio, a amiodarona leva à redução de frequência cardíaca e ao encurtamento do intervalo QT.
e. A digoxina é eficaz para a redução da resposta ventricular tanto no repouso quanto no exercício.

5. Em várias situações, está indicado o uso de atropina para o tratamento agudo de bradiarritmias. Assinale a situação clínica em que o uso de atropina esteja **CONTRAINDICADO**:

a. Bloqueio atrioventricular (AV) de 3º grau relacionado com infarto agudo do miocárdio inferior.
b. Bloqueio atrioventricular (AV) de 3º grau, com suspeita de comprometimento do sistema de His-Purkinje.
c. Bloqueio atrioventricular (AV) de 2º grau relacionado com infarto agudo do miocárdio inferior.
d. Bradicardia sinusal sintomática.
e. Bloqueio sinoatrial sintomático.

6. Mulher, com 57 anos, hipertensa e em tratamento farmacológico. Tem diagnóstico de episódios recorrentes de palpitação, e na crise mais recente foi realizado eletrocardiograma abaixo, com este ritmo se mantendo até o momento. Ao exame, encontra-se em bom estado geral, pressão arterial (PA) normal, assim como o restante do exame físico.

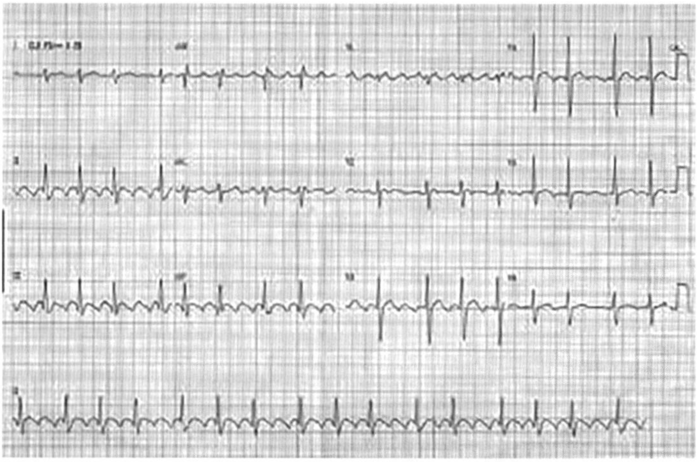

Para o manejo da arritmia, a resposta **INCORRETA** é:

a. A arritmia deve ser mantida até que seja realizada a ablação com radiofrequência, que é o tratamento mais indicado.
b. O tratamento farmacológico para a reversão costuma ser pouco eficaz, sendo que a cardioversão elétrica eletiva costuma ser indicada.
c. A estratégia de prevenção de fenômenos embólicos deve ser a mesma aplicada a pacientes com fibrilação atrial.
d. A ablação com radiofrequência tem excelentes resultados na prevenção de recorrências.
e. O controle da frequência cardíaca pode ser obtido com betabloqueadores ou com bloqueadores dos canais de cálcio, como verapamil ou diltiazem.

7. Homem, 52 anos de idade, sem antecedentes de doença cardiovascular ou diabetes. Queixou-se de palpitações e cansaço aos esforços sentidos desde a semana anterior, associados a desconforto, mas sem dor torácica ou síncope. Ao exame físico, encontrava-se em bom estado geral, eupneico, taquicárdico, com o pulso irregular, pressão arterial (PA) normal, sem sinais de congestão pulmonar e sem sopros à ausculta cardíaca.

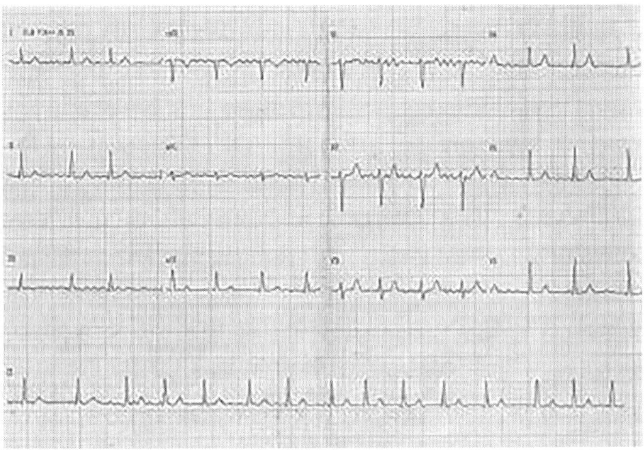

De acordo com o eletrocardiograma (ECG), se a opção for a reversão da arritmia, é **INCORRETO** afirmar que:

a. É possível optar por reversão elétrica eletiva ou farmacológica, sendo que esta última opção pode recair por fármacos utilizados por via oral ou venosa.
b. Não há necessidade de prevenção de fenômenos embólicos com anticoagulantes, uma vez que o escore de CHADS-VASc é zero.

c. O uso de sotalol nesse contexto não é indicado.
d. A propafenona oral pode ser utilizada desde que afastada a presença de doença cardíaca estrutural.
e. A amiodarona por via endovenosa apresenta percentual de reversão na faixa de 80%.

8. A fibrilação atrial (FA) é ocorrência comum no pós-operatório de cirurgia cardíaca. Assinale a alternativa **CORRETA** com relação à FA no pós-operatório de cirurgia cardíaca:

a. Hipomagnesemia é etiologia comum, e a administração de magnésio nos períodos pré, pós e perioperatório diminui sua incidência.
b. Administração de hidrocortisona não diminui sua incidência.
c. Administração de betabloqueadores é mais efetiva que administração de amiodarona para a prevenção.
d. Atorvastatina não mostrou diminuição de sua incidência.
e. Colchicina não mostrou efetividade na diminuição de sua incidência.

9. Paciente de 25 anos, em curso de 16ª semana da 2ª gestação, com história de troca valvar por prótese biológica mitral há 4 anos, assintomática, em uso de penicilina benzatina profilática para doença reumática. Procurou o pronto-socorro com queixa de palpitações e dispneia aos esforços, que se iniciou há uma semana. Ao exame físico, estava com frequência cardíaca (FC) = 120 bpm; pressão arterial (PA) = 100 x 60 mmHg. Ausculta cardíaca mostrava ritmo cardíaco regular, sopro sistólico discreto em área mitral e presença de 3ª bulha; a ausculta pulmonar mostrava estertores crepitantes de bases. O eletrocardiograma revelou taquicardia regular de QRS estreito com FC = 140 bpm. Realizada massagem do seio carotídeo sem sucesso e, após a revisão de novo eletrocardiograma, o traçado mostrou *flutter* atrial 2:1. Assinale a alternativa **CORRETA** acerca da conduta inicial para ao atendimento na sala de emergência:

a. Adenosina é o tratamento preferencial, visto que não tem contraindicação na gravidez; e enoxaparina em dose plena para a prevenção do tromboembolismo.
b. Amiodarona intravenosa em bolo para a reversão do ritmo; ecotransesofágico para exclusão de trombo intracavitário; e aspirina para a prevenção do tromboembolismo.
c. Atenolol associado a verapamil para o controle da frequência cardíaca; e varfarina sódica para a prevenção do tromboembolismo.

d. Enoxaparina em dose plena para a prevenção de tromboembolismo; ecotransesofágico para a exclusão de trombo intracavitário e avaliação do estado funcional da prótese; e a cardioversão elétrica para reversão do ritmo, porque geralmente não é nociva para o feto.
e. Propafenona para o controle da frequência cardíaca; enoxaparina em dose profilática para a prevenção do tromboembolismo; e ultrassonografia de abdome para avaliar vitalidade fetal.

10. Paciente do sexo masculino, com 70 anos de idade, hipertenso e diabético, foi acometido de palpitações rápidas e irregulares de início súbito. Ao ser atendido na Emergência, informou que esta era a primeira vez que apresentava tais sintomas. À ocasião do atendimento, foi verificado ritmo cardíaco irregular, com frequência cardíaca (FC) = 140 bpm; e pressão arterial (PA) = 130 x 90 mmHg.

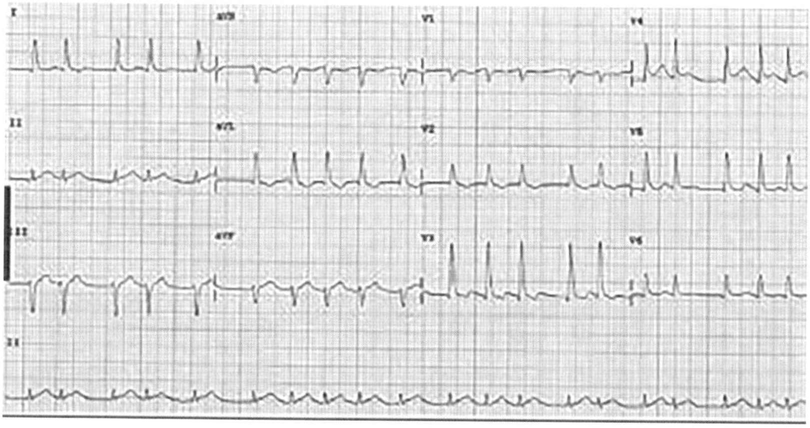

De acordo com o eletrocardiograma, a respeito deste paciente, existe uma afirmativa que está **ERRADA**. Identifique-a:

a. Caso sejam constatados sinais de insuficiência cardíaca descompensada, pode se dar preferência à digoxina ou à amiodarona intravenosa para controle da frequência cardíaca.
b. O hipertireoidismo pode ser causa desta arritmia, considerando que é mais frequente em homens e idosos.
c. Antes de administrar qualquer droga antiarrítmica é importante verificar a existência de distúrbios hidroeletrolíticos, os quais podem predispor ao risco de proarritmias.

d. Na ausência de sinais de insuficiência cardíaca, o controle da frequência cardíaca pode ser feito com betabloqueadores ou bloqueadores dos canais de cálcio não di-idropiridínicos.
e. Caso sejam constatados sinais de insuficiência cardíaca descompensada, deve-se dar preferência à propafenona para reversão da arritmia.

11. Morte súbita cardíaca é uma importante causa de óbito. Assinale a causa de morte súbita cujos fatores desencadeantes sejam ruídos intensos:

a. Fibrilação ventricular idiopática.
b. Síndrome de Brugada.
c. Taquicardia ventricular polimórfica catecolaminérgica.
d. Síndrome do QT longo tipo 2.
e. Displasia arritmogênica do ventrículo direito.

12. Existem situações quando o verapamil pode ser indicado para o tratamento de arritmias ventriculares. Dentre as opções abaixo, assinale o tipo de taquicardia ventricular verapamil-sensível:

a. Taquicardia ventricular secundária à doença de Chagas.
b. Taquicardia ventricular fascicular.
c. Taquicardia ventricular relacionada com cicatriz de infarto do miocárdio.
d. Taquicardia na fase aguda do infarto do miocárdio.
e. Taquicardia ventricular secundária à displasia arritmogênica do ventrículo direito (VD).

2019

13. Em relação ao traçado de Holter, qual afirmação está correta:

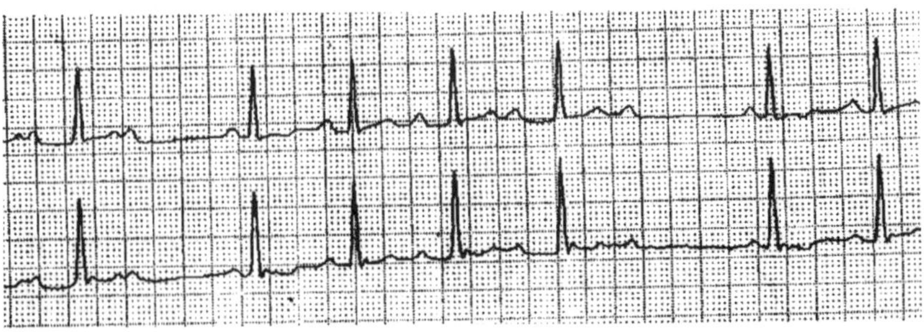

a. Trata-se de um bloqueio atrioventricular de 2° grau tipo I, o que normalmente não deve ser considerado de alto risco em pacientes assintomáticos.
b. Trata-se de um bloqueio atrioventricular de 2º grau tipo Wenckebach, que apresenta localização anatômica mais provável no feixe de His.
c. Trata-se de um bloqueio atrioventricular de 2° grau tipo II, que tem sua localização anatômica mais frequente no nó atrioventricular.
d. Essa manifestação eletrocardiográfica é típica de distúrbio no sistema His-Purkinje.
e. Trata-se de bloqueio atrioventricular do 2° grau fisiológico, secundário à extrassístole atrial, o que pode ser causado por uso crônico de betabloqueador e/ou digoxina.

14. O eletrocardiograma (ECG) da imagem a seguir foi registrado durante emergência, em atendimento de paciente com síncope, apresentando-se com sinais de baixo débito e precordialgia. O que sugere o ECG e qual a conduta?

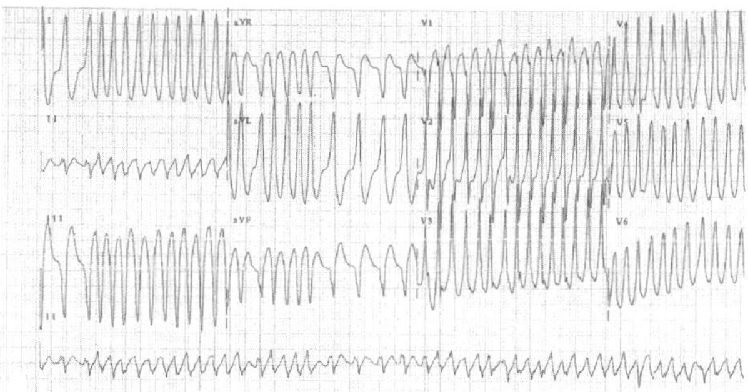

a. ECG sugestivo de fibrilação ventricular, devendo o paciente ser desfibrilado imediatamente e submetido a implante de cardioversor desfibrilador implantável (CDI).
b. ECG de taquicardia ventricular polimórfica catecolaminérgica. A administração de betabloqueador intravenoso está indicada para controle de arritmias.
c. ECG de taquicardia ventricular polimórfica relacionada à síndrome coronariana aguda. O paciente deve ser cardiovertido e encaminhado à sala de hemodinâmica para tratamento percutâneo quanto antes.
d. ECG de fibrilação atrial, em paciente com via acessória atrioventricular (AV) apresentando alto risco de morte súbita. Deve ser cardiovertido e encaminhado para ablação por cateter da via acessória.
e. ECG de fibrilação atrial de alta resposta e bloqueio de ramo esquerdo. Paciente deve ser cardiovertido e encaminhado à ablação de fibrilação atrial (FA), para isolamento das veias pulmonares.

15. Dentre as alternativas, qual apresenta arritmias que podem ser interrompidas com adenosina?

a. Taquicardia por reentrada nodal e *flutter* atrial.
b. Taquicardia por reentrada atrioventricular (AV) e taquicardia por reentrada nodal.
c. Taquicardia atrial e taquicardia ventricular fascicular.
d. Taquicardia ventricular e fibrilação atrial.
e. Taquicardia por reentrada AV e *flutter* atrial.

16. Mulher, 33 anos, com história de palpitação há 5 anos e sensação de batimento em fúrcula esternal. Vinha em uso de propranolol e atualmente de propafenona. Coração estruturalmente normal. Procurou o setor de emergência com queixa de taquicardia. Na admissão, apresentava-se lúcida, taquicárdica e com pressão arterial (PA) = 110 x 70 mmHg. O eletrocardiograma (ECG) de admissão encontra-se apresentado nesta imagem. Qual o diagnóstico eletrocardiográfico e provável mecanismo da taquicardia?

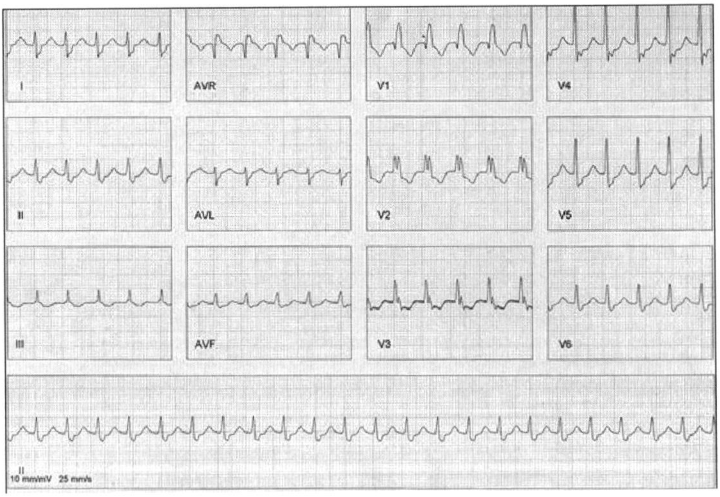

a. Taquicardia paroxística supraventricular (TPSV) com aberrância. Provável reentrada nodal.
b. Taquicardia ventricular monomórfica sustentada. Reentrada.
c. Taquicardia paroxística supraventricular (TPSV) com aberrância. Provável taquicardia relacionada a síndrome de Wolff-Parkinson-White.
d. *Torsades de Pointes*. Atividade deflagrada.
e. Taquicardia ventricular bidirecional. Pós-potencial.

17. Com referência aos fatores de risco para morte súbita, é INCORRETO afirmar que:

a. A cardiomiopatia hipertrófica, quando é do tipo não obstrutiva, não se constitui marcador de risco para morte súbita.
b. A incidência de morte súbita em crianças abaixo de 1 ano é similar à incidência em adultos de meia-idade ou mais velhos.
c. A síndrome do QT longo congênito é um contribuinte genético para o risco de morte súbita.
d. A doença arterial coronariana é a principal base estrutural para o risco de morte súbita.
e. A morte súbita cardíaca pode ser a primeira manifestação de doença coronária em até metade dos casos.

18. Homem, 62 anos, portador de cardiopatia chagásica e disfunção ventricular esquerda grave (fração de ejeção [FE] = 29%). Havia apresentado um episódio de síncope há 8 dias. Encontrava-se internado para investigação diagnóstica, quando apresentou episódio de palpitação com sudorese profusa. O eletrocardiograma (ECG) realizado no momento do sintoma encontra-se nesta imagem. Qual o diagnóstico eletrocardiográfico e a conduta indicada?

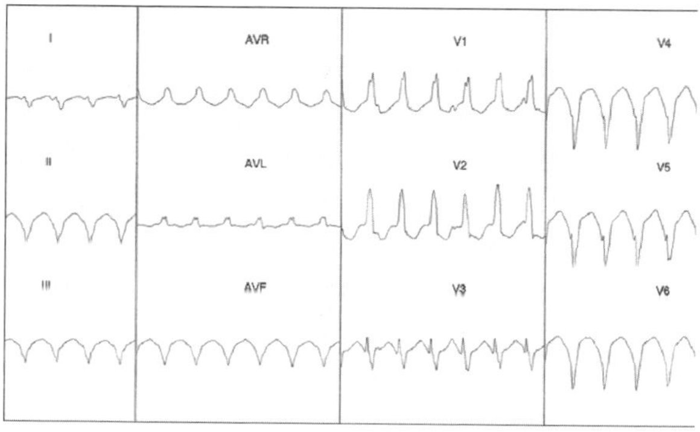

a. Taquicardia paroxística supraventricular (TPSV) com aberrância pelo ramo direito. Amiodarona venosa e, caso não reverta, cardioversão elétrica.
b. Taquicardia ventricular polimórfica. Cardioversão elétrica e revisão laboratorial.
c. Taquicardia ventricular monomórfica sustentada. Cardioversão elétrica de imediato. Implante de cardioversor desfibrilador implantável (CDI) por profilaxia secundária.

d. Fibrilação atrial com elevada resposta ventricular. Cardioversão elétrica de imediato. Amiodarona.
e. Taquicardia ventricular monomórfica sustentada. Amiodarona. Implante de cardioversor desfibrilador implantável (CDI) por profilaxia primária.

19. Homem, 46 anos, com hipertensão leve a moderada e história de crises de palpitação taquicárdica desde a pré-adolescência. Ecocardiograma normal. Nos últimos anos, houve agravamento dos sintomas, apesar do uso regular de amiodarona (400 mg/dia). Após episódio sincopal, deu entrada no setor de emergência, apresentando o eletrocardiograma (ECG) da imagem. Estável hemodinamicamente. Qual o diagnóstico eletrocardiográfico e a conduta indicada?

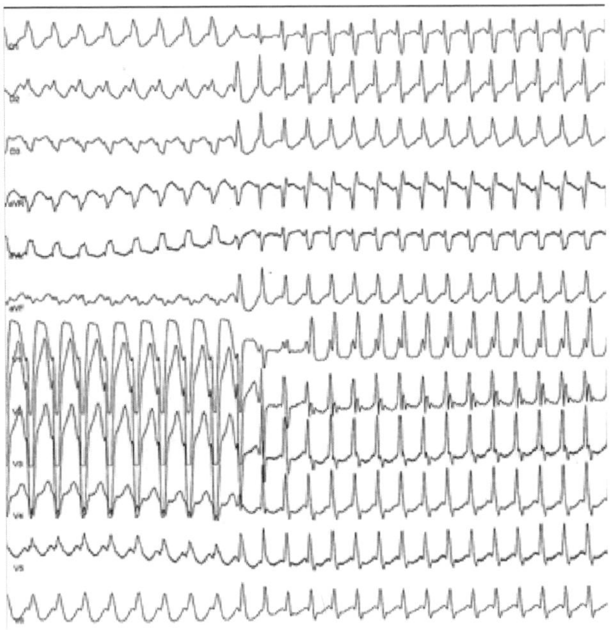

a. Taquicardia ventricular monomórfica sustentada. Amiodarona venosa.
b. Taquicardia ventricular polimórfica. Cardioversão elétrica sincronizada.
c. Taquicardia paroxística supraventricular (TPSV) com aberrância pelo ramo esquerdo e posteriormente pelo ramo direito. Adenosina para reversão e indicar ablação por cateter.
d. Taquicardia ventricular bidirecional. Cardioversão elétrica de imediato.
e. Fibrilação atrial em portador de síndrome de Wolff-Parkinson-White. Amiodarona venosa.

20. As taquicardias ventriculares (TV) idiopáticas são definidas como TV monomórficas que ocorrem em pacientes sem cardiopatia estrutural ou doença coronariana. Entre elas, está a TV de via de saída de ventrículo direito (VD). Suas características eletrocardiográficas são:

a. Morfologia de bloqueio de ramo esquerdo e eixo elétrico inferior no plano frontal.
b. Morfologia de bloqueio de ramo direito e eixo elétrico inferior no plano frontal.
c. Morfologia de bloqueio de ramo direito e eixo elétrico desviado à esquerda no plano frontal.
d. Morfologia de bloqueio de ramo esquerdo e eixo elétrico desviado à esquerda no plano frontal.
e. Morfologia de bloqueio de ramo direito e eixo elétrico desviado à direita no plano frontal.

21. Mulher, 82 anos, hipertensa e diabética, admitida no setor de emergência com queixa de cansaço progressivo aos esforços há aproximadamente um mês e episódio de síncope sem pródromos uma hora antes do atendimento. Fazia uso prévio de enalapril 20 mg/dia, hidroclorotiazida 25 mg/dia, metformina 850 mg/dia. Curva de marcadores (CK massa e troponina I) normal. O ecocardiograma evidenciava hipertrofia concêntrica do ventrículo esquerdo sugestivo com cardiopatia hipertensiva. O eletrocardiograma (ECG) da admissão está apresentado nesta imagem. Qual o diagnóstico eletrocardiográfico e a conduta médica indicada neste caso?

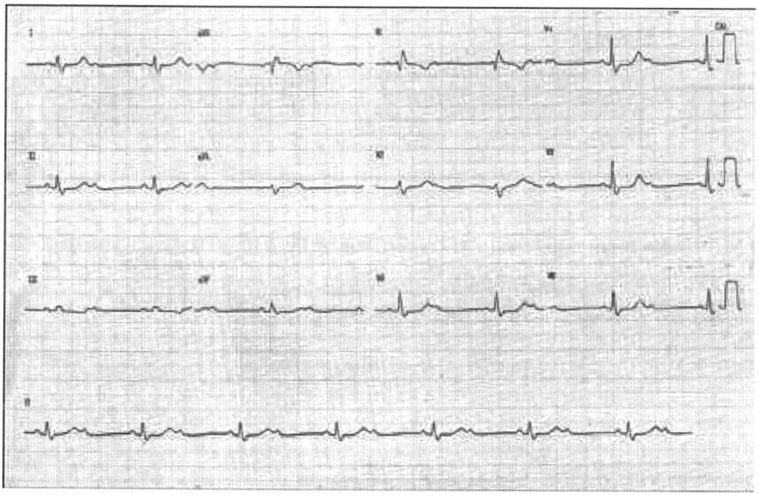

a. Bloqueio atrioventricular (AV) total. Implante de marca-passo definitivo.
b. Bloqueio atrioventricular (AV) segundo grau 2:1. Implante de marca-passo provisório e posterior implante de marca-passo definitivo.
c. Bloqueio atrioventricular (AV) de segundo grau Mobitz II, atropina venosa e implante de marca-passo definitivo.
d. Bloqueio atrioventricular (AV) segundo grau Mobitz I. Implante de marca-passo provisório e posterior implante de marca-passo definitivo.
e. Bradicardia sinusal sintomática. Atropina venosa.

22. De acordo com II Diretrizes Brasileiras de Fibrilação Atrial da Sociedade Brasileira de Cardiologia, em relação à fibrilação atrial (FA), assinale a alternativa INCORRETA:

a. É a principal fonte emboligênica de origem cardíaca.
b. O surgimento dessa arritmia em pacientes com insuficiência cardíaca aumenta em duas vezes o risco de morte.
c. A presença de fatores de risco para hemorragia não contraindica o uso de anticoagulantes orais, mas orienta quanto à necessidade de cuidados especiais.
d. A anticoagulação oral deve ser prescrita para todos os pacientes, mesmo aqueles considerados de baixo risco para tromboembolismo (CHA2DS2-VASc igual a 0 ou 1).
e. É a arritmia sustentada mais frequente na prática clínica.

2021

23. Mulher, 84 anos, hipertensa e coronariopata crônica, com história de palpitação nos últimos meses, pré-síncope de repetição e episódio de síncope sem pródromos. O ecocardiograma demonstrou fração de ejeção do ventrículo esquerdo preservada. Vinha em uso de valsartana, hidroclorotiazida, ácido acetilsalicílico e sinvastatina. Ao Holter 24h, pôde-se observar frequência cardíaca média de 52 bpm, além de diversos episódios similares ao observado abaixo.
Qual diagnóstico e conduta adequados?

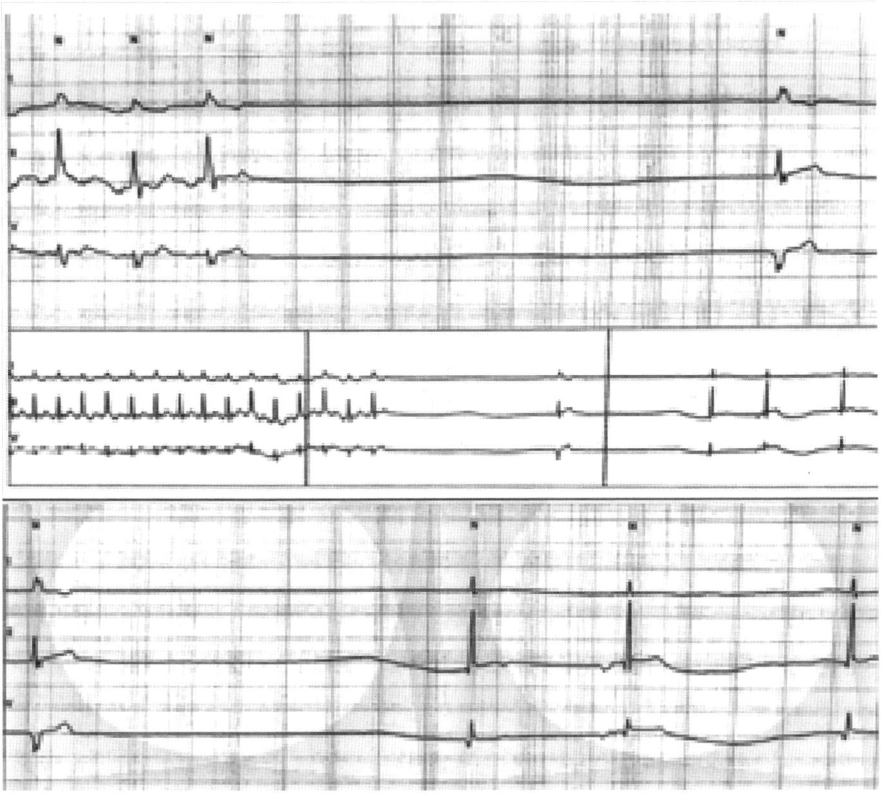

a. Pausa sinusal (síndrome bradicardia-taquicardia). Indicação de implante de marca-passo definitivo.
b. Bloqueio atrioventricular Mobitz I. Avaliar evolutivamente a necessidade de implante de marca-passo definitivo.
c. Bloqueio atrioventricular total. Indicação de marca-passo definitivo em caráter de emergência.
d. Bloqueio sinoatrial Mobitz II. Observação e investigação clínica e avaliar posterior indicação de implante de marca passo.
e. Bloqueio atrioventricular avançado. Indicação de marca-passo definitivo em caráter de emergência.

24. Homem, 39 anos, com episódios frequentes de palpitações taquicárdicas, de início e término súbitos, muito sintomáticas, porém não documentadas. O ecocardiograma é normal e o eletrocardiograma de repouso está abaixo. A respeito do quadro clínico é correto afirmar:

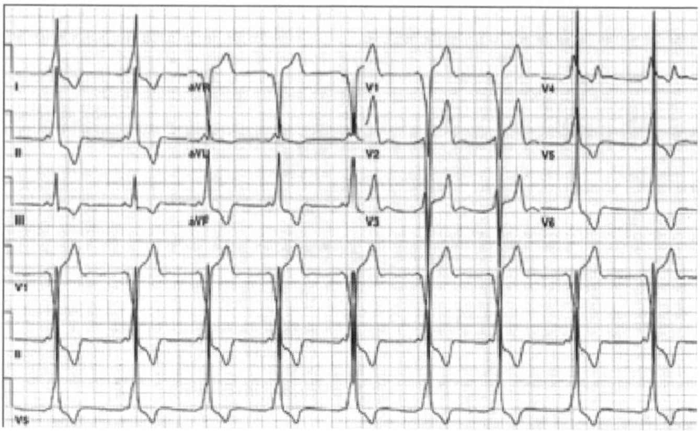

a. A principal hipótese seria taquicardia por reentrada nodal, por ser o mecanismo de taquicardia supraventricular com o RR regular mais frequente na prática clínica.
b. A presença de bloqueio de ramo esquerdo sugere que o mecanismo possa ser uma taquicardia supraventricular medida por uma via acessória tipo Mahaim.
c. A principal hipótese seria taquicardia supraventricular mediada por uma via acessória, pela observação de pré-excitação manifesta ao ECG.
d. A principal hipótese é fibrilação atrial, por ser a taquiarritmia mais frequente no cenário clínico.
e. O ECG de repouso isoladamente não permite esclarecer a sintomatologia, sendo necessária complementação com ressonância nuclear magnética cardíaca.

25. Mulher, 78 anos, portadora de marca-passo definitivo de longa data, procurou atendimento médico por episódios de síncope de repetição.
O traçado de Holter 24 horas abaixo permite afirmar qual diagnóstico?

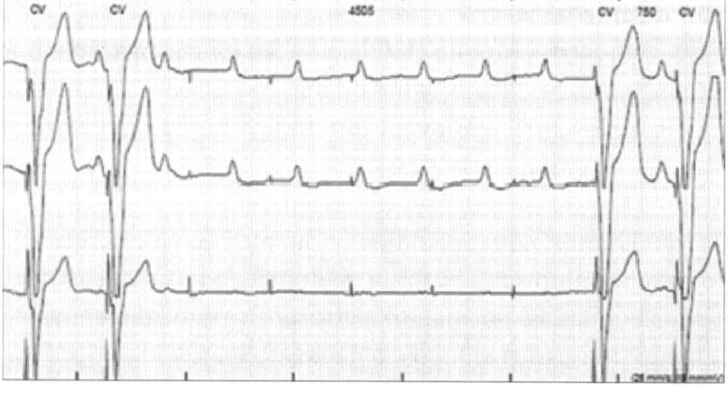

a. *Undersensing* ventricular.
b. Falha de captura ventricular.
c. Falha de captura atrial e ventricular.
d. *Undersensing* atrial.
e. Taquicardia mediada pelo marca-passo.

26. Mulher, 43 anos, portadora de prótese valvar mitral metálica, evolui com fibrilação atrial permanente de alta resposta ventricular e difícil controle medicamentoso, mantendo frequência cardíaca > 110 bpm em repouso. Múltiplas tentativas de cardioversão elétrica e manutenção de ritmo sinusal não foram bem-sucedidas. Optou-se pela estratégia de ablação do nó atrioventricular e implante de marca-passo definitivo, realizados com sucesso. Imediatamente após o procedimento de ablação, o dispositivo foi programado em modo VVI, com frequência de 60 bpm. Após 48 horas a paciente evoluiu na enfermaria com parada cardiorrespiratória, com necessidade de desfibrilação externa e reprogramação do dispositivo.
Qual o provável mecanismo do problema apresentado?

a. Deslocamento de eletrodo ventricular.
b. Taquicardia mediada pelo marca-passo.
c. Reversão parcial do bloqueio atrioventricular (AV).
d. Aumento transitório dos limiares de estimulação.
e. *Torsades de Pointes.*

27. No diagnóstico diferencial das taquiarritmias de QRS largo, qual achado eletrocardiográfico corrobora o diagnóstico de taquicardia supraventricular com aberrância?

a. Presença de batimentos de fusão.
b. Desvio esquerdo do eixo e concordância positiva dos complexos QRS em derivações precordiais.
c. Início da taquicardia com onda P prematura.
d. Primeiro vetor de ativação > 100 milissegundos.
e. Padrão de bloqueio de ramo direito, com complexo QRS bifásico em V1.

28. Considerando as indicações de tratamento invasivo da fibrilação atrial (FA), assinale a alternativa correta:

a. A ablação por cateter é recomendada para reversão da disfunção ventricular em pacientes com cardiomiopatia induzida por FA, independentemente da existência de sintomas.
b. A ablação por cateter para tratamento da FA apresenta taxa de recidiva em um ano menor do que 1%, resultado semelhante à ablação do *flutter* atrial típico.
c. O benefício da ablação por cateter é maior em pacientes com FA persistente do que paroxística, por não haver confirmação do sucesso do procedimento quando realizado em ritmo sinusal.
d. A ausência de episódios de FA por 6 meses após nova tentativa de ablação é suficiente para suspensão da anticoagulação oral com segurança deste paciente.
e. Quanto maior o tempo de duração da FA, maior a chance de sucesso com o procedimento, pela maior especificidade diagnóstica.

29. Homem, 76 anos, deu entrada na emergência com queixa de palpitações há 3 dias.

- Exame físico = pulsos irregulares e de amplitude variável.
- Ausculta cardíaca = ritmo irregular.
- Frequência cardíaca = em torno de 140 bpm.
- Pressão arterial = 110 x 70 mmHg.
- Ausculta pulmonar normal.
- Frequência respiratória = 16 irpm.
- Saturação SpO_2 = 97% em ar ambiente.
- Eletrocardiograma (ECG) = fibrilação atrial, bloqueio completo de ramo direito e bloqueio divisional anterossuperior esquerdo.

Para alívio dos sintomas, com o objetivo de baixar rapidamente a frequência cardíaca, a melhor opção é:

a. Amiodarona venosa.
b. Adenosina venosa.
c. Lidocaína venosa.
d. Betabloqueador venoso.
e. Propafenona oral.

30. Para manutenção do ritmo sinusal (prevenção de recidivas) após reversão de fibrilação atrial em pacientes com fração de ejeção do ventrículo esquerdo ≤ 35%, qual a melhor alternativa medicamentosa?

a. Atenolol.
b. Propafenona.

c. Sotalol.
d. Amiodarona.
e. Verapamil.

2022

31. Em relação à síncope, assinale a alternativa **INCORRETA**:

a. Quando causada por arritmia cardíaca, o início da síncope é rápido e a duração é breve.
b. Morder a língua e incontinência são comuns na síncope cardíaca.
c. Sintomas premonitórios podem ou não estar presentes, e tipicamente a síncope não é seguida por estado de confusão pós-ictal.
d. Palpitações que a precedem quase sempre estão ausentes se a perda de consciência for rápida.
e. Convulsão é rara e ocorre principalmente após assistolia prolongada ou arritmia ventricular rápida.

32. Em relação à indicação e à avaliação de risco trombótico e hemorrágico com o uso de anticoagulantes orais, assinale a alternativa correta:

a. Em fibrilação atrial, o escore CHA2DS2VASC deve ser utilizado. Em pacientes com eventos tromboembólicos sistêmicos ou próteses valvares mecânicas, a anticoagulação deve ser mantida independentemente de qualquer avaliação. O risco de sangramento deve ser acessado pelo escore HAS-BLED.
b. Escore HAS-BLED maior ou igual a 3 pontos é de alto risco para sangramento e deve contraindicar anticoagulação.
c. Em pacientes que realizaram cardioversão elétrica por fibrilação atrial e possuem risco hemorrágico elevado, a profilaxia pós-cardioversão pode ser reduzida para apenas duas semanas.
d. *Flutter* atrial, pelo menor risco embólico, pode ser tratado com INR em faixa terapêutica de 1,5 a 2,0 (reduzindo assim o risco hemorrágico).
e. Idade maior que 75 anos conta 2 pontos no escore HAS-BLED para risco de sangramento.

33. Em relação ao cuidado ao paciente pós-ablação de fibrilação atrial (FA), assinale a alternativa **INCORRETA:**

a. Ablação de FA é menos eficaz em FA persistente ou de longa duração, em portadores de cardiomiopatia hipertrófica, na obesidade e na apneia do sono.
b. Presença de focos extra veias pulmonares ocorrem mais frequentemente em formas persistentes de FA ou em paciente com remodelamento atrial.
c. Fístula atrioesofágica é a complicação mais comum pós-ablação de fibrilação atrial, ocorrendo no final da primeira semana.
d. Após ablação, é prudente manter anticoagulação em pacientes com maior risco (CHA2DS2VASC ≥ 2).
e. Reconexão de veias pulmonares e presença de focos externos às veias pulmonares são fatores predominantes que justificam recorrência da FA pós-ablação.

34. Assinale a alternativa correta referente à síndrome postural ortostática taquicardizante (SPOT):

a. Caracteriza-se por excelente capacidade de tolerar a postura ereta associada a aumento discreto na frequência cardíaca 10 minutos após assumir postura ereta.
b. SPOT é facilmente reconhecível e não há como confundi-la com ansiedade ou taquicardia sinusal inapropriada.
c. O *Tilt-Test* não é útil no diagnóstico de SPOT.
d. A SPOT é uma variante da intolerância neurocardiogênica.
e. Programas de treinamento de resistência e força não são úteis no tratamento de SPOT.

35. Sobre a síndrome de Brugada (SBr), assinale a alternativa **INCORRETA:**

a. A SBr caracteriza-se por eletrocardiograma com elevação em cúpula do segmento ST (≥ 2 mm), seguidos de onda T negativa nas derivações precordiais direitas V1 a V3.
b. A SBr associa-se a aumento do risco de morte súbita cardíaca secundária a episódios de taquicardia ventricular polimórfica.
c. A SBr não é uma síndrome arrítmica hereditária.
d. A penetrância e a expressividade desse distúrbio são altamente variáveis, desde indivíduos de idades mais avançadas assintomáticos até casos de morte súbita cardíaca no primeiro ano de vida.
e. Vários são os genes implicados na patogenicidade da SBr, mas somente o SCN5A demonstra contribuição significativa para a doença.

36. Paciente em tratamento otimizado para insuficiência cardíaca de origem isquêmica, fração de ejeção do ventrículo esquerdo de 26%, admitido com taquicardia ventricular monomórfica sustentada e síncope.
Qual é a melhor conduta?

a. Ablação de taquicardia ventricular é suficiente para prevenção de novos eventos e deveria ser utilizada em vez do implante de cardiodesfibrilador implantável.
b. Considerando que o paciente não utilizava antiarrítmicos anteriormente, é importante realização de prova farmacológica com amiodarona antes de discutir implante de cardiodesfibrilador.
c. Implante de cardiodesfibrilador implantável é a melhor opção para prevenção de novos eventos.
d. Estudo eletrofisiológico invasivo negativo, se realizado após 10 dias do evento, serve para identificar os pacientes que não terão benefício do implante do cardiodesfibrilador implantável.
e. Paciente é considerado candidato à profilaxia primária.

37. Paciente do sexo masculino, de 70 anos de idade, hipertenso, dislipidêmico, com queixa de tontura e um evento de perda de consciência sem liberação de esfíncter ou convulsão há uma semana, em tratamento com inibidores da enzima conversora da angiotensina (iECA) e atorvastatina. Ao exame: consciente, dispneico, sem alteração neurológica ou hemodinâmica. Eletrocardiograma de 12 derivações foi obtido com o papel na velocidade de 25 mm/seg.

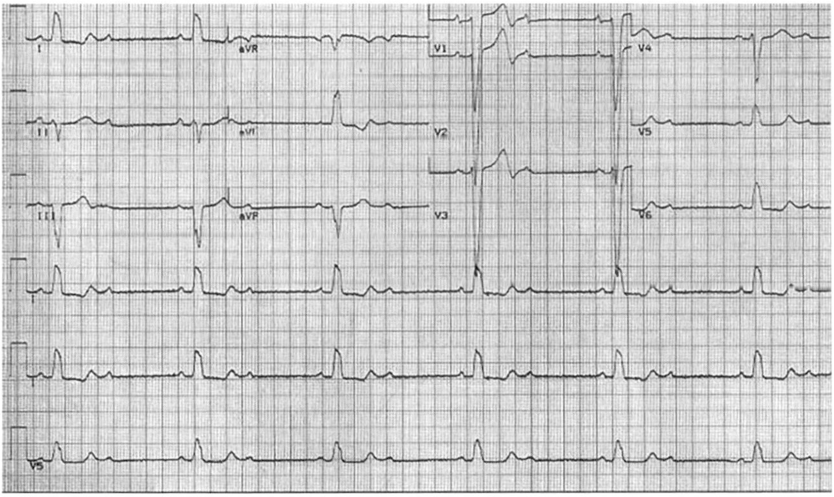

Qual é a orientação mais adequada?

a. Teste de atropina.
b. Realização do *Tilt-Test* (teste de inclinação).
c. Realização de estudo eletrofisiológico.
d. Solicitação de Holter.
e. Implante de marca-passo definitivo.

38. Paciente do sexo feminino, de 45 anos de idade, com palpitações e desconforto torácico há 4 horas. Hemodinamicamente estável. Eletrocardiograma a seguir. Ecocardiograma não mostra alteração estrutural do coração.

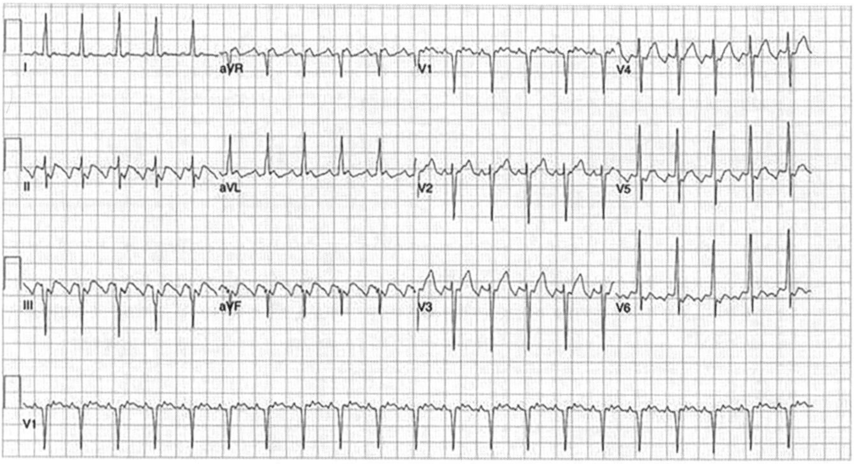

Qual é a melhor conduta?

a. Verapamil endovenoso e propafenona oral após a reversão.
b. Cardioversão elétrica sincronizada e posterior ablação.
c. Adenosina endovenosa e amiodarona oral após a reversão.
d. Adenosina endovenosa e posterior ablação.
e. Cardioversão elétrica sincronizada e verapamil após reversão.

39. Paciente do sexo feminino, de 18 anos de idade, com história de três internações em pronto-socorro para reversão de arritmia com medicação endovenosa. Medicada com amiodarona há alguns meses; no momento assintomática. Teve conhecimento sobre os problemas do uso crônico da amiodarona. Seu exame físico está dentro dos limites da normalidade.

Eletrocardiograma a seguir.

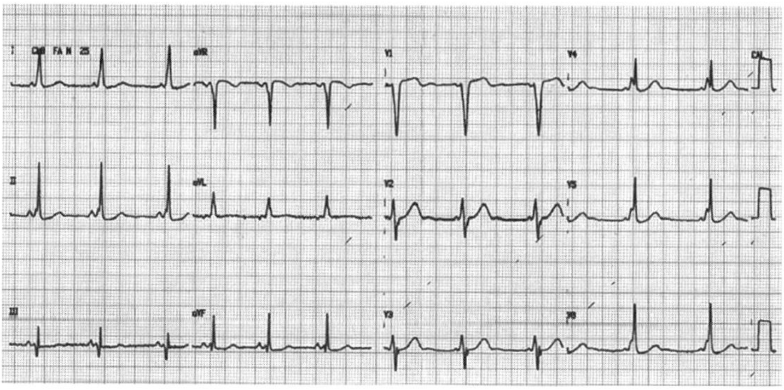

Qual é o diagnóstico e a conduta adequados?

a. Wolff-Parkinson-White. Ablação por radiofrequência.
b. Distrofia muscular de Duchene. Implante de marca-passo definitivo.
c. Cardiomiopatia arritmogênica do ventrículo direito. Implante de cardiodesfibrilador implantável.
d. Síndrome de Brugada. Trocar amiodarona por ivabradina.
e. Síndrome de Lown-Ganong-Levine. Ablação por *laser*.

40. Paciente do sexo masculino, de 60 anos de idade, portador de cardiopatia isquêmica crônica, sob tratamento farmacológico otimizado, sem isquemia miocárdica passível de tratamento por revascularização cirúrgica ou percutânea e com expectativa de vida de pelo menos 1 ano. Para o caso em questão, assinale a alternativa considerada recomendação classe I, nível de evidência A, para implante de cardiodesfibrilador implantável na prevenção primária de morte súbita cardíaca:
(Considerar CF-NYHA = classe funcional da New York Heart Association)

a. Fração de ejeção do ventrículo esquerdo ≤ 35% e CF-NYHA II-III.
b. Fração de ejeção do ventrículo esquerdo ≤ 30% e CF-NYHA I-IV.
c. Fração de ejeção do ventrículo esquerdo ≤ 35%, taquicardia ventricular não sustentada espontânea e taquicardia ventricular sustentada indutível ao estudo eletrofisiológico.
d. Fração de ejeção do ventrículo esquerdo ≤ 30%, CF-NYHA II-IV, QRS ≥ 120 ms, para os quais tenha sido indicada terapia de ressincronização cardíaca.
e. Pacientes com cardiopatia isquêmica e fração de ejeção do ventrículo esquerdo ≤ 50%.

4. DOENÇA ARTERIAL CORONARIANA

Utilize o QR code para visualizar as figuras deste capítulo na plataforma digital do livro. Voucher: potec

2018

1. Paciente do sexo feminino, com 35 anos de idade, assintomática, admitida como saudável, em curso da 33ª semana de gestação, apresentou forte dor retroesternal com queda da pressão arterial (PA) = 80 x 40 mmHg, sem relação com esforço, seguida de melhora gradativa e espontânea. Foi atendida pelo Setor de Emergência e medicada com antiespasmódico. Evoluiu durante as 48 horas seguintes com desconforto respiratório, mal-estar e edema de membros inferiores, sendo admitida no Serviço de Emergência em Hospital de Cardiologia para investigação. Assinale a alternativa CORRETA acerca da sequência inicial de exames na sala de emergência:

   a. Eletrocardiograma, marcadores de necrose miocárdica e ecocardiograma – para orientar o diagnóstico de cardiopatia isquêmica ou doença estrutural do coração.
   b. Eletrocardiograma e marcadores de necrose miocárdica – a tomografia computadorizada de artérias coronárias, embora com radiação, define o diagnóstico de doença arterial coronária.

c. Ecocardiograma, ultrassonografia uterina e tomografia de tórax – exames que orientam quanto ao diagnóstico de lesão cardíaca estrutural, do perfil biofísico fetal e excluem embolia pulmonar.
d. Eletrocardiograma, cintilografia miocárdica e cinecoronariografia – exames que definem a causa da dor torácica e possibilitam o tratamento imediato.
e. Teste ergométrico, dímero D e cardiotocografia – exames não nocivos e que orientam a investigação da cardiopatia isquêmica, excluem embolia pulmonar e avaliam a vitalidade fetal.

2. Além de serem úteis para o diagnóstico e o manuseio de pacientes com doença arterial coronária, os testes não invasivos também permitem a estratificação do risco de eventos, como infarto do miocárdio ou morte nestes indivíduos. Assinale a alternativa que contém exemplos de alterações que, quando presentes, identificam indivíduos como de alto risco cardiovascular (> 3% de risco anual de infarto do miocárdio ou morte):

a. Alteração da contratilidade regional em 1 ou 2 segmentos no território da artéria descendente anterior; defeitos de perfusão estresse-induzidos envolvendo ≥ 5% do miocárdio; escore de cálcio > 100 unidades Agatston.
b. Aparecimento de bloqueio de ramo esquerdo durante o teste ergométrico; lesão de tronco da artéria coronária esquerda > 50% pela angiotomografia; queda da fração de ejeção do ventrículo esquerdo ≥ 5% estresse-induzida.
c. Taquicardia ventricular esforço-induzida; ≥ 1 mm de depressão do segmento ST acompanhado de angina; fração de ejeção do ventrículo esquerdo em repouso < 50%.
d. Defeitos de perfusão em repouso envolvendo ≥ 10% do miocárdio; lesão ≥ 70% do segmento proximal da artéria descendente anterior pela angiotomografia; aparecimento de bloqueio de ramo direito durante o teste ergométrico.
e. Dilatação do ventrículo esquerdo estresse-induzida; escore de cálcio > 400 unidades Agatston; ≥ 2 mm de depressão do segmento ST em baixa carga ou persistente durante a recuperação no teste ergométrico.

3. Homem, 65 anos, com antecedentes de diabetes melito tipo 2, hipertensão arterial e ex-tabagista, foi encaminhado por quadro de desconforto torácico, opressivo, inicialmente desencadeado por grandes esforços, que melhorava em repouso, com duração de até 10 minutos, há 6 meses. Há 2 meses, notava que esforços moderados já provocavam desconforto. A avaliação diagnóstica inicial realizada por estudo de perfusão miocárdica (99mTc-SESTAMIBI) em repouso/estresse farmacológico, apresenta-se na tabela abaixo.

A tabela mostra os volumes sistólico (VSF) e diastólico (VDF) finais em repouso e pós-estresse

	Repouso	Pós-estresse
VSF (mL)	48	70
VDF (mL)	120	136

A investigação diagnóstica deve prosseguir com:

a. Angiotomografia de coronárias, por seu alto valor preditivo negativo, permitindo-se a exclusão do diagnóstico de doença arterial coronária de maneira não invasiva.
b. Ecocardiograma transtorácico, para afastar causa não coronariana de angina, como a cardiomiopatia hipertrófica.
c. Teste ergométrico, para determinação da capacidade funcional do paciente, já que o estudo de perfusão miocárdica foi sob estresse farmacológico.
d. Coronariografia, pelos achados de alto risco na cintilografia de perfusão miocárdica em paciente com angina típica e progressiva.
e. Monitorização dinâmica do eletrocardiograma (Holter 24 h), para pesquisa de isquemia silenciosa em paciente idoso e diabético.

4. Paciente do sexo feminino, 67 anos, portadora de angina aos grandes esforços há 2 anos. Apresenta hipertensão arterial (diagnosticada há 15 anos) e diabetes melito tipo 2 (há 10 anos). Ao exame físico, apresenta pressão arterial (PA) = 150 x 90 mmHg; frequência cardíaca (FC) = 78 bpm. Dentre os exames laboratoriais, apresenta LDL colesterol de 100 mg/dL. Relata estar em uso de metformina XR 1.500 mg/dia e clortalidona 12,5 mg/dia.
Qual a melhor associação medicamentosa na continuidade do tratamento desta paciente?

a. Ácido acetilsalicílico (AAS), ivabradina, estatina potente em dose alta e inibidor da enzima conversora da angiotensina.
b. Ácido acetilsalicílico (AAS), betabloqueador, estatina potente em dose alta e inibidor da enzima conversora da angiotensina.
c. Ácido acetilsalicílico (AAS), trimetazidina, estatina em dose baixa e bloqueador do receptor AT1 da angiotensina II.

d. Clopidogrel, antagonista dos canais de cálcio, estatina potente em dose moderada e bloqueador do receptor AT1 da angiotensina II.
e. Ticagrelor, ivabradina, estatina potente em dose alta e inibidor da enzima conversora da angiotensina.

5. A ecocardiografia sob estresse é um método não invasivo, estabelecido para a avaliação de pacientes com doença arterial coronária. Qual, dentre as alternativas abaixo, NÃO constitui indicação para a realização do ecocardiograma sob estresse na doença arterial coronária crônica?

a. Estratificação de risco de pacientes com doença arterial coronária.
b. Avaliação de isquemia miocárdica em indivíduos assintomáticos com teste ergométrico positivo ou duvidoso.
c. Avaliação de rotina em pacientes após revascularização do miocárdio.
d. Avaliação de isquemia miocárdica na presença de bloqueio do ramo esquerdo ou alterações que impeçam adequada análise eletrocardiográfica de isquemia.
e. Estresse farmacológico na avaliação de viabilidade miocárdica (miocárdio hibernado) para planejamento de revascularização.

2019

6. Na doença arterial crônica estável, além do tratamento medicamentoso otimizado, existem situações quando pode ser optado pela intervenção coronária percutânea ou por cirurgia de revascularização do miocárdio. Em qual das alternativas está demonstrada superioridade da cirurgia de revascularização sobre a intervenção percutânea?

a. Tronco da coronária esquerda com escore Syntax de 20.
b. Doença triarterial com escore Syntax de 33.
c. Tronco da coronária esquerda com escore Syntax de 30.
d. Paciente uniarterial com obstrução proximal de artéria descendente anterior.
e. Doença triarterial com escore Syntax de 20.

7. Na avaliação de pacientes com doença arterial coronariana (DAC) estável, diversos achados nos exames de investigação complementar permitem a identificação de indivíduos com baixo risco de eventos (< 1% mortalidade anual). Qual dos seguintes achados identifica tais pacientes:

a. Fração de ejeção do ventrículo esquerdo em repouso entre 35% e 49%.

b. Escore de cálcio coronariano entre 100 e 399 unidades Agatston.
c. Escore do teste de esforço de baixo risco (escore de ≥ 5).
d. Dilatação do ventrículo esquerdo estresse-induzida.
e. Padrão obstrutivo uniarterial com lesão ≥ 70%.

8. Paciente portador de doença arterial coronariana (DAC) crônica estável, com sintomas de dor anginosa aos grandes esforços. Apresenta ecocardiograma com fração de ejeção (FE) igual a 35%. Qual, dentre as drogas abaixo, NÃO deve ser utilizada neste tipo de paciente?

a. Bisoprolol.
b. Maleato de enalapril.
c. Diltiazem.
d. Nitratos de ação rápida.
e. Atorvastatina.

9. Em pacientes com doença arterial coronariana (DAC) e disfunção miocárdica, diferentes padrões de reserva contrátil e de perfusão em repouso permitem a diferenciação entre o miocárdio atordoado e o miocárdio hibernante. Assinale a alternativa que identifica de maneira correta esses padrões:

a. A perfusão miocárdica de repouso está normal no miocárdio hibernante crônico e reduzida no miocárdio atordoado pós-isquêmico.
b. A reserva contrátil está presente no miocárdio hibernante crônico e ausente no miocárdio atordoado pós-isquêmico.
c. No miocárdio atordoado pós-isquêmico, existe recuperação funcional, com a revascularização, enquanto no miocárdio hibernante crônico a disfunção é irreversível.
d. A perfusão miocárdica de repouso está normal no miocárdio atordoado pós-isquêmico e reduzida no miocárdio hibernante crônico.
e. Embora com causas distintas (isquemia aguda *versus* crônica), a disfunção contrátil é irreversível tanto no miocárdio atordoado pós-isquêmico quanto no miocárdio hibernante crônico, característica da cardiopatia isquêmica.

10. Homem, 65 anos, hipertenso e diabético, procura por atendimento ambulatorial por angina estável não limitante há cerca de 4 meses. Eletrocardiograma (ECG) de repouso mostra bloqueio de ramo esquerdo (BRE). Solicitou-se, para investigação diagnóstica, estudo de perfusão miocárdica pela cintilografia (99mTc-Sestamibi) com dipiridamol, mostrado na imagem. Assinale a alternativa que interpreta corretamente as imagens:

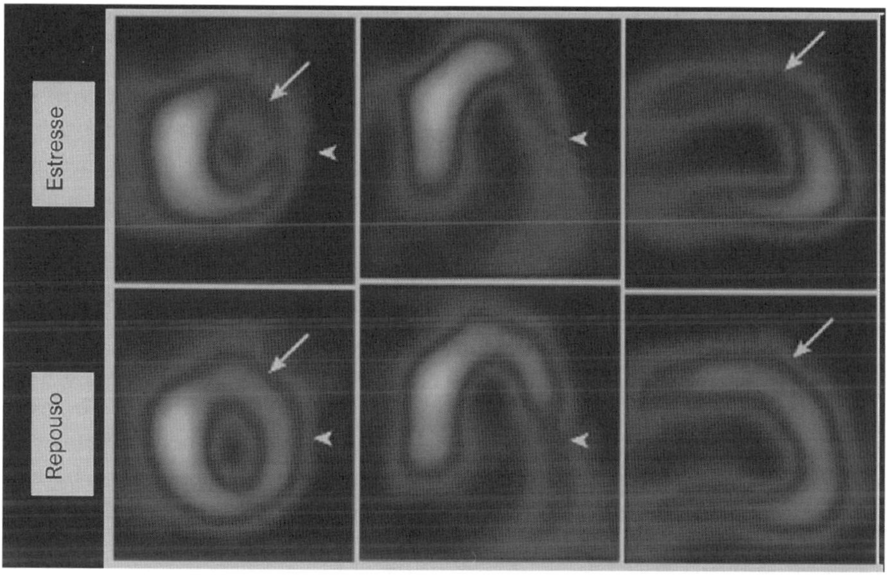

a. Defeito de perfusão fixo na parede anterior do ventrículo esquerdo (VE) compatível com fibrose no território da artéria descendente anterior (DA) + defeito de perfusão reversível na parede inferior do VE compatível com isquemia estresse-induzida no território da artéria coronária direita (CD).
b. Defeito de perfusão fixo na parede lateral do ventrículo esquerdo (VE) compatível com fibrose no território de artéria circunflexa (CX) + defeito de perfusão fixo na parede inferior do VE compatível com fibrose no território de artéria coronária direita (CD).
c. Defeito de perfusão reversível na parede lateral do ventrículo esquerdo (VE) compatível com isquemia estresse induzida no território da artéria circunflexa (CX) + defeito de perfusão fixo na parede anterior do VE compatível com fibrose no território de artéria descendente anterior (DA).
d. Defeito de perfusão reversível na parede inferior do ventrículo esquerda (VE) compatível com isquemia estresse-induzida no território da artéria coronária direita (CD) + defeito de perfusão reversível na parede lateral do VE compatível com isquemia estresse-induzida fibrose no território de artéria circunflexa (CX).

e. Defeito de perfusão reversível na parede anterior do ventrículo esquerdo (VE) compatível com isquemia estresse-induzida no território da artéria descendente anterior (DA) + defeito de perfusão reversível na parede lateral do VE compatível com isquemia estresse-induzida no território da artéria circunflexa (CX).

11. Em relação à doença arterial coronariana (DAC) estável, os objetivos fundamentais do tratamento incluem: (1) prevenir o infarto do miocárdio e reduzir a mortalidade; e (2) reduzir os sintomas e a ocorrência da isquemia miocárdica, propiciando melhor qualidade de vida. Assinale a alternativa correta acerca do exposto:

a. A ivabradina, um agente antianginoso, mostrou-se especialmente benéfica para pacientes com disfunção ventricular esquerda e frequência cardíaca > 120 bpm, mesmo em pacientes sem uso de betabloqueadores.
b. Bloqueadores beta-adrenérgicos – isoladamente ou em associação com outros agentes antianginosos – constituem-se medicamentos de segunda linha para o tratamento da angina estável, pois não há evidências de benefícios quanto à mortalidade e à redução de infarto após evento agudo coronariano.
c. Quanto à terapêutica medicamentosa, antiagregantes plaquetários, hipolipemiantes (em especial as estatinas), bloqueadores beta-adrenérgicos pós-infarto agudo do miocárdio (IAM) e inibidores da enzima conversora de angiotensina I (iECA) reduzem a incidência de infarto e aumentam a sobrevida, enquanto os nitratos, os antagonistas dos canais de cálcio e a trimetazidina reduzem os sintomas e os episódios de isquemia miocárdica, melhorando a qualidade de vida dos pacientes.
d. Antagonistas dos canais de cálcio constituem-se um grupo heterogêneo de medicamentos cujos efeitos farmacológicos incluem relaxamento da musculatura lisa, redução da pós-carga, efeitos inotrópicos negativos (em algumas formulações) e redução do consumo de oxigênio. Distintamente dos bloqueadores beta-adrenérgicos, os antagonistas dos canais de cálcio reduziram a mortalidade quando utilizados após o infarto do miocárdio, embora não tenham sido eficazes para a redução da isquemia miocárdica, tanto na angina do peito quanto na isquemia silenciosa, e também na angina vasoespástica.
e. A trimetazidina é uma substância com efeitos metabólicos e anti-isquêmicos com vários efeitos na hemodinâmica cardiovascular, modificando a frequência cardíaca e a pressão arterial durante o repouso ou esfor-

ço físico, não podendo, entretanto, ser utilizada em monoterapia. Seus benefícios têm sido atribuídos fundamentalmente à preservação dos níveis intracelulares de trifosfato de adenosina (ATP) e da fosfocreatina.

12. Assinale a alternativa que caracteriza o início do processo de aterosclerose:

a. Migração de células musculares lisas para dentro da camada arterial íntima para a camada média.
b. Monócitos sanguíneos atravessando a parede arterial em resposta a citocina.
c. Acúmulo de partículas de lipoproteínas na túnica íntima.
d. Acúmulo de matriz extracelular induzido por sua divisão.
e. Acúmulo de macrófagos na túnica íntima.

13. Com o surgimento de novos dispositivos, em paralelo ao desenvolvimento de novas técnicas, a intervenção coronária percutânea (ICP) tem ajudado a diminuir a morbidade, a melhorar a qualidade de vida dos pacientes com doença coronária estável e a reduzir a mortalidade e morbidade de pacientes em fase aguda. Assinale a alternativa correta:

a. A angioplastia de uma oclusão coronária crônica, definida como fluxo TIMI 0 no segmento arterial ocluído por período maior que três meses, é indicada para todos os pacientes, independentemente de sintomas limitantes, evidências de disfunção ventricular ou viabilidade regional.
b. A intervenção coronária percutânea (ICP) deve ser sistematicamente realizada com a intenção de melhorar a sobrevida de paciente com doença arterial coronariana (DAC) estável e estenose coronariana que não seja anatômica ou funcionalmente significativa (por exemplo: lesão < 70% em artéria coronária principal; reserva de fluxo fracionado [RFF > 0,80]; e isquemia ausente ou leve em teste não invasivo).
c. Quando a avaliação não invasiva de isquemia por imagem for contraindicada, inconclusiva ou não disponível, a avaliação da reserva de fluxo fracionado (RFF) durante infusão de adenosina não auxilia na identificação de estenoses hemodinâmica ou funcionalmente significativas e, portanto, indutoras de isquemia.
d. Pacientes com lesões triarteriais complexas, revascularização incompleta com intervenção coronária percutânea (ICP) e Syntax escore > 33 são favoráveis à revascularização miocárdica cirúrgica.
e. Estudos com "*stent* convencional" demonstraram que o tratamento clínico otimizado proporciona melhores resultados em comparação à revas-

cularização imediata de pacientes com reserva de fluxo fracionado (RFF) < 0,80. A utilização desta pontuação é particularmente útil em lesões angiograficamente maiores que 90%.

2020

14. Em relação à cintilografia miocárdica, assinale a alternativa **INCORRETA**:

a. Apesar de maior dose, melhor qualidade das imagens e maior facilidade de manuseio, a cintilografia permite que os estudos com agentes marcados por 99mTc estejam indicados como primeira escolha para pesquisa de isquemia concomitante a miocárdio viável.
b. Dilatação transitória do ventrículo esquerdo durante a fase de estresse na cintilografia de perfusão do miocárdio representa isquemia extensa.
c. O estresse com exercício é a modalidade preferida para induzir hiperemia coronariana, pois permite a correlação entre os sintomas em esforço e o padrão de perfusão, fornecendo informações prognósticas relativas ao próprio exercício.
d. A heterogeneidade no fluxo sanguíneo miocárdico, induzido pelo estresse farmacológico com dipiridamol, é o que explica a hipocaptação na área irrigada pelo vaso estenótico.
e. São obtidos níveis maiores de fluxo coronariano durante o estresse farmacológico vasodilatador coronariano comparado com o exercício, possivelmente devido a um aumento da resistência ao fluxo com o exercício, causado pelas maiores pressões subendocárdicas.

15. Homem, 65 anos, tabagista e hipertenso, em uso de clortalidona 25 mg/dia e sem outros fatores de risco cardiovascular, é encaminhado para coronariografia por quadro de angina estável de início recente. No exame, identificada lesão obstrutiva (70%) no terço proximal da artéria descendente anterior. Optada pela determinação da reserva fracionada de fluxo para definição de estratégia terapêutica.
Com base no resultado desta avaliação (vide traçado abaixo), a conduta inicial mais adequada para este paciente é:

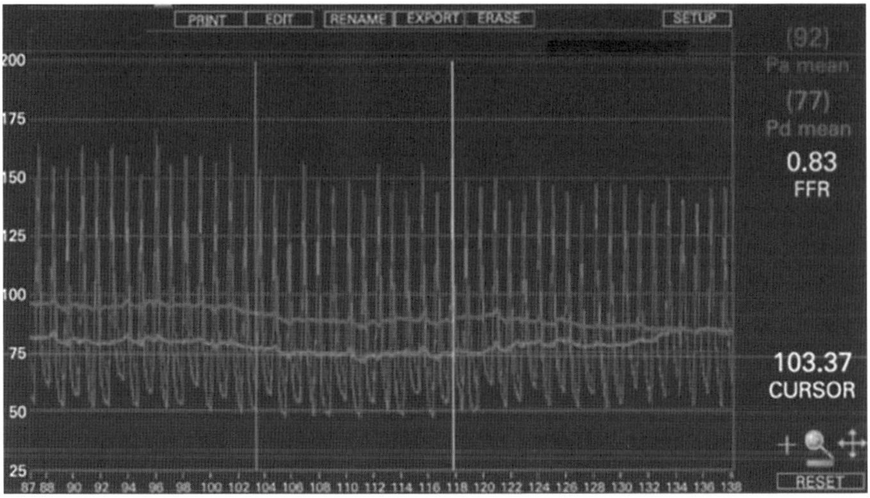

a. Realização de intervenção coronária percutânea com implante de *stent* farmacológico no mesmo procedimento diagnóstico, aproveitando-se o acesso vascular.
b. Encaminhamento para cirurgia de revascularização miocárdica eletiva.
c. Encaminhamento para angiotomografia de coronárias para melhor definição do grau de obstrução epicárdica.
d. Realização de intervenção coronária percutânea com implante de *stent* farmacológico no dia seguinte ao procedimento diagnóstico, após introdução de dupla antiagregação plaquetária.
e. Otimização do tratamento clínico, incluindo controle rigoroso dos fatores de risco, terapia antianginosa e cardioprotetora.

16. Qual das alternativas apresenta uma **INDICAÇÃO NÃO IDEAL** ao uso dos betabloqueadores para controle sintomático da angina?

a. Fenômeno de Raynaud.
b. Infarto do miocárdio recente com função ventricular esquerda preservada.
c. Doença arterial periférica assintomática.
d. Insuficiência cardíaca de causa não isquêmica sintomática em classe funcional II da New York Heart Association.
e. História de arritmia supraventricular frequente.

17. Mulher, 40 anos, hipertensa, em uso de anticoncepcional oral progestágeno, procura atendimento médico por dor precordial há três meses desencadeada por esforço físico. Teste ergométrico mostrou alterações dinâmicas do segmento ST, compatíveis com resposta isquêmica do miocárdio.

Para acessar o vídeo, escaneie o QR Code abaixo

Com base na coronariografia, a causa mais provável da angina desta paciente é:

a. Ponte miocárdica.
b. Vasoespasmo coronariano.
c. Doença ateromatosa coronária.
d. Embolização para artéria coronária.
e. Dissecção da artéria coronária.

18. De acordo com *Atualização da Diretriz de Prevenção Cardiovascular da Sociedade Brasileira de Cardiologia*, qual das alternativas **NÃO** configura uma situação de alto risco cardiovascular?

a. Mulheres com escore de risco global > 10%.
b. Presença de aneurisma da aorta abdominal.
c. Pacientes com taxa de filtração glomerular menor do que 60 mL/min.
d. Pacientes com escore de cálcio coronariano de 50 U Agatston.
e. Pacientes com LDL colesterol igual ou maior do que 190 mg/dL.

19. Mulher, 67 anos, portadora de fibrilação atrial (FA) permanente, hipertensão arterial sistêmica e diabetes *mellitus* tipo 2, apresenta episódio de angina instável. Foi submetida à angioplastia coronária com implante de *stent* farmacológico em segmento médio da artéria coronária descendente anterior, segmento proximal da artéria coronária direita e segmento proximal da artéria circunflexa.
Qual das alternativas configura a terapia antitrombótica mais adequada para esta paciente após os primeiros 30 dias?

a. Anticoagulante oral direto + prasugrel.
b. Ácido acetilsalicílico (AAS) + ticagrelor.
c. Anticoagulante oral direto + clopidogrel.
d. Varfarina + AAS + clopidogrel.
e. Anticoagulante oral direto + AAS + clopidogrel.

20. Qual medicamento utilizado para o tratamento de pacientes com doença arterial coronária crônica **NÃO** reduz o risco de infarto do miocárdio ou mortalidade?

a. Nitrato oral de longa duração.
b. Ácido acetilsalicílico (AAS).
c. Estatina.
d. Inibidor da enzima conversora da angiotensina (iECA).
e. Betabloqueador em pacientes com fração de ejeção menor do que 40%.

21. Qual é a opção correta para o manejo de pacientes com diagnóstico de diabetes *mellitus* tipo 2?

a. O uso de ácido acetilsalicílico (AAS) é recomendado como estratégia de prevenção primária para pacientes diabéticos, independentemente do risco cardiovascular.
b. O escore de cálcio coronário deve ser solicitado para pacientes diabéticos com risco cardiovascular muito elevado.
c. Dentre as estratégias de tratamento, a utilização das glitazonas tem se mostrado útil para o manejo terapêutico de pacientes com risco elevado de desenvolver insuficiência cardíaca.
d. Estratégias de revascularização guiadas por cintilografia de perfusão miocárdica ou angiotomografia de coronárias em diabéticos assintomáticos não demonstraram superioridade em comparação com o manejo clínico, guiado apenas por fatores de risco tradicionais.
e. Para pacientes diabéticos portadores de doença arterial coronária não é recomendada a introdução de um análogo de GLP-1.

2021

22. Assinale a alternativa correta sobre a investigação da síndrome coronariana aguda na sala de emergência:

a. Entre os achados de mau prognóstico encontram-se: sopro aórtico, bradipneia e quarta bulha.
b. O nível basal de peptídeo natriurético deve ser reservado para pacientes com insuficiência cardíaca estabelecida, já que não é capaz de selecionar pacientes que teriam benefício de tratamentos mais agressivos, incluindo terapia anti-isquêmica intensiva, terapia agressiva com estatinas e revascularização coronariana precoce.
c. O grau de depressão do segmento ST na síndrome coronariana aguda sem supradesnível de ST não tem relação presumida com a gravidade, pois sofre influência de outros fatores prognósticos.
d. O uso de ensaios de troponina de alta sensibilidade tem aumentado o diagnóstico de pacientes com angina instável e de infarto sem supradesnível de ST, mesmo que essas elevações mínimas da troponina não estejam relacionadas a piores desfechos.
e. O uso de derivações extras – V7, V8, V3R e V4R – pode ser útil para pacientes com suspeita de síndrome coronariana aguda determinada por lesões culpadas na artéria circunflexa ou no ramo marginal da artéria coronária direita.

23. Com relação à síndrome coronária aguda sem supradesnível do segmento ST, assinale a alternativa correta:

a. A dosagem da mioglobina é útil na detecção de necrose miocárdica.
b. O tratamento pré-hospitalar com tenecteplase é recomendado.
c. Pacientes de baixo risco e com biomarcadores normais podem ser encaminhados para teste ergométrico após 9 a 12 horas de observação.
d. Para pacientes com *clearance* de creatinina abaixo de 15 mL/min, o anticoagulante recomendado é a enoxaparina.
e. Em pacientes sob estratégia conservadora, a adição de tirofibana deve ser feita rotineiramente.

24. Homem, 44 anos, com diabetes melito de longa data, em uso de insulina, obeso e hipertenso. Apresenta fadiga aos esforços. Encaminhado à cintilografia de perfusão do miocárdio após teste de esforço submáximo normal.

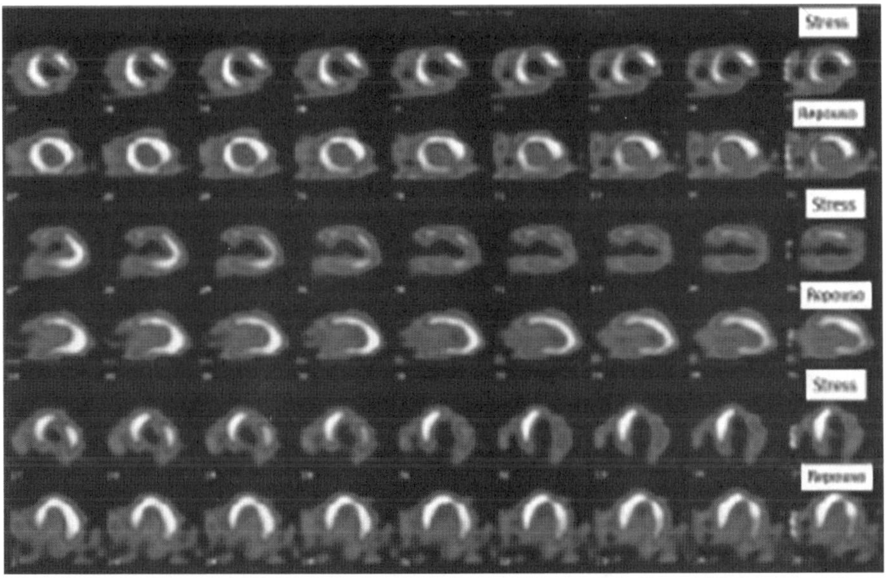

- Fração de ejeção do ventrículo esquerdo (FEVE) pré-esforço = 55%
- Fração de ejeção do ventrículo esquerdo (FEVE) pós-esforço = 42%

Baseado nos achados da cintilografia, qual a conduta a ser tomada para este paciente?

a. Realização de coronariografia, por se tratar de cintilografia com características de alto risco para doença arterial coronária.
b. Realização de ressonância magnética do coração para melhor avaliação das alterações isquêmicas.
c. Como o paciente pode se exercitar, a realização de um ecocardiograma de estresse com esforço seria recomendada para melhor avaliação das alterações isquêmicas.
d. Como paciente apresenta alterações isquêmicas discretas e duvidosas, é recomendável a realização de angiotomografia das artérias coronárias para elucidação diagnóstica.
e. Trata-se de paciente de alto risco para doença arterial coronária, devendo ser intensificado tratamento com estatina de alta potência e antiagregação plaquetária, sem necessidade de complementação diagnóstica.

25. Em pacientes com síndrome coronariana crônica, o tratamento intervencionista (percutâneo ou cirúrgico) deve ser inicialmente considerado, além do tratamento clínico, em caso de:

a. Paciente não diabético com angina estável Canadian Cardiovascular Society II (CCS II) em uso de betabloqueadores, com lesão de tronco de coronária esquerda de 40% e oclusão da artéria coronária direita.
b. Paciente diabético com padrão obstrutivo multiarterial e fração de ejeção do ventrículo esquerdo de 30%.
c. Paciente idoso frágil com disfunção renal crônica estágio 5 em terapia de substituição renal com padrão obstrutivo multiarterial com angina estável Canadian Cardiovascular Society I (CCS I).
d. Paciente com angina vasoespástica documentada não responsiva a doses maximamente toleradas de betabloqueadores independentemente do padrão obstrutivo para controle de sintomas.
e. Paciente jovem assintomático com lesão de 70% na porção proximal do ramo interventricular anterior da artéria coronária esquerda com FFR (fluxo fracionado de reserva do miocárdio) = 0,83.

26. Homem, 66 anos, com antecedentes de hipertensão arterial sistêmica, diabetes *mellitus* tipo 2 e dislipidemia em tratamento irregular, procura atendimento médico com queixa de desconforto torácico opressivo, desencadeado por esforço físico de grande intensidade e que melhora em repouso, com duração de até 10 minutos, há 2 meses. Exame clínico sem alterações. Procurou clínico geral que solicitou teste ergométrico. Traçado obtido no segundo estágio do protocolo de Bruce associado à dor precordial opressiva de forte intensidade e queda da pressão arterial sistólica de 10 mmHg, conforme imagem.

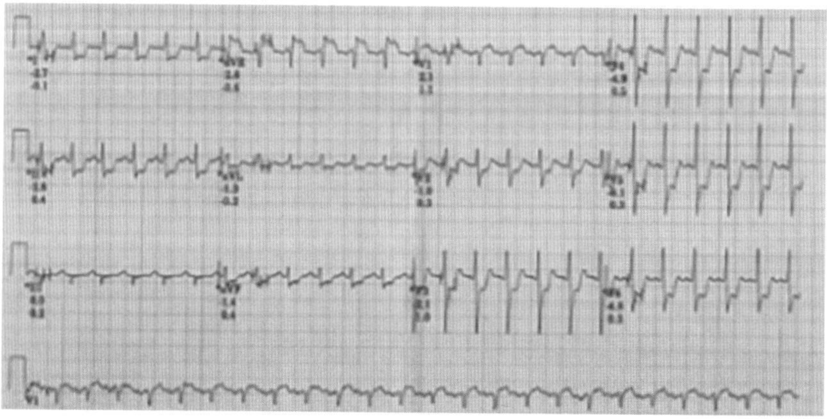

Com este resultado, a conduta mais adequada a seguir é:

a. Encaminhar o paciente para angiotomografia coronária.
b. Encaminhar o paciente para cineangiocoronariografia.
c. Repetir o teste ergométrico após 3 meses para avaliação terapêutica.
d. Solicitar cintilografia miocárdica para melhor avaliação de risco.
e. Solicitar investigação diagnóstica para pericardite crônica.

27. Mulher, 78 anos, com antecedentes de diabetes *mellitus*, insulino-requerente e dislipidemia, com hipertensão arterial sistêmica e endarterectomia de carótida esquerda há 5 anos. Procurou por atendimento médico devido a cansaço aos esforços moderados, associado à queimação retroesternal que melhorava com repouso. Exame físico sem alterações. Eletrocardiograma = ritmo sinusal, bloqueio completo do ramo esquerdo (BRE). Solicitado estudo de perfusão miocárdica por medicina nuclear. Com base na imagem abaixo, é correto afirmar que:

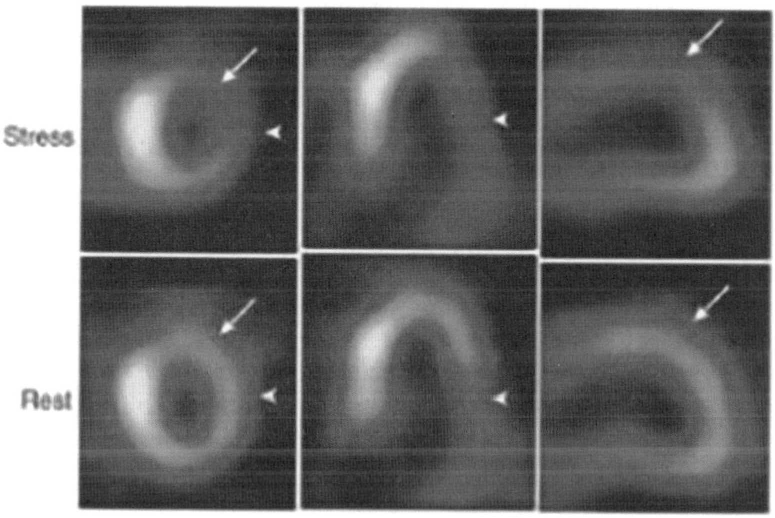

a. Há um defeito irreversível na parede anterior e na parede lateral consistente com infarto prévio nos territórios do ramo interventricular anterior e do ramo circunflexo da artéria coronária esquerda, respectivamente.
b. Há um defeito reversível na parede anterior e na parede inferior consistente com isquemia estresse-induzida nos territórios do ramo interventricular anterior da artéria coronária esquerda e da artéria coronária direita, respectivamente.

c. Há um defeito reversível na parede anterior secundário ao BRE e um defeito irreversível na parede lateral consistente com infarto prévio do ramo circunflexo da artéria coronária esquerda.
d. Há um defeito reversível na parede anterior e na parede lateral consistente com isquemia estresse-induzida nos territórios do ramo interventricular anterior e do ramo circunflexo da artéria coronária esquerda, respectivamente.
e. Os defeitos de perfusão são artefatos associados ao BRE e à atenuação mamária e não são consistentes, portanto, com isquemia miocárdica.

28. Em relação à angina variante de Prinzmetal, é correto afirmar que:

a. A dor ocorre em repouso, acompanhada de elevação do segmento ST, e pode se associar a infarto do miocárdio, taquicardia ventricular ou morte súbita secundários ao espasmo coronário.
b. As bases fisiopatológicas envolvem a erosão de uma placa aterosclerótica não obstrutiva por aumento do estresse de cisalhamento, encontrado frequentemente em mulheres pós-menopausa.
c. Há maior prevalência da angina variante de Prinzmetal em homens acima dos 75 anos de idade e com doença arterial periférica associada.
d. O diagnóstico é confirmado por ultrassom intracoronário (IVUS) para exclusão de placas ateroscleróticas obstrutivas ou "ponte miocárdica" como causa da angina.
e. Por sua frequente associação com angina esforço-induzida, propranolol é o agente de escolha no tratamento de pacientes com angina variante de Prinzmetal.

29. Sobre a doença aterosclerótica coronária crônica, é correto afirmar:

a. A angina é sentida em um local específico e, raramente, é um desconforto difuso difícil de localizar.
b. A angina geralmente dura de 2 a 5 minutos, mas pode durar até 40 a 50 minutos de forma ininterrupta em algumas situações.
c. O exame físico de um paciente com episódio de isquemia miocárdica raramente é normal.
d. O paciente com angina geralmente tem sintomas bastante atípicos e essa característica não é diferente entre mulheres ou homens.
e. O episódio de angina é tipicamente gradual no início. Uma vez presente, é constante e não muda de posição ou com a respiração.

30. Observe as afirmações abaixo:

I. O fluxo arterial coronário ocorre predominantemente na diástole.

II. O miocárdio *stunned* (atordoado) consiste numa anormalidade de contração miocárdica que persiste por algum tempo após um episódio coronariano isquêmico agudo, mesmo a despeito da restauração do fluxo coronariano.

III. O grau de atordoamento do miocárdio é proporcional ao tempo de duração da isquemia.

IV. O atordoamento miocárdico pode ser precoce ou tardio; o atordoamento tardio, também conhecido como miocárdio hibernante, diferencia-se do atordoamento precoce pelo tempo mais prolongado necessário para a recuperação contrátil após um episódio isquêmico agudo.

Qual das alternativas abaixo contém as afirmações verdadeiras?

a. As afirmações I e III.
b. As afirmações I, II e III.
c. As afirmações II e IV.
d. As afirmações I, III e IV.
e. Todas as afirmações estão corretas.

31. Em relação à projeção apresentada na cineangiocoronariografia abaixo, qual alternativa melhor corresponde à lesão destacada pelo círculo?

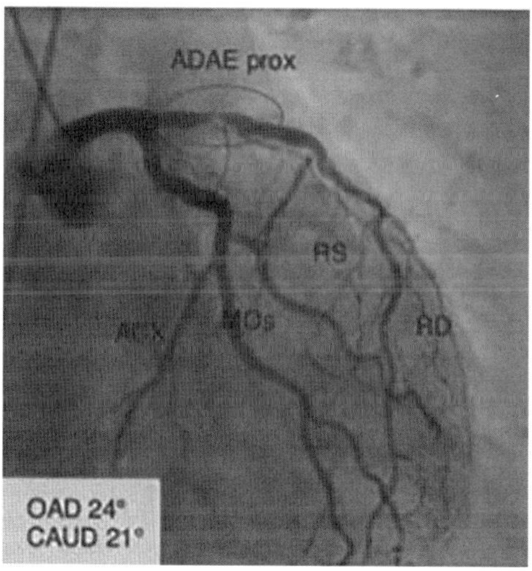

a. Lesão grave em segmento proximal de artéria circunflexa.
b. Lesão moderada em segmento proximal de artéria descendente anterior.
c. Lesão grave em segmento médio de artéria coronária descendente anterior.
d. Lesão moderada em segmento proximal de coronária direita.
e. Coronárias epicárdicas livres de obstruções.

32. Paciente internado em unidade de terapia intensiva em segundo dia após infarto agudo do miocárdio com supradesnível do segmento ST em parede anterior. Foi realizada angioplastia de descendente anterior com *stent* farmacológico com sucesso após 13 horas de dor. No momento, encontra-se orientado em tempo e espaço.

- Glasgow = 15
- Afebril
- Pressão arterial = 110 x 60 mmHg
- Frequência cardíaca = 110 bpm
- Boa perfusão periférica
- Murmúrio vesicular bem distribuído, com discretos estertores crepitantes em bases pulmonares bilaterais
- Proteína C-reativa de 180 mg/dL (VR < 5 mg/dL)
- Hemoglobina = 13,2 mg/dL
- Leucograma de 16.500/mm^3
- Glicemia de 154 mg/dL
- Creatinina de 1,4 mg/dL
- Eletrocardiograma = ritmo sinusal, área inativa anterior e presença de extrassístoles ventriculares frequentes
- Ecocardiograma transtorácico com fração de ejeção do ventrículo esquerdo (FEVE) = 30% e acinesia em parede anterior

Dentre as alternativas abaixo, a conduta mais adequada nesse momento seria:

a. Iniciar nitroglicerina intravenosa e uso judicioso de diurético de alça para controle de congestão.
b. Iniciar betabloqueador via intravenosa, devido à taquicardia sinusal e ao aumento de consumo miocárdico de oxigênio.
c. Iniciar precocemente betabloqueador via oral para tratamento das extrassístoles ventriculares e otimização da terapia clínica relacionada à disfunção ventricular.
d. Iniciar insulina em bomba de infusão contínua para controle rigoroso de glicemia entre 110 e 140 mg/dL e antibiótico de amplo espectro.

e. Devido à gravidade do quadro, indicar suporte circulatório mecânico em (*extracorporeal membrane oxygenation*) ECMO venoarterial.

33. Em pacientes com suspeita de síndrome coronariana aguda, o uso de angiotomografia coronariana no cenário da emergência tem sido cada vez mais ampliado. Nesse contexto, a melhor alternativa sobre sua utilização seria:

a. O uso da angiotomografia coronariana provou reduzir eventos e mortalidade quando comparado ao protocolo de dor torácica com eletrocardiograma e troponina seriada.
b. A melhor indicação seria para pacientes com dor torácica e probabilidade baixa a intermediária de doença arterial coronariana, com eletrocardiograma sem alterações e troponina negativa.
c. A avaliação de dor torácica aguda pela técnica do triplo descarte tornou-se indicação classe I, devido à sua efetividade e segurança.
d. Em paciente com dor torácica e troponina positiva em valores intermediários, o uso da angiotomografia coronariana de rotina como primeiro exame de imagem permite distinguir infarto agudo do miocárdio de miocardite e tornou-se método de eleição nesses casos.
e. A angiotomografia coronariana apresenta baixo valor preditivo negativo para detecção de doença arterial coronariana obstrutiva em pacientes de risco intermediário.

34. Mulher, 71 anos, internada em unidade coronariana por infarto agudo do miocárdio de parede inferior, evoluindo com aparecimento de sopro holossistólico rude, com frêmito na parte inferior do bordo esternal esquerdo, e apresentando-se hemodinamicamente estável. O ecocardiograma da paciente está apresentado no vídeo a seguir.

Para acessar o vídeo, escaneie o QR Code abaixo (voucher: potec)

Assinale a alternativa correta em relação a este caso:

a. Está indicado tratamento cirúrgico imediato.
b. A localização inferior do infarto confere à complicação mecânica desenvolvida melhor prognóstico que a localização anterior.
c. A oclusão percutânea com Amplatzer é indicada em pacientes jovens e de baixo risco.
d. Idade avançada, sexo masculino e doença renal crônica são fatores predisponentes à condição apresentada.
e. A probabilidade de sobrevivência não está relacionada ao tamanho do defeito.

35. Qual o principal fator determinante da sobrevida em curto e longo prazos de pacientes que apresentaram infarto agudo do miocárdio com supradesnível do segmento ST?

a. Quantidade de isquemia residual.
b. Extensão das lesões coronarianas residuais.
c. Função ventricular esquerda em repouso.
d. Redução da variabilidade da frequência cardíaca.
e. Presença de atividade ventricular ectópica.

36. De acordo com as recomendações atuais acerca da estratificação de risco na síndrome coronária aguda sem supra de ST, é correto afirmar:

a. Pacientes em choque cardiogênico devem ser submetidos à avaliação invasiva em até 24 horas.
b. Pacientes diabéticos são classificados como de risco alto e estudados em menos de 24 horas.
c. A presença de elevação da troponina não classifica o paciente como de alto risco.
d. Pacientes pós-parada cardiorrespiratória ou arritmia ventricular maligna são classificados como risco intermediário e devem ser submetidos à avaliação invasiva em até 24 horas.
e. Pacientes com dor torácica recorrente são classificados como de muito alto risco e devem ser submetidos à cineangiocoronariografia em até 2 horas.

37. Homem, 66 anos, hipertenso e diabético, com acidente vascular encefálico isquêmico há 30 dias. Atendido com quadro de dor torácica com cerca de 2 horas de evolução. Ao exame:

- Pressão arterial = 92 x 60 mmHg.
- Frequência cardíaca = 50 bpm.
- Ausculta cardíaca com bulhas normofonéticas.
- Ausculta pulmonar sem alterações.
- Realizado eletrocardiograma (abaixo) e coletados exames laboratoriais.

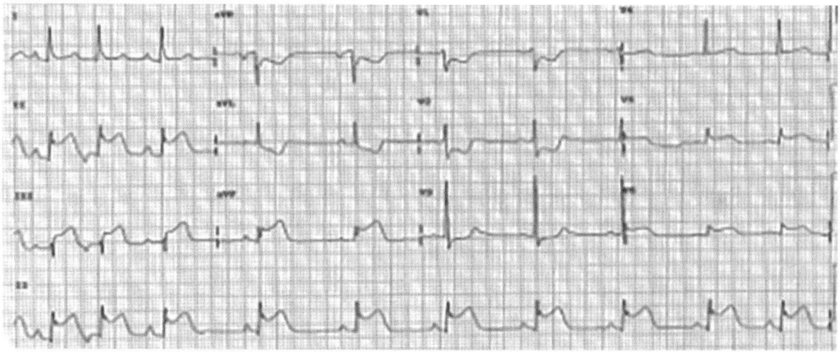

O tempo estimado de transferência para um hospital com serviço de hemodinâmica disponível será aproximadamente de 200 minutos.
Em relação ao quadro descrito, assinale a alternativa correta:

a. A trombólise é a estratégia de escolha, preferencialmente nos primeiros 30 minutos.
b. Paciente deve ser transferido para centro capaz de realizar angioplastia coronariana primária.
c. Otimizar o tratamento clínico, encaminhar o paciente para unidade coronária e aguardar os exames laboratoriais para decidir a conduta.
d. Transferência imediata para angioplastia de resgate.
e. A estratégia fármaco-invasiva pode ser considerada em pacientes com retardo < 3 horas do início dos sintomas e impossibilidade de realizar intervenção coronária percutânea primária em até 120 minutos.

38. Em relação aos pacientes com diagnóstico de MINOCA (*Myocardial Infarction and Nonobstrutive Coronary Arteries*), assinale a alternativa correta:

a. A ressonância magnética do coração não é importante na avaliação diagnóstica desses pacientes para diferenciação de cardiomiopatia isquêmica de não isquêmica.
b. Lesões coronárias que podem ser subdiagnosticadas, tais como estenoses distais ou oclusões de pequenos ramos, não interferem no diagnóstico desta entidade.

c. Causas não isquêmicas que levam a injúria aguda, como miocardite e embolia pulmonar, são facilmente identificadas e não devem ser consideradas para o diagnóstico.
d. Os pacientes com MINOCA têm melhor prognóstico quando comparados com aqueles com infarto agudo do miocárdio habitual associado a estenoses coronárias (obstruções > 50%).
e. Hipocinesia difusa ao ecocardiograma é um achado importante para o diagnóstico.

2022

39. Em relação aos pacientes com síndrome coronariana crônica com indicação de revascularização percutânea, é **INCORRETO** afirmar:

a. Em pacientes com síndrome coronariana crônica que receberam *stents* farmacológicos de última geração e que são considerados de alto risco para sangramento, o tempo de dupla terapia antiplaquetária pode ser reduzido para três meses com segurança.
b. O uso de *stents* metálicos é preferencial ao uso de *stents* farmacológicos em pacientes com doença arterial coronariana e cirurgia não cardíaca programada.
c. Em pacientes submetidos à angioplastia na vigência de síndrome coronariana aguda, recomenda-se dupla antiagregação plaquetária por 12 meses, podendo ser reduzida para seis meses ou estendida, na dependência do risco individual de sangramento, bem como do risco isquêmico.
d. Pacientes de alto risco para eventos trombóticos e baixo risco de sangramento podem se beneficiar da extensão da dupla antiagregação plaquetária por mais de um ano.
e. O clopidogrel é uma das opções como segundo antiagregante plaquetário após intervenção coronária percutânea.

40. Em relação aos pacientes submetidos à intervenção coronariana percutânea recente e que possuam indicação de anticoagulação oral por fibrilação atrial, é correto afirmar:

a. O uso de antiagregantes plaquetários mais modernos, tais como prasugrel e ticagrelor, é preferível diante do menor risco de sangramento que tais medicações proporcionam.
b. O uso de varfarina é contraindicado neste caso diante do maior risco de sangramento.

c. Em pacientes com alto risco de sangramento, a anticoagulação deve ser substituída por dupla terapia antiplaquetária no período subsequente à intervenção coronariana percutânea com retorno assim que o segundo antiagregante plaquetário não for mais necessário.
d. Nos pacientes com alto risco de sangramento e menor risco isquêmico, o uso de clopidogrel associado com anticoagulante oral direto (DOAC) pode ser considerado desde o início do tratamento.
e. O uso de tripla terapia antitrombótica (dupla antiagregação plaquetária + anticoagulação oral) é seguro e deve ser mantido por um ano após a intervenção coronariana percutânea em pacientes com risco isquêmico baixo.

41. Em relação ao miocárdio atordoado e cronicamente hibernante, assinale a alternativa correta:

a. Uma característica que define o miocárdio atordoado isolado é que a função ventricular permanece deprimida, enquanto a perfusão miocárdica está normal.
b. As isquemias produzidas por aumento de demanda miocárdica por oxigênio são incapazes de levar a um miocárdio atordoado.
c. A disfunção segmentar crônica causada por isquemia de repetição é rara em pacientes com cardiomiopatia isquêmica.
d. No miocárdio agudamente atordoado, a função ventricular esquerda não responde ao estímulo com inotrópicos.
e. O miocárdio hibernante é o principal responsável pela disfunção ventricular pós-operatória após uma cirurgia com circulação extracorpórea.

42. Qual das alternativas a seguir mostra uma alteração de BAIXO RISCO em um teste não invasivo para o diagnóstico de doença coronariana?

a. Teste ergométrico mostrando infradesnivelamento do segmento ST de 3,0 mm, que persiste na recuperação do teste.
b. Cintilografia miocárdica evidenciando pequeno defeito de perfusão miocárdica ou perfusão miocárdica normal em repouso ou com estresse sobrecarregando < 5% do miocárdio.
c. Ecoestresse com dobutamina mostrando anormalidade segmentar que surge com baixas doses de dobutamina (menor ou igual a 10 mg/kg/min).
d. Ecocardiograma de repouso mostrando fração de ejeção de 35%, que não seja prontamente explicada por causas não coronarianas.
e. Angiotomografia de coronárias evidenciando doença arterial coronariana multiarterial com mais de 70% de grau de estenose.

43. Em relação ao escore de cálcio coronariano obtido pela tomografia computadorizada, assinale a alternativa **INCORRETA**:

a. Aterosclerose subclínica detectada por métodos de imagem, especialmente escore de cálcio coronário, prediz desfechos cardiovasculares e auxilia na decisão terapêutica.
b. Em adultos, a tomografia com escore de cálcio coronário pode adicionar importante valor prognóstico, particularmente para indivíduos considerados em risco intermediário.
c. Escore de cálcio zero e ausência de tabagismo, diabetes ou antecedentes familiares de doença coronariana prematura sugerem boa evolução livre de desfechos ateroscleróticos, permitindo postergar a prescrição de hipolipemiantes.
d. Em indivíduos sem sintomas, o escore de cálcio não é útil para reclassificar, para cima ou para baixo, a chance de eventos coronarianos.
e. Em caso de escore de cálcio 1-99 U Agatston e/ou percentil 75 ou superior, deve-se considerar uso de estatina, especialmente se idade maior que 55 anos.

44. Em relação aos diuréticos (DIU) no tratamento farmacológico da hipertensão arterial sistêmica, assinale a alternativa correta:

a. A potência diurética da clortalidona é menor que a da hidroclorotiazida quando comparadas dose a dose, e sua meia-vida, mais curta.
b. A indapamida, um tiazídico-símile, tem baixa potência e efeito diurético curto.
c. Deve-se dar preferência aos DIU tiazídicos (hidroclorotiazida) ou similares (clortalidona e indapamida) em doses baixas, pois são mais suaves e com maior tempo de ação que os DIU de alça.
d. A hipocalcemia induzida por diuréticos reduz a liberação de insulina, aumentando a intolerância à glicose e o risco de desenvolver diabetes *mellitus* tipo 2.
e. Os diuréticos não estão associados à disfunção erétil.

45. Paciente do sexo masculino, de 58 anos de idade, com queixa de dor precordial tipo aperto há 6 meses, em episódios com duração de 30 minutos, que ocorrem em diferentes momentos do dia, sem relação com esforços ou fatores desencadeantes. Tem história de hipertensão arterial sistêmica e fuma 10 cigarros por dia há 35 anos. Exame físico não apresenta alterações clinicamente relevantes.
Eletrocardiograma a seguir:

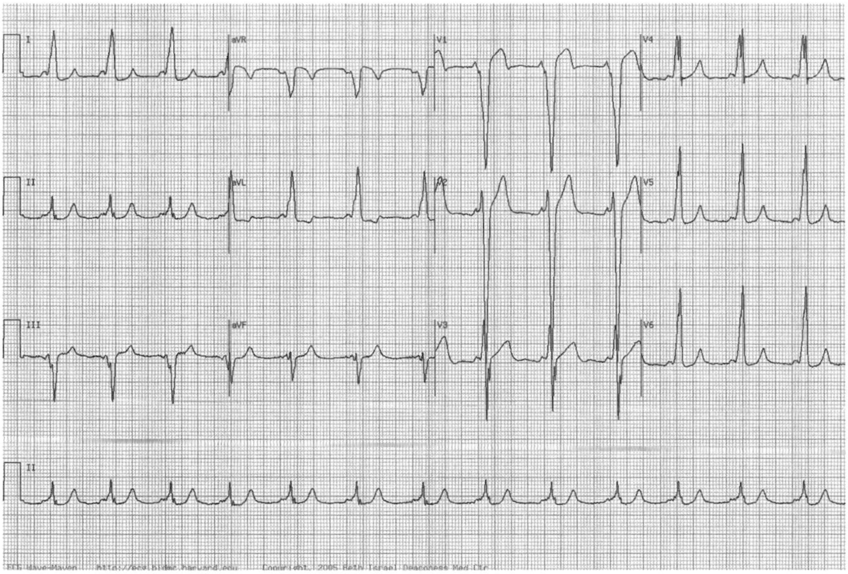

Velocidade do traçado = 25 mm/s; amplitude = 10 mm/mV.
Qual é a estratégia mais apropriada como próximo passo na investigação de doença cardíaca isquêmica nesse paciente?

a. Cinecoronariografia.
b. Teste ergométrico.
c. Cintilografia de perfusão miocárdica com estresse físico.
d. Escore de cálcio.
e. Estudo eletrofisiológico.

46. Paciente do sexo masculino, de 55 anos de idade, diabético, sedentário, com história familiar de doença arterial coronariana (DAC) precoce e com queixa de dor epigástrica em queimação, irradiando para dorso e associada à dispneia aos grandes esforços há cerca de 10 meses, aliviando após poucos minutos de repouso. Ainda sem perfil lipídico.

Exame físico geral sem alteraçoes	Auscultas cardíaca e pulmonar normais
Frequência cardíaca = 70 bpm	Pressão arterial = 105 x 70 mmHg
Eletrocardiograma (ECG) sem alterações	Ecocardiograma com fração de ejeção de ventrículo esquerdo (VE) de 60%
Em uso diário e regular de metformina 1.500 mg/dia + linagliptina 5 mg/dia	Laboratório com função renal normal
Glicemia de jejum = 136 mg/dL	Hemoglobina glicada de 6,9%

Em relação ao tratamento clínico desse caso, assinale a alternativa correta:

a. Deve-se adicionar um terceiro antidiabético oral, visto que a meta glicêmica desses pacientes deve ser mais rígida (hemoglobina glicada < 6,5%).
b. O uso de betabloqueadores nesse paciente tem benefício claramente superior ao dos bloqueadores dos canais de cálcio.
c. A introdução de estatinas dependerá do perfil lipídico do paciente, uma vez que não há benefício de seu uso caso o paciente já esteja dentro das metas preconizadas pelas diretrizes atuais.
d. Os nitratos de longa duração são considerados terapia antianginosa de primeira linha, podendo ser usados isoladamente ou em associação a outros antianginosos.
e. A classe de drogas inicial para o controle dos sintomas de angina do paciente pode ser a dos betabloqueadores.

47. Paciente do sexo masculino, de 64 anos de idade, hipertenso, diabético, com quadro de angina Classe III da Canadian Cardiovascular Society (CCS) desde o início do quadro, há 4 meses, sem piora recente. Sem sinais e sintomas de insuficiência cardíaca. Traz ecocardiograma e eletrocardiograma de 12 derivações sem alterações.
Sobre o manejo desse paciente, é correto afirmar:

a. A angiotomografia de coronárias é o exame de escolha nesse paciente, uma vez que apresenta probabilidade intermediária-alta de doença arterial coronariana.
b. Dada a ausência de alterações eletrocardiográfica e/ou disfunção ventricular, não é necessário prosseguir com estratificação de risco adicional.
c. Outras etiologias para a dor torácica apresentada devem ser investigadas, uma vez que a ausência de alterações eletrocardiográficas e no ecocardiograma reduz a probabilidade de doença arterial coronariana obstrutiva.
d. Dada a alta probabilidade pré-teste para doença arterial coronária, é recomendado prosseguir com o diagnóstico e a estratificação da doença, preferencialmente com cintilografia de perfusão miocárdica ou ecocardiograma com estresse.
e. A cineangiocoronariografia é mandatória nesse paciente, uma vez que apresenta alta probabilidade pré-teste de doença arterial coronariana.

48. Paciente do sexo masculino, de 79 anos de idade, hipertenso, diabético, com síndrome coronariana crônica em Classe III da Canadian Cardiovascular Society (CCS). Após se constatar refratariedade do trata-

mento clínico e mantendo-se em CCS III, o paciente foi submetido à cineangiocoronariografia, que mostrou padrão triarterial, incluindo lesão grave de tronco de coronária esquerda. Após avaliação com Heart Team, foi decidida abordagem intervencionista por cirurgia. Nos exames pré-operatórios, encontrou-se uma obstrução de 95% na artéria carótida direita.
Com relação a esse caso, assinale a alternativa correta:

a. Não há superioridade inequívoca entre a abordagem da doença arterial coronariana e carotídea sequencial ou combinada no mesmo procedimento.
b. A abordagem por *stent* ou endarterectomia da doença carotídea não deve ser considerada no pré-operatório da revascularização coronariana cirúrgica.
c. A doença carotídea desse paciente deve ser abordada pelo risco significativamente aumentado de acidente vascular encefálico durante a cirurgia de revascularização miocárdica, mesmo em pacientes assintomáticos do ponto de vista cerebrovascular.
d. Caso se opte por tratamento cirúrgico tanto da doença arterial coronariana quanto da doença arterial carotídea, a melhor opção é a abordagem inicial da doença carotídea, seguida pela intervenção da doença arterial coronariana.
e. Caso o paciente apresentasse episódios de ataques isquêmicos transitórios de repetição, a abordagem da doença carotídea deveria ser realizada em primeiro lugar, deixando a abordagem cirúrgica da doença coronariana em segundo lugar.

49. Paciente do sexo feminino, de 65 anos de idade, com dor precordial em aperto de início em repouso há 3 horas. Tem antecedente de hipertensão arterial controlada com enalapril.
Exame físico:
- Pressão arterial = 132 x 78 mmHg
- Frequência cardíaca = 75 bpm
- Sem outras alterações

Eletrocardiograma:
- Ritmo sinusal com ondas T achatadas em V4, V5 e V6
- Troponina com valor maior que três vezes o limite da normalidade.

Com relação a esse caso, assinale a alternativa correta:

a. Não deve ser feita a classificação de risco dessa paciente devido ao dispêndio desnecessário de tempo.
b. Escore TIMI de 6 indica baixo risco de eventos cardiovasculares maiores em 14 dias.

c. Escore HEART de 7 classifica essa paciente como síndrome coronariana aguda sem supradesnivelamento do segmento ST de alto risco.
d. Escore GRACE de 110 permite a liberação do paciente com segurança para reavaliação ambulatorial.
e. Escore CRUSADE baixo indica baixo risco de eventos isquêmicos em 30 dias.

50. Paciente do sexo masculino, de 66 anos de idade, hipertenso, diabético, com doença coronariana crônica (anatomia triarterial), com revascularização completa em 2021 e acidente vascular encefálico isquêmico (AVEi) em 2019, com achado de oclusão total na artéria carótida ipsilateral. Boa capacidade funcional, assintomático.

- Exame físico normal
- Pressão arterial = 126 x 64 mmHg
- Frequência cardíaca = 75 bpm
- Ecocardiograma: fração de ejeção do ventrículo esquerdo (FEVE) = 56%, sem alterações
- LDL-colesterol = 49 mg/dL
- Hemoglobina glicada = 6,5%
- Em uso atual de: ácido acetilsalicílico (AAS) 100 mg, rosuvastatina 40 mg, semaglutida 1 mg/semana, dapagliflozina 10 mg/dia e ramipril 2,5 mg/dia.

Diante do quadro clínico, qual é a melhor conduta para redução de eventos cardiovasculares adicionais?

a. Nesse caso, a adição de inibidor de PCSK9 pode ser uma boa alternativa para redução expressiva de risco residual.
b. Dada a presença de doença coronariana triarterial e doença cerebrovascular, a adição de rivaroxabana 2,5 mg, 2x/dia, pode conferir redução adicional de eventos cardiovasculares e reduzir mortalidade.
c. O uso de betabloqueador é mandatório para redução de eventos coronarianos nesse paciente.
d. É essencial a avaliação do cirurgião vascular para programar abordagem carotídea e reduzir risco adicional de AVEi.
e. O paciente já está dentro das metas de tratamento medicamentoso otimizado; portanto, apresenta baixo risco residual após início de inibidor de SGLT2 e análogo de GLP-1.

51. Paciente do sexo feminino, de 58 anos de idade, com quadro de dor torácica sugestiva de isquemia coronariana aos moderados esforços (Canadian

Cardiovascular Society II). Eletrocardiograma de repouso na vigência de episódio anginoso não evidenciou alterações isquêmicas. Ecocardiograma: função ventricular normal, sem sinais de hipertrofia ventricular esquerda ou valvopatia significativa. Cintilografia miocárdica: demonstrada em imagem a seguir. Como a paciente não vinha respondendo bem ao tratamento clínico, foi submetida a cateterismo cardíaco, que evidenciou imagens normais.

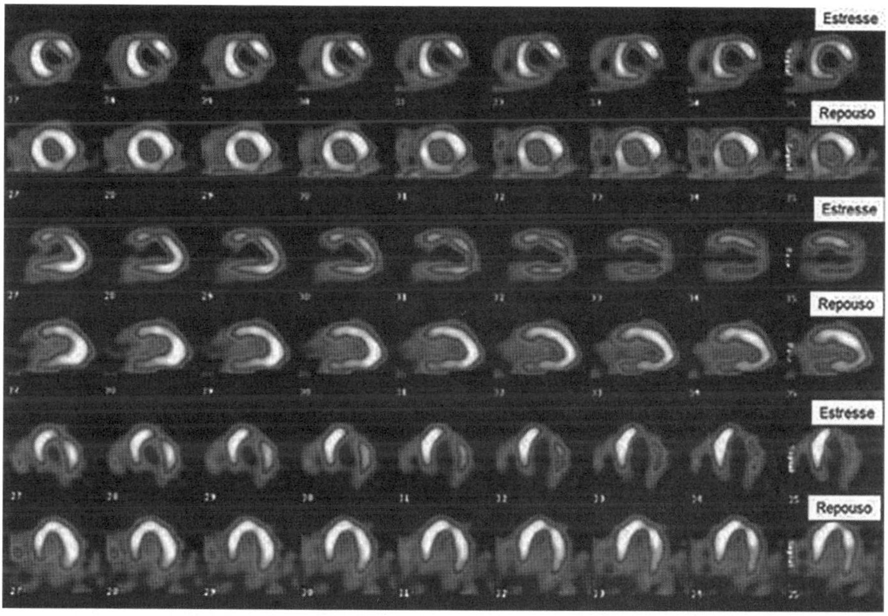

Em relação ao diagnóstico e manejo do caso descrito, assinale a alternativa correta:

a. O cateterismo normal descarta a possibilidade de isquemia miocárdica, devendo-se procurar diagnósticos alternativos para o caso em questão.
b. O diagnóstico mais provável é de angina variante de Prinzmetal, e a paciente deve ser tratada preferencialmente com bloqueadores dos canais de cálcio isolados ou em associação com nitratos de longa duração.
c. O diagnóstico mais provável é o de angina microvascular e não existe terapia recomendada por diretrizes para o tratamento dessa condição, podendo-se tentar qualquer combinação de antianginosos.

d. A paciente apresenta quadro de angina secundária à ponte miocárdica em terço médio da artéria descendente anterior, e o tratamento deve ser com betabloqueadores ou nitratos de longa duração.

e. A paciente apresenta quadro de angina microvascular, sendo necessário o uso de métodos de imagem endovascular como iFR (*instant wave-free ratio*) ou IVUS (ultrassom intravascular) para descartar doença coronariana epicárdica obstrutiva.

52. Paciente do sexo feminino, de 55 anos de idade, diabética, com queixa de dor torácica em opressão com duração de 15 minutos. Apresentou melhora espontânea durante o deslocamento ao hospital (demorou cerca de 30 minutos no trajeto). Nega mudança com repouso ou atividade física. Não fez uso de nitratos. Exame físico normal. Pressão arterial = 132 x 84 mmHg. Eletrocardiograma a seguir.

Exames coletados na admissão:

- Hemograma normal
- Dímero D = 340 ng/mL (valor de referência = 500 ng/mL)
- Troponina T de alta sensibilidade = 7,0 ng/L (valor de referência = 9,0 ng/L)

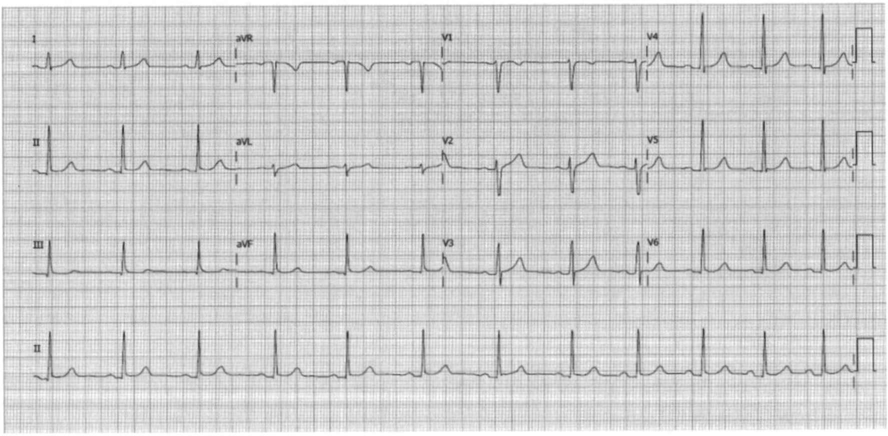

Diante do quadro clínico e exames, qual é a melhor conduta a ser adotada na sequência?

a. Como a paciente em questão apresenta escore HEART elevado, deve ser realizada internação hospitalar, coleta subsequente de troponina em 3-6 horas, ecocardiograma transtorácico e estratificação não invasiva.

b. Deve ser coletado CK-MB para avaliação mais precoce de injúria miocárdica.
c. A paciente possui escore HEART baixo, troponina normal e ausência de outros sinais clínicos sugestivos de etiologia de maior gravidade para a dor torácica, não sendo necessário repetir a dosagem de troponina e podendo ser liberada do pronto atendimento com programação de retorno ambulatorial precoce para seguimento.
d. A paciente possui critérios para infarto agudo do miocárdio, devendo ser iniciada dupla antiagregação plaquetária, estatinas e programação de estratificação invasiva.
e. A paciente deve ser mantida em observação no pronto atendimento e nova coleta de troponina T de alta sensibilidade deve ser solicitada em 1-2 horas.

5. HIPERTENSÃO ARTERIAL SISTÊMICA

2018

1. Mulher, com 62 anos, branca, não tabagista, não etilista e sedentária. Portadora de diabetes tipo 2 sob tratamento; assintomática do ponto de vista cardiovascular. Altura = 1,65 m; peso = 78 kg; pulsos palpáveis e simétricos. Pressão arterial (PA) média (medidas repetidas 3 vezes em duas ocasiões diferentes) = 168 x 100 mmHg. Sem diferença entre os membros. Restante do exame físico sem alterações. Faz uso de metformina 850 mg/dia + vildagliptina 50 mg, duas vezes por dia. Sem uso de outros medicamentos. Os exames laboratoriais mostram: ureia = 30mg/dL; creatinina = 0,5 mg/dL; Na = 136; K = 4,5; glicemia = 118 mg/dL; HbA1C = 6,0%; TSH = 2,0; ácido úrico = 6,0; colesterol total = 220 mg/dL; triglicerídeos = 180 mg/dL; HDL = 48 mg/dL; LDL = 136 mg/dL; Hb = 13,6; Ht = 38%; urina tipo 1 = normal; pesquisa de proteinúria em amostra isolada = normal. Eletrocardiograma (ECG) = dentro dos limites da normalidade. Supondo que se tratasse da primeira consulta da paciente, seria mais adequado:

a. Iniciar terapêutica não farmacológica e solicitar monitorização ambulatorial da pressão arterial (MAPA) para estratificação de risco.
b. Iniciar uso de anti-hipertensivos em associação, instituir modificações no estilo de vida e associar estatina.
c. Iniciar tratamento não farmacológico e solicitar proteinúria de 24 horas, teste ergométrico e Ecodopplercardiograma antes do uso de medicamentos para hipertensão.

d. Iniciar tratamento não farmacológico e de imediato o uso de diuréticos tiazídicos.
e. Iniciar o uso de qualquer um dos agentes anti-hipertensivos logo após a realização da monitorização ambulatorial da pressão arterial (MAPA).

2. Considerando-se o enunciado da questão 1, supondo que a paciente chegasse para consulta com estes níveis de pressão arterial (PA) e já em uso de hidroclorotiazida 25 mg/dia e anlodipino 5 mg/dia, a conduta adicional imediata mais adequada seria:

a. Associar um fármaco bloqueador do sistema renina-angiotensina-aldosterona em dose adequada.
b. Aumentar a dose de anlodipino para 10 mg/dia.
c. Associar um betabloqueador de terceira geração.
d. Associar espironolactona 25 mg/dia e mais um fármaco bloqueador do sistema renina-angiotensina-aldosterona.
e. Associar um inibidor da enzima conversora da angiotensina e um bloqueador dos receptores da angiotensina, por ser diabética.

3. Homem, 67 anos, afrodescendente, portador de cardiomiopatia dilatada com fração de ejeção do ventrículo esquerdo (VE) = 26%, evolui com dispneia classe funcional III NYHA e sinais persistentes de hipervolemia, apesar do uso de carvedilol 50 mg/dia, captopril 150 mg/dia, espironolactona 25 mg/dia e furosemida 80 mg/dia. Assinale a alternativa CORRETA sobre o manejo deste paciente.

a. O fenômeno de resistência a diurético está relacionado tanto à hipertrofia como à hiperplasia das células do túbulo distal.
b. A associação de tiazídico ao esquema terapêutico deve ser evitada pelo risco de hipocalemia, bem como pela eficácia questionável em paciente já em uso de diurético de alça.
c. A furosemida, ao bloquear a reabsorção de sódio pela alça de Henle, leva à redução na excreção de água livre, com aumento na excreção de potássio.
d. O uso de doses fracionadas de furosemida é menos eficaz em relação à dose única diária.
e. Aumento da excreção de cálcio e redução da excreção de magnésio são potenciais efeitos hidroeletrolíticos da furosemida.

4. A hipertensão arterial renovascular (HARV) ocorre por estenose parcial ou total, uni ou bilateral da artéria renal ou de um de seus ramos, desencadeada e mantida por isquemia do tecido renal. Em relação à hipertensão arterial renovascular, assinale a resposta **CORRETA**:

a. Pode-se estabelecer o diagnóstico de hipertensão arterial renovascular quando há estenose maior que 50% uni ou bilateral da artéria renal ou de um de seus ramos associada à elevação sustentada da pressão arterial.
b. A ocorrência de edema agudo de pulmão súbito ou de repetição, associado à hipertensão estágio 3 ou resistente, é considerada quadro de alta probabilidade para hipertensão arterial renovascular.
c. Em crianças e jovens, a principal causa de hipertensão arterial renovascular é a arterite de Takayasu.
d. A atividade plasmática da renina está reduzida na hipertensão arterial renovascular.
e. Os inibidores da enzima de conversão (IECA) e os bloqueadores do receptor da angiotensina (BRA) estão contraindicados em todas as formas de hipertensão arterial renovascular.

5. Assinale as opções farmacológicas consideradas seguras para utilização no controle da hipertensão arterial durante a gravidez:

a. Metildopa, hidralazina, nifedipino.
b. Metildopa, atenolol, prazosina.
c. Metildopa, enalapril, clortalidona.
d. Metildopa, atenolol, anlodipino.
e. Metildopa, verapamil, losartana.

6. Homem de 81 anos, branco, aposentado, ex-etilista e ex-tabagista. Acompanhado regularmente pelo clínico geral, faz tratamento para diabetes tipo 2 com uso de metformina. Sem uso de qualquer outra medicação. Procura seu médico por ter apresentado recentemente pressão arterial (PA) elevada, com medidas repetidas no domicílio. Sem sintomas significativos, exceto eventuais episódios de tontura. Alimentação adequada; faz caminhadas regulares. Pulsos radiais assimétricos, sopro audível na carótida esquerda e na região abdominal. Índice de massa corporal (IMC) = 26 km/m^2; PA (membro superior direito – MSD) deitado = 190 x 92 mmHg (média de 3 medidas); PA (MSD) sentado = 184 x 94 mmHg. Restante do exame físico sem alterações significativas. Para este caso, assinale a alternativa **CORRETA**:

a. O tratamento não farmacológico está indicado por um período de pelo menos 3 meses com mudanças de hábito de vida.

b. O diagnóstico de hipertensão secundária deve ser considerado boa opção.
c. O uso de betabloqueador é imprescindível pela possibilidade de doença arterial coronária associada.
d. Os estudos de tratamento em hipertensos muito idosos mostraram poucas vantagens para estes valores de pressão.
e. Devem ser evitados fármacos que inibam o sistema renina-angiotensina-aldosterona como primeira escolha para o tratamento farmacológico.

7. Homem de 64 anos é atendido no consultório com história de hipertensão arterial de longa data, infarto do miocárdio com boa evolução há 2 anos, sedentarismo, alimentação irregular, com alto consumo de sal, pressão arterial (PA) = 164 x 96 mmHg (média de 3 medidas sentado), em uso de ácido acetilsalicílico (AAS) 100 mg, atorvastatina 40 mg e maleato de enalapril 10 mmHg. Com base nas recomendações da 7ª Diretriz Brasileira de Hipertensão Arterial, qual a conduta clínica mais adequada a ser tomada nesta consulta para o controle da hipertensão?

a. Orientações rígidas quanto à redução do consumo de sal e abandono do sedentarismo, manutenção da medicação e controle clínico em 30 dias para avaliar a pressão arterial e alteração na medicação.
b. Adição de carvedilol 3,125 mg BID, espironolactona 25 mg e dieta hipossódica.
c. Encaminhamento à reabilitação cardiovascular para atividade física adequada e à nutricionista para dieta individualizada, com controle clínico em 90 dias para reavaliação.
d. Aumento do maleato de enalapril para 10 mg, 2 vezes ao dia, adição de besilato de anlodipino 5 mg, orientações quanto à redução do consumo de sal e abandono do sedentarismo.
e. Manutenção do enalapril 10 mg, com adição de losartana potássica 50 mg e atenolol 25 mg, além de dieta hipossódica e hipolipídica.

8. Leia as afirmações I a IV:

I. Para a estratificação do risco cardiovascular global no hipertenso, devem ser levados em conta os fatores de risco cardiovasculares tradicionais (idade: homem > 55; mulheres > 65 anos); tabagismo; dislipidemias: triglicérides > 150 mg/dL; LDL-C > 100 mg/dL; HDL-C < 40 mg/dL; diabetes *mellitus*; e história familiar prematura de doença cardiovascular (homens < 55 anos; mulheres < 65 anos).
II. Nos hipertensos diabéticos sem nefropatia, todos os anti-hipertensivos podem ser utilizados; mas, na presença de nefropatia diabética, o uso de medicamentos inibidores do SRAA é preferencial.

III. A hipertensão arterial (HA) secundária tem prevalência de 3-5% e, entre suas causas endócrinas, pode-se encontrar: hiperaldosteronismo primário, feocromocitoma, hipotireoidismo, hipertireoidismo, hiperparatireoidismo, síndrome de Cushing, acromegalia.

IV. O tratamento da urgência hipertensiva deve ser iniciado imediatamente, pois esta conduta poderá determinar diferentes prognósticos, sendo captopril, clonidina e betabloqueadores os anti-hipertensivos orais usados para reduzir a pressão arterial (PA).

Considerando-se as afirmações I a IV, assinale a alternativa **CORRETA**:

a. Todas as afirmações estão corretas.
b. As afirmações I, III e IV estão corretas.
c. As afirmações I, II e III estão corretas.
d. As afirmações II, III e IV estão corretas.
e. As afirmações I, II e IV estão corretas.

9. A pressão arterial (PA) deve ser medida em toda avaliação realizada por médicos de qualquer especialidade e demais profissionais da saúde devidamente capacitados, utilizando-se técnica adequada. Entre as alternativas apresentadas, assinale a situação que pode alterar o valor da PA nos procedimentos recomendados para a medição da PA:

a. Realizar exercícios físicos 30 minutos antes da medida.
b. Colocar o manguito 2 a 3 cm acima da fossa cubital.
c. Inflar rapidamente até ultrapassar 20 a 30 mmHg o nível estimado da pressão arterial sistólica (PAS) obtido pela palpação.
d. Determinar a pressão arterial sistólica (PAS) pela ausculta do primeiro som e, após, aumentar ligeiramente a velocidade de deflação.
e. Determinar a pressão arterial diastólica (PAD) no desaparecimento dos sons.

10. Homem de 50 anos, motorista, assintomático, sedentário, com sobrepeso, etilista social, tabagista (10 cigarros/dia), nunca usou medicação. Reprovado no exame para renovação da carteira de habilitação pelo encontro de pressão arterial (PA) elevada. Índice de massa corporal (IMC) = 29 kg/m^2, PA sentado (membro superior esquerdo) = 144 x 92 mmHg; frequência cardíaca (FC) = 92 bpm. Para este caso, assinale a resposta CORRETA.

a. Deve receber início de tratamento pelo menos com diuréticos e orientação para procurar o médico.

b. O tratamento deve ser iniciado com um fármaco que iniba o sistema renina-angiotensina-aldosterona.
c. Deve ser considerada hipertensão secundária pela faixa etária e pelas características clínicas atípicas descritas.
d. Deve ser encaminhado para reavaliação médica e confirmação do diagnóstico, porque os valores da pressão indicam hipertensão arterial (HA) estágio I e a medida casual como foi realizada serve apenas como triagem.
e. São necessários exames complementares que avaliem detalhadamente a função renal, o aparelho cardiovascular e o sistema nervoso central, antes de qualquer conduta.

11. Com relação à monitorização ambulatorial da pressão arterial (MAPA), é **CORRETO** afirmar:

a. Deve ser realizada em todos os hipertensos para confirmação diagnóstica.
b. Não tem indicação para casos em que a hipertensão já esteja confirmada.
c. Tem, entre outras indicações, os casos suspeitos da hipertensão do avental branco, suspeitos de hipertensão mascarada e efeito do avental branco em hipertensos.
d. Pode ser substituída pelas medidas da pressão central, por apresentarem maior precisão.
e. Apresenta limitações principalmente pela falta de critérios adequados de normalidade.

2019

12. Homem, 65 anos, com diagnóstico de hipertensão arterial resistente em uso de quatro drogas. Iniciada a investigação de hiperaldosteronismo após suspensão da espironolactona. Exames laboratoriais evidenciaram relação aldosterona/renina = 32 e aldosterona sérica = 18 ng/dL. Assinale a alternativa correta quanto ao próximo passo da investigação:

a. Teste confirmatório para diagnóstico com furosemida ou sobrecarga salina.
b. Interromper a avaliação devido à baixa probabilidade de hiperaldosteronismo.
c. Repetir a dosagem hormonal após suspensão de diurético e inibidores do sistema renina-angiotensina-aldosterona (SRAA).
d. Ressonância magnética das adrenais.
e. Cateterismo de veias adrenais para diferenciar adenoma e hiperplasia de suprarrenal.

13. Homem, 35 anos, portador de hipertensão arterial pulmonar, foi encaminhado para serviço de emergência por quadro súbito de dor torácica retroesternal, dispneia e tosse. Ao exame físico: frequência cardíaca (FC) = 120 bpm; pressão arterial (PA) = 80 x 40 mmHg. Cianótico, dispneico, palidez cutânea. Exame físico: turgência jugular e ausculta cardíaca com presença de B3 e hiperfonese do componente pulmonar da segunda bulha. Ausculta respiratória com presença de sopro tubário em base pulmonar direita. Que exame complementar a ser solicitado apresenta elevada sensibilidade e especificidade para esse diagnóstico?

a. Cintilografia de ventilação/perfusão pulmonar.
b. Angiografia digital com contraste iodado.
c. Dímero D, BNP e troponina.
d. Angiotomografia computadorizada de tórax.
e. Eletrocardiograma.

14. Homem, 59 anos, em uso de clortalidona, enalapril e anlodipino em doses plenas, com pressão arterial (PA) de consultório = 164 x 92 mmHg. Exame físico: ictus propulsivo; ritmo cardíaco regular em 3T com B4; monitorização ambulatorial da pressão arterial (MAPA) 24 horas = 134 x 82; PA vigília = 134 x 76 mmHg; PA sono = 134 x 84 mmHg. Assinale a alternativa correta quanto às condutas diagnóstica e terapêutica:

a. Manter o esquema terapêutico e investigar hipertensão secundária.
b. Manter o esquema terapêutico por se tratar de hipertensão resistente do avental branco.
c. Iniciar espironolactona e investigar apneia obstrutiva do sono.
d. Iniciar dose noturna de betabloqueador, visando à melhora do comportamento pressórico no sono.
e. Suspender clortalidona e iniciar dose noturna de simpaticolítico de ação central.

15. Mulher, 35 anos, com diagnóstico recente de hipertensão, referia episódios de tonturas e sonolência diurna. Relatava pai falecido por infarto agudo do miocárdio (IAM) aos 51 anos. Atualmente, em uso diário de hidroclorotiazida 25 mg e ramipril 10 mg. Ao exame, pressão arterial (PA) = 164 x 98 mmHg; frequência cardíaca (FC) = 96 bpm; índice de massa corporal (IMC) = 26,9 kg/m^2; e circunferência da cintura = 89 cm. Exames laboratoriais revelaram glicemia de jejum = 108 mg/dL; colesterol total = 180 mg/dL; HDL-c = 54 mg/dL; LDL-c = 90 mg/dL; e triglicerídeos = 180 mg/dL. Considerando a dificuldade de controle da pressão arterial, o fator de risco presente mais associado à síndrome de apneia obstrutiva do sono que justifica a solicitação de polissonografia é:

a. Sexo feminino.
b. Presença de síndrome metabólica.
c. Idade < 40 anos.
d. Presença de sobrepeso.
e. História familiar de doença cardiovascular prematura.

16. Mulher, 55 anos, assintomática, vinha apresentando, nas últimas duas consultas, pressão arterial (PA) = 160 x 96 e 156 x 92 mmHg, respectivamente. Diversos exames complementares foram solicitados e, dentre os resultados abaixo, considerando que algumas alterações podem influenciar o prognóstico, qual pode ser considerada lesão subclínica de órgão-alvo?

a. Índice tornozelo-braquial de 0,95.
b. Relação albumina-creatinina urinária de 56 mg/g.
c. Espessura mediointimal da carótida de 0,65 mm.
d. Índice de massa ventricular de 86 g/m^2.
e. Taxa de filtração glomerular estimada de 65 mL/min/1,73 m^2.

17. Paciente de 30 anos, com 23 semanas de gestação, foi atendida pela primeira vez no pré-natal, em Unidade Básica de Saúde. Estava assintomática, com frequência cardíaca de 84 bpm; pressão arterial (PA) = 140 x 96 mmHg; sem edema significativo, com ritmo cardíaco em dois tempos e sopro sistólico 2+/6+ em foco aórtico e aórtico acessório e pulsos de contornos normais. Baseado nesse caso clínico, é correto afirmar:

a. Como se espera um descenso da PA nesse trimestre, consideram-se esses níveis de pressão de alto risco.
b. O pindolol é a medicação de primeira escolha para iniciar o tratamento farmacológico.
c. O uso de sulfato de magnésio nessa situação se justifica para prevenção de eclâmpsia.
d. A ausência de edema exclui o diagnóstico de pré-eclâmpsia.
e. Pode se tratar de hipertensão arterial crônica, hipertensão gestacional ou pré-eclâmpsia.

18. Homem, 64 anos, hipertenso e diabético de longa data, em uso de clortalidona, espironolactona, carvedilol, valsartana e nitrendipina em doses plenas. Pressão arterial (PA) de consultório = 188 x 104 mmHg. Exame físico: ictus propulsivo; ritmo cardíaco regular em 3 tempos B4; monitorização ambulatorial da pressão arterial (MAPA) 24 horas = 149 x 92 mmHg; PA vigília = 160 x 95 mmHg; PA sono = 140 x 88 mmHg. Assinale a alternativa correta quanto ao diagnóstico:

a. Hipertensão arterial maligna.
b. Hipertensão arterial refratária.
c. Hipertensão arterial resistente verdadeira.
d. Hipertensão arterial resistente do jaleco branco.
e. Hipertensão arterial de difícil controle.

19. Mulher, 49 anos, tabagista, assintomática do ponto de vista cardiovascular. Fazia atividade física regularmente (duas vezes por semana), porém, em duas ocasiões antes do exercício, havia apresentado medidas elevadas da pressão arterial (PA). PA de consultório = 158 x 94 mmHg; frequência cardíaca (FC) em repouso = 68 bpm. Exame físico normal. Negava diabetes ou dislipidemia. Função renal normal. Solicitada monitorização residencial da pressão arterial (MRPA), que mostrou média da PA em 6 dias de exame = 139 x 86 mmHg. Assinale a alternativa correta quanto ao diagnóstico e à terapêutica:

a. Feito diagnóstico de hipertensão arterial, devendo ser iniciado o tratamento.
b. Feito diagnóstico de hipertensão arterial do avental branco, não devendo ser iniciado o tratamento.
c. Solicitar monitorização ambulatorial da pressão arterial (MAPA) para confirmação do diagnóstico de hipertensão arterial.
d. Confirmar o diagnóstico com mais uma medida de consultório elevada e após repetir a MRPA ou MAPA.
e. Feito diagnóstico de hipertensão arterial mascarada, devendo ser iniciado o tratamento farmacológico.

20. Homem, 47 anos, obesidade grau 1, dislipidemia e intolerância à glicose. Em uso de atorvastatina 20 mg/dia. Média da pressão arterial (PA) de duas consultas = 172 x 106 mmHg; frequência cardíaca em repouso = 84 bpm. Exame físico: ictus propulsivo; ritmo cardíaco regular em 3 tempos às custas de B4; eletrocardiograma (ECG): índice de Sokolow-Lyon = 39 mm; função renal: ritmo de filtração glomerular estimado = 64 mL/min/1,73 m²; *spot* urinário: relação albumina/creatinina = 38 mg/g. Assinale a alternativa correta quanto à terapia anti-hipertensiva inicial.

a. Inibidor sistema renina-angiotensina-aldosterona (SRAA) + betabloqueador, por promoverem nefroproteção e pelo alto risco de doença coronariana associada.
b. Tiazídico + bloqueador de canal de cálcio, para melhor redução da pressão arterial sistólica.
c. Inibidor do sistema renina-angiotensina-aldosterona (SRAA) + espironolactona + hidralazina, visando à remodelação cardíaca.
d. Associar inibidor da enzima conversora da angiotensina (iECA) + bloqueador de receptores da angiotensina (BRA), para inibição dupla do sistema renina-angiotensina-aldosterona (SRAA), por se tratar de paciente jovem com síndrome metabólica e proteinúria.
e. Inibidor sistema renina-angiotensina-aldosterona (SRAA) + bloqueador de canal de cálcio, por inibirem a progressão do remodelamento cardíaco e promoverem a nefroproteção.

21. Mulher, 45 anos, com quadro de tosse, hemoptise e dor torácica. Relata reposição hormonal e nega outras comorbidades. Exame físico: frequência cardíaca (FC) = 80 bpm, pressão arterial (PA) = 110 x 70 mmHg; saturação periférica de oxigênio de 90% (em ar ambiente). Regular estado geral com taquidispneia leve. Aparelho cardiovascular com hiperfonese da segunda bulha (P2). Pulsos simétricos e de amplitude normal. Ausculta pulmonar normal. O ecocardiograma evidenciou: veia cava inferior dilatada e com variabilidade inspiratória preservada, regurgitação tricúspide com velocidade de 2,6 m/s, ventrículo direito aumentado e sem disfunção contrátil, ausência de derrame pericárdico e pleural. Assinale a alternativa correta acerca da terapêutica mais adequada a ser instituída inicialmente:

a. Filtro de veia cava inferior, posicionado por via percutânea.
b. Terapia fibrinolítica.
c. Anticoagulação sistêmica com heparina, seguida de anticoagulação oral (varfarina).
d. Expansão volêmica restritiva, inotrópicos e vasopressores.
e. Anticoagulação oral para manter RNI (razão normalizada internacional) entre 2 e 3 vezes o controle.

2020

22. Homem, 58 anos, hipertenso de longa data, em uso regular de clortalidona 25 mg/dia, enalapril 40 mg/dia e anlodipino 10 mg/dia. Pressão arterial (PA) de consultório = 170 x 92 mmHg; frequência cardíaca = 84 bpm. Polissonografia domiciliar com diagnóstico de apneia obstrutiva do sono leve. Monitorização ambulatorial da PA (MAPA 24h) = 146 x 94 mmHg; PA vigília = 150 x 96 mmHg; PA noturna = 141 x 90 mmHg.
Qual o diagnóstico e a melhor conduta terapêutica nesse momento?

a. Hipertensão refratária; iniciar espironolactona em doses baixas e clonidina noturna.
b. Hipertensão resistente; iniciar espironolactona em doses baixas.
c. Hipertensão resistente; iniciar betabloqueador e uso de pressão positiva contínua nas vias aéreas (CPAP).
d. Hipertensão refratária; iniciar espironolactona e avaliar pressão positiva contínua nas vias aéreas (CPAP).
e. Hipertensão resistente; iniciar betabloqueador pela manhã e clonidina noturna.

23. Mulher, 37 anos, hipertensa, em uso regular de indapamida 1,5 mg/dia, losartana 100 mg/dia, anlodipino 10 mg/dia e espironolactona 50 mg/dia. Pressão arterial (PA) de consultório = 168 x 94 mmHg. Exames laboratoriais: creatinina = 0,9 mg/dL; potássio = 3,4 mEq/dL; lipidograma normal. Monitorização ambulatorial da PA (MAPA 24h): 128 x 72 mmHg, PA vigília = 132 x 80 mmHg, PA noturna = 111 x 68 mmHg. Na investigação de hipertensão secundária, como deve ser iniciada a pesquisa do hiperaldosteronismo?

a. Suspender espironolactona por 4 a 6 semanas e dosar aldosterona sérica e atividade de renina plasmática.
b. Suspender espironolactona por 4 a 6 semanas e losartana por 3 semanas e dosar aldosterona sérica e atividade de renina plasmática.
c. Manter toda a medicação para evitar o descontrole pressórico e solicitar exame de imagem das adrenais.
d. Não tem indicação de investigar hiperaldosteronismo primário, já que a MAPA está controlada.
e. Suspender losartana por três semanas e realizar teste confirmatório com captopril, já que o potássio é baixo, não necessitando de exame de rastreio.

24. Homem, 60 anos, hipertenso, em uso regular de hidroclorotiazida 25 mg/dia, espironolactona 50 mg/dia, valsartana 160 mg/dia, levanlodipino 5 mg/dia e clonidina 0,200 mg/noite. Índice de massa corporal = 32,8 kg/m^2; circunferência abdominal = 112 cm; circunferência cervical = 44 cm; pressão arterial (PA) de consultório = 138 x 88 mmHg. Monitorização ambulatorial da PA (MAPA 24h) = 137 x 84 mmHg; PA vigília = 134 x 82 mmHg; PA noturna = 142 x 86 mmHg.
Quais as condutas diagnóstica e terapêutica adequadas neste caso?

a. Dosagem de catecolaminas urinárias devido aos paroxismos noturnos da pressão arterial e iniciar alfa 1-bloqueadores pela suspeita de feocromocitoma.
b. Polissonografia e indicação de pressão positiva contínua em vias aéreas (CPAP) em caso de apneia moderada/grave.
c. Solicitar exame de imagem das adrenais e aumentar a espironolactona para 100 mg/dia em caso de hiperplasia adrenal.
d. Polissonografia e início de um hipnótico indutor de sono em caso de redução do sono REM com índice de apneia/hipopneia = 19/hora.
e. Aumentar a dose da clonidina noturna e solicitar nova MAPA por se tratar de um hipertenso refratário.

25. Homem, 69 anos, hipertenso, em uso irregular de furosemida 40 mg/dia, nifedipina 40 mg/dia e atorvastatina 20 mg/dia. Pressão arterial (PA) de consultório = 152 x 90 mmHg, frequência cardíaca = 88 bpm. Exame físico: ictus propulsivo e normolocalizado, ritmo cardíaco regular em 3 tempos (B4), sem sopros. Exames laboratoriais: creatinina = 1,7 mg/dL, taxa de filtração glomerular (CKD-EPI) = 40,3 mL/min/1,73 m^2; potássio = 3,9 mmol/L; lipidograma normal; hemoglobina glicada = 5,4%. *Spot* urinário: albuminúria/creatinúria = 98 mg/g creatinina.
Qual a conduta em relação à terapêutica farmacológica?

a. Trocar diurético de alça por um tiazídico e iniciar um inibidor do sistema renina-angiotensina-aldosterona (SRAA), objetivando melhor controle pressórico, proteção renal e reversão da hipertrofia ventricular esquerda.
b. Associar espironolactona pela possibilidade de hiperaldosteronismo diante do potássio baixo, objetivando melhor controle pressórico e consequente melhoria da função renal.
c. Suspender toda a medicação e iniciar um inibidor do SRAA e metformina, visando à proteção renal.
d. Aumentar a dose da furosemida para 80 mg/dia e iniciar investigação para doença renovascular.

e. Iniciar duplo bloqueio do SRAA, com objetivo de reduzir os níveis de albuminúria e reverter hipertrofia ventricular esquerda.

26. Homem, 62 anos, hipertenso, em uso regular de enalapril 20 mg/dia, anlodipino 5 mg/dia e atorvastatina 20 mg/dia. Portador de angina estável sintomática. Sedentário e obeso. Pressão arterial = 156 x 84 mmHg; frequência cardíaca = 92 bpm; glicemia = 108 mg/dL, hemoglobina glicada = 6,3%, colesterol total = 220 mg/dL, HDL-colesterol = 38 mg/dL, LDL-colesterol = 144 mg/dL, triglicérides = 190 mg/dL.
Qual a conduta mais adequada em relação à terapêutica farmacológica?

a. Trocar inibidor da enzima conversora da angiotensina (IECA) por bloqueadores dos receptores da angiotensina (BRA) e associar nitrato e hidralazina, buscando melhor controle pressórico e proteção miocárdica.
b. Otimizar a dose do IECA e iniciar atenolol, por ser mais potente do que os betabloqueadores de terceira geração para controle da frequência cardíaca.
c. Otimizar a dose do IECA e da atorvastatina, além de iniciar metformina e betabloqueador.
d. Trocar anlodipino por bloqueador de cálcio não diidropiridínico, já que o paciente tem contraindicação ao uso do betabloqueador, iniciar metformina e otimizar a dose da atorvastatina.
e. Otimizar a dose do IECA e atorvastatina e iniciar diurético tiazídico e nitrato para melhor controle pressórico e proteção miocárdica.

27. Qual é a classificação mais aceita das síndromes hipertensivas da gestação, que inclui quatro modalidades?

a. Hipertensão gestacional, hipertensão arterial grave, síndrome HELLP e pré-eclâmpsia.
b. Pré-eclâmpsia moderada, pré-eclâmpsia leve, síndrome HELLP e eclâmpsia.
c. Hipertensão arterial crônica (qualquer etiologia), eclâmpsia, síndrome HELLP e pré-eclâmpsia.
d. Hipertensão arterial crônica com pré-eclâmpsia sobreposta, pré-eclâmpsia, hipertensão gestacional e síndrome HELLP.
e. Pré-eclâmpsia/eclâmpsia, hipertensão arterial crônica (qualquer etiologia), hipertensão arterial crônica com pré-eclâmpsia sobreposta e hipertensão gestacional.

28. Considerando as assertivas abaixo, assinale a resposta correta:

I. Na emergência hipertensiva, a redução da pressão arterial (PA) deve ocorrer de maneira rápida com normalização dos níveis pressóricos (PA < 120 x 80 mmHg) em 6 horas.
II. Na urgência hipertensiva, identificam-se lesões em órgãos-alvo recentes.
III. A emergência hipertensiva deve ser tratada com drogas por via parenteral, como o nitroprussiato de sódio.

a. Apenas a assertiva III está correta.
b. Apenas as assertivas I e II estão corretas.
c. Apenas as assertivas I e III estão corretas.
d. Apenas as assertivas II e III estão corretas.
e. Todas as assertivas estão corretas.

29. Sobre as peculiaridades no tratamento da hipertensão arterial nos idosos, assinale a alternativa **correta**:

a. Os ajustes de dose devem ser realizados a cada 6 semanas, para evitar reduções abruptas de pressão arterial.
b. Todos os idosos entre 65 e 80 anos, independentemente dos critérios de critérios de fragilidade, devem manter pressão arterial sistólica ≤ 130 mmHg.
c. No idoso, as metas terapêuticas devem ser individualizadas, baseadas no julgamento da equipe multidisciplinar e considerando suas preferências.
d. Os betabloqueadores menos lipossolúveis como o atenolol não são recomendados para idosos por seu maior risco de efeito colateral no sistema nervoso central (depressão, sonolência, confusão, distúrbio do sono).
e. O envelhecimento produz alterações vasculares, como: enrijecimento arterial, aumento da complacência vascular, aumento da pressão arterial sistólica e maior sensibilidade a mudanças de volume.

30. Em relação às indicações clínicas para a medição da pressão arterial (PA) fora do consultório com fins diagnósticos, é correto afirmar que:

a. Monitorização residencial da pressão arterial (MRPA) está indicada quando a PA está elevada no consultório em indivíduos assintomáticos sem lesão de órgão-alvo e com baixo risco cardiovascular total.
b. MRPA está indicada quando há necessidade de avaliar o descenso durante e sono.

c. Monitorização ambulatorial da PA (MAPA) é indicada para confirmação diagnóstica de hipertensão resistente; a MRPA não é indicada.
d. MAPA e MRPA não estão indicadas quando PA < 140 x 90 mmHg no consultório em indivíduos assintomáticos com lesão de órgão-alvo.
e. MRPA é indicada para a identificação do efeito do avental branco em hipertensos; MAPA não é indicada.

2021

31. Homem, 68 anos, hipertenso de longa data, em uso de clortalidona 25 mg, enalapril 40 mg, anlodipino 10 mg e espironolactona 50 mg. Assintomático.

- Pressão arterial (PA) = 142 x 90 mmHg.
- Doença renal crônica estágio 3B, com proteinúria 780 mg/g creatinina.

Monitorização ambulatorial da pressão arterial (MAPA 24 horas):

- PA média 24 horas = 152 x 94 mmHg.
- PA média vigília = 158 x 96 mmHg.
- PA média sono = 138 x 88 mmHg.

Qual o diagnóstico e a conduta terapêutica?

a. Hipertensão refratária. Iniciar betabloqueador ou alfa-agonista central.
b. Hipertensão resistente. Otimizar a dose da espironolactona.
c. Hipertensão refratária. Iniciar diurético de alça associado a vasodilatador direto.
d. Hipertensão resistente. Iniciar betabloqueador ou alfa-agonista central.
e. Hipertensão resistente. Iniciar diurético de alça e trocar inibidor da enzima conversora da angiotensina (iECA) por bloqueador de receptores da angiotensina (BRA).

32. Mulher, 52 anos, com história de internações em unidade de emergência com quadro de cefaleia, sendo diagnosticado "pico hipertensivo".

- Ao exame:
  - Sobrepeso (índice de massa corporal = 29,2 kg/m^2).
  - Pressão arterial (PA) = 132 x 84 mmHg.
  - Frequência cardíaca = 94 bpm.
  - Presença de quarta bulha.
- Eletrocardiograma: ritmo sinusal.

- Sobrecarga de ventrículo esquerdo (VE).
- Monitorização ambulatorial da pressão arterial (MAPA 24 horas):
    - PA média 24 horas = 148 x 92 mmHg.
    - PA média vigília = 152 x 94 mmHg.
    - PA média sono = 139 x 88 mmHg.

Qual o diagnóstico e a conduta terapêutica?

a. Hipertensão mascarada. Reavaliar em 2 meses para definição diagnóstica e terapêutica.
b. Hipertensão do avental branco. Reavaliar em 2 meses para definição diagnóstica e terapêutica.
c. Hipertensão mascarada. Promover mudanças de estilo de vida e iniciar terapia combinada, incluindo inibidor do sistema renina-angiotensina-aldosterona (SRAA).
d. Hipertensão mascarada. Promover mudanças de estilo de vida e iniciar betabloqueador cardiosseletivo (nebivolol) ou alfa-agonista central, para reduzir a hiperatividade simpática responsável pelo fenômeno do jaleco branco.
e. Hipertensão do avental branco. Promover mudanças de estilo de vida e acompanhar com medidas domiciliares e clonidina de resgate.

33. Homem, 68 anos, hipertenso em uso de hidroclorotiazida 25 mg, losartana 100 mg e anlodipino 10 mg. Ansioso, referia vir dormindo mal. Ao exame:

- Índice de massa corporal = 32,2 kg/m^2.
- Circunferência abdominal = 101 cm.
- Circunferência cervical = 43 cm.
- Pressão arterial (PA) = 152 x 90 mmHg.
- Frequência cardíaca = 88 bpm.
- Presença de quarta bulha.
- Descenso noturno: -2%.
- Aldosterona sérica = 10 ng/dL (valor de referência < 30 ng/dL).
- Relação aldosterona/renina = 2,5.
- Doppler artéria renal normal.
- Monitorização ambulatorial da pressão arterial (MAPA 24 horas):
    - PA média 24 horas = 132 x 78 mmHg.
    - PA média vigília = 135 x 86 mmHg.
    - PA média sono = 138 x 76 mmHg.

Qual a conduta diagnóstica e terapêutica?

a. Iniciar espironolactona em altas doses diante do diagnóstico de hiperaldosteronismo primário e prosseguir na investigação para avaliar indicação cirúrgica.
b. Iniciar espironolactona e investigar apneia obstrutiva do sono.
c. Iniciar clonidina como quarta droga, já que a espironolactona está contraindicada por ter sido afastado o diagnóstico de hiperaldosteronismo primário.
d. Investigar apneia obstrutiva do sono para iniciar CPAP, não necessitando de ajuste terapêutico, já que a PA de 24 horas e de vigília estão controladas.
e. Hipertensão resistente do avental branco. Promover mudanças de estilo de vida e acompanhar com MAPA a cada 6 meses.

34. Homem, 76 anos, hipertenso e dislipidêmico (LDL = 102 mg/dL), em uso regular de valsartana 160 mg, anlodipino 10 mg e atorvastatina 10 mg, apresentando descontrole pressórico nos últimos meses, sendo diagnosticado com estenose de artéria renal esquerda grave e doença renal crônica estágio 3A.
Qual o tratamento de escolha?

a. Angioplastia com implante de *stent* imediato, pela presença de doença renal.
b. Correção cirúrgica da estenose de artéria renal, por se tratar de origem aterosclerótica.
c. Intensificar tratamento anti-hipertensivo e otimizar o tratamento hipolipemiante.
d. Suspender o bloqueador de receptores da angiotensina (BRA) e iniciar diurético de alça evitando a piora da função renal.
e. Acompanhamento anual com angiorressonância para avaliar a progressão da estenose e da função renal.

35. Estima-se que a síndrome hipertensiva da gravidez ocorra entre 5-10% das mulheres e que, destas, quase 10% resultem em morte materna. Conhecer sua classificação é fundamental tanto para o tratamento como para estimar o prognóstico dessa doença.
Qual é a classificação proposta para as síndromes hipertensivas da gestação?

a. Hipertensão gestacional, hipertensão arterial grave, síndrome HELLP, pré-eclâmpsia.
b. Pré-eclâmpsia moderada, pré-eclâmpsia leve, síndrome HELLP, eclâmpsia.
c. Hipertensão arterial crônica (qualquer etiologia), eclâmpsia, síndrome HELLP, pré-eclâmpsia.

d. Hipertensão arterial crônica com pré-eclâmpsia sobreposta, pré-eclâmpsia, hipertensão gestacional; síndrome HELLP.
e. Pré-eclâmpsia/eclâmpsia; hipertensão arterial crônica (qualquer etiologia); hipertensão arterial crônica e pré-eclâmpsia sobreposta, hipertensão gestacional.

36. Estima-se que os índices de morte materna em consequência à pré-eclâmpsia em áreas desenvolvidas se aproximem de 0,8%, enquanto em regiões menos favorecidas cheguem a 25%. Estudos recentes vêm demonstrando que certas estratégias em mulheres de alto risco para pré-eclâmpsia têm apresentado sucesso na prevenção da pré-eclâmpsia precoce, ou seja, antes das 37 semanas de gestação.
Quais são elas?

a. Ácido acetilsalicílico (500 mg/dia) a partir do segundo trimestre da gestação e suplementação de cálcio (> 1,0 g/dia), quando a ingesta diária for abaixo de 300 mg/dia.
b. Ácido acetilsalicílico (75 a 150 mg/dia) no final do primeiro trimestre da gestação e suplementação de cálcio (> 1,0 g/dia), para as pacientes com ingesta de cálcio abaixo de < 600 mg/dia.
c. Ticlopidina (75 mg/dia) e suplementação de sulfato de magnésio (1,0 g/dia) independentemente de sua ingesta diária de cálcio.
d. Ácido acetilsalicílico (500 mg/dia) e suplementação de cálcio (1,0 g/dia) devem ser prescritos independentemente da idade gestacional.
e. Nenhum medicamento para prevenção da pré-eclâmpsia deve ser prescrito pelos riscos obstétricos e teratogênicos.

2022

37. Assinale a alternativa correta em relação às determinações das *Diretrizes Brasileiras de Hipertensão Arterial da SBC – 2020* acerca do tratamento farmacológico de pacientes de estágio I de risco moderado:
Considere as siglas:
BB: betabloqueador
BBC: bloqueador dos canais de cálcio
BRA: bloqueador do receptor da angiotensina 2
DIU: diurético tiazídico ou similar

IECA: inibidor de enzima de conversão da angiotensina 2

a. O tratamento deve ser iniciado, preferencialmente, com um DIU e, caso a meta pressórica não seja alcançada, deverá ser associado um BB, IECA ou BRA e BCC.
b. O tratamento deve ser iniciado, preferencialmente, com um BB ou um DIU, considerando-se o baixo custo dessas medicações, exceto em condições especiais.
c. O tratamento deve ser iniciado, preferencialmente, com monoterapia a ser escolhida entre DIU, BB, BCC, BRA ou IECA.
d. O tratamento deve ser iniciado, preferencialmente, com uma combinação de dois fármacos escolhidos entre um IECA/BRA, DIU e BCC.
e. O tratamento deve ser iniciado, preferencialmente, com a combinação de um IECA e um BB que tenham demonstrado superioridade na redução da incidência de insuficiência cardíaca.

38. A hipertensão arterial é uma patologia altamente prevalente e a baixa taxa de controle resulta em elevadas morbidade e mortalidade. A respeito da prevenção primária da hipertensão, é correto afirmar:

a. O conceito de espiritualidade tem sido valorizado na cardiologia. Existem evidências crescentes dos efeitos da espiritualidade na modulação da resposta da pressão arterial.
b. Recomenda-se ingestão de sódio limitada a aproximadamente 5 g/dia na população em geral, com destaque para redução na ingesta de alimentos ultraprocessados que são ricos em sódio.
c. A suplementação de comprimidos de potássio deve ser recomendada como medida adicional para redução da pressão arterial.
d. Existem evidências robustas de que a suplementação de magnésio, vitaminas combinadas e coenzima Q10 é capaz de reduzir a pressão arterial.
e. A ingestão de 30 g de etanol para homens e 15 g para mulheres deve ser estimulada como uma medida de prevenção primária da hipertensão pelos efeitos vasodilatadores dos flavonoides.

39. Há forte suspeita clínica de feocromocitoma em hipertensos que apresentam:

a. Crises de rubor facial, cefaleia e sudorese ocorrendo concomitantemente.
b. Crises de cefaleia, sudorese e palpitações ocorrendo concomitantemente.
c. Crises de palpitações, rubor facial e sudorese ocorrendo concomitantemente.
d. Crises de sudorese, cefaleia e fogachos ocorrendo concomitantemente.

e. Crises de sudorese, náusea e palpitações ocorrendo concomitantemente.

40. Quando e como investigar o hiperaldosteronismo primário?

a. Na presença de hipercalemia e relação aldosterona/ácido vanilmandélico estável.
b. Quando se detecta incidentaloma, realizar aldosterona urinária de 24h.
c. Na presença de hipocalemia e relação aldosterona plasmática/atividade plasmática de renina maior que 30.
d. Na presença de hipertensão resistente, realizar aldosterona urinária em amostra de urina isolada.
e. Na presença de hipertensão resistente realizar, dosagem de ácido vanilmandélico em urina 24h.

41. Sobre a avaliação, o diagnóstico e a classificação da hipertensão, é **correto** afirmar:

a. A pandemia da COVID-19 fez com que a AMPA (automedida da pressão arterial) fosse adotada como substituta da MAPA (monitorização ambulatorial da pressão arterial) e da MRPA (monitorização residencial da pressão arterial) já que as técnicas são equivalentes.
b. O efeito do avental branco é a diferença da pressão arterial entre as medidas obtidas no consultório e fora dele, iguais ou superiores a 15 mmHg na pressão arterial sistólica e/ou 9 mmHg na pressão arterial diastólica, pela avaliação da MAPA (monitorização ambulatorial da pressão arterial).
c. A hipertensão do avental branco tem prevalência variada nos diferentes estudos, sendo mais comum entre os pré-hipertensos.
d. A confirmação do diagnóstico de hipertensão deve ser feita em duas ou mais visitas médicas, com intervalo de dias ou semanas; ou pela realização de medidas fora do consultório (monitorização ambulatorial da pressão arterial [MAPA] ou monitorização residencial da pressão arterial [MRPA]). No caso da MRPA, considera-se como hipertensão valores ≥ 130 x 80 mmHg.
e. A hipertensão mascarada está associada a hipertensão estágio II, maior atividade adrenérgica e do sistema renina-angiotensina-aldosterona e maior risco de morte súbita.

42. Paciente do sexo masculino, de 62 anos de idade, hipertenso. Em uso irregular de captopril 25 mg, 2x/dia.
Exame físico:

- Pressão arterial = 162 x 102 mmHg
- Frequência cardíaca = 88 bpm
- Índice de massa corporal = 32,1 kg/m^2, cintura = 106 cm
- Restante do exame físico normal

Exames laboratoriais:

- LDL-colesterol = 142 mg/dL
- Glicemia de jejum = 102 mg/dL
- Creatinina = 0,9 mg/dL
- Demais exames normais

Eletrocardiograma: sinais de hipertrofia ventricular esquerda
Com relação ao diagnóstico e à conduta, assinale a alternativa correta:

a. Hipertensão estágio 2 e alto risco cardiovascular. Conduta: melhorar adesão e usar combinação de dois fármacos, sendo um inibidor do sistema renina-angiotensina-aldosterona em associação com betabloqueador.
b. Hipertensão estágio 2 e alto risco cardiovascular. Conduta: melhorar adesão e usar combinação de dois fármacos, sendo um inibidor do sistema renina-angiotensina-aldosterona em associação com antagonista de cálcio ou diurético, além de redução de peso.
c. Hipertensão estágio 2 e alto risco cardiovascular. Conduta: melhorar a adesão terapêutica com o inibidor do sistema renina-angiotensina-aldosterona já em uso, pois na presença de hipertrofia ventricular esquerda esta é a melhor classe de anti-hipertensivos.
d. Hipertensão estágio 3 e alto risco cardiovascular. Conduta: melhorar adesão e usar combinação de três fármacos, sendo um inibidor do sistema renina-angiotensina-aldosterona em associação com antagonista dos canais de cálcio e betabloqueador para controle da frequência cardíaca.
e. Trata-se de um caso de hipertensão resistente, e a adição de espironolactona é a escolha correta.

43. Paciente do sexo masculino, de 59 anos de idade, portador de hipertensão desde os 35 anos de idade e diabético, com palpitações eventuais.
Níveis de pressão arterial em medidas da consulta:

- Membro superior direito = 152 x 93 mmHg
- Membro superior esquerdo = 149 x 90 mmHg

Restante do exame físico sem outras alterações. Em uso de enalapril 20 mg, 2x/dia, hidroclorotiazida 25 mg/dia e anlodipino 5 mg/dia.
Níveis de pressão arterial em medidas domiciliares:

- Pressão arterial sistólica = entre 150 e 140 mmHg
- Pressão arterial diastólica = entre 80 e 70 mmHg

Qual é o diagnóstico?

a. Hipertensão arterial sistêmica não controlada.
b. Hipertensão resistente.
c. Hipertensão refratária.
d. Hipertensão secundária.
e. Hipertensão resistente aparente.

44. Paciente do sexo masculino, de 29 anos de idade, refere câibras ocasionais, cefaleia e palpitações.

Exame físico:

- Pressão arterial = 154 x 96 mmHg (média de três medidas)
- Frequência cardíaca = 78 bpm
- Índice de massa corporal = 23,2 kg/m^2
- Exames laboratoriais recentes:
- Glicemia de jejum = 88 mg/dL
- Creatinina = 0,8 mg/dL
- Ritmo de filtração glomerular estimado (pelo método CKD-EPI) = 99,6 mL/min/1,73 m^2
- Potássio = 3,1 mEq/L
- Sódio = 138 mEq/L

Após 30 dias, o novo exame revelou potássio sérico = 2,9 mEq/L.

Em relação ao próximo passo na condução desse caso, assinale a alternativa correta:

a. Controle da hipertensão arterial com losartana potássica e solicitação das dosagens de sódio, potássio e aldosterona urinárias.
b. Controle da hipertensão arterial com espironolactona e solicitação de tomografia computadorizada de cortes finos com especial atenção às adrenais.
c. Controle da hipertensão arterial com a combinação hidroclorotiazida + amilorida e solicitação de aldosterona e renina séricas, metanefrinas urinárias e cortisol salivar.
d. Controle da hipertensão arterial com besilato de anlodipino, suplementação de cloreto de potássio e solicitação de dosagens de aldosterona e renina séricas.
e. Controle da hipertensão arterial com doxazosina e realização do teste com captopril (dosagem de aldosterona antes, 60'e 120' após o uso de 50 mg de captopril oral).

45. Paciente do sexo masculino, de 42 anos de idade, portador de hipertensão arterial desde os 20 anos de idade, com investigação negativa para causas secundárias. Mantém pressão arterial fora da meta, mesmo em uso de: enalapril 20 mg, 2x/dia; clortalidona 25 mg/dia; e anlodipino 10 mg, 1x/dia.

Últimos exames complementares realizados: laboratório sem anormalidade; eletrocardiograma normal. Na consulta, pressão arterial = 140 x 98 mmHg; frequência cardíaca = 92 bpm; auscultas cardíaca e pulmonar normais. Qual é a conduta recomendada para esse paciente?

a. Para o diagnóstico de hipertensão resistente verdadeira é obrigatória a realização da avaliação da pressão arterial fora do consultório (monitorização ambulatorial da pressão arterial [MAPA] ou monitorização residencial da pressão arterial [MRPA]) para exclusão do efeito do avental branco.
b. Trata-se de hipertensão pseudorresistente verdadeira e, como o esquema tríplice não alcançou as metas, está recomendado o quarto fármaco, que deve ser preferencialmente clonidina, já que em homens há o risco de ginecomastia com espironolactona.
c. Trata-se de hipertensão refratária e, como a ativação parassimpática exacerbada é a principal fisiopatologia, a quarta droga deve ser um betabloqueador.
d. Como os exames laboratoriais e o eletrocardiograma estão normais, trata-se de um caso de pseudorresistência e nenhum ajuste terapêutico é necessário.
e. A denervação simpática renal diminui ação simpática sobre coração e vasos. Como esse paciente tem frequência cardíaca elevada, claramente tem ativação simpática e deveria ser encaminhado para realização do procedimento.

6. INSUFICIÊNCIA CARDÍACA

Utilize o QR code para visualizar a figura deste capítulo na plataforma digital do livro. Voucher: potec

2018

1. Para o tratamento de pacientes com alto risco de desenvolver insuficiência cardíaca, ou seja, aqueles no estágio A, recomenda-se as intervenções abaixo, **EXCETO**:

a. Controle da frequência ventricular ou restauração do ritmo sinusal em pacientes com taquiarritmias supraventriculares.
b. Controle da hipertensão arterial sistêmica, da dislipidemia e do diabetes melito de acordo com as diretrizes contemporâneas.
c. Evitar comportamentos que possam aumentar o risco de insuficiência cardíaca, como tabagismo, consumo excessivo de álcool e uso de drogas ilícitas.
d. Uso de suplementos nutricionais, para evitar o desenvolvimento de doença cardíaca estrutural.
e. Avaliação não invasiva da função ventricular esquerda em pacientes com história familiar marcante de miocardiopatia ou em pacientes submetidos a intervenções cardiotóxicas.

2. Os objetivos terapêuticos na insuficiência cardíaca aguda são divididos em precoces e tardios. Das assertivas abaixo, o que **NÃO** se considera um alvo clínico na fase precoce do tratamento é:

a. Reduzir o tempo de internação e prevenir re-hospitalização.
b. Evitar pressão arterial sistólica (PAS) < 90 mmHg.
c. Diurese adequada (> 0,5 mL/kg/h).
d. Adequar a oxigenação (Sat O_2 > 90%).
e. Diminuir sinais e sintomas de congestão em seis horas.

3. Homem de 59 anos, internado com insuficiência cardíaca descompensada. Pressão arterial (PA) = 90 x 50 mmHg; frequência cardíaca (FC) = 102 bpm, apresentando discretos estertores bibasais, hepatomegalia dolorosa, com fígado a 4 cm do rebordo costal direito, e perfusão periférica lentificada. Está em uso de inotrópicos intravenosos (IV), associados ao carvedilol 25 mg/dia e ao maleato de enalapril 20 mg/dia. Qual a conduta CORRETA com relação ao tratamento medicamentoso deste paciente?

a. Suspender o carvedilol e manter o maleato de enalapril associado ao inotrópico.
b. Reduzir o carvedilol 25% e suspender o maleato de enalapril associado ao inotrópico.
c. Manter a dose do carvedilol quando associado à levosimendana ou à milrinona; controle da congestão com diuréticos.
d. Suspender o carvedilol e o maleato de enalapril e aumentar a dose do inotrópico.
e. Reduzir a dose do carvedilol 15% quando associado à dobutamina.

4. Sobre a terapêutica na insuficiência cardíaca com fração de ejeção reduzida (ICFEr), é **CORRETO** afirmar:

a. A escolha dos betabloqueadores para cenário de ICFEr com disfunção sistólica segue uma ordem de relevância clínica: bisoprolol, carvedilol, succinato de metoprolol e nebivolol.
b. O uso de diuréticos em altas doses em cenário de ICFEr leva à perda ponderal hídrica maior, gerando melhora dos sintomas; entretanto, promove piora da função renal, sem impacto na mortalidade.
c. O peptídeo natriurético do tipo B (BNP) apresenta já confirmada utilidade clínica na avaliação de pacientes com suspeita diagnóstica de ICFer na

sala de emergência, no nível ambulatorial e também para guiar a terapêutica, levando à melhor evolução clínica e redução de custos.

d. O uso de espironolactona em cenário de ICFEr crônica com creatinina > 2,0 mg/dL ou potássio sérico 5,0 mEq/dL em uso de inibidor de enzima de conversão da angiotensina (IECA) ou bloqueador do receptor da angiotensina (BRA) está contraindicado.

e. Pacientes portadores de disfunção ventricular devem realizar a imunização passiva contra pneumococo polivalente e imunização ativa contra influenza anualmente em ambos os casos.

5. Com relação à insuficiência cardíaca com fração de ejeção preservada (ICFEp), é **CORRETO** afirmar que:

a. A ICFEp é mais comum em pacientes do sexo masculino, hipertensos e com até os 50 anos de idade.

b. A taxa de mortalidade pela ICFEp é menor do que nos pacientes com insuficiência cardíaca com fração de ejeção reduzida (ICFEr).

c. Os níveis do peptídeo natriurético tipo B (BNP) e porção N-terminal do pró-BNP (NT-pró-BNP) estão normais nos pacientes com ICFEp, devido à função ventricular preservada.

d. A candesartana demonstrou redução significativa da mortalidade de pacientes com ICFEp.

e. O controle adequado das comorbidades na ICFEp pode prevenir a descompensação.

6. Anormalidades de condução ventricular são comumente observadas em associação com insuficiência cardíaca congestiva (ICC). Os retardos elétricos promovidos prejudicam o enchimento ventricular, reduzem a contratilidade, agravam a regurgitação mitral e promovem movimento paradoxal do septo interventricular. O conjunto dessas manifestações é chamado de dissincronia ventricular, e o implante de um marca-passo multissítio pode ajudar a corrigi-la, reduzindo assim a alta morbimortalidade associada à ICC. Estudos multicêntricos acabaram por definir o perfil clínico e os achados de exames complementares que aumentam as chances de sucesso da terapia de ressincronização cardíaca (TRC). Assinale a alternativa **CORRETA** acerca do paciente que apresenta maiores chances de responder à TRC.

a. FEVE ≤ 35%, ritmo de fibrilação atrial, CF III, tratamento clínico otimizado, morfologia de bloqueio de ramo esquerdo e com duração do QRS ≥ 150 ms.

b. FEVE ≤ 35%, ritmo sinusal, CF II-III, tratamento clínico otimizado, morfologia de bloqueio de ramo direito e com duração do QRS ≥ 150 ms.
c. FEVE ≤ 35%, ritmo sinusal, CF II, tratamento clínico otimizado, morfologia de bloqueio de ramo esquerdo e com duração do QRS ≥ 150 ms.
d. FEVE ≤ 35%, ritmo sinusal, internação atual por ICC em classe funcional IV, tratamento clínico otimizado, morfologia de bloqueio de ramo esquerdo e com duração do QRS ≥ 150 ms.
e. FEVE ≤ 35%, ritmo sinusal, CF II-III, tratamento clínico otimizado, com duração do QRS ≥ 150 ms, independentemente do tipo da anormalidade de condução ventricular encontrada, desde que o ecocardiograma confirme a presença de dissincronia ventricular.

7. Sobre insuficiência cardíaca aguda (ICA) e insuficiência cardíaca descompensada (ICD), assinale a alternativa **CORRETA**:

a. Em cenário de ICD, o emprego de terapia diurética se faz com uso de furosemida, podendo ser em intervalos de 4 em 4 horas ou em infusão contínua, com dose inicial de 10 mg/h e aumentos de 10 a 20 mg. É recomendada a adoção de infusão contínua sobre o uso intervalado, por demonstrar superioridade em morbidade e tempo de hospitalização.
b. A nesiritida é um vasodilatador intravenoso e está indicado em cenário de ICA sem hipotensão grave, por reduzir a mortalidade e aliviar os sintomas sem trazer aumento de eventos adversos sérios. A relação custo versus benefício é fator limitante para seu uso rotineiro.
c. Em cenário de ICA e quando não tiver sido exposto previamente a betabloqueadores (BB), estes devem ser iniciados em baixas doses e ajustados a cada 3 a 5 dias. Os BB indicados na ICA são bisoprolol, carvedilol, succinato de metoprolol e nebivolol.
d. A ultrassonografia de tórax como método não invasivo e à beira-leito é útil em cenário de dispneia, ajudando no diagnóstico diferencial entre congestão pulmonar e doença pulmonar obstrutiva crônica (DPOC), pela observação de linhas A na DPOC e das linhas B de congestão com altas sensibilidade e especificidade.
e. A síndrome cardiorrenal está presente em 30% a 50% dos pacientes hospitalizados com IC aguda, e o critério para o diagnóstico é o aumento da creatinina sérica ≥ 0,3 mg/dL ou a elevação superior a 50% do valor admissional. Sabendo da limitação das escórias nitrogenadas e da creatinina no cenário de disfunção renal aguda o emprego de NGAL e Cistatina-C permitem detecção mais precoce da injúria renal, e seu emprego formal está claro e indicado, mas a relação custo x benefício é fator limitante para o seu uso rotineiro.

8. Sobre a insuficiência cardíaca (IC) crônica, assinale a alternativa **CORRETA**:

a. Doença de Chagas pode ser transmitida para humanos pelo triatomíneo, por transfusão de sangue e congenitamente. A contaminação oral ainda não foi completamente comprovada.
b. A endomiocardiofibrose, forma de miocardiopatia restritiva, tem apresentação na idade jovem. O padrão cardíaco de acometimento não é específico e é de difícil diferenciação.
c. O ecocardiograma na IC pode gerar uma série de dados sobre anatomia e função ventricular que reflete a performance cardíaca; entre eles estão: a fração de ejeção pelo método de Simpson; o fluxo mitral; o fluxo de veia pulmonar; o Doppler tecidual do anel mitral; a pressão atrial esquerda (PAE); a relação E/E'; a medida do débito cardíaco, da pressão venosa sistêmica e das pressões sistólica e diastólica; e a média de artéria pulmonar e da resistência vascular pulmonar. A análise destes dados em conjunto ou isolados ainda não é capaz de melhorar a seleção de pacientes candidatos à Terapia de Ressincronização Cardíaca (TRC).
d. Em uma situação de um paciente com suspeita de IC e com eletrocardiograma normal, pode-se afastar a presença de disfunção ventricular.
e. O sedentarismo de pacientes com IC leva ao descondicionamento físico, contribuindo com o aumento dos sintomas e com a intolerância ao exercício, gerando comprometimento da resposta vasodilatadora periférica e acentuando a disfunção endotelial. O treinamento físico aumenta a capacidade funcional e a qualidade de vida, reduz a miopatia esquelética e intervém no balanço autonômico, no perfil neuro-humoral e na redução de re-hospitalizações. Dados consistentes demonstraram claro benefício do treinamento físico na mortalidade ou hospitalização na IC.

9. Sobre insuficiência cardíaca descompensada (ICD), assinale a alternativa **CORRETA**:

a. A avaliação de congestão pulmonar ou sistêmica e de baixo débito cardíaco não pode ser empregada precocemente na sala de emergência, pela falta de exames complementares, e deve ser empregada na fase intermediária.
b. A ausência de estertores crepitantes ao exame físico sugere fortemente que as pressões de enchimento do ventrículo esquerdo não estão elevadas e que não há hipervolemia.

c. A avaliação clínica por suspeita de ICD requer o emprego de sinais e sintomas e necessariamente de exames complementares para inferir se a IC é aguda de origem recente ou doença crônica agudizada e qual o provável fator causal e desencadeante da ICD.
d. A ausência de terceira bulha não afasta a suspeita de insuficiência cardíaca, por este achado carecer de sensibilidade, mas por ter especificidade elevada.
e. A presença de queixas digestivas leva fortemente a suspeitar de patologia abdominal associada.

10. Sobre o tratamento da Insuficiência Cardíaca com Fração de Ejeção Reduzida (ICFEr), assinale a alternativa **CORRETA**.

a. Os antagonistas da aldosterona têm indicação terapêutica para ICFEr em pacientes com disfunção de ventrículo esquerdo (VE) assintomática em cenário pós-infarto agudo do miocárdio.
b. O uso de betabloqueadores (BB) em cenário de ICFEr deve ser limitado clinicamente, pelo risco de hipotensão, bradicardia e por retenção hídrica secundária ao bloqueio adrenérgico.
c. Diurético de alça claramente não tem impactos na mortalidade em ICFEr baseados em evidências oriundas de estudos randomizados prospectivos.
d. A furosemida intravenosa na dose entre 0,5 e 1,0 mg/kg gera efeito diurético baseado em natriurese, também tem ação na redução de pressão do átrio direito e na pressão encunhada de artéria pulmonar (capilar pulmonar), mas tem efeito neutro na venodilatação.
e. A resistência a diuréticos se dá pela redução à natriurese dependente da redução de volume de fluido extracelular; entretanto, o efeito da contração vascular não gera ativação simpática.

11. No diagnóstico da insuficiência cardíaca (IC), com relação aos achados no exame físico, qual a alternativa **CORRETA**:

a. Ausência de estertores pulmonares ao exame exclui a presença de pressão capilar pulmonar elevada.
b. O derrame pleural na insuficiência cardíaca é mais frequentemente bilateral, mas quando unilateral em geral é restrito ao lado direito do tórax.
c. A hepatomegalia em geral se segue ao desenvolvimento de edema periférico evidente.
d. A ausência de edema periférico indica a falta de sobrecarga de volume e congestão venosa sistêmica.

e. Na insuficiência ventricular esquerda, P2 é frequentemente reduzida.

12. No paciente com insuficiência cardíaca com fração de ejeção preservada, qual terapia medicamentosa demonstrou REDUÇÃO na mortalidade?

a. Nenhuma terapia reduziu a mortalidade.
b. Diuréticos.
c. Betabloqueadores.
d. Inibidores da enzima de conversão da angiotensina.
e. Espironolactona.

13. Das combinações abaixo, a opção terapêutica que tem como objetivo a redução da mortalidade de pacientes com insuficiência cardíaca crônica são:

a. Nitrato, hidralazina e digoxina.
b. Anlodipino, espironolactona e ivabradina.
c. Enalapril, carvedilol e espironolactona.
d. Telmisartana, hidroclorotiazida e varfarina.
e. Candesartana, espironolactona e amiodarona.

14. Conforme a Diretriz Brasileira de Insuficiência Cardíaca (IC) Crônica, NÃO é classe de recomendação I para o tratamento não farmacológico de indivíduos com insuficiência cardíaca (IC):

a. Orientação laborativa para pacientes em classes funcionais I-III (NYHA).
b. Vacina contra influenza e pneumococo.
c. Acompanhamento ambulatorial para melhor adesão ao tratamento.
d. Dieta saudável com adição de até 6 g de sódio, individualizada conforme as características do paciente.
e. Reabilitação cardiovascular para pacientes com IC crônica estável em classe funcional II-III (NYHA) para melhorar qualidade de vida e capacidade de exercício.

2019

15. Sobre o diagnóstico da insuficiência cardíaca (IC), é correto afirmar:

a. São sinais e sintomas típicos e específicos de IC: dispneia, ortopneia, dispneia paroxística noturna, fadiga, cansaço, intolerância ao exercício, tosse noturna, refluxo hepatojugular, terceira bulha cardíaca, impulso apical desviado para esquerda e crepitações pulmonares.

b. O BNP e o NT-proBNP têm algumas limitações para seu uso na prática clínica, podendo se elevar na presença de anemia, insuficiência renal crônica (IRC), idade avançada e obesidade.

c. O teste de esforço cardiopulmonar deve ser considerado para pacientes com IC avançada e para pacientes com IC estáveis para análise da capacidade funcional.

d. Os escores de risco, como o *Heart Failure Survival Score* (HFSS) e o *Seattle Heart Failure Model* (SHFM), são propostos para minimizar a subjetividade da avaliação prognóstica do paciente com IC. São também apropriados para avaliar o risco do paciente, tanto naqueles hospitalizados por IC descompensada como os ambulatoriais.

e. A realização de ecocardiograma de modo seriado em pacientes com ICFEr está indicada por permitir ajuste fino e acurado das estratégias de tratamento, gerando impacto na terapia.

16. Homem, 62 anos, internado no pronto atendimento devido à insuficiência cardíaca (IC) descompensada, perfil C. Está em uso de dobutamina 10 mcg/kg/min e nitroprussiato de sódio 0,3 mcg/kg/min, apresentando melhora clínica gradual. Na prescrição, além das drogas vasoativas, foi mantida profilaxia para tromboembolismo venoso, furosemida e sintomáticos. Nos controles, pressão arterial (PA) = 100 x 60 mmHg e frequência cardíaca (FC) = 76 bpm, com débito urinário satisfatório e função renal normal. Em relação ao tratamento, qual a melhor alternativa neste momento?

a. Iniciar um inibidor da enzima conversora da angiotensina II.

b. Aumentar a dobutamina para melhorar a pressão arterial e consequentemente suspender o vasodilatador endovenoso.

c. Iniciar um betabloqueador em dose baixa, pois reduz mortalidade.

d. Trocar o nitroprussiato endovenoso por nitrato oral já que houve melhora clínica do paciente.

e. Reduzir a dose da dobutamina e do nitroprussiato nas próximas horas e, após a suspensão das drogas vasoativas, iniciar vasodilatadores orais.

17. Homem, 55 anos, com história de infarto agudo do miocárdio (IAM) há 2 anos, submetido à angioplastia primária coronariana direita. Em uso de carvedilol 50 mg/dia, sacubitril-valsartana 97/103 mg, duas vezes ao dia, espironolactona 25 mg/dia, rosuvastatina 20 mg/dia e ácido acetilsalicílico 100 mg/dia. Atualmente, em Classe Funcional I, com eletrocardiograma abaixo, ecocardiograma com fração de ejeção do ventrículo esquerdo (FEVE) 28% (Simpson) e áreas de acinesia de parede inferior e ínfero--apical. Não tinha história de morte súbita, síncope ou arritmia ventricular complexa. Havia passado em consulta com dois cardiologistas:

- Cardiologista 1: indicou implante de cardiodesfibrilador.
- Cardiologista 2: indicou implante de ressincronizador com cardiodesfibrilador.

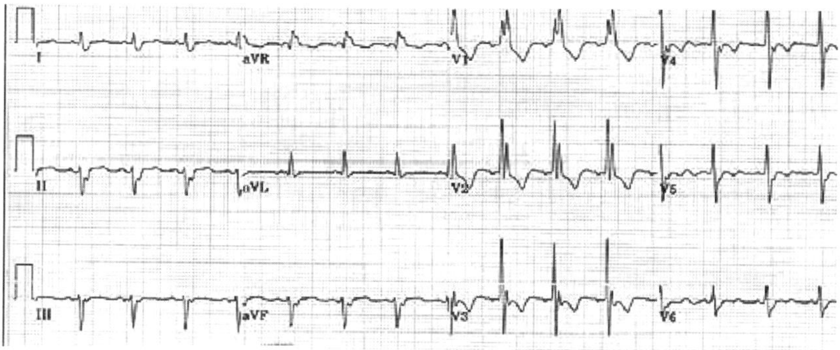

Confuso com a divergência de condutas, paciente procurou por outro profissional, para terceira opinião. Qual a opção explicita a melhor conduta para o paciente em questão?

a. Paciente não tem indicação de cardiodesfibrilador e tem indicação de Terapia de Ressincronização Cardíaca.
b. Paciente tem indicação de Terapia de Ressincronização Cardíaca e de implante de cardiodesfibrilador.
c. Paciente não tem indicação de cardiodesfibrilador nem de Terapia de Ressincronização Cardíaca.
d. Paciente deve ser submetido a estudo eletrofisiológico para definir a indicação de ressincronizador com cardiodesfibrilador cardíaco.
e. Paciente tem indicação apenas de cardiodesfibrilador por profilaxia primária.

18. Homem, 48 anos, chegou ao atendimento com dor torácica tipo A e eletrocardiograma evidenciando infarto agudo do miocárdio (IAM) com supradesnivelamento do segmento ST (IAMcSST) em região anterior extensa. Foi transferido para um centro de hemodinâmica, com angioplastia primária da descendente anterior com sucesso, evoluindo para insuficiência cardíaca (IC) aguda e choque cardiogênico, sem lesões residuais. Recebeu terapia medicamentosa para síndrome coronariana aguda e permaneceu em uso de drogas vasoativas; ainda na sala de hemodinâmica, foi optado pelo implante de um dispositivo de assistência circulatória temporário. Em relação à indicação deste dispositivo, escolha a alternativa correta:

a. Não deve ser considerada no choque cardiogênico de etiologia isquêmica após revascularização completa percutânea.
b. Pacientes com insuficiência aórtica importante associada são os que têm maior benefício com os dispositivos.
c. Deve ser considerada em situação na qual exista a perspectiva de melhora da função ventricular após insulto agudo.
d. Não tem benefício no suporte em pacientes de alto risco cardiopulmonar por anatomia coronariana desfavorável submetidos à angioplastia primária.
e. É usado na rotina para o tratamento da insuficiência cardíaca aguda, mas não como ponte para transplante.

19. Mulher, 52 anos, com hipertensão arterial sistêmica e diagnóstico de insuficiência cardíaca com fração de ejeção preservada (ICFEp). Encaminhada ao especialista para seguimento e ajuste medicamentoso. Ao exame, mantendo dispneia aos médios esforços e sinais de congestão: crepitações discretas nas bases pulmonares e edema de membros inferiores ++/4+ bilateralmente. Com base nas evidências disponíveis para o tratamento da ICFEp, assinale a alternativa correta neste caso:

a. O uso do betabloqueador está indicado para o tratamento da insuficiência cardíaca com fração de ejeção preservada.
b. O tratamento deve ser baseado na introdução de um diurético tiazídico ou de alça para controle pressórico e diminuição dos sintomas.
c. O uso da espironolactona deve ser evitado, sem um real benefício na redução de hospitalizações por insuficiência cardíaca com fração de ejeção preservada.
d. A prescrição de um bloqueador do receptor de angiotensina (BRA) reduz mortalidade.
e. A associação de sacubitril/valsartana é a primeira opção de tratamento da ICFEp.

20. Sobre o tratamento não farmacológico da insuficiência cardíaca (IC), escolha a alternativa correta:

a. A recomendação de imunização ativa anual contra influenza se aplica a todos os pacientes com IC; entretanto, não há recomendação formal de imunização ativa contra pneumococo.

b. O emprego de reabilitação cardiovascular (exercício aeróbico regular) para pacientes com IC com fração de ejeção reduzida (ICFEr) em classes funcionais II a IV (New York Heart Association – NYHA) tem evidência consistente para melhorar a qualidade de vida, a capacidade funcional e para reduzir a taxa de hospitalização e mortalidade por IC, com efeito no longo prazo já estabelecido.
c. A quantidade de uso de sódio por dia por pacientes com IC crônica segue controversa, pois os dados disponíveis não se baseiam em estudos prospectivos, randomizados, com número de pacientes significativo e avaliando desfechos relevantes. Portanto, não há recomendação clara de gerenciamento do consumo de sódio e de fluidos para pacientes com IC crônica sintomática.
d. No fenômeno do "paradoxo da obesidade" na IC, observa-se inversamente menor mortalidade e taxas de hospitalização na população portadora de obesidade grau I comparada com eutróficos.
e. O uso de ácidos graxos poli-insaturados n-3 para pacientes com ICFEr e em classe funcional IV mostrou significante e expressivo impacto na redução de mortalidade.

21. Sobre a terapêutica em insuficiência cardíaca (IC), é correto afirmar:

a. Em cenário de pacientes com IC e fração de ejeção do ventrículo esquerdo (FEVE) ≤ 35 %, com níveis elevados de peptídeos natriuréticos plasmáticos, com *clearance* de creatinina estimado ≥ 25 mL/min/1,73 m² e assintomáticos ambulatorialmente, com terapia otimizada, o sacubitril/valsartana foi superior ao enalapril quanto à morbidade e mortalidade.
b. A ivabradina adicionada ao tratamento medicamentoso otimizado em pacientes com IC, em fibrilação atrial (FA), sintomáticos, com frequência cardíaca (FC) ≥ 70 bpm e fração de ejeção do ventrículo esquerdo (FEVE) ≤ 35%, foi associada à redução do desfecho combinado de morte cardiovascular ou hospitalização por IC, redução de hospitalização total, redução de hospitalização por IC e redução da mortalidade por qualquer causa.
c. O uso da digoxina na terapêutica contemporânea, mesmo em paciente assintomáticos, para insuficiência cardíaca com fração de ejeção reduzida (ICFEr) está bem estabelecido quando em uso de doses máximas toleráveis de betabloqueadores, antagonistas da aldosterona, inibidor da enzima conversora de angiotensina (iECA), bloqueadores dos receptores da angiotensina II (BRA) ou inibidor da neprilisina e do receptor de angiotensina (INRA), cardioversor desfibrilador implantável (CDI) e terapia de ressincronização cardíaca (TRC).

d. Após o início de uso de betabloqueadores (BB) por pacientes com insuficiência cardíaca com fração de ejeção reduzida (ICFEr), a expectativa para se observar o remodelamento reverso, o aumento da fração de ejeção do ventrículo esquerdo (FEVE) e a melhora dos sintomas de IC ocorre algumas semanas ou meses após a introdução destes e, caso não se observe, a estratégia terapêutica deverá ser revista.
e. A associação de hidralazina e nitrato deve ser empregada para paciente com IC com fração de ejeção preservada ICFEp, em tratamento clínico otimizado com iECA/BRAs, e ainda sintomático, pois gera impacto na melhoria da qualidade de vida, na redução de 33% da taxa de hospitalizações por IC e na mortalidade total.

22. Assinale a alternativa correta para a indicação Classe de Recomendação I para transplante cardíaco segundo a III Diretriz Brasileira de Transplante Cardíaco da Sociedade Brasileira de Cardiologia.

a. Insuficiência cardíaca avançada sem dependência de drogas inotrópicas e/ou suporte circulatório mecânico.
b. Insuficiência cardíaca refratária e equivalente ventilatório de gás carbônico (relação VE/VCO_2) menor do que 35 particularmente se VO_2 de pico $\leq$ 14 mL/kg/minuto e/ou teste cardiopulmonar submáximo (RER < 1,05).
c. Insuficiência cardíaca avançada e VO_2 de pico $\leq$ 12 mL/kg/minuto em pacientes em uso de betabloqueadores (BB).
d. Insuficiência cardíaca avançada com prognóstico adverso estimado apenas por escores prognósticos.
e. Insuficiência cardíaca avançada e VO_2 de pico maior do que 14 mL/kg/minuto em pacientes intolerantes a betabloqueadores.

23. Sobre arritmias cardíacas e insuficiência cardíaca (IC), é correto afirmar:

a. Em cenário de IC com fração de ejeção reduzida (ICFEr) e fibrilação atrial (FA), a frequência cardíaca (FC) ideal está abaixo de 70 bpm, por otimizar o débito cardíaco, recuperar o volume da sístole atrial, reduzir o consumo de oxigênio (VO_2) pelo miocárdio, melhorar a perfusão coronariana e melhorar a função sistólica. Esta resposta ventricular otimizada reduz a mortalidade desta população.
b. Para pacientes com IC com disfunção de ventrículo esquerdo (fração de ejeção do ventrículo esquerdo [FEVE] < 35%) e fibrilação atrial (FA) paroxística ou persistente, a terapia de ablação traz benefícios clínicos de redução da mortalidade total, cardiovascular e hospitalização por IC, já podendo ser reproduzida e amplamente indicada para todos.

c. O risco aumentado de morte súbita por causa arrítmica está associado à disfunção ventricular esquerda grave (FEVE < 35%) e passado de morte súbita abortada. A amiodarona é especificamente aceitável em pacientes com classe funcional III da New York Heart Association (NYHA), por reduzir a chance de morte súbita, aliviar sintomas e reduzir a frequência de disparos de cardiodesfibrilador.
d. Pacientes com IC e fibrilação atrial (FA) com CHA2DS2-VASc igual a 0 devem ter a indicação de anticoagulação oral para prevenção de trombose intracavitária julgada de forma individual, para uma decisão mais ajustada.
e. Em pacientes com IC e fibrilação atrial (FA), o uso anticoagulantes de ação direta (DOACs) é uma opção segura neste cenário, mas devendo-se evitar em situação de próteses mecânicas valvares e com estenose mitral reumática moderada a importante.

24. Homem, 64 anos, ex-tabagista há mais de 5 anos, com antecedente de neoplasia de próstata tratada, apresenta diagnóstico de miocardiopatia dilatada isquêmica, já em uso de terapia otimizada clínica e cirúrgica para o tratamento da insuficiência cardíaca (IC). Refere sintomas aos pequenos esforços e, mais recentemente, em repouso. Esteve três vezes internado por descompensação clínica nos últimos seis meses, necessitando do uso de dobutamina e vasodilatadores endovenosos, sendo que na última internação foi aventada a possibilidade de transplante cardíaco. Quanto ao caso descrito, escolha a alternativa correta:

a. Pacientes acima de 60 anos devem ser excluídos da avaliação para transplante cardíaco.
b. A neoplasia de próstata é contraindicação absoluta ao transplante cardíaco.
c. O uso do tabaco há mais de 5 anos já confere desfecho desfavorável no pós-transplante.
d. Por se tratar de uma cardiomiopatia restritiva, deve ser colocado como prioridade na lista de transplante.
e. Pacientes com mais de 60 anos apresentam menores taxas de rejeição após o transplante cardíaco e menor incidência de doença vascular do enxerto.

25. Mulher, 67 anos, portadora de hipertensão arterial sistêmica (HAS) e diabetes *mellitus* tipo 2. Apresenta dispneia aos esforços, que vem piorando progressivamente, atualmente ocorrendo com moderada intensidade, acompanhada de tosse seca eventual. História recente de dor torácica com investigação negativa de doença aterosclerótica coronariana por angiotomografia coronariana. Ao exame físico, pressão arterial (PA) = 138 x 90 mmHg, frequência cardíaca (FC) = 69 bpm, índice de massa corporal

(IMC) = 39,77 kg/m² e cintura abdominal 111 cm. Ausência de turgência jugular e, na ausculta cardíaca, observava-se ritmo regular em dois tempos, com bulhas normofonéticas e sopro sistólico +/4 em foco mitral. Ausculta pulmonar normal e ausência de edema em membros inferiores. Ecocardiograma demonstra: fração de ejeção (FE) 55% (Teichholz), diâmetro diastólico final do ventrículo esquerdo (VE) = 4,6 cm, volume atrial esquerdo indexado = 43 mL/m², massa indexada de ventrículo esquerdo (VE) = 140 g/m², disfunção diastólica tipo II e relação E/e' = 17 com regurgitação mitral de grau leve. BNP 125 pg/mL. Baseado neste caso clínico, assinale a alternativa correta em relação a diagnóstico e critérios diagnósticos para esta paciente:

a. Insuficiência cardíaca com fração de ejeção preservada (ICFEp): sinais e sintomas de IC, fração de ejeção do ventrículo esquerdo (FEVE) ≥ 50%, evidência de pressão de enchimento do ventrículo esquerdo (VE) elevada, ausência de alteração estrutural cardíaca, presença de disfunção diastólica, BNP elevado.
b. Insuficiência cardíaca com fração de ejeção preservada (ICFEp): sinais e sintomas de IC, fração de ejeção do ventrículo esquerdo (FEVE) ≥ 50%, evidência de pressão de enchimento do ventrículo esquerdo (VE) elevada, evidências de alteração estrutural cardíaca e disfunção diastólica, BNP elevado.
c. Insuficiência cardíaca com fração de ejeção intermediária (ICFEi), fração de ejeção do ventrículo esquerdo (FEVE) entre 50% e 69%, evidência de pressão de enchimento do ventrículo esquerdo (VE) elevada, átrio esquerdo dilatado e ausência de sintomas em repouso.
d. Insuficiência cardíaca com fração de ejeção preservada (ICFEp): sinais e sintomas de IC, fração de ejeção do ventrículo esquerdo (FEVE) ≥ 50%, evidência de pressão de enchimento do ventrículo esquerdo (VE) elevada, evidências de disfunção diastólica, BNP normal.
e. Insuficiência cardíaca com fração de ejeção preservada (ICFEp): ausência de sintomas de IC em repouso, fração de ejeção do ventrículo esquerdo (FEVE) ≥ 50%, átrio esquerdo dilatado, ausência de pressão de enchimento do ventrículo esquerdo (VE) elevada, BNP elevado.

26. Em relação ao tratamento com o antagonista mineralocorticoide na insuficiência cardíaca com fração de ejeção reduzida (ICFEr), é correto afirmar:

a. Deve ser prescrito para os pacientes com insuficiência cardíaca com fração de ejeção reduzida classe funcional I a IV após a otimização do betabloqueador.

b. Deve ser prescrito para pacientes em classe funcional III e IV antes do inibidor da enzima conversora da angiotensina II.
c. Deve ser proscrito para pacientes em uso de inibidor da enzima conversora da angiotensina II.
d. Deve ser prescrito após a confirmação da insuficiência cardíaca pelo ecocardiograma.
e. Deve ser prescrito para pacientes com disfunção ventricular em classe funcional II, com descompensação e necessidade de hospitalização nos últimos 6 meses ou com BNP elevado.

27. Sobre o tratamento farmacológico da insuficiência cardíaca (IC), segundo a Diretriz Brasileira de Insuficiência Cardíaca Crônica e Aguda (2018), é correto afirmar:

a. Benefício de antagonistas dos receptores mineralocorticoides para pacientes no período pós-infarto agudo do miocárdio (IAM) com fração de ejeção do ventrículo esquerdo (FEVE) < 40% e sinais clínicos de IC foi demonstrado pelo uso de eplerenona. A espironolactona pode ser usada com a extrapolação destes dados (eplerenona não disponível no Brasil por um longo período).
b. Em pacientes com IC, os fármacos de uso habitual podem estar associados com alterações de função sexual. Dentre eles, estão os diuréticos tiazídicos, os betabloqueadores (BB), a digoxina e os antagonistas dos receptores mineralocorticoides. Dentre os betabloqueadores usados para IC, todos (carvedilol, bisoprolol e succinato de metoprolol) têm risco similar de ocasionar disfunção erétil.
c. Os bloqueadores dos receptores da angiotensina II (BRAs) são a alternativa para pacientes intolerantes, com alergia documentada ou outros efeitos adversos, como hipotensão, hipercalemia ou disfunção renal aos inibidores da enzima conversora da angiotensina (iECA). Tanto a taxa de intolerância como de outros efeitos adversos é maior com iECAs do que com BRAs.
d. Sobre os betabloqueadores para tratamento de primeira linha da insuficiência cardíaca com fração de ejeção reduzida (ICFEr), as drogas carvedilol, bisoprolol, succinato de metoprolol e nebivolol determinam benefícios clínicos na mortalidade global, na morte por IC e por morte súbita, além de melhorarem sintomas e reduzirem taxas de re-hospitalizações por IC em inúmeros estudos clínicos.
e. Quando do emprego de betabloqueadores, os desfechos positivos esperados se tornam aparentes após a primeira semana de uso.

28. Sobre insuficiência cardíaca (IC) e arritmia cardíaca, é correto afirmar:

a. A terapia de ressincronização cardíaca (TRC) e cardioversor desfibrilador implantável (CDI) está indicada para pacientes com IC sintomáticos que já vêm com terapia medicamentosa otimizada, apresentando disfunção sistólica grave (FEVE < 35%) além de distúrbios de condução intraventricular com duração do complexo QRS > 120 ms. Dentre estes, os pacientes "hiper-respondedores" são os que apresentam maior chance de se beneficiar e são: os de etiologia isquêmica, do sexo feminino, com duração do complexo QRS > 150 ms, com padrão típico de bloqueio do ramo esquerdo (BRE), com átrios esquerdos de menor volume e índice de massa corporal (IMC) < 35 kg/m^2.

b. Na presença de bloqueio atrioventricular (BAV) com indicação de marca-passo (MP) em pacientes com IC e disfunção ventricular sistólica, há benefício de uso de terapia de ressincronização cardíaca (TRC), independentemente da duração do QRS, por reduzirem visitas à emergência, hospitalização por IC e mortalidade por todas as causas.

c. A morte súbita por arritmia ventricular em IC foi expressivamente reduzida com a terapia farmacológica contemporânea (antagonistas neuro-hormonais, betabloqueadores [BB], antagonistas da aldosterona e inibidores da neprilisina). Os fatores de risco para morte súbita são: morte súbita recuperada, documentação de um episódio de taquicardia ventricular sustentada (TVS) e de taquicardia ventricular não sustentada (TVNS), a alta densidade de ectopia ventricular no Holter e a presença de disfunção ventricular com fração de ejeção ≤ 35%.

d. Na indicação de cardioversor desfibrilador implantável (CDI) na prevenção secundária de morte súbita são candidatos aqueles portadores de: (1) disfunção ventricular recuperados de morte súbita por fibrilação ventricular (FV); (2) taquicardia ventricular sustentada (TVS) de causa não reversível; (3) TVS estável ou instável; (4) síncope recorrente inexplicada; e (5) FV no estudo eletrofisiológico invasivo não respondedor à ablação eletrofisiológica.

e. A indicação de cardioversor desfibrilador implantável (CDI) na disfunção sistólica (FEVE ≤ 35%) sintomática, de etiologia não isquêmica, em classe funcional II-III (NYHA) está claramente estabelecida, não necessitando de estratificação de risco dentro desta categoria.

29. Homem, caucasiano, de 72 anos, com cardiopatia isquêmica (infarto do miocárdio prévio) e fração de ejeção do ventrículo esquerdo de 32%. Refere que atividades físicas habituais causam sintomas como dispneia. Ao exame físico, ele apresenta-se lúcido, corado, hidratado e eupneico em ar ambiente. Pressão arterial (PA) = 120 x 84 mmHg; frequência cardíaca (FC) = 66 bpm, frequência respiratória (FR) = 12 irpm (incursões respiratórias por minuto); ritmo cardíaco regular com B3, sem sopros; pulmões limpos; abdome sem visceromegalias, peristalse normal, sem ascite; membros inferiores sem edemas. Atualmente, ele está fazendo uso regular de enalapril 20 mg, duas vezes ao dia, carvedilol 25 mg, duas vezes ao dia, espironolactona 25 mg, uma vez ao dia, ácido acetilsalicílico (AAS) 100 mg, uma vez ao dia, sinvastatina 20 mg, uma vez ao dia, e furosemida, 40 mg, uma vez ao dia. Conforme as recomendações das Diretrizes Brasileiras de Insuficiência Cardíaca Crônica (2018), qual a melhor opção terapêutica com o objetivo de redução da mortalidade?

a. Trocar o enalapril por sacubitril valsartana.
b. Adicionar hidralazina ao esquema em uso.
c. Aumentar a dose de espironolactona para 50 mg por dia.
d. Adicionar ivabradina para melhor controle da frequência cardíaca.
e. Não fazer modificações, pois paciente já está em uso de tratamento pleno.

30. Homem, 57 anos, em tratamento de insuficiência cardíaca com fração de ejeção reduzida (ICFEr) há 7 anos, após infarto agudo do miocárdio (IAM) e revascularização percutânea, está em uso de bisoprolol 5 mg/dia, ácido acetilsalicílico (AAS) 100 mg/dia, rosuvastatina 10 mg/dia e ramipril 5 mg/dia. Realizou exames recentemente, evidenciando anemia com deficiência de ferro. Dentre as alternativas abaixo, é correto afirmar:

a. Pacientes com insuficiência cardíaca devem ter dosadas a ferritina sérica e a saturação de transferrina.
b. Reservar a reposição de ferro oral somente para pacientes em classe funcional III e IV (NYHA).
c. Prescrever eritropoietina, pois diminui o risco de fenômenos tromboembólicos e acidente vascular cerebral (AVC) nos pacientes com insuficiência cardíaca.
d. A reposição de ferro parenteral não está indicada com o objetivo de melhora da qualidade de vida e da classe funcional.
e. A deficiência de ferro sem anemia está associada a melhor prognóstico.

2020

31. Em relação ao manejo de pacientes portadores de insuficiência cardíaca com fração de ejeção reduzida (ICFEr), é correto afirmar:

a. A terapia de ressincronização cardíaca está indicada para os pacientes com ICFEr e com indicação de marca-passo por bloqueio atrioventricular avançado.
b. A terapia de ressincronização cardíaca está indicada para pacientes sintomáticos (classes funcionais III e IV da New York Heart Association), com terapia farmacológica otimizada, independentemente da duração do QRS.
c. O cardioversor desfibrilador implantável (CDI) como profilaxia primária de morte súbita está indicado na cardiopatia isquêmica e após duas semanas de infarto do miocárdio com disfunção ventricular esquerda grave (fração de ejeção < 35%).
d. No contexto de ICFEr sintomática e tempestade elétrica, o CDI deve ser implantado de imediato, a fim de melhorar a sobrevida.
e. Pacientes com ICFEr sintomática com fração de ejeção < 35% e doença neoplásica avançada e metastática podem se beneficiar da terapia do CDI.

32. Sobre a insuficiência cardíaca (IC) de etiologia chagásica, assinale a alternativa INCORRETA:

a. O prognóstico na IC chagásica é pior que o observado em pacientes com IC secundária à doença isquêmica e não isquêmica.
b. A IC com fração de ejeção preservada é uma apresentação comum.
c. O mecanismo de ativação neuro-humoral na IC chagásica é semelhante ao observado na IC não chagásica.
d. O anticoagulante oral deve ser reservado para pacientes com tromboembolismo prévio, fibrilação atrial ou aneurisma da ponta do ventrículo esquerdo com trombose mural.
e. A utilização de amiodarona deve ser indicada apenas para tratamento de arritmias ventriculares complexas sintomáticas e resistentes aos betabloqueadores, de forma cautelosa.

33. Das alternativas abaixo, qual representa o melhor manejo inicial para paciente com insuficiência cardíaca aguda nova que se apresenta frio e congesto e com pressão arterial sistólica menor que 85 mmHg?

a. Reposição de volume e suspender betabloqueador (BB) e inibidor da enzima conversora da angiotensina/bloqueadores de receptores da angiotensina (iECA/BRA).
b. Administrar inotrópico/vasodilatador e furosemida; reduzir BB e iECA/BRA.
c. Administrar vasodilatador e furosemida intravenosa; manter BB e iECA/BRA em doses baixas.

d. Administrar inotrópico/vasoconstritores; considerar furosemida intravenosa; suspender BB e iECA/BRA.
e. Administrar inotrópico/vasoconstritor e furosemida intravenosa; reduzir BB e iECA/BRA.

34. Em relação ao transplante cardíaco como importante alternativa terapêutica para melhorar a sobrevida de pacientes adequadamente selecionados com insuficiência cardíaca (IC) avançada, assinale a alternativa INCORRETA:

a. O transplante está indicado em IC avançada e VO_2 de pico menor ou igual a 16 mL/kg/min, em pacientes em uso de betabloqueador.
b. A ventilação mecânica, a hemodiálise e a infecção recente de acordo com o escore de risco *index for mortality prediction after cardiac transplantation* (IMPACT) são importantes fatores preditores de mortalidade.
c. Rejeições precoces podem estar associadas à sensibilização imunológica desencadeada pela transfusão de hemoderivados.
d. A amiodarona é associada ao desenvolvimento de vasoplegia em pacientes transplantados no pós-operatório imediato.
e. Para reduzir a mortalidade por transplante cardíaco de pacientes com choque cardiogênico, a tendência dos grandes centros transplantadores é evitar o transplante no *status* INTERMACS I e II.

35. Em relação à terapia de ressincronização cardíaca (TRC) na insuficiência cardíaca (IC), é correto afirmar que:

a. Os pacientes que demonstraram melhores benefícios apresentavam disfunção sistólica (FEVE [fração de ejeção do ventrículo esquerdo] < 40%) em presença de bloqueio de ramo direito (BRD).
b. A eficácia da TRC está amplamente demonstrada, com benefícios clínicos na melhora de sintomas e da qualidade de vida, redução de admissões hospitalares e melhora da sobrevida.
c. Os pacientes considerados hiper-respondedores são aqueles com etiologia isquêmica, do sexo masculino e duração do complexo QRS > 120 ms.
d. A duração do complexo QRS não exerce um papel relevante na probabilidade de benefício da TRC. O benefício clínico sobre o desfecho primário (morte ou hospitalização por IC) foi demonstrado em todos os pacientes com duração intrínseca do QRS > 120 ms.
e. O benefício da TRC em pacientes com fibrilação atrial persistente ou permanente é semelhante aos benefícios para paciente em ritmo sinusal.

36. Qual das alternativas abaixo apresenta sinais e/ou sintomas de insuficiência cardíaca descompensada predominantemente relacionados com hipoperfusão?

a. Extremidades frias, síncope, pulso alternante e sonolência diurna.
b. Fadiga, dispneia de esforço, edema periférico e derrame pleural.
c. Edema sacral, refluxo hepatojugular, quarta bulha e alteração do nível de consciência.
d. Terceira bulha, ascite, anorexia e esplenomegalia.
e. Sibilos, dispneia em repouso, sudorese fria e edema pulmonar agudo.

37. Em relação ao uso de sacubitril/valsartana na insuficiência cardíaca com fração de ejeção reduzida (ICFEr), assinale a alternativa correta:

a. A dose inicial recomendada de sacubitril/valsartana é de 97/103 mg, de 12/12 horas, para pacientes em uso de doses altas de inibidor da enzima conversora da angiotensina (iECA) ou bloqueadores dos receptores da angiotensina II (BRA), com pressão arterial sistólica acima de 100 mmHg.
b. Para aqueles pacientes que vinham em uso de BRA, é necessário um período de *washout* de 24 horas.
c. O iECA deve ser suspenso por 36 horas antes de se iniciar o sacubitril/valsartana, pelo risco de angioedema.
d. Em pacientes com alterações da função renal, o tratamento com iECA foi mais seguro comparativamente a sacubitril/valsartana.
e. As doses devem ser aumentadas progressivamente a cada 2 a 4 dias, mediante monitoração da função renal e eletrólitos, até a dose-alvo de 97/103 mg, 12/12 horas.

38. Homem, caucasiano, 78 anos, com insuficiência cardíaca com fração de ejeção reduzida (FE = 30%) de etiologia isquêmica, apresenta-se em classe funcional II da New York Heart Association. Exame físico: lúcido e eupneico em ar ambiente. Pressão arterial = 136 x 86 mmHg, frequência cardíaca = 62 bpm; ritmo cardíaco regular com B3, sopro sistólico de 3+/6+ em foco mitral. Em uso regular há seis meses de enalapril 40 mg/dia, carvedilol 50 mg/dia, espironolactona 25 mg/dia, ácido acetilsalicílico 100 mg/dia e atorvastatina 20 mg/dia.
Conforme as recomendações das Diretrizes Brasileiras de Insuficiência Cardíaca Crônica, qual a melhor opção terapêutica com o objetivo de redução da mortalidade?

a. Trocar o enalapril por sacubitril/valsartana.
b. Adicionar hidralazina ao esquema em uso atual.
c. Aumentar a dose de espironolactona para 50 mg por dia.
d. Adicionar ivabradina para melhor controle da frequência cardíaca.
e. Não modificar nada, pois o paciente já está em uso de tratamento pleno e com poucos sintomas.

39. Homem, 89 anos, apresentou três internações por descompensação da insuficiência cardíaca (IC) nos últimos 4 meses, mantendo-se em classe funcional III/IV da New York Heart Association, com má qualidade de vida e dependência na maioria das atividades de vida diárias. Boa adesão ao tratamento clínico otimizado, já estratificado adequadamente. Dispositivos, transplante cardíaco ou suporte circulatório descartados na última internação. Neste momento, recomenda-se:

a. Consulta com especialista em IC, tratamento para prolongar a vida e monitoramento para controlar sintomas.
b. Hospitalização, definir e documentar abordagem de reanimação e tratamento para prolongar a vida.
c. Hospitalização e introdução de inotrópico positivo endovenoso para suporte com controle diário dos eletrólitos.
d. Considerar implante de cardioversor desfibrilador implantável (CDI), objetivando evitar morte súbita.
e. Controle otimizado dos sintomas, definir e documentar abordagem de reanimação, hospitalizado ou ambulatorial e abrir canal de acesso aos especialistas e generalistas.

40. Das alternativas abaixo, qual representa os alvos clínicos com a terapêutica diurética de descongestão na insuficiência cardíaca aguda/descompensada?

a. Ausência de edema nas primeiras 24 horas com $SatO_2$ maior que 94% em ar ambiente.
b. Ausência de dispneia aos mínimos esforços em até 96 horas.
c. Diurese de 0,1 mL/kg/hora nas primeiras 6 horas.
d. Diurese (1 L nas primeiras 6 horas; 1,5 a 2,5 mL/kg/hora) com ausência de ortopneia e esforço respiratório em 24 horas.
e. Alívio dos sintomas independentemente da diurese.

41. Homem, 54 anos, em sua segunda internação hospitalar com o mesmo quadro atual. É admitido por dispneia progressiva há seis meses, no momento com dispneia paroxística noturna e ortopneia, além de edema de membros inferiores. Uso regular de medicações para hipertensão. Ao exame físico: taquipneico, distensão venosa jugular, ritmo cardíaco regular com B3, frequência cardíaca = 125 bpm, pressão arterial = 160 x 100 mmHg. Estertores crepitantes em ambas as bases pulmonares. Hepatomegalia do rebordo costal direito. Qual o diagnóstico e o perfil clínico hemodinâmico deste paciente?

a. Insuficiência cardíaca crônica agudizada, perfil B.
b. Insuficiência cardíaca aguda nova, perfil B.
c. Insuficiência cardíaca aguda nova, perfil C.
d. Insuficiência cardíaca crônica agudizada, perfil C.
e. Insuficiência cardíaca crônica agudizada, perfil A.

42. Em relação à deficiência de ferro na insuficiência cardíaca (IC), assinale a alternativa correta:

a. A deficiência de ferro, mesmo sem anemia, não está associada a pior prognóstico.
b. A reposição de ferro por via intravenosa não mostrou benefício na capacidade funcional, na qualidade de vida e na redução das hospitalizações.
c. A reposição de ferro por via oral mostrou benefício na capacidade funcional, na qualidade de vida e na redução das hospitalizações.
d. Não é necessária a pesquisa de possíveis focos de sangramento, visando a excluir a deficiência de ferro por sangramento.
e. É definida como ferritina sérica menor que 100 mg/L ou ferritina sérica entre 100 e 299 mg/L com saturação da transferrina menor que 20%.

2021

43. Em relação à prevenção de morte súbita em portadores de insuficiência cardíaca (IC) com fração de ejeção (FE) do ventrículo esquerdo ≤ 35%, é correto afirmar:

a. Na presença de taquicardia ventricular monomórfica sustentada associada à hipotensão, o implante de cardiodesfibrilador implantável (CDI) é indicação formal de profilaxia secundária de morte súbita.
b. O cardiodesfibrilador implantável (CDI) está indicado para pacientes que evoluem em tempestade elétrica, a fim de garantir a vida.

c. O implante de cardiodesfibrilador implantável (CDI) está indicado após a primeira semana de infarto do miocárdio nos pacientes que evoluem com disfunção ventricular esquerda grave e como profilaxia primária de morte súbita.
d. O cardiodesfibrilador implantável (CDI) associado ao ressincronizador está indicado para pacientes portadores de bloqueio de ramo direito e fibrilação atrial como profilaxia primária de morte súbita e terapia de suporte na IC.
e. Os antiarrítmicos são superiores ao cardiodesfibrilador implantável (CDI) na prevenção de morte súbita.

44. Homem, 56 anos, apresenta dispneia aos esforços habituais e edema de membros inferiores. Ao exame:

- Frequência cardíaca = 78 bpm.
- Pressão arterial = 110 x 70 mmHg.
- Turgência jugular presente e sem estertores pulmonares.
- Refere ser hipertenso, em uso de:
  - Furosemida 40 mg/dia.
  - Enalapril 10 mg/dia.
  - Espironolactona 25 mg/dia.
- Ecocardiograma com fração de ejeção do ventrículo esquerdo de 44%, peptídeo natriurético cerebral (BNP) acima do valor normal, função renal e demais exames laboratoriais normais.

Após analisar o caso deste paciente, o recomendado é:

a. Iniciar bisoprolol 2,5 mg/dia e retorno em uma semana para reavaliação.
b. Iniciar ivabradina 15 mg/dia.
c. Repetir o ecocardiograma para definição de conduta.
d. Iniciar digoxina 0,25 mg/dia.
e. Associar hidralazina/nitrato devido à disfunção sistólica sintomática.

45. Homem, 76 anos, com diagnóstico de insuficiência cardíaca avançada, com terapia medicamentosa otimizada. Apresentou quatro descompensações no último ano, sendo optado por cuidados paliativos após reunião com a equipe assistencial.
Neste momento, prioriza-se:

a. Terapia inotrópica ambulatorial intravenosa contínua como tratamento paliativo.
b. Uso de ultrafiltração para alívio de sintomas congestivos.

c. Medidas de conforto e abordagem multidisciplinar.
d. Desprescrição e suspensão das medicações para insuficiência cardíaca.
e. Hospitalização e cuidado terminal.

46. Homem, 57 anos, internado por insuficiência cardíaca (IC) descompensada perfil clínico-hemodinâmico B, com boa evolução após 8 dias. Havia realizado ecocardiograma ambulatorialmente, evidenciando fração de ejeção do ventrículo esquerdo = 39%. Já se encontra na enfermaria clinicamente estável, com tratamento medicamentoso otimizado para IC. Está em programação de alta hospitalar e os últimos exames mostraram, entre outros, ferritina sérica = 80 ng/mL; hemoglobina (Hb) = 12,8 g/dL.
Neste caso, qual a conduta a ser adotada?

a. Reposição de ferro oral em caráter ambulatorial após três meses da alta hospitalar.
b. Pedir perfil de ferro completo após seis meses da alta hospitalar.
c. Não fazer a reposição de ferro.
d. Reposição intravenosa de carboximaltose férrica para reduzir readmissão hospitalar.
e. Indicar terapia de reposição de ferro caso haja mais de duas descompensações por insuficiência cardíaca ao ano.

47. Mulher, 65 anos, internada há 23 dias devido a choque cardiogênico persistente, apesar do progressivo aumento do suporte inotrópico após infarto agudo do miocárdio sem condições de intervenção. Neste momento, a equipe de transplante cardíaco do hospital foi acionada para avaliação da paciente, classificada pela Interagency Registry for Mechanically Assisted Circulatory Support como INTERMACS 1.
Assinale a alternativa correta em relação ao transplante cardíaco:

a. A dependência de inotrópicos configura contraindicação ao transplante cardíaco.
b. O transplante cardíaco em situação de urgência representa a principal condição dos transplantes realizados no Brasil.
c. A classificação INTERMACS não deve ser usada como fator prognóstico no pós-operatório de transplante cardíaco.
d. Pacientes classificados como INTERMACS 3 possuem maior mortalidade no pós-operatório imediato de transplante cardíaco em comparação àqueles classificados em INTERMACS 1.

e. Independentemente da classificação INTERMACS, esta paciente não tem indicação de transplante cardíaco devido à idade.

48. Homem, 52 anos, portador de cardiomiopatia isquêmica, em classe funcional da New York Heart Association II (CF-NYHA II). Ao exame físico:

- Pressão arterial = 110 x 70 mmHg.
- Frequência cardíaca = 82 bpm.
- Peso = 90 kg.
- Ausculta respiratória sem estertores crepitantes, bulhas cardíacas rítmicas sem sopros, sem distensão jugular.
- Medicações em uso:
  - Carvedilol 25 mg, de 12/12 h;
  - Enalapril 10 mg, de 12/12 h;
  - Espironolactona 25 mg/dia;
  - Ácido acetilsalicílico (AAS) 100 mg/dia;
  - Atorvastatina 80 mg/dia.
- Eletrocardiograma em ritmo sinusal com distúrbio de condução do ramo esquerdo (QRS 98 ms).
- Ecocardiograma com fração de ejeção do ventrículo esquerdo = 32%.

Assinale a alternativa ERRADA em relação à otimização deste paciente:

a. Deve-se dobrar a dose do carvedilol para 50 mg, de 12 em 12 horas.
b. A espironolactona está bem indicada para este caso, com objetivo de reduzir mortalidade, inclusive às custas de redução de morte súbita.
c. Está indicada a troca de enalapril por sacubitril/valsartana, e o paciente poderá iniciar a medicação na dose de 24/26 mg, de 12 em 12 horas, após *washout* de 24 horas.
d. Diuréticos devem ser prescritos diante de sinais e sintomas de congestão na menor dose possível para restaurar a euvolemia.
e. A terapia de ressincronização cardíaca não está indicada para esse paciente.

49. Paciente com insuficiência cardíaca, em uso de carvedilol, foi submetido a um teste cardiopulmonar de exercício para estratificação de risco. Qual dos achados abaixo indica um marcador de mau prognóstico neste exame?

a. VE/VCO_2 *slope* (equivalente ventilatório de CO_2) = 32.
b. VO_2 (consumo de oxigênio) de pico = 60% do previsto para idade e sexo.
c. VO_2 (consumo de oxigênio) de pico = 18 mL/kg/min.
d. Presença de extrassístoles ventriculares isoladas em repouso.
e. Presença de ventilação oscilatória durante o esforço.

50. Um paciente com queixa de dispneia paroxística noturna, refluxo hepatojugular e edema de membros inferiores realizou um ecocardiograma que revelou fração de ejeção de ventrículo esquerdo de 60% e disfunção diastólica importante.
Sobre este caso, assinale a alternativa correta:

a. A elevação da pressão sistólica da artéria pulmonar é pouco frequente nesta condição.
b. A dosagem de peptídeos natriuréticos tem papel importante no diagnóstico desta síndrome, porém seus valores podem sofrer influências de comorbidades muito frequentes associadas a este quadro.
c. O remodelamento estrutural do átrio esquerdo reduz o risco de fibrilação atrial.
d. Não há prejuízo do acoplamento ventricular-vascular.
e. O sacubitril/valsartana reduz o risco de mortalidade na condição apresentada.

51. Homem, 65 anos de idade, com insuficiência cardíaca com fração de ejeção do ventrículo esquerdo = 35%, queixa-se de disfunção erétil e deseja utilizar sildenafil. Assinale a alternativa correta sobre este caso.

a. O sildenafil só deve ser utilizado caso o VO_2 máximo do paciente seja de pelo menos 22 mL/kg/min.
b. O sildenafil é contraindicado para paciente com insuficiência cardíaca (IC).
c. O uso concomitante de nitratos e sildenafil é seguro desde que o paciente não tenha isquemia miocárdica.
d. O sildenafil é seguro para pacientes em classe funcional I e II da New York Heart Association (CF-NYHA I-II) e para aqueles com capacidade funcional > 5 MET em teste de estresse.
e. O sildenafil reduz mortalidade de paciente com hipertensão pulmonar secundária à insuficiência cardíaca (IC).

52. Qual assertiva abaixo inclui critérios atuais para a definição de insuficiência cardíaca avançada?

a. Disfunção ventricular grave definida por: fração de ejeção do ventrículo esquerdo < 40% ou IC direita associada ou alterações valvares graves operáveis ou anormalidades congênitas.
b. Sintomas de IC persistentes e graves (somente pacientes em classe IV da New York Heart Association – NYHA).

c. Valores de BNP ou NT-proBNP persistentemente elevados e dados mostrando disfunção diastólica grave ou anormalidades estruturais do ventrículo esquerdo (VE), de acordo com critérios de definição de insuficiência cardíaca com fração de ejeção preservada (ICFEp) ou insuficiência cardíaca com fração de ejeção reduzida (ICFEr).
d. Episódios de congestão pulmonar ou sistêmica que requerem altas doses de diurético oral ou episódios de baixo débito que requerem uso de vasodilatadores.
e. Capacidade para o exercício reduzida, com inabilidade para o exercício ou baixa capacidade no teste de caminhada de 6 minutos (teste de caminhada = 6 min < 450 m) ou VO_2 pico (< 20 $mL.kg^2.min^2$) estimado de origem cardíaca.

53. Assinale a alternativa correta em relação a sacubitril/valsartana no tratamento da insuficiência cardíaca com fração de ejeção reduzida (ICFEr).

a. Naqueles pacientes que vinham em uso de bloqueadores de receptores da angiotensina (BRA), o período de *washout* deve ser de 36 horas.
b. Recomenda-se a troca de inibidores da enzima conversora da angiotensina (iECA)/bloqueadores de receptores da angiotensina (BRA) para o sacubitril/valsartana nos pacientes com ICFEr que persistem sintomáticos, mesmo após o emprego de doses otimizadas dos bloqueadores neuro-hormonais.
c. A dose inicial recomendada de sacubitril/valsartana é de 97/103 mg, de 12 em 12 horas, para pacientes em uso de doses altas de inibidores da enzima conversora da angiotensina (iECA)/bloqueadores de receptores da angiotensina (BRA), com pressão arterial sistólica acima de 100 mmHg.
d. O tratamento com sacubitril/valsartana foi tão seguro quanto com inibidores da enzima conversora da angiotensina (iECA), sobretudo em relação à função renal.
e. As doses devem ser aumentadas a cada 2-3 dias, com monitoração da função renal e eletrólitos, e sintomas hipotensivos, até a dose-alvo de 97/103 mg, a cada 12 horas.

54. Qual das recomendações sobre os iSGLT2 (inibidores do cotransportador sódio-glicose 2) a seguir é correta no tratamento da insuficiência cardíaca com fração de ejeção reduzida (ICFEr)?

a. Dapagliflozina, empagliflozina ou canagliflozina são recomendados para prevenção de hospitalização por IC em pacientes com ou sem diabetes tipo 2 e que apresentam fatores de risco cardiovasculares para aterosclerose ou doença cardiovascular aterosclerótica estabelecida.

b. Dapagliflozina ou empagliflozina em pacientes com ICFEr sintomáticos, diabéticos ou não, com dose máxima otimizada tolerada de betabloqueador, antagonista da aldosterona, inibidores da enzima conversora da angiotensina (iECA)/bloqueadores de receptores da angiotensina (BRA) ou inibidor da neprilisina (INRA) para reduzir morte cardiovascular, hospitalização por IC e progressão da disfunção renal.
c. Dapagliflozina ou empagliflozina devem ser utilizados como medicação antidiabética de segunda linha associada ou não à metformina em pacientes com ICFEr.
d. Dapagliflozina ou empagliflozina estão indicados para pacientes com ICFEr para a prevenção da redução da função renal apenas de pacientes com diabetes associado e com taxa de filtração glomerular (TGF) > 50 mL/min/1,73 m^2.
e. Dapagliflozina ou empagliflozina, respectivamente nos estudos DAPA-HF e EMPEROR Reduced, incluíram mais de 75% de pacientes com diabetes melito tipo 2 e os benefícios encontrados foram maiores neste grupo de pacientes.

2022

55. No contexto de cuidados paliativos em pacientes portadores de insuficiência cardíaca (IC) crônica, assinale a alternativa correta:

a. A decisão de não reanimar o paciente com IC crônica é uma decisão prévia à ocorrência de uma parada cardiorrespiratória, devidamente discutida com toda a equipe, paciente e/ou familiares.
b. Os cuidados paliativos não devem ser implementados precocemente pois não há incremento de qualidade de vida dos pacientes por meio da identificação precoce, podendo inclusive potencializar problemas psíquicos, sociais e espirituais.
c. Os escores prognósticos são eficazes na predição individual de risco de morte e os médicos assistentes podem definir com segurança aqueles que evoluirão para finitude de vida em um ano.
d. As características dos pacientes em estratégia de cuidados paliativos são: Classe Funcional IV da New York Heart Association (CF-NYHA) sem descompensações prévias ou internações no último ano, não candidatos a transplante cardíaco ou suporte circulatório, dependência

nas atividades de vida diária e uma internação ou descompensação nos últimos três meses.

e. A inativação de cardiodesfibriladores previamente implantados não é reconhecida como ética pelo Conselho Federal de Medicina independentemente das ocorrências de efeitos adversos.

56. O escore H_2FPEF para o diagnóstico da insuficiência cardíaca com fração de ejeção preservada (ICFEp) leva em conta os seguintes parâmetros, EXCETO:

a. Fibrilação atrial (paroxística ou persistente) e hipertensão arterial (2+ anti-hipertensivos).
b. Idade avançada (> 60 anos).
c. Hipertensão pulmonar (pressão sistólica da artéria pulmonar > 35 mmHg) e pressões de enchimento (relação E/e′> 9).
d. Níveis séricos elevados de NT-proBNP.
e. Obesidade (índice de massa corporal [IMC] > 30 kg/m^2).

57. Assinale a alternativa correta sobre a taquicardiomiopatia:

a. Taquicardia por períodos prolongados pode induzir disfunção ventricular mesmo na ausência de doença estrutural.
b. A forma mais tradicional de taquicardiomiopatia é causada por taquicardia sinusal inapropriada detectada ao Holter de 24 horas.
c. Contrações ventriculares prematuras persistentes e frequentes não levam à taquicardiomiopatia.
d. Apenas as arritmias supraventriculares com resposta ventricular elevada podem causar taquicardiomiopatia.
e. Na maioria dos casos, independentemente da correção da arritmia, a disfunção ventricular é irreversível.

58. Em pacientes com sintomas graves e persistentes de insuficiência cardíaca (IC), são critérios para insuficiência cardíaca avançada, **EXCETO**:

a. Episódios de congestão pulmonar ou sistêmica que requeiram altas doses de diurético endovenoso.
b. Episódios de baixo débito que requeiram uso de inotrópicos ou fármacos vasoativos.
c. Arritmias malignas que causem mais que uma visita não planejada à emergência.

d. Alterações valvares graves passíveis de cirurgia.
e. Hospitalização por IC nos últimos 12 meses.

59. Paciente do sexo feminino, de 52 anos de idade, com estertores pulmonares bibasais, dispneia, pulsos presentes, cheios e simétricos, estado mental preservado. Pressão arterial = 85 x 70 mmHg, frequência cardíaca = 120 bpm, ritmo regular. Lactato normal, BNP elevado. Em qual estágio se encontra essa paciente, de acordo com a classificação para choque cardiogênico da Society for Cardiovascular Angiography and Interventions (SCAI), 2019?

a. Estágio C – choque clássico.
b. Estágio A – sob risco de choque.
c. Estágio B – início de choque.
d. Estágio E – choque extremo.
e. Estágio D – choque extremo.

60. Paciente do sexo masculino, de 62 anos de idade, portador de miocardiopatia isquêmica com fração de ejeção do ventrículo esquerdo = 35%, em Classe Funcional II da New York Heart Association (CF-NYHA) em tratamento farmacológico otimizado guiado pelas diretrizes atuais. Iniciou investigação para distúrbios do sono e constatou síndrome da apneia obstrutiva do sono (SAOS). Diante do exposto, assinale a alternativa correta:

a. Em pacientes com insuficiência cardíaca crônica estável, a presença da SAOS não é associada ao aumento da mortalidade.
b. Na insuficiência cardíaca e na SAOS ocorre aumento da pós-carga, aumento da atividade simpática e da pressão arterial; portanto, o tratamento da SAOS previne o desenvolvimento da insuficiência cardíaca em pacientes com coração estruturalmente normal.
c. A otimização do tratamento da insuficiência cardíaca pode trazer melhora significante no distúrbio respiratório desse paciente.
d. Em pacientes com história de doença arterial coronariana prévia, o tratamento com o CPAP (pressão positiva continua nas vias aéreas) reduz a incidência de infarto agudo do miocárdio.
e. Para esse paciente está indicado o tratamento com CPAP (pressão positiva continua nas vias aéreas) com o objetivo de melhorar a classe funcional e aumentar a função ventricular em intervalo menor que 2 meses.

61. Paciente do sexo masculino, de 36 anos de idade, em Classe Funcional III da New York Heart Association (CF-NYHA) persistente, apesar de terapêutica otimizada e caquexia cardíaca. Admitido na emergência por náuseas, vômitos e sonolência há um dia.

Exame físico:

- Pressão arterial = 80 x 50 mmHg
- Frequência cardíaca = 116 bpm
- Bulhas rítmicas
- B3 presente
- Crepitações em bases pulmonares
- Saturação de oxigênio = 88%
- Tempo de enchimento capilar > 3,0 s

Ecocardiograma:

- Ventrículo esquerdo (diâmetros) = 75 mm (diástole) x 60 mm (sistole)
- Fração de ejeção = 19%
- Insuficiência mitral moderada

Exames laboratoriais:

- Ureia = 144
- Creatinina = 3,8
- Sódio = 128
- Potássio = 5,8
- Hematócrito = 43%
- Leucócitos = 9.600, sem desvio
- Iniciada dobutamina 10 mcg/kg/min.

Em relação a esse caso, assinale a alternativa correta:

a. Independentemente dos sinais de hipervolemia e disfunção renal, a diálise em ultrafiltração é uma possibilidade terapêutica inicial para esse paciente durante sua evolução.
b. Trata-se de um paciente classificado como perfil C, e o suporte circulatório pode ser considerado no cenário de piora progressiva.
c. Os achados hemodinâmicos fornecidos pelo cateter de artéria pulmonar não contribuem para um melhor manuseio terapêutico.
d. Pode-se considerar a associação da noradrenalina em pacientes com importante hipotensão arterial ou choque cardiogênico, apesar de não atuar no aumento do débito cardíaco e ter ação exclusivamente vasoconstritora em território arterial.
e. Apesar da gravidade clínica apresentada nesse caso, o paciente não preenche todos os critérios para ser classificado como portador de insuficiência cardíaca avançada.

62. Paciente do sexo masculino, de 42 anos de idade, com quadro de edema de membros inferiores, estertores pulmonares bibasais e queixa de dispneia aos esforços. Só consegue dormir sentado. Faz uso diário apenas de hidroclorotiazida para hipertensão arterial e relata coração crescido. No ecocardiograma realizado há cerca de 6 meses, observou-se um padrão de miocardiopatia dilatada com fração de ejeção do ventrículo esquerdo = 34%. Em relação ao uso de sacubitril-valsartana nesse paciente, é correto afirmar:

a. Sacubitril-valsartana pode ser considerado no lugar de inibidor da enzima conversora da angiotensina/bloqueador do receptor de angiotensina como início de tratamento na insuficiência cardíaca crônica com fração de ejeção reduzida sintomática.
b. Para iniciar o uso de sacubitril-valsartana, o paciente deve estar em uso prévio de inibidores da enzima conversora da angiotensina/bloqueadores dos receptores de angiotensina.
c. Sacubitril-valsartana, em substituição a inibidor da enzima conversora da angiotensina/bloqueador do receptor de angiotensina na disfunção de ventrículo esquerdo sintomática já em uso de terapêutica tripla otimizada para reduzir morbidade e mortalidade, é nível de evidência III-C.
d. Sacubitril-valsartana na insuficiência cardíaca descompensada no lugar de inibidor da enzima conversora da angiotensina/bloqueador do receptor de angiotensina não deve ser usado em pacientes hospitalizados, devendo seu uso ser precedido por compensação terapêutica e somente após a alta.
e. A ausência de estudos de segurança e tolerabilidade que referendem o uso de sacubitril-valsartana sem uso prévio de inibidor da enzima conversora da angiotensina/bloqueador do receptor de angiotensina desaconselha essa indicação.

63. Paciente do sexo masculino, de 64 anos de idade, hipertenso, diabético, com história de dois infartos miocárdicos, o último há 3 anos. Encontra-se em Classe Funcional III da New York Heart Association (CF-NYHA) há 6 meses. Há 10 dias notou piora da dispneia (agora aos mínimos esforços), acentuação do edema até raiz de coxas e aumento do volume abdominal. No momento do atendimento encontra-se dispneico em repouso, não tolerando o decúbito dorsal.

Ao exame clínico observam-se:

- Pressão arterial = 96 x 78 mmHg
- Frequência cardíaca = 104 bpm
- Estase venosa jugular até terço superior cervical
- Pulmões limpos (sem estertores)

- Edema de membros inferiores +++/4
- Extremidades frias
- Cianose

Em relação a esse caso, é correto afirmar:

a. O diagnóstico é insuficiência cardíaca crônica agudizada com perfil clínico hemodinâmico L e o tratamento deve ser prova de sobrecarga volêmica.
b. O diagnóstico é insuficiência cardíaca crônica agudizada com perfil clínico hemodinâmico B, devendo ser iniciada furosemida endovenosa em *bolus*.
c. O diagnóstico é insuficiência cardíaca crônica agudizada com perfil clínico hemodinâmico C e o tratamento inicial deve ser feito com nitroprussiato de sódio.
d. O diagnóstico é de insuficiência cardíaca crônica agudizada com perfil clínico hemodinâmico é C e o tratamento inicial deve ser feito com nesiritide.
e. O diagnóstico é choque cardiogênico e o tratamento inicial deve ser com norepinefrina.

7. MISCELÂNEA; PERICÁRDIO E MIOCÁRDIO; FARMACOLOGIA

Utilize o QR code para visualizar as figuras deste capítulo na plataforma digital do livro. Voucher: potec

2018

1. Os eventos coronarianos agudos são precipitados por alterações na placa de ateroma, seja por rotura ou erosão de placas vulneráveis. Algumas características fazem parte da composição histopatológica da placa vulnerável. Observe as características a seguir:

   I. Núcleo lipídico grande.
   II. Capa fibrosa fina.
   III. Diminuição da neovascularização.
   IV. Conteúdo de colágeno reduzido.
   V. Densidade das células musculares lisas aumentada.

   Dentre as características enumeradas de I a V, quais fazem parte da composição histopatológica da placa vulnerável?

   a. I, II e III são verdadeiras.
   b. I, II e IV são verdadeiras.
   c. II, III e V são verdadeiras.
   d. I, IV e V são verdadeiras.
   e. III, IV e V são verdadeiras.

2. O tratamento da endocardite infecciosa (EI) é primariamente fundamentado na antibioticoterapia, mas a cirurgia é a base para o tratamento da EI complicada. A decisão sobre o momento cirúrgico para o paciente com EI, a despeito do avanço das técnicas cirúrgicas e dos novos antibióticos, permanece complexa. Dependendo do quadro clínico, a indicação para a intervenção cirúrgica na EI pode ser uma emergência (realizar em período < 24 horas), urgência (em 2 a 4 dias) ou eletiva (em semanas). Assinale a alternativa **CORRETA** sobre as indicações de tratamento cirúrgico na endocardite infecciosa:

a. Formação de abscesso perivalvar exige tratamento antibiótico prolongado antes da definição cirúrgica.
b. EI mitral ou aórtica com vegetação maior que 10 mm no ecocardiograma, apresentando evento embólico, tem indicação de tratamento antibiótico e anticoagulante antes da decisão cirúrgica.
c. Pacientes com ruptura do seio de Valsalva em outra estrutura, levando à insuficiência cardíaca, devem ser submetidos à cirurgia como emergência.
d. A infecção não controlada pelo tratamento antibiótico é a causa mais frequente de indicação de tratamento cirúrgico para a EI.
e. Após um acidente vascular cerebral embólico, complicando a EI, se houver indicação de cirurgia, esta deve ser adiada por 4 semanas, independentemente da condição neurológica do paciente.

3. Os novos anticoagulantes orais constituem ótima opção para a prevenção de eventos embólicos de pacientes portadores de fibrilação atrial (FA). Com relação à utilização da terapia de ponte com heparina, quando o tratamento com um dos novos anticoagulantes é interrompido para realização de cirurgia eletiva ou procedimento invasivo eletivo, assinale a alternativa **CORRETA**:

a. Não é necessária.
b. Está indicada para pacientes com CHADS-VASc superior a 4.
c. Deve ser utilizada quando for necessária sua interrupção, independentemente do risco de sangramento do procedimento.
d. Está indicada em procedimentos que envolvam baixo risco de sangramento.
e. Está indicada em procedimentos com risco de sangramento baixo ou moderado.

4. O hipotireoidismo é uma condição clínica muito frequente (prevalência de 3-4% na população geral para as formas manifestas) e, ao contrário das dramáticas manifestações do hipertireoidismo, os achados cardiovasculares são mais sutis. A forma mais prevalente é a doença tireoidiana primária. O achado de TSH elevado já leva ao diagnóstico, mesmo na ausência de sintomas (forma subclínica, com prevalência de até 10% em nosso meio). Em relação às manifestações cardiovasculares do hipotireoidismo, assinale a alternativa ERRADA:

a. Observa-se elevação do colesterol total, do LDL e dos triglicérides e consequente risco aumentado para aterosclerose e eventos isquêmicos.
b. A creatininofosfoquinase pode elevar-se até 10 vezes em até 30% dos pacientes, e o uso de estatinas só deve ser iniciado após a regularização dos níveis hormonais, em função do risco aumentado de miosite nestes pacientes.
c. Derrames pericárdicos são muito frequentes (até um terço dos casos), mas o tamponamento cardíaco é raro.
d. A resistência vascular periférica está diminuída, por queda da complacência arterial, explicando a queda da pressão arterial média e diastólica e elevação da pressão sistólica.
e. O eletrocardiograma (ECG) geralmente mostra bradicardia sinusal, baixa voltagem difusa e prolongamento do intervalo QT, predispondo o paciente a arritmias ventriculares, inclusive o *torsades de pointes.*

5. Paciente do sexo masculino, com 58 anos, apresenta queixas de claudicação intermitente em membros inferiores (MMII) e índice tornozelo-braquial < 0,9. Foi orientado a medidas medicamentosas e prática de exercícios físicos. Assinale a alternativa **CORRETA** acerca do tratamento neste momento:

a. Pacientes com doença arterial obstrutiva periférica podem fazer caminhadas supervisionadas ou não, mas não são indicados exercícios resistidos.
b. Pacientes devem ser orientados a fazer caminhadas, ainda que o exercício seja interrompido por dor, retornando à caminhada e buscando realizar 30 minutos de exercício pelo menos três vezes por semana.
c. O exercício físico está contraindicado para pacientes com dores desencadeadas com menos de 6 minutos de caminhada.
d. Na presença de isquemia crítica, a revascularização deve ser postergada para realização de exercícios físicos.
e. O controle da glicemia de pacientes diabéticos melhora significativamente a doença macrovascular, mas tem pouca contribuição na doença microvascular.

6. Paciente do sexo feminino, 38 anos, apresenta queixas de claudicação em membro superior (MMSS), dilatação da raiz da aorta, regurgitação aórtica, estenose difusa de artéria carótida comum e suboclusão das artérias subclávias. Refere mialgia, artralgia, sudorese noturna e febre. Não apresenta sinovite ou adenomegalias. Assinale a alternativa **CORRETA** acerca do diagnóstico:

a. A presença de doença em grandes artérias torna provável o diagnóstico de Síndrome de Ehlers-Danlos.
b. A paciente possui características clínicas altamente sugestivas de doença de Kawasaki.
c. O quadro é sugestivo de aterosclerose grave, como encontrado na hipercolesterolemia familiar heterozigota.
d. O acometimento predominantemente com estenose de grandes artérias sugere o diagnóstico de sarcoidose, particularmente pela ausência de sinovite, outras lesões cutâneas e de adenopatia.
e. A paciente apresenta quadro clínico sugestivo de arterite de Takayasu.

7. Assinale a alternativa CORRETA relacionada à microbiologia da endocardite infecciosa (EI):

a. Na EI adquirida na comunidade, os agentes mais comuns continuam sendo os estreptococos do grupo viridans, seguidos de perto pelo *Staphylococcus aureus*.
b. Na EI de usuários de drogas injetáveis, os microrganismos mais frequentemente envolvidos são fungos e organismos HACEK.
c. Pacientes com EI por enterococos devem investigar o trato intestinal pela associação frequente com câncer de colo.
d. A EI precoce em próteses valvares, assim definida por ocorrer no primeiro mês após a cirurgia, tem como seu principal patógeno o *Staphylococcus aureus*.
e. A principal causa de hemoculturas negativas em casos de EI é a ocorrência de microrganismos com crescimento lento, tais como espécies *Bartonella, C. burnetii* ou fungos.

8. De acordo com a 3ª Diretriz de Avaliação Cardiovascular da Sociedade Brasileira de Cardiologia, o objetivo fundamental da avaliação pré-operatória é reduzir o risco de complicações perioperatórias em pacientes – por exemplo, entre aqueles com doença arterial coronária (DAC). Assinale a alternativa **CORRETA** quanto à recomendação para realização de teste não invasivo antecedendo cirurgia não cardíaca:

a. Homem de 72 anos com história de diabetes melito tipo 2 e angina estável com CCS I (Canadian Cardiovascular Society), com indicação de correção de aneurisma de aorta abdominal.
b. Mulher de 80 anos com história de revascularização miocárdica há 10 anos e assintomática com indicação de cirurgia de catarata.
c. Homem de 55 anos com história de hipertensão arterial, tabagismo e angina CCS II (Canadian Cardiovascular Society), com indicação de cirurgia para correção de dissecção aguda de aorta tipo A.
d. Homem de 68 anos de idade, com história de angioplastia coronária e implante de *stent* convencional há 2 anos por IAM, prática de atividade física 3 vezes por semana, sem sintomas e com indicação de ressecção transuretral de próstata.
e. Mulher de 50 anos, com história de diabetes melito tipo 2 e dor torácica atípica, com indicação de mastectomia parcial.

9. Sobre o mecanismo de Frank-Starling, marque a alternativa **CORRETA**:

a. A influência da pós-carga ocorre no sentido de acentuar a ejeção ventricular, conforme o ventrículo é dilatado.
b. O estiramento miocárdico não afeta o inotropismo.
c. A contração é acentuada pela distensão da câmara e restrita pelo retraimento do volume ventricular.
d. Não é influenciado pelo retorno venoso.
e. Não depende do estiramento do sarcômero.

10. Assinale a alternativa **CORRETA** em relação à profilaxia secundária da febre reumática (FR):

a. A penicilina G benzatina intramuscular é utilizada na dose de 600.000 UI para peso < 50 kg e na dose de 1.200.000 UI para peso > 50 kg, a cada 21 dias.
b. Portadores de FR com cardite prévia, insuficiência mitral leve residual ou resolução da lesão valvar devem realizar profilaxia secundária da FR até os 40 anos.
c. A prescrição de profilaxia secundária para a FR com drogas por via oral (penicilina V) tem eficácia preventiva igual à penicilina G benzatina intramuscular.
d. Portadores de lesões valvares importantes pela cardiopatia reumática crônica e que sejam submetidos à cirurgia valvar devem realizar profilaxia secundária da FR por toda a vida.

e. No passado, a sulfadiazina podia ser usada para a prevenção secundária da FR em pacientes alérgicos à penicilina, mas atualmente não é mais recomendada nesta situação, visto que drogas mais modernas são as preferidas.

11. Paciente masculino, 72 anos, com antecedente de tabagismo e hipertensão arterial, mas sem antecedente de doença coronariana ou insuficiência respiratória. Apresenta-se ao pronto-socorro com quadro iniciado há 4 horas, caracterizado por disfasia e hemiparesia. O quadro tem completa remissão em menos de 24 horas. Exames de imagem de crânio não evidenciam infarto, mas o ultrassom de carótidas revela obstrução carotídea de 75%. Assinale a alternativa **CORRETA** neste momento:

a. O paciente possui diagnóstico de acidente isquêmico transitório e indicação de endarterectomia cirúrgica ou inserção de *stent*.
b. O paciente deve ser tratado clinicamente, pois não existe risco elevado de complicações cerebrovasculares em curto prazo.
c. Os tratamentos clínico e cirúrgico possuem resultados similares nos primeiros três meses, mesmo para pacientes sintomáticos e de baixo risco operatório.
d. Repetir a imagem de crânio após 48 horas para estratificação de risco e definição de conduta.
e. O procedimento cirúrgico deve ser realizado após três meses do evento.

12. Paciente com 20 anos, do sexo masculino e portador de hipertensão pulmonar idiopática. Foi atendido em serviço de emergência. Familiares relataram recente interrupção do anticoagulante oral para procedimento dentário e negaram outras comorbidades. Exame físico: frequência cardíaca (FC) = 128 bpm; pressão arterial (PA) = 80 x 40 mmHg; saturação periférica de oxigênio de 80% (em ar ambiente). Estado geral grave, pálido e dispneico. Aparelho cardiovascular com ventrículo direito e segunda bulha (P2) palpáveis. Pulsos simétricos e finos. Ausculta pulmonar com crepitações. O ecocardiograma evidenciou: veia cava inferior dilatada e sem colapso inspiratório, regurgitação tricúspide com velocidade acima de 3,5 m/s, ventrículo direito aumentado e com disfunção contrátil. Assinale a alternativa **CORRETA** acerca da terapêutica mais adequada a ser instituída inicialmente.

a. Expansão volêmica liberal, heparina de baixo peso molecular, vasodilatadores.

b. Heparina não fracionada em infusão contínua e inotrópicos.
c. Expansão volêmica parcimoniosa, heparina não fracionada, inotrópicos.
d. Expansão volêmica parcimoniosa, inotrópicos, trombólise (alteplase).
e. Reiniciar a anticoagulação oral para manter RNI entre 2 e 3.

13. Em relação aos cuidados da avaliação pré-operatória de pacientes cardiopatas, é **CORRETO** afirmar que:

a. Pacientes com condições de tolerar exercício até uma carga de 4-5 METS apresentam bom prognóstico perioperatório.
b. Em procedimentos odontológicos, a varfarina deve ser descontinuada para a maioria dos pacientes, incluindo extrações dentárias.
c. Em procedimentos odontológicos, os pacientes em prevenção secundária de eventos cardiovasculares em uso de monoterapia com AAS ou clopidogrel devem suspender o uso no perioperatório.
d. No caso de procedimentos dermatológicos, para pacientes que estejam em uso de dupla antiagregação plaquetária após angioplastia com implante de *stent* nos últimos dois meses, a recomendação é suspender os dois antiplaquetários.
e. Devido à interação com varfarina, é necessária a alteração do regime de anticoagulante quando for utilizada dose única de antibiótico profilático.

14. Dentre os efeitos adversos dos quimioterápicos no sistema cardiovascular, destaca-se por sua maior frequência e gravidade a agressão miocárdica com disfunção ventricular sistólica e insuficiência cardíaca. O aparecimento dessa complicação pode determinar interrupção do tratamento quimioterápico e comprometer a cura ou o adequado controle do câncer. Assinale a alternativa **CORRETA** acerca da cardiotoxicidade relacionada à quimioterapia:

a. A cardiotoxicidade das antraciclinas está relacionada à dose cumulativa utilizada; quanto maior a dose, maior a chance de lesão miocárdica.
b. O tratamento com quimioterapia baseada em antraciclina na infância não aumenta risco de desenvolvimento de insuficiência cardíaca na idade adulta.
c. O uso de drogas inibidoras da enzima conversora de angiotensina e betabloqueadores deve ser evitado em pacientes que desenvolvam disfunção ventricular sistólica secundária à antraciclina.
d. A biópsia endomiocárdica é um método pouco sensível e específico para demonstração de lesão cardíaca pela antraciclina.

e. A exposição do paciente à radioterapia mediastinal não é considerada fator de risco para desenvolvimento de cardiotoxicidade relacionada à quimioterapia.

15. O tromboembolismo venoso (TEV) inclui trombose venosa profunda (TVP) e tromboembolismo pulmonar (TEP). É uma grave complicação em pacientes com câncer, sendo uma das principais causas de óbito destes pacientes. Assinale a alternativa **CORRETA** sobre os eventos tromboembólicos em pacientes com câncer:

a. Para pacientes ambulatoriais em uso de cateter venoso central para quimioterapia é indicado uso de profilaxia farmacológica com anticoagulantes, para prevenção de trombose relacionada ao cateter.
b. A presença de lesão ou neoplasia de sistema nervoso central não é contraindicação absoluta à terapia trombolítica para tratamento do tromboembolismo pulmonar.
c. O uso de dímero D é recomendado para diagnóstico de TEP de pacientes com câncer, em razão de sua especificidade ser muito elevada.
d. TEV é mais comum em pacientes sem metástase quando comparado a pacientes com doença metastática.
e. As neoplasias são associadas a aumento do risco de trombose, e o tratamento com quimioterapia aumenta ainda mais este risco.

16. Paciente do sexo feminino, com 65 anos de idade e com dispneia progressiva aos esforços nos últimos seis meses. Apresenta episódio de dor torácica e hemoptise, procurando por serviço de emergência. Refere esplenectomia após trauma há 5 anos. Ao exame físico: frequência cardíaca (FC) = 120 bpm; pressão arterial (PA) = 100 x 60 mmHg; saturação periférica de oxigênio de 85% (em ar ambiente). Estado geral regular, pálida, sudorética, taquidispneica e taquicárdica. Ausculta cardíaca com segunda bulha (P2) hiperfonética e sopro de regurgitação em foco tricúspide. Ausculta respiratória com presença de sopro em bases pulmonares. Edema discreto em membros inferiores. Assinale a alternativa **CORRETA** acerca do diagnóstico.

a. Doença pulmonar obstrutiva crônica (DPOC).
b. Hipertensão pulmonar tromboembólica crônica (HPTEC).
c. Edema agudo de pulmão.
d. Dissecção aguda da aorta.

e. Tamponamento cardíaco.

17. Sobre a titina, é correto afirmar, EXCETO:

a. É uma proteína miofibrilar, extremamente longa, flexível e delgada.
b. Estende-se da linha Z até um pouco antes da linha M.
c. Tem um segmento de ancoragem inextensível e um segmento elástico extensível.
d. Em condições normais, não influencia as propriedades elásticas diastólicas do miocárdio.
e. Liga a molécula de miosina à linha Z, estabilizando as proteínas contráteis.

18. Sobre a contração e o relaxamento do miocárdio, **NÃO** é correto afirmar:

a. No coração normal, a fosfolambam não influencia a função da SERCA-2.
b. As duas proteínas contráteis principais são a miosina, no filamento espesso, e a actina, no filamento fino.
c. O íon cálcio inicia a contração ao ligar-se à troponina C.
d. O sarcômero é a unidade funcional contrátil.
e. O cálcio é transportado para o interior do retículo sarcoplasmático pela SERCA-2.

19. A febre reumática (FR) é uma doença com múltiplas manifestações clínicas. O diagnóstico é auxiliado pelos critérios de Jones modificados (1992), que envolvem achados clínicos e laboratoriais, classificados como critérios maiores e menores. Em relação aos critérios maiores de Jones para o diagnóstico da febre reumática, escolha a alternativa **CORRETA**:

a. A cardite é a manifestação mais grave da FR, uma vez que pode levar à doença cardíaca reumática crônica. A incidência de cardite é maior nos adolescentes do que nas crianças com até 6 anos de idade.
b. A artrite é descrita como migratória, que se refere ao envolvimento sequencial das articulações, sendo mais frequente e grave em adultos jovens do que em adolescentes e crianças.
c. A Coreia de Sydenham tem período de latência mais longo, ocorrendo seis a oito semanas após episódio de faringite estreptocócica e sendo mais frequente no sexo masculino.
d. Podem ocorrer nódulos subcutâneos, semelhantes àqueles da artrite reumatoide. São geralmente vistos nos estágios precoces da FR e persistem por mais de um ano após o episódio agudo.

e. O eritema *marginatum* ocorre em membros superiores, tronco e face, com um *rash* rosado centrífugo e pele central normal, afetando principalmente os pacientes sem cardite.

20. Paciente do sexo masculino, 30 anos, corredor amador (faz provas de 21 km e está em preparo para sua primeira maratona). Histórico de síncope esforço-induzida, histórico familiar de morte súbita de tio e primo. Eletrocardiograma (ECG) com padrão de sobrecarga de ventrículo esquerdo e ondas T invertidas profundas simétricas em parede anterior. Ecocardiograma com espessura septal = 20 mm e parede posterior = 12 mm, com fração de ejeção de ventrículo esquerdo normal e gradiente sistólico na via de saída do ventrículo esquerdo = 30 mmHg. Considerando o quadro descrito e sua principal suspeita diagnóstica, assinale a assertiva **CORRETA**:

a. A principal suspeita é de miocardiopatia hipertrófica, principal causa de morte súbita de atletas jovens.
b. A principal suspeita é de cardiomiopatia hipertensiva; ressonância magnética está indicada.
c. A principal suspeita é de miocardiopatia hipertrófica; tem indicação de alcoolização septal, pois está sintomático ao esforço.
d. A principal suspeita é de amiloidose; estudo de ressonância magnética cardíaca está indicado.
e. A principal suspeita é de miocardiopatia hipertrófica; nesta condição, a utilidade da análise genética ainda não foi definida.

21. Paciente com história de dor torácica retroesternal, em pontadas, ventilatório-dependente, iniciada há 3 dias e acompanhada por dispneia leve. Refere mialgias difusas e febre baixa, iniciadas há uma semana, sem tosse, dor de garganta ou sintomas gastrintestinais ou geniturinários. Ao exame: temperatura axilar (TAX) = 37,5°C, hipocorada (1+/4+), anictérica, eritema malar (2+/4+), discreta diminuição do murmúrio vesicular nas bases pulmonares. Pressão arterial (PA) = 118 x 64 mmHg; frequência cardíaca (FC) = 108 bpm, bulhas normorrítmicas, normofonéticas, sem B3, B4 ou sopros. Leve atrito pericárdico. Ausência de visceromegalias ou massas abdominais. Articulações livres e sem sinais flogísticos. Eletrocardiograma (ECG): taquicardia sinusal, infradesnivelamento do segmento PR e supradesnivelamento do segmento ST difusos. Laboratório: Hb = 10,5; plaquetas = 94.000; leucócitos = 3.200, com 950 linfócitos; proteína C reativa (PCR) = 78; velocidade de hemossedimentação (VHS) = 86; creatinina: 0,9; EAS = presença de cilindros leucocitários e hemáticos. Marcadores de necrose miocárdica e NT-pro-BNP normais. Ecocardiograma: diâmetros normais das câmaras cardíacas; função sistólica e diastólica biventricular normal; derrame pericárdico discreto. Assinale a alternativa **CORRETA** acerca do tratamento neste momento:

a. Por se tratar de provável quadro viral, a paciente deve ser tratada apenas com sintomáticos e colchicina.
b. Deve-se internar esta paciente, iniciar anti-inflamatórios não esteroidais e, em casos de piora, persistência ou recorrência de sintomas, avaliar o uso de corticosteroides e antimaláricos.
c. A pericardiocentese e a análise do líquido pericárdico são fundamentais para o diagnóstico de certeza e imperativas para a instituição da terapêutica específica.
d. A ausência de acometimento articular afasta a hipótese de colagenoses.
e. Deve-se solicitar teste de PPD (derivado proteico purificado) e sorologias para parvovírus, coxsackievirus e dengue, por serem as hipóteses mais prováveis para o caso.

22. Dentre os enunciados abaixo, assinale a alternativa **CORRETA** acerca de um quadro de pericardite aguda:

a. As alterações eletrocardiográficas típicas envolvem infradesnível difuso do segmento ST com convexidade superior, exceto em aVR e V1 e supradesnível do segmento PR.
b. Nos derrames pericárdicos pequenos assintomáticos, a pericardiocentese está indicada precocemente para avaliação diagnóstica e pela possibilidade de evolução para tamponamento pericárdico de forma súbita.
c. A pericardite recorrente pode ser consequência de esquema terapêutico inadequado, reativação da doença de base ou reinfecção. É mais frequente em mulheres e em pacientes tratados com anti-inflamatórios não esteroides.
d. A ecocardiografia tem se mostrado ferramenta muito útil para o diagnóstico das pericardites agudas. Comumente, os achados ao ecocardiograma associados à pericardite aguda envolvem redução do espessamento pericárdico e calcificação pericárdica.
e. Os anti-inflamatórios não esteroides são os principais medicamentos para o tratamento das pericardites idiopática e viral. A colchicina tem demonstrado ser efetiva como terapêutica coadjuvante da pericardite aguda, para alívio da dor e para prevenção da recorrência.

23. Paciente feminina, de 25 anos, com queixas de palpitações e precordialgia atípica. A mãe apresentava insuficiência cardíaca, com fração de ejeção reduzida. O exame físico apresentou-se normal. O eletrocardiograma mostra alterações inespecíficas da repolarização ventricular. A paciente apresenta janela ecocardiográfica limitada, com função ventricular normal, mas o ecocardiografista questiona a presença de trabéculas na ponta do ventrículo esquerdo, observando-se fluxo nas trabéculas pelo Doppler colorido. Assinale a alternativa **CORRETA** em relação ao diagnóstico diferencial de miocárdio não compactado:

a. Endomiocardiofibrose, cardiomiopatia hipertrófica apical e trombos apicais.
b. Endomiocardiofibrose, cardiomiopatia hipertrófica apical e amiloidose.
c. Endomiocardiofibrose e cardiomiopatia hipertrófica obstrutiva.
d. Endomiocardiofibrose e sarcoidose.
e. Endomiocardiofibrose e cardiomiopatia de Takotsubo.

24. Paciente do sexo masculino, 32 anos de idade, chega ao serviço de atendimento de urgência referindo dor em pontadas em região retroesternal, com piora à inspiração profunda desde o dia anterior, de forte intensidade, acompanhada de tosse seca e discreta dispneia. Há um ano sabe ser hipercolesterolêmico, mas nega hipertensão arterial e diabetes melito. Ao exame físico, paciente em bom estado geral, corado, hidratado, acianótico, anictérico, taquipneico e com fácies de dor. Pressão arterial (PA) = 140 x 70 mmHg; frequência cardíaca (FC) = 100 bpm, rítmico; frequência respiratória (FR) = 32 resp/min; temperatura = 37,5ºC. Auscultas cardíaca e pulmonar prejudicadas pelo tipo de tórax do paciente. Sem sinais de insuficiência cardíaca. Foi solicitado o eletrocardiograma demonstrado na figura. Assinale a alternativa **CORRETA** em relação ao diagnóstico e conduta.

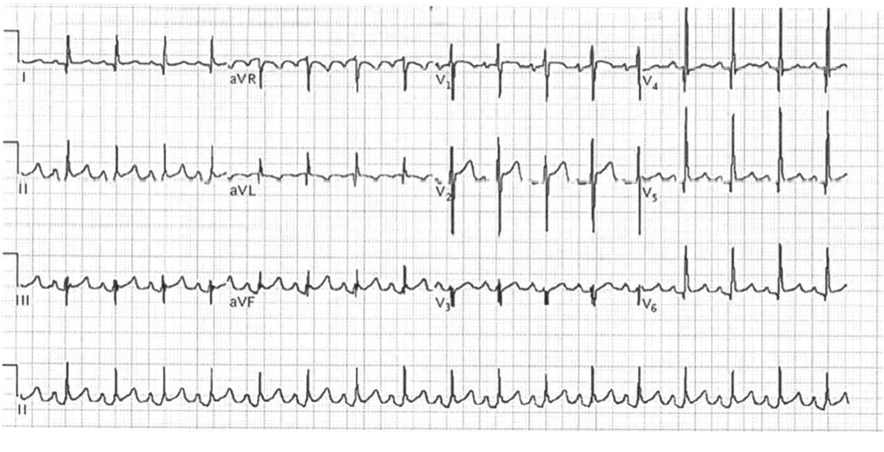

a. O eletrocardiograma mostra infarto agudo do miocárdio com supradesnivelamento do segmento ST, e o paciente deve receber imediatamente oxigênio, analgesia com morfina 2 a 4 mg diluída IV (intravenosa), ácido acetilsalicílico (AAS) 165 a 325 mg mastigado, clopidogrel 300 mg e enoxaparina 30 mg IV em bolo. Deve ser transferido imediatamente para hospital de referência com serviço de hemodinâmica para angioplastia primária.
b. Em vista da tosse, da febre e da piora da dor com a inspiração profunda, é provável que o paciente tenha tuberculose pulmonar e, portanto, deve ser instituído tratamento com isoniazida 300 mg/dia, rifampicina 600 mg/dia, pirazinamida 15 a 30 mg/kg/dia e etambutol 15 a 20 mg/dia, por 8 semanas, seguido de isoniazida e rifampicina nessas mesmas doses por 18 semanas.
c. O quadro clínico e as alterações eletrocardiográficas são compatíveis com pericardite aguda. Este paciente deve iniciar tratamento com anti-inflamatórios não hormonais (ibuprofeno 400 mg a 800 mg, a cada 6-8 h, por 14 dias, e colchicina 0,5 mg, a cada 12 h, ou 0,5 mg, a cada 24 h, se o paciente pesar menos que 70 kg, por 3 meses).
d. O quadro clínico e as alterações eletrocardiográficas são característicos de derrame pericárdico, havendo necessidade de intervenção cirúrgica para drenagem pericárdica após confirmação ao ecocardiograma transtorácico.
e. Como o paciente apresenta dispneia em repouso, há elevada suspeita de comprometimento miocárdico com disfunção ventricular importante, sendo necessária a complementação diagnóstica com ecocardiograma transtorácico e ressonância magnética cardíaca para se afastar amiloidose.

25. Sobre transplante cardíaco, assinale a alternativa **CORRETA**:

a. Os critérios de prioridade para o transplante cardíaco são: a dependência de inotrópicos e vasopressores, o uso de balão intra-aórtico, a presença de disfunção renal com valores de creatinina > 3 mg/dL, o uso de dispositivos de assistência ventricular e o uso de ventilação mecânica e determinação da câmara técnica.
b. Valores de resistência vascular pulmonar > 4 uW, de pressão sistólica da artéria pulmonar (PSAP) > 60 mmHg e de gradiente transpulmonar (GTP) > 17 mmHg são considerados fatores de risco independentes de morte após transplante cardíaco e de disfunção de ventrículo direito.
c. Sobre a variação de VO_2 em paciente com uso, ou não, de betabloqueador (BB) o transplante cardíaco está indicado para os intolerantes a BB quando atingem pico de VO_2 menor que 14 mL/kg/min e para os tolerantes a BB quando atingem pico de VO_2 menor que 12 mL/kg/min.

d. Sobre a rejeição mediada por anticorpo (AMR – *antibody mediated rejection*) aguda, o mecanismo mais comum é a resposta anamnéstica, sendo mais observada no primeiro mês ou, no máximo, em até 180 dias após o transplante.
e. Sobre os efeitos colaterais dos antiproliferativos (azatioprina e micofenolato), estes têm em comum apenas efeitos no trato digestório.

26. Com relação ao transplante cardíaco, é **INCORRETO** afirmar que:

a. O uso de agentes imunossupressores levou à melhora da evolução após o transplante cardíaco.
b. Pacientes jovens apresentam melhores taxas de sobrevida após o transplante cardíaco.
c. A biópsia endomiocárdica é a técnica mais adequada para avaliar a rejeição do aloenxerto.
d. Pacientes com transplante cardíaco não apresentam resposta cronotrópica suficiente para suportar as demandas metabólicas.
e. A sobrevida média após cinco anos de transplante cardíaco é > 65%.

27. Paciente do sexo feminino, com antecedentes de neoplasia de mama ressecado seguido de radioterapia. Após 10 anos, evoluiu com quadro de insuficiência cardíaca com fração de ejeção preservada, e os exames complementares sugeriram pericardite constritiva. Assinale a resposta **CORRETA**:

a. São mais comuns na cardiomiopatia restritiva do que na pericardite constritiva: pulso paradoxal e baixa voltagem do QRS.
b. A pericardite constritiva é a inflamação crônica do pericárdio, que leva à restrição ao enchimento ventricular com queda do débito cardíaco e insuficiência cardíaca com fração de ejeção preservada.
c. A pericardiectomia é eficaz em 95% dos casos, com melhora do quadro de insuficiência cardíaca.
d. O ecocardiograma apresenta alta sensibilidade e especificidade no diagnóstico do espessamento pericárdico, além de mostrar movimento anormal do septo interventricular, dilatação da veia cava inferior e variação respiratória dos fluxos mitral e tricúspide.
e. O sinal da raiz quadrada no cateterismo direito é típico da cardiomiopatia restritiva.

28. Paciente do sexo feminino, 55 anos de idade, submetida à mastectomia esquerda há 2 anos por neoplasia maligna, seguida de radioterapia e quimioterapia, com boa evolução. Há 15 dias, começou a ter dispneia rapidamente progressiva, chegando à dispneia de repouso há 2 dias, além de palpitações e mal-estar indefinido, motivo pelo qual procurou serviço médico de urgência. Negava dores torácicas e edema de membros inferiores. Ao exame físico: taquipneica; pressão arterial (PA) = 100 x 80 mmHg (durante inspiração profunda 80 x 60 mmHg); frequência cardíaca (FC) = 100 bpm, rítmico, pescoço: estase jugular 3+/4+ a 45º; ausculta cardíaca: bulhas rítmicas hipofonéticas sem sopros; pulmões livres; abdômen e membros inferiores; sem alterações ao exame físico. Foi solicitado o eletrocardiograma mostrado a seguir.

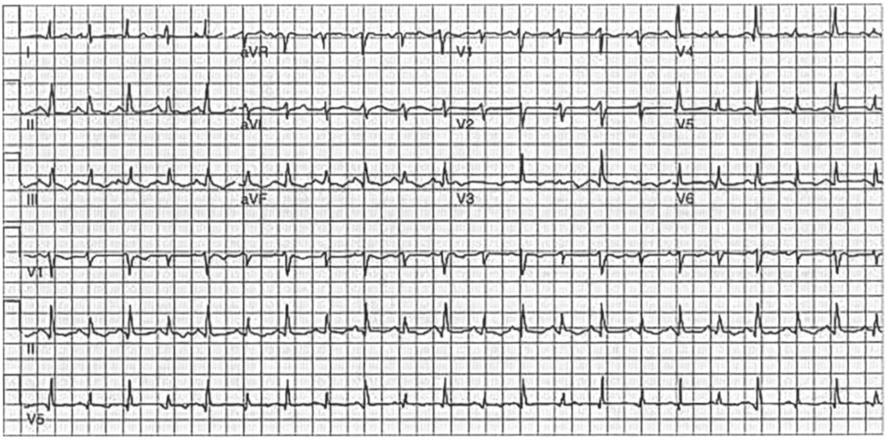

Assinale a alternativa **CORRETA** em relação à investigação diagnóstica e à abordagem clínica.

a. A paciente apresenta quadro clínico de tamponamento cardíaco, que pode ser comprovado pelo ecocardiograma, mostrando espaço pericárdico maior que 20 mm e compressão de átrio e ventrículo direitos. Deve ser tratada com diurético de alça, oxigênio e repouso absoluto, com programação de abordagem cirúrgica pela rotina para esvaziamento do derrame pericárdico e dosagem de adenosina deaminase para comprovar ou afastar comprometimento pericárdico por tuberculose, que é provável por se tratar de paciente com tratamento recente de doença neoplásica maligna.

b. A paciente apresenta quadro clínico de tamponamento cardíaco, com pulso paradoxal ao exame físico e alternância elétrica ao eletrocardiograma. Deve ser submetida a ecocardiograma para comprovação da presença de derrame pericárdico importante e, em seguida, drenagem cirúrgica preferencialmente com videopericardioscopia para realização de biópsia pericárdica guiada.

c. A paciente apresenta quadro clínico de pericardite constritiva. A estase jugular importante e a piora rápida da dispneia, além da hipofonese de bulhas e os antecedentes de radioterapia, tornam esse diagnóstico mais provável.
d. A paciente apresenta quadro clínico de comprometimento miocárdico secundário à quimioterapia. Deve receber diurético de alça e oxigênio contínuo, além de betabloqueadores por causa da frequência cardíaca elevada.
e. Após o eletrocardiograma, o exame de escolha seria a radiografia de tórax, que, nesse caso, mostraria aumento global da área cardíaca com ampliação de hilos pulmonares e cefalização da trama vascular pulmonar, por congestão importante.

29. Em relação à cardiomiopatia de Takotsubo, assinale a alternativa **CORRETA**:

a. O diagnóstico diferencial mais importante é a cardiomiopatia dilatada.
b. O exame complementar a ser realizado preferencialmente é a ressonância magnética cardíaca com gadolínio.
c. A cardiomiopatia de Takotsubo mostra alteração da contratilidade do ventrículo esquerdo (VE), especialmente apical, embora possa ser basal, médio-ventricular ou de uma região ventricular, na ausência de coronariopatia obstrutiva.
d. A recorrência da cardiomiopatia de Takotsubo é alta.
e. Vasopressores devem ser usados rotineiramente em paciente com Takotsubo.

30. Em relação à doença de Chagas, assinale a alternativa **CORRETA**.

a. Na fase crônica indeterminada, os testes sorológicos normalmente estão negativos.
b. Todo paciente, mesmo em fase crônica, deve ser tratado para erradicação do parasita.
c. A cardiomiopatia chagásica tem risco elevado de eventos trombóticos por si, o que justifica o uso de anticoagulante oral, independentemente de haver fibrilação atrial ou histórico de tromboembólicos.
d. Devido a seu potencial arritmogênico, o cardiodesfibrilador implantável deve ser indicado para pacientes com doença de Chagas e fração de ejeção menor que 45%.
e. O diagnóstico etiológico na fase aguda pode ser feito pela análise microscópica direta de sangue fresco, sendo que formas tripomastigotas podem ser visualizadas.

31. Assinale a alternativa **CORRETA** acerca dos achados na miocardiopatia hipertrófica com obstrução dinâmica na via de saída do ventrículo esquerdo:

a. O teste ergométrico é útil para a estratificação de risco de morte súbita destes pacientes. Quando a elevação da pressão sistólica no esforço é ≤ 20 mmHg ou ocorre a queda > 20 mmHg, há menor risco de morte súbita.
b. O ecocardiograma diagnostica a doença, e o achado de gradientes de via de saída do VE abaixo de 30 mmHg caracteriza a forma obstrutiva em repouso.
c. Situações que diminuam a pré-carga, como ficar em pé e realizar a manobra de Valsalva, reduzem o volume cavitário do ventrículo esquerdo (VE), aumentando o gradiente e o sopro, que é melhor audível ao longo da borda esternal esquerda baixa e não apresenta irradiação carotídea.
d. A ressonância magnética permite avaliar melhor a distribuição da hipertrofia e afastar outras etiologias, como amiloidose e doença de Fabry; além disso, avalia o padrão de fibrose miocárdica (pela técnica de realce precoce), graças à distribuição intracelular do gadolínio.
e. O verapamil melhora os sintomas e a capacidade para o exercício, em especial diante da obstrução na via de saída do ventrículo esquerdo (VE). Os betabloqueadores são amplamente usados para reduzir o gradiente desencadeado pelo exercício. Diuréticos administrados com cuidado podem beneficiar predominantemente pacientes com a forma obstrutiva.

32. Assinale a alternativa **CORRETA** acerca de um quadro de pericardite constritiva.

a. De maneira geral, as causas mais comuns são as idiopáticas e as secundárias à pericardite viral. Todavia, tuberculose, colagenoses, neoplasias e cirurgia cardíaca prévia raramente causam essa entidade.
b. A síndrome de constrição pericárdica é tratada pela excisão do pericárdio. Por causa de aderências densas e calcificação que podem penetrar no miocárdio, a ressecção pericárdica pode ser um desafio técnico. A ressecção completa do pericárdio, entretanto, não é viável em todos os casos, notadamente na pericardite constritiva induzida por radiação.
c. O característico sinal da raiz quadrada verificado no cateterismo de câmaras esquerdas representa aumento da pressão atrial esquerda, como ocorre nas estenoses mitrais reumáticas.
d. A presença de pulso paradoxal em um terço dos casos, a ausência de hipertensão pulmonar e a calcificação pericárdica à radiografia de tórax são achados frequentes; todavia, a ausculta de Knock pericárdico afasta o diagnóstico.

e. A tomografia computadorizada é o melhor método para avaliar o grau de espessamento pericárdico; porém, a ressonância magnética leva vantagens tanto no que diz respeito ao diagnóstico diferencial com miocardiopatias restritivas quanto à sua maior capacidade para a detecção de calcificação pericárdica.

33. Paciente do sexo feminino, 50 anos de idade, refere que há 2 anos, em exame de rotina, foi detectado pequeno aumento de creatinina sérica. Fez investigação naquela época, sem ser detectada etiologia, sendo que, na evolução, os níveis voltaram aos valores normais. Há 6 meses, começou a ter dispneia e cansaço a grandes esforços, com piora há 15 dias, quando começou a ter tosse seca. Nega doenças anteriores e não tem história familiar de hipertensão arterial sistêmica ou diabetes melito. Ao exame físico: bom estado geral, corada, hidratada, acianótica, anictérica, eupneica. Pressão arterial (PA) = 90 x 60 mmHg; frequência cardíaca (FC) = 90 bpm, rítmico; frequência respiratória (FR) = 24 resp/min. Pescoço: estase jugular 2+/4+ a 45º; à ausculta cardíaca: bulhas rítmicas normofonéticas, sem sopros; à ausculta pulmonar: estertores crepitantes em base direita; abdômen: fígado palpável a 5 cm do rebordo costal direito, borda lisa, indolor; membros inferiores sem edema. Creatinina atual = 1,82 mg/dL; filtração glomerular = 31 mL/min/1,73 m^2). O eletrocardiograma mostra diminuição de amplitude de complexos QRS em plano frontal. O ecocardiograma mostra septo interventricular = 12 mm; parede posterior do ventrículo esquerdo = 12 mm; volume de átrio esquerdo = 45 mL/m^2; ventrículo esquerdo de diâmetro normal; fração de ejeção de ventrículo esquerdo normal; função diastólica com padrão restritivo de grau 3; sem reversão com manobra de Valsalva.
Assinale a alternativa **CORRETA** em relação ao diagnóstico diferencial.

a. A paciente tem alta suspeita clínica de amiloidose cardíaca e deve ser submetida à eletroforese de proteínas plasmáticas, além de imunofixação de proteínas plasmáticas e urinárias para detecção de cadeias leves. Deve também ser submetida à ressonância magnética de coração para pesquisa de realce tardio subendocárdico.
b. O diagnóstico mais provável é de miocardiopatia hipertrófica, já que o septo interventricular e a parede posterior do ventrículo esquerdo têm espessura aumentada.
c. A possibilidade mais provável é de que a paciente tenha endomiocardiofibrose por causa do aumento de volume do átrio esquerdo e da disfunção diastólica importante.

d. A cintilografia óssea com pirofosfato de tecnécio está indicada por ser patognomônica de amiloidose de cadeias leves.
e. A suspeita clínica de endomiocardiofibrose fica reforçada pelos sinais de congestão venosa sistêmica e pela ausculta cardíaca normal, já que o comprometimento é de via de saída dos ventrículos.

34. Em relação à farmacologia dos hipolipemiantes orais, assinale a alternativa **CORRETA**:

a. Medicamentos indutores do citocromo CYP3A4, quando usados em associação com as estatinas, aumentam o risco de miopatia.
b. Antibióticos macrolídeos e diltiazem não apresentam interação medicamentosa significativa com as estatinas.
c. Não há necessidade de dosagem rotineira de CPK e transaminases para pacientes assintomáticos já em uso de estatina por longo tempo e em doses estáveis.
d. O uso concomitante de outros medicamentos hipolipemiantes não influencia o risco de miopatia pela estatina.
e. Até o momento, não existem evidências que sustentem o risco aumentado de diabetes melito pelo uso de estatina.

2019

35. Paciente em avaliação pré-operatória de cirurgia vascular para realização de anastomose iliacofemoral à direita. Pela avaliação inicial, foi considerado paciente de risco intermediário. O eletrocardiograma (ECG) revelou bloqueio completo do ramo esquerdo. Pela situação abordada, qual o exame mais indicado para este paciente na avaliação pré-operatória?

a. Teste ergométrico.
b. Angiotomografia computadorizada das artérias coronárias.
c. Cintilografia do miocárdio.
d. Escore de cálcio.
e. Coronariografia.

36. Frequentemente, ao Cardiologista é solicitada autorização para interrupção do uso de antiagregantes plaquetários ou anticoagulantes em procedimentos invasivos não cardíacos. De acordo com a 3ª *Diretriz de Avaliação*

Cardiovascular Perioperatória da Sociedade Brasileira de Cardiologia (2017), assinale a alternativa que representa que o Cardiologista se posicionou corretamente diante desta situação:

a. Manutenção do clopidogrel para paciente com história de alergia ao ácido acetilsalicílico (AAS), para prevenção secundária, a ser submetido à vitrectomia por descolamento de retina.
b. Recomendação de uso de anestésicos locais sem vasoconstritores (epinefrina) para procedimentos odontológicos no caso de pacientes cardiopatas.
c. Manutenção da terapia antiplaquetária ou anticoagulante com varfarina para paciente a ser submetido à colonoscopia diagnóstica por suspeita de doença diverticular dos cólons.
d. Interrupção do uso do ácido acetilsalicílico (AAS) em paciente com história de infarto do miocárdio e implante de *stent* farmacológico há mais de um ano, para ser submetido à cirurgia de catarata.
e. Contraindicação à realização de mucosectomia por suspeita de neoplasia de cólon em paciente há 9 meses em uso de dupla antiagregação plaquetária (ácido acetilsalicílico + clopidogrel) após implante de *stent* convencional por angina estável.

37. Dentre os efeitos adversos dos quimioterápicos no sistema cardiovascular destaca-se, por sua maior frequência e gravidade, a agressão miocárdica com disfunção ventricular sistólica e insuficiência cardíaca. O aparecimento dessa complicação pode determinar interrupção do tratamento quimioterápico e comprometer a cura ou o adequado controle do câncer. Assinale a alternativa correta acerca da cardiotoxicidade relacionada à quimioterapia:

a. O agente trastuzumabe (agente anti-HER-2) não se relaciona ao surgimento de disfunção cardíaca assintomática.
b. A cardiotoxicidade das antraciclinas está relacionada à dose cumulativa utilizada: quanto maior a dose, maior a chance de lesão miocárdica.
c. O uso de drogas inibidoras da enzima conversora de angiotensina (iECA) e betabloqueadores (BB) é contraindicado para pacientes que desenvolvem disfunção ventricular sistólica secundária a antraciclinas.
d. A biópsia endomiocárdica é um método pouco sensível e inespecífico para demonstração de lesão cardíaca pela antraciclinas.
e. A exposição do paciente à radioterapia mediastinal não é considerada um fator de risco para desenvolvimento de cardiotoxicidade relacionada à quimioterapia.

38. Em relação às manifestações cardiovasculares do hipotireoidismo, assinale a alternativa INCORRETA:

a. Observa-se elevação do LDL colesterol total, dos triglicérides e dos níveis de homocisteína, que podem aumentar o risco de aterosclerose coronariana e sistêmica.
b. A creatininofosfoquinase pode elevar-se até 10 vezes em até 30% dos pacientes, e o uso de estatinas só deve ser iniciado após a regularização dos níveis hormonais, em função do risco aumentado de miosite nestes pacientes.
c. O eletrocardiograma (ECG) geralmente mostra bradicardia sinusal, baixa voltagem difusa, prolongamento do intervalo QT, predispondo o paciente a arritmias ventriculares, inclusive *Torsades de Pointes.*
d. Bradicardia leve, hipertensão arterial sistólica, pressão de pulso estreita, impulso apical muito propulsivo e atrito pericárdico são frequentes.
e. A prevalência de hipotireoidismo em usuários de amiodarona é da ordem de 15% a 30% e os sintomas são mais sutis, mesmo com elevações significativas do TSH.

39. Mulher, 40 anos, portadora de lúpus eritematoso, há dois dias com queixa de dor torácica contínua e dispneia, admitida na emergência com frequência cardíaca (FC) = 130 bpm, pressão arterial (PA) = 70 x 60 mmHg, estase jugular 3+/4+ e bulhas cardíacas abafadas. Assinale a alternativa INCORRETA em relação à suspeita de tamponamento cardíaco:

a. Ao Doppler, podemos observar redução do fluxo tricúspide e aumento do fluxo mitral na inspiração e, na expiração, redução no fluxo mitral de até 25% e aumento do tricúspide.
b. No ecocardiograma, o colapso do átrio direito é um sinal mais sensível de tamponamento, ao passo que o do ventrículo direito (VD), quando dura mais de um terço da diástole, é mais específico.
c. Tamponamento de baixa pressão (oculto) ocorre em pacientes que estão hipovolêmicos, com consequente redução da pressão intracardíaca, favorecendo a compressão extrínseca do derrame pericárdico.
d. A alternância na morfologia ou amplitude do QRS está associada à pericardite com derrame pericárdico volumoso e sinais de tamponamento cardíaco.
e. O aumento progressivo do derrame pericárdico, que ocorre, por exemplo, no tamponamento cardíaco, resulta em formato globular da silhueta cardíaca à radiografia de tórax.

40. Paciente de 65 anos, com antecedente de neoplasia de pulmão ressecada há dois anos, com queixa de dispneia ao repouso. Durante a avaliação clínica, observou-se frequência cardíaca de 110 bpm e medida de pressão arterial de 110 x 80 mmHg na expiração e 92 x 70 mmHg durante a inspiração. Baseado nesses achados, é correto afirmar que:

a. Trata-se de um achado compatível com a normalidade e não deve gerar preocupações quanto a diagnósticos diferenciais.
b. O achado do exame físico é compatível com pulso alternante e, nesse caso, pode estar relacionado à doença pulmonar obstrutiva grave.
c. Tal achado é compatível com pulso paradoxal sendo patognomônico de tamponamento cardíaco.
d. O sinal de Kussmaul, conforme descrito no paciente em questão, é típico de situações de hipovolemia.
e. Trata-se de um achado compatível com pulso paradoxal e, nesse caso, pode estar relacionado provavelmente a tamponamento cardíaco e/ou embolia pulmonar.

41. Homem, 56 anos, com quadro de dispneia aos esforços, em caráter progressivo, relatando episódios de ortopneia e dispneia paroxística na última semana. Informa ter diagnóstico de cardiopatia, em uso de enalapril, furosemida e digoxina. Ecocardiograma realizado previamente evidenciou fração de ejeção (FE) de 36%, com ventrículo esquerdo (VE) dilatado. Cateterismo estava normal, exceto por estenose de 30% no terço médio da artéria descendente anterior. História familiar de insuficiência coronariana e passado de alcoolismo (quase um litro de bebida destilada diariamente). Exame físico evidenciou frequência cardíaca (FC) = 119 bpm; pressão arterial (PA) = 110 x 70 mmHg; frequência respiratória (FR) = 18 irpm (incursões respiratórias por minuto), com saturação de 94% em ar ambiente. Impulso cardíaco apical desviado inferior e lateralmente. B3 palpável, sem sopros. Presença de crepitações inspiratórias basais. Assinale a alternativa **INCORRETA**:

a. Biópsia cardíaca está indicada para se definir a etiologia antes de se atribuir um diagnóstico de cardiomiopatia dilatada idiopática.
b. Presença de padrão restritivo de disfunção diastólica é mais comumente observado em pacientes com sobrecarga de volume na insuficiência cardíaca "descompensada" e geralmente melhora com o início da terapia com diuréticos e vasodilatadores.

c. Um padrão de realce tardio não transmural do gadolínio com distribuição não coronária em um ventrículo esquerdo dilatado sugere cardiomiopatia dilatada.
d. A cardiomiopatia dilatada familiar é caracterizada pela penetrância dependente da idade, o que significa que um indivíduo portador de um alelo causador de cardiomiopatia manifestará evidências do fenótipo da cardiopatia com o aumento da idade.
e. O consumo excessivo de álcool é cardiotóxico e pode se manifestar como cardiomiopatia dilatada.

42. Homem, 76 anos, foi admitido para investigação e manejo da insuficiência cardíaca descompensada. Negava dor torácica e relatava ter coronariografia normal. Eletrocardiograma (ECG) mostrou baixa voltagem dos complexos QRS e bloqueio de ramo esquerdo. O estudo ecocardiográfico mostrou fração de ejeção preservada com espessamento parietal difuso e granulações de aspecto cintilante no miocárdio do ventrículo esquerdo associado a aumento biatrial com padrão de enchimento do ventrículo esquerdo (VE) do tipo restritivo. Assinale a alternativa **INCORRETA** acerca dos achados ecocardiográficos característicos dessa patologia:

a. Espessamento do septo interventricular associado a baixas voltagens no ECG.
b. Discreto derrame pericárdico.
c. O ecocardiograma com *strain* (Speckle-Tracking – análise da deformação longitudinal) mostra o padrão clássico de hipocinesia apical.
d. Espessamento da parede livre do ventrículo direito.
e. Espessamento valvar difuso.

43. Homem, 40 anos, com queixas de fraqueza, hiporexia, febre baixa, dispneia aos esforços habituais, artralgias, de início há dois meses. Refere emagrecimento de 2 kg neste período. Ao exame: corado, ictérico (+/4+), sem edemas. Sinais flogísticos nas articulações dos punhos e joelhos. Ausculta pulmonar normal. Pressão arterial (PA) = 122 x 74; frequência cardíaca (FC) = 68. Ausculta cardíaca: hiperfonese de P2. Fígado palpável sob o rebordo costal direito, indolor, fibroelástico. Eletrocardiograma (ECG): ritmo sinusal regular, com bloqueio atrioventricular de 2º grau (Mobitz I) e ausência de alterações isquêmicas. Radiografia tórax: aumento da área cardíaca, linfadenomegalia mediastinal bilateral. Ecodopplercardiograma: aumento de câmaras cardíacas esquerdas, acinesia do segmento basal da parede septal, com fração de ejeção do ventrículo esquerdo (FEVE) = 60%, relaxamento diastólico anormal do VE. Pressão sistólica da artéria pulmonar (PSAP) = 48 mmHg. Pericárdio normal. Discreta leucocitose e elevação de bilirrubina indireta. Assinale a alternativa correta quanto ao diagnóstico e tratamento neste caso.

a. A principal hipótese diagnóstica neste caso é a sarcoidose. A presença de granulomas hepáticos e/ou pulmonares, vistos à tomografia computadorizada e/ou ressonância nuclear magnética abdominal e torácica, bem como os achados de espessamento da parede miocárdica com alterações da contratilidade, edema e realce tardio à ressonância nuclear magnética cardíaca, reforçam a hipótese. O tratamento baseia-se no uso de corticosteroides e imunossupressores.
b. O quadro do paciente sugere miocardite viral, provavelmente por citomegalovírus ou síndrome da mononucleose infecciosa. Deve-se realizar biópsia endomiocárdica, definir o vírus responsável e iniciar antivirais.
c. O quadro provável é da forma aguda da miocardiopatia chagásica. A presença de realce tardio transmural à ressonância cardíaca favorece a hipótese. Por ainda estar em uma fase precoce, o uso do benzonidazol está indicado.
d. A hipótese principal é de endocardite infecciosa. Importante solicitar ecocardiograma transesofágico e hemoculturas, iniciar ampicilina e gentamicina até definição do antibiograma.
e. O diagnóstico mais provável é amiloidose. Nesse quadro, os granulomas ocorrem devido ao depósito de amiloide A (AA).

44. Assinale a alternativa correta acerca dos achados na miocardiopatia hipertrófica com obstrução dinâmica na via de saída do ventrículo esquerdo:

a. Pode-se suspeitar dessa doença ao identificar-se um sopro diastólico aórtico em avaliações de rotina. Quanto menor a obstrução dinâmica na via de saída, maior a intensidade do sopro, o qual se torna menos pronunciado com a manobra de Valsalva.
b. Nos casos com predomínio de hipertrofia anterolateral e apical, o ecocardiograma supera a ressonância magnética. O ecocardiograma ainda permite a estratificação de risco para morte súbita, por facilitar a caracterização de fibrose pela hiper-refringência do septo interventricular.
c. O tratamento intervencionista da obstrução está indicado para pacientes sintomáticos refratários ao tratamento farmacológico.
d. Os pacientes não evoluem com disfunção sistólica, remodelamento ventricular acentuado, afilamento de paredes e/ou aumento de câmaras, já que a hipertrofia ventricular impede esse processo.

e. A alcoolização septal reduz discretamente o gradiente e melhora a sintomatologia em poucos pacientes, que frequentemente requerem tratamento cirúrgico subsequente.

45. Assinale a alternativa correta acerca dos aspectos relativos às várias etiologias de cardiomiopatia restritiva:

a. Na amiloidose m-TTR, o tratamento quimioterápico se impõe e objetiva combater os clones de células B medulares, os quais produzem as cadeias pesadas de imunoglobulinas que se depositam nos tecidos.
b. A doença de Fabry, relacionada à deficiência de betagalactosidase, é associada à herança autossômica dominante e se caracteriza por graus acentuados de hipertrofia ventricular desde a adolescência, levando à dispneia precoce e à angina relacionada à doença coronariana epicárdica.
c. A amiloidose cardíaca deve ser considerada no diagnóstico diferencial nos pacientes com insuficiência cardíaca e fração de ejeção preservada.
d. A hemocromatose primária ocorre devido ao depósito de ferro em vários órgãos, relacionada à herança genética autossômica dominante, sendo decorrente da eliminação reduzida do ferro absorvido e havendo infiltração do coração precoce quando comparada aos outros órgãos sólidos, como fígado e pâncreas.
e. As imagens de PET (tomografia por emissão de pósitrons) têm pouca utilidade para o diagnóstico e seguimento em pacientes portadores de sarcoidose cardíaca, dada a ausência de inflamação perigranulomatosa significativa nessa patologia.

46. Mulher, 45 anos, tabagista, internada na unidade coronariana com diagnóstico de infarto agudo do miocárdio (IAM) de parede anterior, submetida à trombólise há 3 dias. Após boa evolução inicial, começou a apresentar dor ventilatório-dependente, contínua, que melhorava com flexão anterior do tórax. Ao exame físico: bom estado geral, eupneica (frequência respiratória [FR] = 14 irpm), normocárdica (frequência cardíaca [FC] = 80 bpm), bulhas rítmicas em dois tempos com atrito pericárdico, pressão arterial (PA) = 120 x 80 mmHg. Ausculta respiratória com som claro pulmonar, sem crepitações. Considerando a suspeita clínica, assinale a alternativa correta:

a. A indometacina aumenta o fluxo sanguíneo coronariano e apresenta menor incidência de efeitos adversos.
b. Colchicina e corticoides orais são indicados para sintomas refratários e recorrentes.

c. O ibuprofeno está relacionado à redução do processo cicatricial da área infartada.
d. A pericardite epistenocárdica tem apresentação "precoce", também chamada de pericardite peri-infarto, está associada a grandes infartos e indica pior prognóstico.
e. A presença de hemopericárdio e pericardite constritiva é complicação comum.

47. A cardiomiopatia periparto (CMPP) é doença pouco frequente relacionada à gravidez, mas de elevada mortalidade quando não diagnosticada e tratada precocemente. Sobre a cardiomiopatia periparto é **INCORRETO** afirmar:

a. O tratamento é idêntico ao utilizado para outras formas de insuficiência cardíaca fora da gestação.
b. Pode ocorrer no último mês de gestação ou dentro dos cinco meses após o parto em mulheres previamente saudáveis.
c. Multiparidade, idade materna acima de 35 anos, raça negra e pré-eclâmpsia são fatores de risco conhecidos.
d. Fenômenos tromboembólicos, pulmonar e sistêmico são frequentes e, por isso, deve ser considerado o uso da anticoagulação.
e. A indicação da biópsia miocárdica para estabelecer o diagnóstico é controversa, podendo estar indicada em alguns casos selecionados.

48. Assinale a alternativa correta acerca da apresentação da miocardite aguda:

a. Diante de um quadro clínico sugestivo de miocardite aguda, deve-se proceder à investigação complementar que envolva exames laboratoriais, ecocardiograma, seguida da indispensável biópsia miocárdica, a qual, em última análise, permitirá a escolha do tratamento mais efetivo contra o agente etiológico identificado.
b. A miocardite de células gigantes raramente apresenta um curso fulminante e responde bem ao tratamento convencional, apresentando melhor prognóstico do que a causada por infecções virais.
c. Na doença de Chagas, a manifestação da miocardite aguda independe do grau de infecção sistêmica, pois o quadro clínico é quase sempre frustro, exigindo, portanto, alto grau de suspeição clínica.
d. Nas formas agudas com dor torácica, pode se manifestar de modo similar à dor anginosa, com achados semelhantes aos de uma síndrome coronariana aguda, incluindo alterações no eletrocardiograma (ECG) e elevação dos marcadores de necrose miocárdica.

e. Atletas com diagnóstico de miocardite têm baixa incidência de morte súbita, podendo retornar ao treinamento após 4 a 6 semanas de repouso, desde que comprovada a ausência de disfunção ventricular ou arritmias ventriculares.

49. A intervenção farmacológica sobre as várias etapas do sistema renina-angiotensina constitui alvo frequente e preferencial para o tratamento da hipertensão arterial e insuficiência cardíaca. Observe o esquema a seguir e assinale a alternativa que indique corretamente o local onde cada fármaco bloqueador do sistema renina-angiotensina atua:

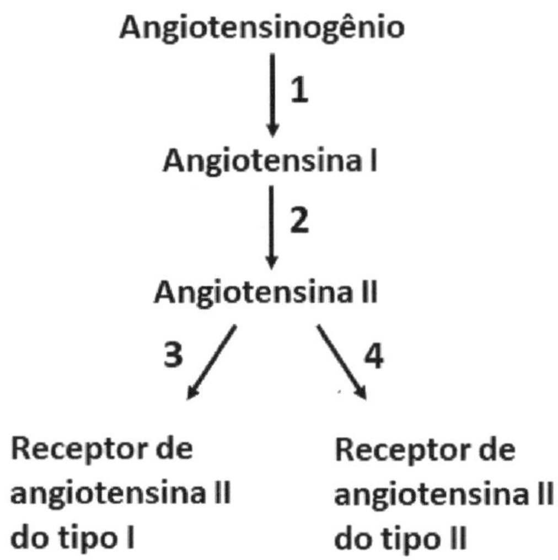

a. 1: alisquireno, 2: enalapril, 4: losartana.
b. 1: enalapril, 2: alisquireno, 4: losartana.
c. 1: enalapril, 2: alisquireno, 3: losartana.
d. 1: alisquireno, 2: enalapril, 3: losartana.
e. 1: enalapril, 2: espironolactona, 4: losartana.

50. A ivabradina, que é um fármaco utilizado também na doença arterial coronariana, poderia ser indicada devido ao mecanismo de ação no nó sinusal, que inclui:

a. Inibição da corrente If e redução da frequência cardíaca.
b. Inibição dos canais de sódio e redução da frequência cardíaca.
c. Estímulo dos canais de potássio e redução da pressão arterial.
d. Estímulo dos canais If e aumento da frequência cardíaca.

e. Inibição do metabolismo da glicose e redução da frequência cardíaca.

51. Os fármacos betabloqueadores possuem diversas indicações, sendo largamente utilizados na prática clínica. Em qual dos cenários abaixo o uso do betabloqueador especificado é contraindicado?

a. Carvedilol para paciente com infarto agudo do miocárdio evoluindo em Killip I.
b. Nebivolol para pacientes com hipertensão arterial resistente.
c. Metoprolol para paciente com angina estável sintomática.
d. Propranolol para paciente com asma em atividade.
e. Bisoprolol para paciente com insuficiência cardíaca com fração de ejeção reduzida.

52. O tratamento da dislipidemia é fundamental para o manejo do paciente com aterosclerose. Sobre o mecanismo de ação dos fármacos hipolipemiantes, considere as assertivas I a III e assinale a alternativa correta.

I. As estatinas são inibidores competitivos da 3-hidroxi-3-metilglutaril coenzima A redutase, etapa limitante na biossíntese do colesterol. Além disso, essa classe de fármacos aumenta a síntese e a expressão do receptor de LDL na membrana celular.
II. A ezetimiba atua especificamente sobre os receptores NPC1-L1 presentes na membrana apical do intestino delgado, inibindo a absorção intestinal de colesterol.
III. Os inibidores da PCSK9 aumentam a densidade de receptores de LDL na membrana dos hepatócitos.

a. I e III são corretas.
b. II e III são corretas.
c. Apenas II está correta.
d. Apenas III está correta.
e. I, II e III são corretas.

2020

53. Homem, 27 anos, com dor em face anterior de tórax com irradiação para o trapézio à esquerda, de moderada intensidade, que piora à inspiração profunda e com discreta melhora em decúbito ventral há dois dias. Referia também dispneia de leve intensidade, sensação de febre e

coriza há 15 dias, além de dores pelo corpo. Pai com infarto agudo do miocárdio aos 48 anos.
Ao exame físico, pressão arterial = 110 x 70 mmHg, frequência cardíaca = 100 bpm. Auscultas pulmonar e cardíaca normais. Eletrocardiograma abaixo. Assinale a alternativa **correta**:

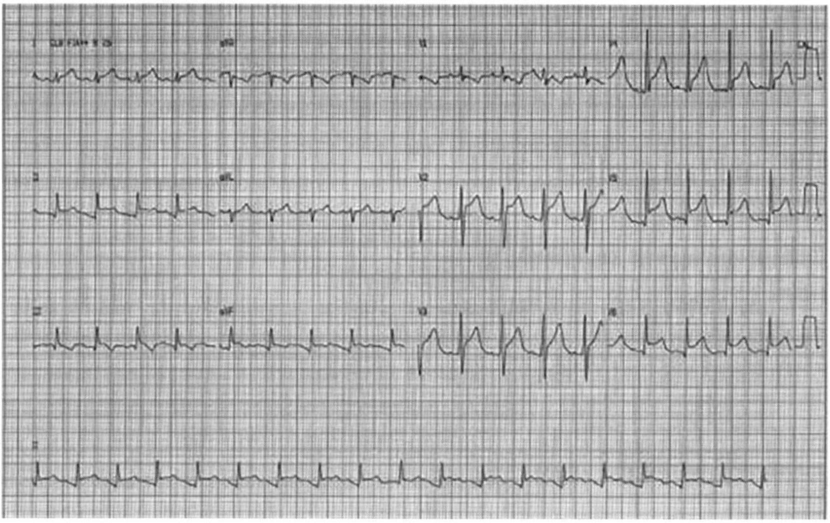

a. O paciente tem pericardite aguda: tanto a dor como as alterações eletrocardiográficas são características desse tipo de comprometimento cardíaco, e o tratamento deve ser feito com a associação de colchicina e anti-inflamatórios não hormonais.
b. O paciente tem infarto agudo do miocárdio de parede anterior extensa com supradesnivelamento do segmento ST. A dor torácica e as alterações eletrocardiográficas são típicas desse tipo de comprometimento cardíaco e há indicação de cinecoronariografia para intervenção.
c. O paciente tem infarto agudo do miocárdio de parede anterior extensa, já que tem história familiar importante para insuficiência coronariana e as alterações eletrocardiográficas são características.
d. Existe somente comprometimento inflamatório miocárdico, que pode ser comprovado pelas alterações eletrocardiográficas e pelo ecocardiograma, com demonstração de diminuição da fração de ejeção do ventrículo esquerdo.
e. Há indicação de prescrição de corticoide, já que o quadro é agudo, seja qual for a etiologia.

54. Em relação à abordagem diagnóstica da miocardite, pode-se afirmar:

a. O peptídeo natriurético cerebral (NT-pro-BNP) encontra-se elevado nos casos de miocardiopatia dilatada secundária à miocardite e permanece elevado mesmo após a recuperação da função ventricular esquerda.
b. Níveis elevados de troponinas cardíacas I e T (cTnI e cTnT) estão associados à gravidade da miocardite e ao prognóstico.
c. Os títulos de anticorpos virais circulantes correlacionam com os genomas virais de tecidos e podem ser usados para o diagnóstico na prática clínica.
d. O aumento da duração do QRS maior que 120 milissegundos e presença de ondas Q são achados inespecíficos ao eletrocardiograma, sem valor prognóstico.
e. Nos casos suspeitos de miocardite, a sensibilidade e a especificidade da ressonância cardíaca para detectar realce tardio são maiores após duas semanas do início dos sintomas.

55. Mulher, 38 anos, com diagnóstico de cardiomiopatia hipertrófica, apresenta-se com dispneia aos esforços em caráter progressivo que havia iniciado nos últimos seis meses. Ecocardiograma evidenciou hipertrofia septal com espessura de 28 mm, fração de ejeção normal e disfunção diastólica com padrão de relaxamento alterado. A velocidade do fluxo sanguíneo na via de saída do ventrículo esquerdo = 1,8 m/s e a pressão sistólica estimada na artéria pulmonar = 42 mmHg. Assinale a alternativa correta em relação à propedêutica para avaliação dos sintomas:

a. O ecocardiograma sob estresse com dobutamina está recomendado para a detecção da presença e do grau da obstrução da via de saída do ventrículo esquerdo.
b. O movimento anterior sistólico da valva mitral deve ser investigado, porém raramente contribui para obstrução dinâmica na via de saída do ventrículo esquerdo.
c. A maior espessura parietal do ventrículo esquerdo está associada a aumento da probabilidade de sintomas de insuficiência cardíaca progressiva.
d. A disfunção diastólica está associada à gravidade da hipertrofia ventricular, sendo a causa provável da dispneia aos esforços em pacientes com doença não obstrutiva.
e. A ressonância cardíaca permite a quantificação da fibrose miocárdica que é potencialmente relevante para estratificação de risco.

56. Homem, 73 anos, diagnóstico de hipertensão há 10 anos bem controlada, em uso de ramipril 5 mg/dia. Procura atendimento para risco cirúrgico para cirurgia ortopédica de correção de ruptura do tendão do bíceps do braço direito. Relata dispneia aos esforços habituais, progressiva, há 3 me-

ses. Exame clínico: "sinal do Popeye" no braço direito. Pressão arterial = 118 x 72 mmHg sentado e 92 x 60 mmHg em pé. Frequência cardíaca = 60 bpm. B4. Ausência de sopros. Eletrocardiograma: bloqueio atrioventricular de 1° grau, bloqueio completo do ramo esquerdo. Ecocardiograma: aumento biatrial, septo interventricular (SIV) = 13 mm, *strain* sistólico longitudinal compatível com apical *sparing*.
Assinale a alternativa correta:

a. A hipótese mais provável é de doença arterial coronariana e o próximo passo é a realização de uma cintilografia miocárdica perfusional, em repouso e com estresse.
b. Trata-se de uma miocardiopatia restritiva, provavelmente relacionada à endomiocardiofibrose.
c. Deve-se dosar a ferritina sérica e o índice de saturação de transferrina. A ressonância abdominal, com a pesquisa da captação hepática de ferro auxilia no diagnóstico e o tratamento, provavelmente incluirá sangrias.
d. A melhor estratégia diagnóstica consiste na solicitação da eletroforese de proteínas, imunofixação sanguínea e/ou urinária e cintilografia com pirofosfato.
e. A biópsia endomiocárdica, com a coloração do vermelho Congo, mostra a patognomônica birefringência vermelha à luz polarizante e é imperativa.

57. Um atleta profissional de 20 anos procura avaliação cardiológica após quadro de miocardite há cerca de 15 dias, preocupado com seu retorno aos treinos.
Assinale a alternativa correta em relação ao caso descrito:

a. A normalização da função ventricular esquerda, a motilidade da parede ventricular e as dimensões cardíacas são critérios necessários para o retorno às atividades esportivas com base no ecocardiograma em repouso.
b. Extrassístoles ventriculares frequentes não contraindicam o retorno às atividades esportivas.
c. A realização de biópsia miocárdica é fundamental no atleta de alto rendimento para definir o tratamento e prognóstico no retorno às atividades esportivas.
d. Marcadores inflamatórios não interferem na liberação do atleta para retorno às atividades competitivas.
e. A morte súbita pode ocorrer em sua fase aguda, quando o indivíduo diagnosticado com miocardite não se absteve de atividades esportivas por um período de recuperação de 6 meses.

58. Mulher, 60 anos, assintomática até há 15 dias, quando começou a sentir cansaço, fraqueza e dispneia rapidamente progressivas até dispneia em repouso. Havia sido submetida à mastectomia e esvaziamento ganglionar axilar esquerdos há 5 anos por adenocarcinoma, seguidos de radioterapia e quimioterapia, com boa evolução. Pressão arterial = 110 x 70 mmHg (80 x 60 mmHg durante inspiração profunda), frequência cardíaca = 120 bpm, frequência respiratória = 32 irpm, temperatura = 37,8°C, estase jugular 3+/4+ a 45° e bulhas rítmicas hipofonéticas sem sopros audíveis. Restante do exame físico normal.
Assinale a alternativa correta:

a. A hipotensão pode ser consequência de desidratação por causa da febre que a paciente apresenta e da taquipneia, sendo necessária hidratação vigorosa para recuperação dos níveis pressóricos.
b. O quadro clínico pode ser de constrição pericárdica porque à ausculta as bulhas são hipofonéticas e a paciente foi submetida à quimioterapia, que pode causar espessamento pericárdico importante.
c. A paciente pode ter desenvolvido miocardiopatia dilatada secundária à radioterapia, e o quadro atual pode ser caracterizado como de insuficiência cardíaca com fração de ejeção reduzida após a paciente ser submetida a um ecocardiograma.
d. As medidas de pressão arterial sistólica com diferença de 30 mmHg entre as medidas durante expiração e inspiração caracterizam o chamado sinal de Kussmaul, característico de comprometimentos pericárdicos por tumores.
e. Esta paciente está com tamponamento cardíaco, e o ecocardiograma é o exame de escolha para comprovar a presença de derrame pericárdico importante.

59. Mulher, 35 anos, com história de poliartralgias, mialgias, mal-estar, fadiga, emagrecimento. Apresenta quadro de dor torácica, retroesternal, ventilatório-dependente, acompanhada por febre baixa (38°C), iniciada há 30 minutos. Com sinais de artrite nas articulações das mãos e punhos. SO_2 = 98% em ar ambiente. Pressão arterial = 118 x 74 mmHg; frequência cardíaca = 112 bpm. Presença de atrito pericárdico. Eletrocardiograma: taquicardia sinusal, infradesnivelamento do segmento PR, difusamente, com supradesnivelamento ST em todas as derivações anteriores e inferiores. Hemograma: leucopenia (com linfopenia) e plaquetopenia, sem anemia. Troponina e *brain natriuretic peptide* (BNP) normais e análise de urina com proteinúria +++.
Quanto ao diagnóstico e condutas a serem tomadas, assinale a alternativa correta:

a. Trata-se de um provável quadro de pericardite lúpica. A paciente deve ser internada e monitorizada. O tratamento inicial inclui o uso de anti-inflamatórios não esteroides.
b. A presença de febre, mialgias, artralgias, leucopenia, linfopenia e plaquetopenia sugere fortemente o diagnóstico de dengue. Provavelmente o quadro é de uma miocardite, e a ressonância magnética do coração é o exame de escolha.
c. O uso da hidroxicloroquina é contraindicado, pois frequentemente provoca miocardiopatia dilatada.
d. A elevação do segmento ST, na presença de dor torácica aguda, implica provável síndrome coronariana aguda e, consequentemente, o correto é encaminhar a paciente para o laboratório de hemodinâmica e realizar angioplastia primária.
e. O quadro mais provável é de artrite reumatoide e se deve iniciar imunossupressores imediatamente.

60. A sarcoidose é uma doença sistêmica de causas não definidas, caracterizada histologicamente por granulomas não caseosos. Com relação ao acometimento cardíaco, assinale a alternativa **INCORRETA**:

a. A sarcoidose pode afetar átrios, ventrículos, valvas, músculos papilares e sistema de condução.
b. Alterações contráteis segmentares com distribuição não coronariana, afilamento anterobasal do septo com ecogenicidade aumentada ao ecocardiograma transtorácico são muito sugestivos.
c. Imagens híbridas de tomografia por emissão de prótons e ressonância magnética (PET-RM) possibilitam avaliar simultaneamente a estrutura e função cardíaca, detectar fibrose e determinar o grau de inflamação ativa. Atualmente, é o método diagnóstico de escolha.
d. A forma cardíaca clinicamente evidente ocorre em 25% dos pacientes com sarcoidose sistêmica. Já o acometimento pulmonar é raro, caracterizado por linfadenopatia hilar bilateral, opacidades reticulares parenquimatosas e, em casos avançados, sinais de doença intersticial pulmonar e fibrose.
e. A terapêutica inclui imunossupressão para as lesões ativas, tratamento da insuficiência cardíaca e terapia antiarrítmica.

2021

61. Mulher, 25 anos, sem antecedentes cardiovasculares, apresenta-se com quadro de dispneia há 10 dias, com piora rapidamente progressiva, evo-

luindo com choque cardiogênico e necessidade de suporte inotrópico e hemodinâmico com balão intra-aórtico. Ecocardiograma revelou fração de ejeção do ventrículo esquerdo de 20%.
Sobre as hipóteses diagnósticas e manejo da paciente, é correto afirmar:

a. Miocardite de células gigantes e eosinofílica são potenciais causas de miocardite fulminante, e o fator causal da miocardite pode ser definido por meio de ressonância nuclear magnética.
b. A biópsia endomiocárdica em geral não está indicada em caso de miocardite fulminante.
c. O suporte mecânico circulatório deve ser considerado para pacientes com miocardite fulminante como ponte para transplante ou para recuperação.
d. A sobrevida após transplante cardíaco para pacientes com miocardite é pior do que para outras etiologias.
e. O tratamento com imunossupressores não está indicado na miocardite de células gigantes.

62. Sobre a cardiomiopatia dilatada (CMD) é correto afirmar:

a. Uma causa importante é a miocardite, sendo os fungos os agentes infecciosos mais frequentes.
b. Estima-se que a maioria dos casos se deva ao abuso de etanol, cujo consumo causa aumento da frequência cardíaca e vasodilatação, levando a prejuízo da microcirculação miocárdica, à diminuição da contratilidade e ao aumento da pressão diastólica final do ventrículo esquerdo.
c. Agentes quimioterápicos como as antraciclinas lesam o miocárdio por meio de estresse oxidativo secundário às alterações da função mitocondrial e fosforilação oxidativa, porém levam à cardiomiopatia hipertrófica e não à CMD.
d. A cardiomiopatia periparto é um tipo muito frequente de CMD, que ocorre usualmente nos dois primeiros trimestres de gestação; raramente ocorre no terceiro trimestre e/ou nos primeiros 5 meses de puerpério.
e. As mutações genéticas são responsáveis por cerca de 35% dos casos e envolvem genes que codificam proteínas do sarcômero, do citoesqueleto, dos desmossomos e da membrana nuclear.

63. Homem, 35 anos, admitido em unidade de emergência com eletrocardiograma evidenciando (ECG) taquicardia ventricular sustentada monomórfica, morfologia de bloqueio do ramo esquerdo, sem comprometimento hemodinâmico. Após cardioversão, observa-se a presença de onda épsilon e ondas t invertidas em derivações precordiais direitas ao eletrocardiograma.

O ecocardiograma mostra alteração segmentar do ventrículo direito, e a ressonância magnética confirma esse achado, além de identificar a disfunção do ventrículo direito (fração de ejeção 30%). O Holter 24h registra em torno de 5.000 extrassístoles ventriculares e vários episódios de taquicardia ventricular não sustentada. Em relação ao caso descrito, qual a alternativa correta?

a. Há indicação de cardiodesfibrilador implantável para prevenção da morte súbita cardíaca, frequente nesses pacientes.
b. A prescrição de inibidores da enzima conversora da angiotensina (iECA) ou bloqueadores de receptores da angiotensina (BRA) mudam a evolução clínica e o prognóstico da doença.
c. Os betabloqueadores são contraindicados, em função dos bloqueios atrioventriculares que comumente ocorrem nos portadores dessa forma de cardiomiopatia.
d. Diuréticos de alça e antagonistas da aldosterona não são utilizados, pois podem precipitar episódios de taquicardia ventricular.
e. O padrão de herança autossômico recessiva é a forma mais comum desta doença.

64. A cardiomiopatia por estresse (síndrome de Takotsubo) é mais frequentemente associada a:

a. Disfunção ventricular esquerda segmentar, predominantemente da parede inferior.
b. Ocorrência de dor torácica, supradesnivelamento do segmento ST e inversão da onda T ao eletrocardiograma, sendo sempre necessário o diagnóstico diferencial com síndrome coronariana aguda.
c. Doença arterial coronária obstrutiva, com frequente ruptura de placa e formação de trombo.
d. Sexo masculino, ocorrendo com frequência em faixas etárias abaixo dos 50 anos, na vigência de estresse emocional.
e. Ausência de elevação dos marcadores de necrose miocárdica e elevação dos peptídeos natriuréticos BNP e NT-proBNP.

65. Homem, 45 anos, evolui com dispneia aos grandes esforços e durante avaliação cardiológica apresenta eletrocardiograma com bloqueio do ramo direito e ecocardiograma com a presença de trabéculas na parede ventricular esquerda, com localização apical dos músculos papilares; as trabéculas têm a mesma ecogenicidade do miocárdio, apresentam movimento sincrônico com a contração ventricular e os espaços intratrabeculares são preenchidos por sangue, proveniente da cavidade ventricular.

Estes achados são consistentes com o diagnóstico de:

a. Endomiocardiofibrose.
b. Cardiomiopatia hipertrófica.
c. Miocárdio não compactado.
d. Cardiomiopatia dilatada.
e. Cardiomiopatia chagásica.

66. Homem, 25 anos, refere dispneia aos esforços há 1 ano. Há 1 semana, apresentou síncope desliga-liga enquanto jogava futebol. Está preocupado porque seu pai havia morrido subitamente aos 35 anos. Realizou ecocardiograma, que evidenciou:

- Fração de ejeção do ventrículo esquerdo normal.
- Septo com 30 mm.
- Parede posterior com 20 mm de espessura.
- Gradiente intraventricular de 40 mmHg.
- Movimento sistólico anterior da valva mitral.

Ao Holter 24h, 10 episódios de taquicardia ventricular não sustentada, com até 15 batimentos. Realizou ressonância nuclear magnética, que confirmou os achados e demonstrou fibrose de 20% da massa ventricular. Assinale a alternativa correta em relação a este caso:

a. A doença se manifesta ainda na infância. Logo, todos os parentes acima de 5 anos devem ser rastreados com eletrocardiograma e ecocardiograma. A enfermidade está descartada naqueles que já tiveram os exames normais ainda na idade escolar.
b. Os betabloqueadores e os inibidores dos canais de cálcio são contraindicados nessa doença, uma vez que têm efeito inotrópico negativo e podem piorar os sintomas.
c. O paciente deve ser submetido à miectomia para redução do gradiente intraventricular e melhora da sobrevida.
d. A fibrilação atrial é uma arritmia frequente nessa doença. A droga de escolha para controle do ritmo nesses pacientes é a propafenona.
e. Está indicado o implante de cardiodesfibrilador (CDI).

67. Assinale a alternativa correta em relação às doenças sistêmicas do sistema cardiovascular e coração:

a. A forma cardíaca da sarcoidose pode se manifestar com bloqueio atrioventricular total, taquicardia ventricular, morte súbita ou sintomas de insuficiência cardíaca.

b. A biópsia endomiocárdica é o método diagnóstico de eleição na suspeita de sarcoidose cardíaca, uma vez que possui alta sensibilidade, pela natureza difusa do acometimento miocárdico.
c. A amiloidose associada à transtirretina é a forma com maior prevalência de acometimento cardíaco. É exclusivamente hereditária e inicia precocemente com neuropatia (periférica e autonômica), sintomas de insuficiência cardíaca e/ou arritmias.
d. A amiloidose AA decorre da produção de proteína amiloide composta por imunoglobulinas de cadeia leve, sintetizadas em discrasias plasmocitárias, como o mieloma múltiplo. O exame de eleição para seu diagnóstico é a cintilografia com pirofosfato, com achados fortemente positivos para deposição dessa proteína amiloide.
e. Deve-se suspeitar de doença de Fabry em pacientes com PR curto, hipertrofia ventricular e bloqueios de condução que tenham história de angioqueratomas, acroparestesias e anidrose. O diagnóstico é clínico, por meio de um escore, e seu tratamento de suporte, com medicações para insuficiência cardíaca.

68. Assinale a alternativa correta sobre a pericardite aguda:

a. A etiologia idiopática é a mais comum em qualquer região do mundo.
b. A ressonância magnética é o método de primeira escolha no diagnóstico.
c. O sintoma mais comum é dor precordial.
d. A colchicina em monoterapia é o tratamento padrão atual.
e. A pericardite recorrente é muito rara, mas traz o risco de evolução para constrição.

69. Homem, 50 anos, apresenta há meses quadro progressivo de dispneia aos esforços com edema de membros inferiores, frio e simétrico. No exame físico, observa-se turgência jugular patológica, ritmo regular, ausência de sopros ou bulhas acessórias, hepatomegalia e ascite, além de confirmar a presença de edema 3+/4 em membros inferiores. Na inspiração profunda, há aumento na turgência jugular e a pressão venosa central é estimada em 15 cmH_2O.
Assinale a alternativa correta sobre o diagnóstico deste caso:

a. Tamponamento cardíaco.
b. Pericardite constritiva.
c. Cirrose hepática.
d. Insuficiência cardíaca com fração de ejeção reduzida.

e. Síndrome de veia cava.

70. No derrame pericárdico agudo, são achados ecocardiográficos precoces de tamponamento:

a. Veia cava inferior com diâmetro > 2 cm e variação respiratória > 50%.
b. Aumento do fluxo mitral > 50% com a inspiração.
c. Abaulamento do septo interventricular com compressão do ventrículo esquerdo ("sinal do D").
d. Colapso diastólico do átrio direito e do ventrículo direito.
e. Derrame pericárdico com espessura máxima > 20 mm.

71. Uma jovem de 20 anos apresenta quadro de mialgias, odinofagia e dor precordial em pontada, sem irradiação, que alivia em posição genupeitoral. Ao exame físico, apresenta temperatura = 37,5°C, sem outras alterações. O ecocardiograma mostra derrame pericárdico de 8 mm na maior espessura, sem sinais de restrição. O eletrocardiograma apresenta-se abaixo. Hemograma, bioquímica e proteína C-reativa são normais.

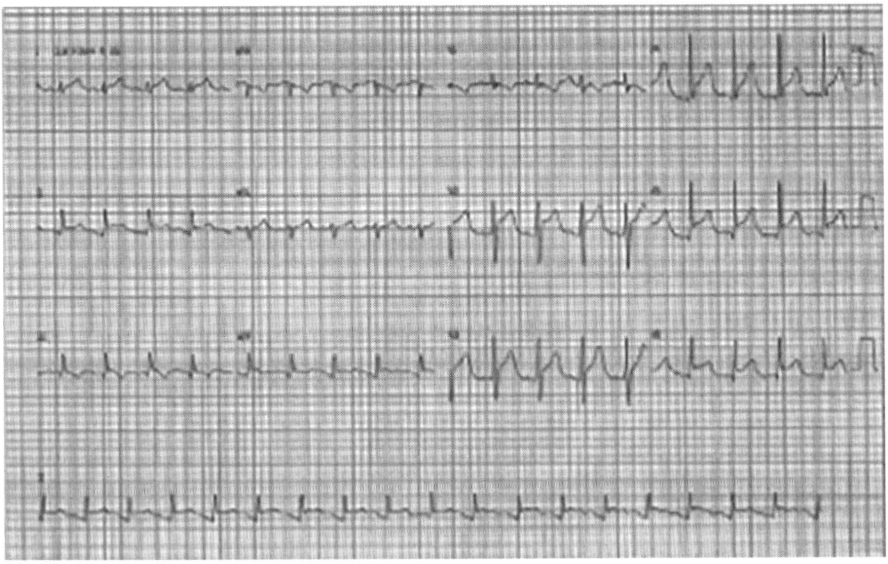

O plano terapêutico inicial é:

a. Realizar pericardiocentese diagnóstica, enviando material para citometria, proteínas, cultura e citologia.

b. Administrar anti-inflamatórios não esteroides (AINEs) associados à colchicina e monitorar evolução do derrame.
c. Solicitar fator antinuclear, fator reumatoide e anticorpos anticitoplasma de neutrófilo; iniciar prednisona 1,0 mg/kg/dia.
d. Realizar pericardiocentese de alívio com biópsia pericárdica e confecção de janela pleuropericárdica.
e. Realizar teste tuberculínico (PPD) e iniciar esquema terapêutico empírico.

72. Qual das alternativas abaixo apresenta a melhor indicação para o tratamento ambulatorial de pericardite aguda confirmada?

a. Mulher, 50 anos, há três dias com temperatura = 37,7°C, dor precordial e fadiga.
b. Homem, 20 anos, com temperatura = 38,9°C, dor precordial e dispneia.
c. Mulher, 30 anos, com temperatura = 37°C, dispneia e turgência jugular no exame físico.
d. Homem, 40 anos, com temperatura = 37°C, dor precordial e em quimioterapia para linfoma de Hodgkin.
e. Homem, 50 anos, há 10 dias com temperatura = 37°C, e aumento de troponina.

73. Qual das assertivas abaixo é correta em relação a pistas (*red flags*) para o diagnóstico de amiloidose?

a. Insuficiência cardíaca com fração de ejeção preservada (ICFEp), particularmente em homens idosos (maiores de 60 anos) e síndrome do túnel do carpo bilateral.
b. Ruptura do tendão do tríceps; apresentação clínica de cardiomiopatia hipertrófica iniciada tardiamente (acima de 60 anos); e fenótipo infiltrativo ao ecocardiograma (SIV > 12 mm).
c. Equimose periorbitária; microglossia; espessamento concêntrico das paredes do ventrículo esquerdo (VE) com amplitude do QRS reduzida ou não aumentada proporcionalmente ao grau de aumento da espessura das paredes do ventrículo esquerdo (VE).
d. Estenose do canal vertebral; anormalidade do *strain* longitudinal que poupa a região basal; e enchimento ventricular esquerdo de padrão restritivo, com espessamento das paredes do ventrículo direito.
e. Polineuropatia periférica não explicada e/ou disfunção autonômica; realce tardio na ressonância magnética cardíaca de padrão subepicárdico ou transmural, difuso ou aumento do volume extracelular; e insuficiência

cardíaca exibindo cavidade ventricular esquerda dilatada e com espessamento das paredes (septo interventricular maior que 20 mm).

74. Homem, 70 anos, portador de doença pulmonar obstrutiva crônica (DPOC), admitido na emergência devido à dor torácica retroesternal com duração de 3 horas, a qual remitiu espontaneamente ao ser admitido na sala de emergência. O eletrocardiograma não revelou alterações isquêmicas, mas a troponina inicial estava alterada (acima do percentil 99 da normalidade). Na admissão:

- Pressão arterial = 95 x 60 mmHg.
- Frequência cardíaca = 110 bpm.
- Frequência respiratória = 20 irpm.
- SpO_2 95%.
- Ausculta pulmonar com crepitações finas bibasais e bulhas rítmicas normofonéticas sem sopros.

Assinale a alternativa correta sobre o tratamento subsequente:

a. Os betabloqueadores orais devem ser iniciados precocemente nos pacientes com alto risco para choque cardiogênico, desde que não apresentem bloqueio atrioventricular de grau avançado ou broncoespasmo ativo.
b. Em pacientes que tenham feito uso prévio até 12h antes de inibidores da fosfodiesterase tipo 5, a introdução de nitratos orais deve ser em altas doses.
c. Recomenda-se a administração precoce de morfina para pacientes de risco intermediário a alto sem hipotensão por seu efeito analgésico e venodilatador.
d. Evitar o uso isolado de agentes bloqueadores dos canais de cálcio diidropiridínicos de curta ação, pois, apesar do efeito venodilatador, estão associados à taquicardia.
e. Preconiza-se a administração de oxigênio suplementar no atendimento inicial do paciente, independentemente da mensuraçao da saturação de O_2 (SpO_2), uma vez que a hipoxemia agrava a isquemia miocárdica, aumentando a lesão.

75. Em pacientes em uso de heparina de baixo peso molecular, é(são) considerado(s) indicação(ões) de dosagem de atividade do fator anti-Xa:

a. Uso concomitante de antiagregante plaquetário.
b. Idade acima de 75 anos.
c. Próteses valvares biológicas.
d. *Clearance* de creatinina abaixo de 50 mL/min e obesidade.

e. Trombos intracavitários.

76. Assinale a alternativa correta em relação à ezetimiba:

a. Não interfere na expressão dos receptores de LDL.
b. Não traz benefício para pacientes com estenose aórtica degenerativa.
c. Sua posologia recomendada é de um comprimido de 10 mg duas vezes ao dia.
d. Inibe a absorção de colesterol no intestino delgado, atuando nos receptores NPC1-L1 (*Niemann-Pick C1-Like 1*).
e. Pode piorar a esteatose hepática não alcoólica.

77. Assinale a alternativa correta em relação aos diuréticos:

a. Essas drogas não exercem efeito na resistência vascular periférica mesmo em uso prolongado.
b. Seu efeito anti-hipertensivo tem estreita relação com a dose utilizada, assim como seus efeitos colaterais.
c. A clortalidona tem uma maior potência diurética e meia-vida mais prolongada quando comparada à hidroclorotiazida; tem sido considerada o diurético de escolha para pacientes com hipertensão arterial sistêmica (HAS) resistente ou refratária.
d. Essas drogas são classicamente usadas para o tratamento de hipertensão e ainda hoje são a primeira opção para o tratamento inicial em monoterapia.
e. Os diuréticos poupadores de potássio não devem ser utilizados em associação com os tiazídicos ou os diuréticos de alça.

78. Em relação ao uso dos bloqueadores dos canais de cálcio (BCCs) para tratamento da hipertensão, é correto afirmar:

a. Os BCCs, em geral, podem provocar hiperplasia gengival – um efeito adverso reversível se detectado precocemente.
b. Seu uso requer monitorização seriada de eletrólitos pelo risco de hipocalcemia grave.
c. O anlodipino, que pertence ao grupo dos não diidropiridínicos, é o fármaco mais bem estudado dessa classe de medicamentos.
d. O edema maleolar costuma ser efeito colateral raro, comum a todos os medicamentos dessa classe, resultando da própria ação vasodilatadora (mais arterial que venosa) e promovendo a transudação capilar.
e. Recomenda-se o uso de anlodipino em doses fracionadas de 6/6h devido ao seu tempo de meia-vida curto.

79. Mulher, 78 anos, com diagnóstico de melanoma metastático, com queixa de mialgia, dispneia e dor torácica há quatro dias. Há 10 dias recebeu a primeira dose do tratamento oncológico com nivolumabe e ipilimumabe (inibidores de *checkpoint* imunológicos – ICI). Exames laboratoriais: troponina I 0,40 ng/mL (primeira dosagem) e troponina I 0,42 ng/mL (segunda dosagem – valor de referência de troponina: 0,014).

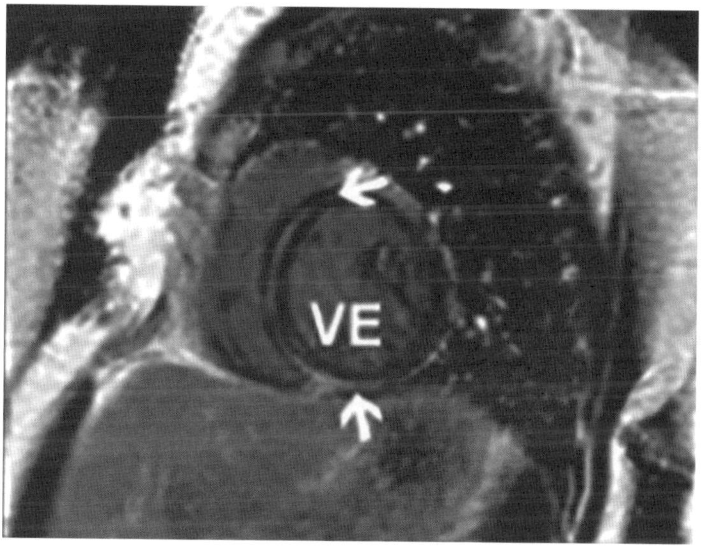

Sobre a anormalidade associada a essa classe de medicação, e de acordo com o exame de imagem apresentado, assinale a alternativa **correta**:

a. É uma complicação de evolução benigna, com alta incidência, mais comum após várias doses de ICI. Manter o tratamento com ICI e iniciar colchicina.
b. É uma complicação de evolução benigna, mais comum após os primeiros ciclos de ICI. Relaciona-se principalmente com isquemia miocárdica por vasoespasmo. Complementar investigação com eco *strain* e manter a medicação (ICI).
c. É uma complicação grave, com baixa incidência, mais comum após os primeiros ciclos de ICI. Suspender o tratamento com ICI e iniciar corticoide.
d. É mais comum após os primeiros ciclos. Há alta associação com isquemia miocárdica por vasoespasmo. Manter a medicação (ICI) e complementar investigação com cateterismo cardíaco.
e. É uma complicação grave, com alta incidência, mais comum após os primeiros ciclos. Suspender o tratamento com ICI e iniciar anti-inflamatórios não esteroides (AINEs).

2022

80. Considerando-se as doenças sistêmicas e sua relação com o coração, assinale a alternativa correta:

a. Na esclerose sistêmica ocorre fibrose pulmonar, levando a aumento da resistência vascular pulmonar e hipertensão arterial pulmonar apenas na fase tardia da doença.
b. Na arterite de Takayasu, o envolvimento da artéria pulmonar se desenvolve em mais de 80% dos casos, sendo que a hipertensão pulmonar é primária e sempre precoce.
c. Na síndrome antifosfolípide, os anticoagulantes orais diretos (fator Xa) são indicados como primeira linha.
d. Na artrite reumatoide, o acometimento valvar mais comum é a endocardite verrucosa (endocardite de Libman-Sacks).
e. Na doença de Behçet e na síndrome antifosfolípide, a trombose ocorre em grandes vasos, arteriais e venosos.

81. O tromboembolismo venoso (TEV) engloba a trombose venosa profunda e a embolia pulmonar. Sobre os estados de hipercoagulabilidade que favorecem o desenvolvimento do TEV, é correto afirmar:

a. A neurocirurgia é um procedimento que acarreta baixo risco de TEV.
b. O repouso prolongado no leito está associado a risco intermediário de TEV.
c. Distúrbios hereditários são raros em pacientes com TEV antes dos 45 anos de idade.
d. O fator mutante V de Leiden é a trombofilia hereditária menos comum.
e. O uso de varfarina aumenta os níveis séricos da proteína C.

82. Em relação à cardiotoxicidade dos quimioterápicos utilizados na oncologia, assinale a alternativa **INCORRETA**:

a. Os fatores de risco para a cardiotoxicidade secundária ao trastuzumabe incluem o uso prévio de antraciclinas e ciclofosfamida.
b. A ciclofosfamida possui risco de desenvolvimento de doença isquêmica cardíaca.
c. A hipertensão arterial é o principal efeito dos inibidores da tirosino-quinase anti-VEGF, tais como sunitinibe e sorafenibe.
d. O principal efeito cardiovascular da 5-fluoruracila (5-FU) é a disfunção ventricular esquerda.

e. Agentes imunomoduladores, como a talidomida e a lenalidomida, estão associados a maior risco de eventos tromboembólicos venosos.

83. Sobre a síndrome cardiorrenal (SCR), é correto afirmar:

a. A disfunção cardíaca na SCR tipo IV ocorre por agravamento crônico da função renal.
b. A lesão cardíaca na SCR tipo III é crônica e irreversível.
c. A SCR ocorre quando uma lesão renal é induzida pela disfunção cardíaca, mas não o contrário.
d. O uso de diuréticos de alça pode impedir a SCR do tipo I, pelo efeito modulador do sistema renina-angiotensina-aldosterona.
e. A disfunção renal observada na SCR do tipo II é reversível.

84. Em relação às complicações cardiovasculares das vacinas contra COVID-19, é correto afirmar:

a. No caso de indivíduos que tiveram VITT (*vaccine-induced immune thrombotic thrombocytopenia*) com vacina de vetor de adenovírus, não há problema de se administrar outra dose, não sendo necessária substituição por vacina de RNA.
b. O prognóstico da miocardite relacionada à vacina é muito desfavorável: na maioria dos casos, as complicações graves com risco de vida são frequentes.
c. O curso clínico da miocardite associada à vacina é grave e o risco de miocardite excede claramente o benefício da vacina.
d. História prévia de tromboembolismo venoso (TEV) ou de predisposição para TEV são contraindicação absoluta à vacinação com qualquer tipo de vacina
e. Embora seja reconhecida como uma reação adversa a essas vacinas, a incidência real de VITT (*vaccine-induced immune thrombotic thrombocytopenia*) é ainda desconhecida, e evidências apontam para uma complicação rara.

85. Paciente do sexo masculino, de 16 anos de idade, apresentou febre reumática aguda, com cardite, mostrando ao ecocardiograma na fase aguda insuficiência mitral de grau moderado, com resolução completa em ecocardiograma de controle.
Na prevenção secundária de febre reumática nesse paciente, qual seria a duração correta da profilaxia?

a. Até 21 anos de idade ou 5 anos após o último surto.

b. Até os 40 anos de idade, visto que ele apresentou lesão valvar.
c. Até 5 anos após o último surto.
d. Durante toda a vida, devido à presença de cardite.
e. Até 25 anos de idade ou 10 anos após o último surto.

86. Paciente do sexo masculino, de 78 anos de idade, hipertenso, diabético tipo II, tabagista, dislipidêmico, em uso de: atenolol 50 mg/dia; hidroclorotiazida 25 mg/dia; sinvastatina 20 mg/dia; e metformina 850 mg/dia. Sedentário, baixo condicionamento físico, humor deprimido. Necessita de avaliação pré-operatória para cirurgia de ressecção transuretral de próstata. Assintomático do ponto de vista cardiovascular. Pressão arterial = 110 x 70 mmHg (ambos os braços); frequência cardíaca = 60 bpm; frequência respiratória = 16 irpm; peso = 75 kg; altura = 1,70 m. Exame físico normal, exceto por redução da amplitude de pulsos arteriais em membros inferiores. Eletrocardiograma e exames de laboratório clínico normais.
Em relação à avaliação pré-operatória desse paciente, assinale a alternativa correta:

a. Para esse tipo de procedimento é dispensável a realização do eletrocardiograma no pré-operatório.
b. O paciente não tem risco de apresentar condições cardiovasculares graves no período perioperatório.
c. Pela baixa capacidade funcional, nesse caso, está indicada a realização de exames para avaliação de isquemia.
d. A cirurgia planejada tem risco intrínseco baixo para complicações cardíacas.
e. Não é necessária a solicitação de hemograma para essa avaliação pré-operatória.

87. Paciente do sexo feminino, de 64 anos de idade, hipertensa, dislipidêmica. Em uso de ácido acetilsalicílico (AAS) 100 mg/dia, clopidogrel, rosuvastatina e olmesartana. Angioplastia com implante de *stent* farmacológico no terço médio da coronária direita há 9 meses, com excelente resultado. Será submetida à colecistectomia laparoscópica. Risco de sangramento considerado intermediário.
A respeito do manejo dos antiplaquetários para essa paciente, assinale a alternativa correta:

a. Suspender AAS 100 mg 7 dias e clopidogrel 5 dias antes da cirurgia.
b. Manter AAS 100 mg/dia e suspender o clopidogrel 5 dias antes da cirurgia.

c. Manter a dupla antiagregação plaquetária por 1 ano e postergar a cirurgia.
d. Fazer heparina como "ponte" durante a suspensão do AAS e clopidogrel.
e. Manter AAS 100 mg/dia e trocar clopidogrel por dabigatrana, que possui meia-vida mais curta.

88. Sobre as alterações do eletrocardiograma na amiloidose cardíaca, assinale a alternativa correta:

a. Tanto na amiloidose por cadeia leve como na transtirretina, o achado de baixa voltagem é o mais frequente.
b. A presença de voltagem normal ou sinais de sobrecarga de ventrículo esquerdo excluem a possibilidade de amiloidose cardíaca.
c. Ausência de progressão de ondas R em derivações precordiais e desproporção da voltagem em relação à espessura miocárdica são achados sugestivos de amiloidose cardíaca, independentemente do tipo de amiloidose.
d. Fibrilação atrial torna pouco provável o diagnóstico de amiloidose cardíaca, mesmo na presença de baixa voltagem.
e. Bloqueio atrioventricular de primeiro grau é achado pouco comum na amiloidose cardíaca.

89. Em relação às pericardites, assinale a alternativa **INCORRETA**:

a. Quadros abdominais, como colecistite aguda e pancreatite, não são considerados diagnósticos diferenciais de pericardite.
b. As principais síndromes pericárdicas encontradas na prática clínica incluem pericardite, derrame pericárdico e tamponamento cardíaco.
c. Alguns dos diagnósticos diferenciais são: insuficiência coronariana, tromboembolismo pulmonar e síndrome de Takotsubo.
d. A pericardite crônica tem duração maior que 3 meses.
e. Um episódio agudo de pericardite é frequentemente precedido por uma síndrome gastrointestinal ou quadro semelhante à gripe.

90. Em relação à suspeita de amiloidose cardíaca, assinale a sequência mais adequada para o diagnóstico:

a. Cintilografia com traçador ósseo → sequenciamento do gene da transtirretina → pesquisa de cadeia leve monoclonal.
b. Pesquisa de cadeia leve monoclonal → cintilografia com traçador ósseo → sequenciamento do gene da transtirretina.

c. Sequenciamento do gene da transtirretina → cintilografia com traçador ósseo → pesquisa de cadeia leve monoclonal.
d. Pesquisa de cadeia leve monoclonal → sequenciamento do gene da transtirretina → cintilografia com traçador ósseo.
e. Cintilografia com traçador ósseo → pesquisa de cadeia leve monoclonal → sequenciamento do gene da transtirretina.

91. Qual das alternativas **NÃO** é característica da dor no quadro clínico da pericardite?

a. Dor aguda no peito com início rápido, sendo este o principal sintoma da pericardite aguda.
b. Dor suave ou latejante, em muitos casos com melhora ao se sentar e inclinar-se para a frente.
c. Dor aguda no peito, que irradia para a mandíbula, simulando angina.
d. A dor tem relação clara com a inspiração.
e. A dor pode irradiar para a crista do trapézio.

92. Assinale a alternativa correta quanto à indicação da avaliação genética na cardiomiopatia hipertrófica:

a. Serve para estratificação de risco visando a implante de cardiodesfibrilador implantável.
b. É o método de mais baixo custo para se realizar o diagnóstico da cardiomiopatia hipertrófica.
c. Pode ser utilizada para rastreamento de familiares de 1º grau de pacientes com diagnóstico confirmado.
d. Permite avaliar os pacientes que responderão melhor ao betabloqueador.
e. Deve ser usada de rotina em todos os pacientes.

93. São indicações de terapia imunossupressora na miocardite, **EXCETO**:

a. Miocardite linfocitária.
b. Miocardite por doença autoimune.
c. Miocardite de células gigantes.
d. Sarcoidose.
e. Miocardite eosinofílica.

94. Em relação à cardiomiopatia de Takotsubo, assinale a alternativa **INCORRETA**:

a. É uma forma transitória de cardiomiopatia que ocorre habitualmente após um grande estresse e normalmente leva à discinesia e ao "balonismo" do ápice ventricular.
b. Frequentemente mimetiza síndrome coronariana aguda, com dor torácica, supradesnivelamento do segmento ST anterior e troponina elevada.
c. A hiperativação simpática ocasiona o fenômeno observado na Takotsubo de aumento regional da contratilidade miocárdica associada à depressão da contratilidade com balonamento.
d. A presença de estresse físico ou emocional como gatilho enfatiza o papel da atividade simpática como principal fator para o desenvolvimento de Takotsubo.
e. A ausência de um gatilho, como estresse físico ou emocional, exclui a síndrome.

95. Em relação à cardiomiopatia periparto, assinale a alternativa correta.

a. Afrodescendência, primiparidade, gestação em idade abaixo dos 20 anos e desnutrição são considerados fatores de risco para cardiomiopatia periparto.
b. São considerados critérios diagnósticos: insuficiência cardíaca (IC) com fração de ejeção do ventrículo esquerdo reduzida (FEVE < 45%), início dos sintomas no final da gravidez ou nos primeiros 5 meses do puerpério e ausência de outra etiologia de IC.
c. A presença de realce tardio na ressonância nuclear magnética ocorre em grande parte das pacientes e não tem qualquer relação com o prognóstico.
d. A interrupção da gestação deve ser considerada independentemente da apresentação clínica da paciente.
e. As pacientes que cursam com resolução completa dos sintomas e da função ventricular (fração de ejeção do ventrículo esquerdo [FEVE] > 55%) após 12-24 meses de tratamento devem manter todas as medicações modificadoras do curso da doença por tempo indefinido.

96. Paciente de 55 anos de idade, portador de insuficiência cardíaca por cardiomiopatia chagásica, em Classe Funcional III da New York Heart Association (CF-NYHA), em uso otimizado de sacubitril-valsartana, carvedilol, espironolactona, dapaglifozina e furosemida. O eletrocardiograma revela ritmo sinusal e bloqueio de ramo esquerdo com duração do QRS = 150 ms. Ecocardiograma: fração de ejeção do ventrículo esquerdo (FEVE) = 30%, com hipocinesia difusa, insuficiência mitral moderada e pressão sistólica da artéria pulmonar = 40 mmHg.
Qual é a melhor opção terapêutica?

a. Terapia de ressincronização cardíaca.
b. Uso de benzonidazol por 6 meses.
c. Associar inibidor da enzima conversora da angiotensina ao sacubitril-valsartana.
d. Clipagem percutânea mitral para correção da regurgitação mitral.
e. Transplante cardíaco.

97. Paciente de 72 anos de idade, com quadro de dispneia aos pequenos esforços, edema de membros inferiores, ortopneia e dispneia paroxística noturna há 9 meses. O eletrocardiograma revela bloqueio atrioventricular de 1º grau, baixa voltagem em derivações periféricas. O ecocardiograma apresentou hipertrofia biventricular e espessamento das valvas aórtica e mitral, espessamento do septo interatrial e padrão de *strain* global longitudinal, conforme vídeo e Figura 1, fração de ejeção de ventrículo esquerdo de 56%, dilatação biatrial importante. Laboratório: gamopatia monoclonal presente na imunofixação de proteínas séricas. A cintilografia óssea com pirofosfato com tecnécio apresenta-se na Figura 2.

Para acessar o vídeo, escaneie o QR Code ao lado (voucher: potec)

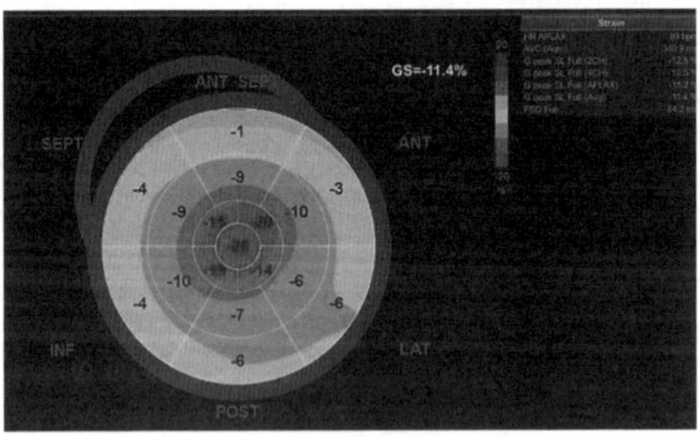

Figura 1

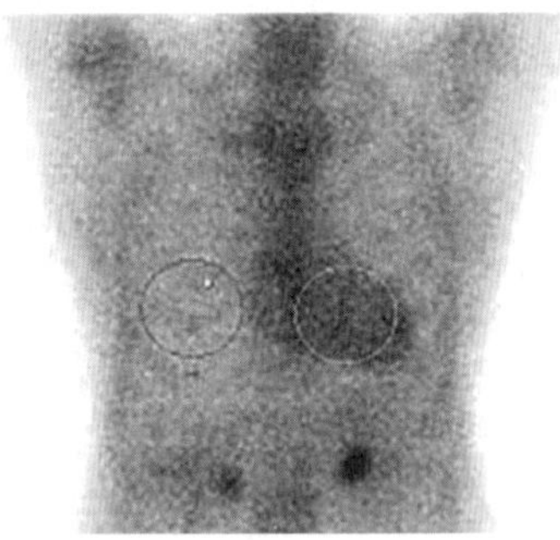
Figura 2

Em relação a esse caso, assinale a alternativa correta:

a. A ressonância nuclear magnética é imperativa na investigação diagnóstica do caso descrito, pois o eletrocardiograma e o ecocardiograma não são indicativos de amiloidose cardíaca.
b. A imagem do *strain* longitudinal global mostra uma alteração de deformidade regional do ventrículo esquerdo que poupa os segmentos apicais

(*apical sparing*), mas esse não é achado sugestivo de amiloidose cardíaca por depósito de transtirretina.

c. A cintilografia cardíaca com pirofosfato com tecnécio não faz parte do fluxograma diagnóstico desse paciente, visto que, com a presença de gamopatia monoclonal, o diagnóstico mais provável é o de amiloidose por cadeias leves (AL), com o seu resultado sendo possivelmente um falso-positivo.

d. A cintilografia cardíaca com pirofosfato com tecnécio tem 100% de especificidade para o diagnóstico de amiloidose cardíaca por depósito de transtirretina, não havendo necessidade de outros exames diagnósticos para esse caso.

e. O achado de baixa voltagem no eletrocardiograma tem alta sensibilidade em pacientes portadores de amiloidose cardíaca por depósito de transtirretina.

98. Paciente do sexo masculino, de 26 anos de idade, refere quadro de infecção de vias aéreas superiores há 2 semanas e dispneia intensa em repouso há 3 dias, associada à dispneia paroxística noturna, ortopneia e pré-síncope, sem dor torácica.

Exame físico:

- Frequência cardíaca = 120 bpm
- Pressão arterial = 70 x 40 mmHg
- Perfusão lentificada
- Galope de terceira bulha
- Estertores crepitantes em bases
- Estase jugular a 45 graus
- Refluxo hepatojugular
- Hepatomegalia dolorosa a 4 cm da borda costal direita
- Discreto edema de membros inferiores

Eletrocardiograma: taquicardia sinusal com alterações difusas da repolarização ventricular.

Ecocardiograma:

- Átrio esquerdo = 35 mm
- Ventrículo esquerdo = 56 x 40 mm
- Fração de ejeção do ventrículo esquerdo = 32%
- Pressão sistólica da artéria pulmonar = 40 mmHg
- Disfunção moderada de ventrículo direito, veia cava dilatada

Exames laboratoriais:

- Troponina = 1.230 pg/mL (até 50)
- Proteína C-reativa (PCR) = 45 mg/dL (até 5)
- BNP = 850 pg/mL
- Ausência de eosinofilia no sangue periférico

- PCR negativo para COVID-19

Com base no quadro clínico, assinale a alternativa correta:

a. Por se tratar de provável miocardite e pela apresentação de choque cardiogênico, tem indicação de biópsia endomiocárdica caso não haja resposta ao tratamento inicial de suporte hemodinâmico.
b. Por se tratar de provável miocardite e pela apresentação de choque cardiogênico, o uso de corticosteroide em doses elevadas deve ser instituído o mais rapidamente possível.
c. A hipótese de miocardite eosinofílica não deve ser considerada, uma vez que não existe eosinofilia periférica.
d. Por se tratar de provável miocardite viral, o uso de imunoglobulinas deve ser evitado, sendo indicado o uso de corticoide intravenoso.
e. PCR negativo para COVID-19 exclui a possibilidade de miocardite por essa etiologia.

99. Paciente do sexo feminino, de 65 anos de idade, com história de dor precordial em aperto, irradiando para membro superior esquerdo, associada à dispneia. Refere que os sintomas iniciaram no primeiro dia de pós-operatório de ressecção de massa ovariana. Ao exame físico, estava com frequência respiratória de 26 irpm, auscultas respiratória e cardíaca normais; frequência cardíaca = 108 bpm; pressão arterial = 145 x 90 mmHg. O eletrocardiograma está exposto na figura. A paciente foi encaminhada ao cateterismo cardíaco de urgência, sendo evidenciadas coronárias normais.
Ventriculografia no vídeo.

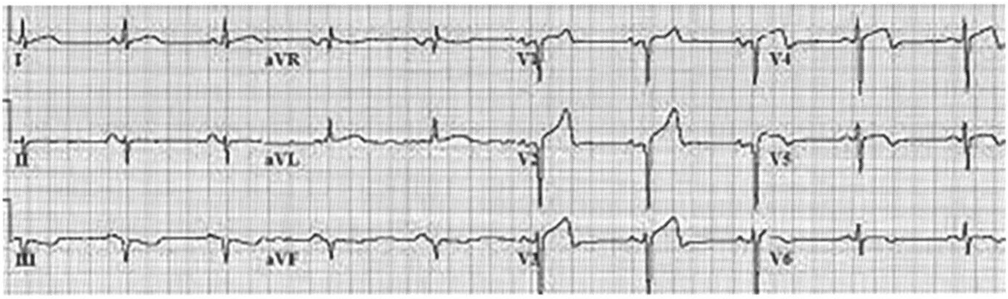

Para acessar o vídeo, escaneie o QR Code ao lado (voucher: potec)

Assinale a alternativa correta em relação ao caso descrito:

a. Essa patologia é mais comum em mulheres pré-menopausa, podendo ser desencadeada por gatilhos físicos e emocionais.
b. Considerar o uso de inibidores da enzima conversora da angiotensina e/ou betabloqueador para grupos de maior risco.
c. A recorrência de quadros como esse é bastante comum, geralmente estando associada a discinesias nas mesmas áreas acometidas na apresentação inicial.
d. A patologia apresentada é decorrente de uma disfunção microvascular intensa, sendo a indicação de dupla antiagregação plaquetária e estatinas por tempo indeterminado mandatória.
e. A mortalidade intra-hospitalar é alta e a reversão dos achados iniciais na ventriculografia ou ecocardiograma, quando ocorre, se dá após cerca de 6 meses do evento índice.

100. Em relação à cardiotoxicidade das antraciclinas, assinale a alternativa correta:

a. A cardiotoxicidade nunca é aguda e quando ocorre é sempre irreversível.
b. O estresse oxidativo causado pela produção de espécies reativas de oxigênio protege contra a cardiotoxicidade das antraciclinas.
c. A propensão para cardiotoxicidade é a mesma para os diferentes regimes de tratamento.
d. A cardiotoxicidade não é dose-dependente, não sendo necessária a redução da dose cumulativa.
e. A disfunção ventricular decorre, dentre outras causas, de: lesão do retículo sarcoplasmático e das mitocôndrias; modificação estrutural e funcional de miofibrilas; e perda da capacidade de regeneração do músculo cardíaco e de células endoteliais coronarianas.

8. SÍNDROMES CORONARIANAS AGUDAS

Utilize o QR code para visualizar as figuras deste capítulo na plataforma digital do livro. Voucher: potec.

2018

1. Quanto à terapia medicamentosa adjuvante no infarto agudo do miocárdio, assinale a alternativa **CORRETA**:

a. Os betabloqueadores devem ser iniciados precocemente em todos os pacientes.
b. A administração dos nitratos por via intravenosa ocorre preferencialmente nos pacientes sob risco de choque cardiogênico, frequência cardíaca elevada e com pressão arterial sistólica < 120 mmHg.
c. Os antagonistas dos canais de cálcio podem ser alternativa ao uso do betabloqueador naqueles com função ventricular comprometida e/ou alterações da condução elétrica atrioventricular.
d. Os inibidores da enzima conversora da angiotensina (IECA) têm indicação para estes pacientes na atenuação do remodelamento ventricular esquerdo, reduzindo a incidência tardia de insuficiência cardíaca e até mesmo da mortalidade.
e. Existem evidências científicas para o uso de nitratos, independentemente de sua via de administração, na redução de desfechos cardiovasculares maiores, destacando-se mortalidade.

2. Paciente do sexo feminino, 62 anos, chega à sala de emergência com queixa de que, há 2 dias, vinha sentindo dor retroesternal, constritiva, com irradiação para mandíbula e dorso, de duração de cerca de 20 min e associada à sudorese fria, repetindo-se por 3 vezes nas últimas 24 horas. No momento, sem sintomas. Pressão arterial (PA) = 135 x 80 mmHg; frequência cardíaca (FC) = 112 bpm. Nega episódios anteriores e tem história de dislipidemia e sedentarismo, nunca tendo usado medicação. O eletrocardiograma é normal, e os marcadores de necrose miocárdica foram negativos. Qual a melhor estratégia farmacológica para esta paciente?

a. Nitrato venoso + anlodipino + estatina + dupla antiagregação plaquetária e enoxaparina em dose plena.
b. Nitrato venoso + dupla antiagregação plaquetária e enoxaparina em dose plena + tirofibana.
c. Betabloqueador + estatina + dupla antiagregação plaquetária e enoxaparina em dose plena.
d. Anlodipino + estatina + dupla antiagregação plaquetária e enoxaparina em dose plena.
e. Betabloqueador + nitrato venoso + anlodipino + estatina + dupla antiagregação plaquetária e enoxaparina em dose plena + tirofibana.

3. Em relação à administração de fibrinolíticos no infarto agudo do miocárdio, assinale a alternativa **INCORRETA**:

a. Neoplasia no sistema nervoso central e discrasia sanguínea conhecida são contraindicações absolutas para administração do medicamento.
b. A terapia antiplaquetária com ácido acetilsalicílico (AAS) e prasugrel mostrou benefícios na redução de desfechos quando associada aos fibrinolíticos.
c. Quanto mais precoce a administração do medicamento, maior será a preservação do miocárdio em risco e a redução da mortalidade.
d. Preditores independentes de acidente vascular cerebral pós-fibrinólise são pacientes de baixo peso e sexo feminino, entre outros.
e. A terapia antitrombótica com heparina está indicada em associação aos agentes fibrinolíticos.

4. Qual das situações abaixo refere-se a infarto do miocárdio tipo 1?

a. Paciente do sexo feminino, com 75 anos, tabagista e diabética, subitamente apresenta dor precordial, palidez e sudorese, com eletrocardiograma (ECG) mostrando supradesnivelamento de segmento ST em parede inferior.

b. Paciente do sexo feminino, com 56 anos, com infarto agudo do miocárdio e supradesnivelamento de segmento ST em parede anterior; ao cateterismo, flagra-se importante espasmo de artéria descendente anterior.
c. Paciente com 82 anos, apresenta taquicardia supraventricular com instabilidade, sendo revertida cerca de 15 minutos depois. Eletrocardiograma de reversão mostra inversão de ondas T, mas os marcadores de necrose 6 horas depois são elevados.
d. Paciente com 75 anos, diabético, realizou angioplastia prévia há 1 mês e, por desorientação, suspendeu o uso de antiagregantes. Apresenta-se agora com infarto agudo do miocárdio, com trombose de *stent*.
e. Paciente do sexo masculino, 77 anos, apresenta sangramento digestivo importante, com instabilidade hemodinâmica. Foi internado e tratado adequadamente.

5. Paciente de 56 anos, do sexo masculino, chegou ao pronto-socorro com queixa de dor retroesternal em aperto, com duração de 20 min, que se repetiu por 2 vezes nas últimas 24 horas. Estava assintomático havia 2 anos, em uso de ácido acetilsalicílico (AAS), sinvastatina e enalapril. Apresenta antecedentes de hipertensão, dislipidemia e *stent* implantado há 2 anos, após dor com características semelhantes. Pai falecido de infarto do miocárdio aos 54 anos. Exame físico: ritmo cardíaco regular; frequência cardíaca (FC) = 88 bpm; pressão arterial (PA) = 140 x 90 mmHg; pulmões sem ruídos adventícios. Primeira medida de troponina positiva. O eletrocardiograma (ECG) está apresentado na figura que segue.

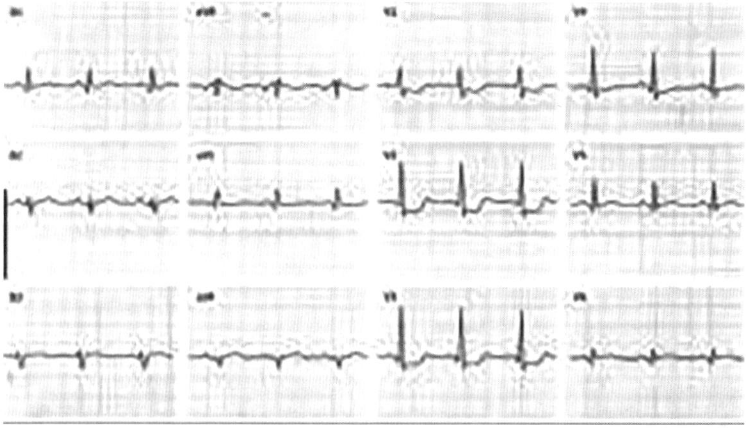

Após a chegada ao hospital, voltou a sentir a mesma dor, que cedia com nitroglicerina venosa. Qual o risco deste paciente e sua forma de estratificação? Em quanto tempo?

a. Paciente de alto risco (TIMI = 6); deve ser estratificado invasivamente nas próximas 24 horas.
b. Paciente de alto risco (TIMI = 5); deve ser estratificado invasivamente nas próximas 48 horas.
c. Paciente de alto risco (TIMI = 7); deve ser estratificado invasivamente nas próximas 24 horas.
d. Paciente de alto risco (TIMI = 6); deve ser estratificado invasivamente nas próximas 72 horas.
e. Paciente de alto risco (TIMI = 6); deve ser estratificado invasivamente nas próximas 48 horas.

6. Paciente do sexo masculino, 70 anos, 80 kg e 1,80 m, faz acompanhamento regular e desconhece ter outro problema de saúde além de dislipidemia. Apresenta-se à emergência com quadro de dor precordial opressiva, com 3 horas de duração. Realizou eletrocardiograma que mostrou supradesnível de segmento ST em parede inferior. A unidade de emergência não dispõe de hemodinâmica e decide-se realizar fibrinólise. O emergencista pretende administrar tenecteplase, ácido acetilsalicílico (AAS), clopidogrel e enoxaparina. Qual é a dose correta da enoxaparina a ser aplicada nos primeiros minutos de tratamento do infarto agudo do miocárdio (IAM) com supradesnivelamento do segmento ST na ausência de contraindicações?

a. 80 mg, SC (subcutâneo); não fazer enoxaparina (IV) intravenosa.
b. 60 mg, SC (subcutâneo); não fazer enoxaparina (IV) intravenosa.
c. 30 mg, IV (intravenoso), em bolo, seguido de 80 mg, SC (subcutâneo).
d. 30 mg, IV (intravenoso), em bolo; não fazer enoxaparina SC (subcutânea) nas próximas 12 horas.
e. Não é recomendável aplicar enoxaparina na vigência de tratamento com tenecteplase mais dupla antiagregação.

7. Paciente do sexo masculino, 55 anos, é admitido na UPA (Unidade de Pronto Atendimento) com forte dor precordial há 2 horas. Eletrocardiograma mostra supradesnível de segmento ST em parede anterior. É submetido à trombólise química com critérios de reperfusão. Segundo a estratégia fármaco-invasiva atualmente indicada, este paciente:

a. Deve ser submetido a cateterismo com vistas à possível intervenção coronária percutânea dentro de 3 a 24 horas após a trombólise bem-sucedida.
b. Deveria ter sido administrada metade da dose do trombolítico no atendimento pré-hospitalar e, em seguida, ter sido encaminhado para hospital de referência.

c. Deve ser submetido a cateterismo o quanto antes após a administração de trombólise, mesmo que a reperfusão química seja bem-sucedida.
d. Deve ser submetido a cateterismo com vistas à possível intervenção coronária percutânea após 48 horas da trombólise bem-sucedida.
e. Caso seja optado por cateterismo cardíaco, a trombólise intra-arterial está indicada.

8. O uso da cocaína e do crack nos últimos anos alcançou proporções alarmantes no mundo todo. A droga tem inúmeros efeitos cardiovasculares, e a dor torácica isquêmica é uma das manifestações mais frequentes do uso agudo da droga. Em relação ao atendimento do paciente usuário de cocaína com dor torácica, todas as alternativas abaixo estão corretas, EXCETO:

a. A isquemia miocárdica pode resultar de um ou mais dos seguintes fatores: 1) aumento da demanda de oxigênio pelo miocárdio (taquicardia); 2) marcante vasoconstrição coronariana; 3) maior agregação plaquetária e formação de trombos.
b. Tipicamente, os sintomas de dor torácica acontecem várias horas após o uso agudo da cocaína e sua principal causa é a dissecção aguda da aorta. Os betabloqueadores são as principais drogas a serem utilizadas.
c. Havendo coexistência de crise hipertensiva, o uso de nitratos endovenosos é bastante eficaz, juntamente com os benzodiazepínicos.
d. A terapia antitrombótica e antiplaquetária utilizada segue as mesmas recomendações para o atendimento das demais síndromes coronarianas agudas.
e. Independentemente da causa da dor torácica, os pacientes devem ser fortemente estimulados a abandonar o uso desta e de outras drogas ilícitas concomitantes, bem como do tabaco e do álcool.

9. Homem, 70 anos, sem comorbidades, foi submetido à angioplastia primária com *stent* farmacológico de artéria descendente anterior devido a infarto do miocárdio com supradesnivelamento do segmento ST. Por conta disso, foi tratado desde a admissão com ácido acetilsalicílico (AAS) + clopidogrel. No terceiro dia, o clopidogrel foi substituído por ticagrelor 90 mg, 2 vezes ao dia, evoluindo a partir de então com episódios de dispneia sem relação com alterações cardiopulmonares ao exame físico. Em relação ao tratamento antiplaquetário usado para este paciente, assinale o item **CORRETO**:

a. A dispneia induzida pelo ticagrelor costuma ser persistente caso o tratamento seja mantido.

b. O ticagrelor é um composto não tienopiridínico que age bloqueando de maneira reversível o receptor P2Y12.
c. Além da dispneia, outros efeitos colaterais particulares do ticagrelor são: hiperuricemia, taquicardia assintomática e aumento de creatinina.
d. Ranitidina e omeprazol devem ser evitados em associação ao clopidogrel, pois bloqueiam a biotransformação do antiplaquetário em droga ativa.
e. Polimorfismos genéticos do citocromo 2C19 influenciam a biotransformação do clopidogrel e do ticagrelor em droga ativa.

10. Assinale a alternativa **INCORRETA** sobre o infarto do ventrículo direito (VD):

a. A perfusão coronariana do VD ocorre tanto em sístole quanto em diástole.
b. A tríade clínica de hipotensão, os campos pulmonares limpos e a elevação da pressão venosa jugular apresentam alta especificidade e baixa sensibilidade para o diagnóstico.
c. A elevação do segmento ST nas derivações precordiais direitas é transitória e desaparece após algumas horas do início dos sintomas.
d. Utilização de marca-passos sequenciais pode ser útil para a reversão do choque cardiogênico em pacientes com bloqueio atrioventricular avançado.
e. O tratamento com nitratos, via de regra, reduz a isquemia imposta ao VD e melhora o quadro clínico.

11. Em relação à placa de ateroma, nas síndromes coronarianas agudas, responda verdadeiro (V) ou falso (F):
( ) A capa fibrosa, formada por colágeno, separa o núcleo lipídico da circulação sanguínea.
( ) O componente inflamatório parece não ter importância no processo de instabilização da placa aterosclerótica.
( ) A migração das células musculares lisas para o subendotélio é responsável pela gênese da capa fibrosa do ateroma.
( ) A localização preferencial de rotura de uma placa é a região central da mesma.
( ) Uma das características que podem diferenciar uma placa aterosclerótica instável de uma estável é a quantidade de linfócitos T no interior da mesma.
De acordo com as afirmações, assinale a alternativa **CORRETA**:

a. V, V, V, F, V.
b. F, V, F, V, F.
c. F, F, V, V, F.
d. V, F, V, F, V.
e. V, V, F, F, V.

12. Em até quanto tempo deve-se obter o perfil lipídico após o evento de síndrome coronariana aguda com supradesnivelamento do segmento ST?

a. 12 horas.
b. 36 horas.
c. 48 horas.
d. 6 horas.
e. 24 horas.

13. No estudo MIRACL, realizado em fase aguda do infarto agudo do miocárdio, mostrou-se redução de reinternação hospitalar por angina em apenas 4 meses de tratamento hipolipemiante, introduzida precocemente qual estatina e em que dose?

a. 40 mg de rosuvastatina.
b. 80 mg de atorvastatina.
c. 40 mg de atorvastatina.
d. 20 mg de rosuvastatina.
e. 20 mg de sinvastatina com 10 mg de ezetimiba.

14. A terapia antiagregante plaquetária é fundamental para o manejo de pacientes com síndrome coronária aguda (SCA), levando a reduções importantes das taxas de morte e reinfarto. Assinale a alternativa **CORRETA** em relação aos principais antiagregantes plaquetários disponíveis em nosso meio:

a. Para pacientes com SCA e história de acidente vascular encefálico prévio ou acidente isquêmico transitório, deve-se preferir o prasugrel, por menor risco de sangramentos maiores em relação a outros antiagregantes.
b. A inibição das glicoproteínas IIb/IIIa pelo ácido acetilsalicílico, determinando bloqueio máximo da agregação plaquetária, explica as reduções significativas de risco de eventos cardiovasculares relacionados à intervenção coronária percutânea com implante de *stent* na SCA.
c. Pelo bloqueio da enzima CYP2C19, enzima fundamental para conversão do clopidogrel para sua forma metabolicamente ativa, o uso concomitante de omeprazol é contraindicado até para indivíduos sob maior risco de hemorragia digestiva.
d. O ticagrelor, por se ligar reversivelmente ao receptor P2Y12, tem meia-vida mais curta (em torno de 12 horas).
e. Os inibidores da ciclo-oxigenase I, como tirofiban e eptifibatide, devem ser usados para pacientes de risco moderado a alto e submetidos à estratégia invasiva precoce.

2019

15. Homem, 77 anos, internado com infarto agudo do miocárdio (IAM) com supradesnivelamento do segmento ST de parede anterior, com 10 horas de evolução. Na admissão, apresentava saturação de oxigênio de 89%, pressão arterial (PA) = 85 x 60 mmHg e frequência cardíaca (FC) = 108 batimentos por minuto (bpm). Qual, dentre as medidas que devem ser feitas na admissão, **NÃO** é recomendada para este paciente?

a. Oxigenoterapia.
b. Administração de metoprolol via intravenosa.
c. Administração de fibrinolíticos.
d. Enoxaparina 0,75 mg/kg de peso corporal a cada 12 horas.
e. Ácido acetilsalicílico (AAS) + clopidogrel.

16. Paciente foi submetido à angioplastia primária com sucesso. Evoluiu em Killip I e fração de ejeção do ventrículo esquerdo (FEVE) = 45%. Qual das prescrições abaixo deve ser indicada ao paciente no momento da alta hospitalar?

a. Ácido acetilsalicílico (AAS), inibidor do receptor do P2Y12, estatina em dose alta, inibidor do receptor do sistema renina-angiotensina-aldosterona e diltiazem.
b. Ácido acetilsalicílico (AAS), inibidor do receptor do P2Y12, estatina em dose alta, betabloqueador e espironolactona.
c. Ácido acetilsalicílico (AAS), inibidor do receptor do P2Y12, estatina em dose alta, inibidor do receptor do sistema renina-angiotensina-aldosterona, betabloqueador e mononitrato de isossorbida.
d. Ácido acetilsalicílico (AAS), inibidor do receptor do P2Y12, estatina em dose alta, inibidor do receptor do sistema renina-angiotensina-aldosterona, betabloqueador e espironolactona.
e. Ácido acetilsalicílico (AAS), inibidor do receptor do P2Y12, estatina em dose alta, inibidor do receptor do sistema renina-angiotensina-aldosterona e betabloqueador.

17. Homem, 63 anos, internado com quadro de angina instável. Qual, dentre as alternativas abaixo, NÃO constitui estratificador de alto risco nesta condição clínica?

a. Angina noturna.
b. Dor em repouso prolongada (> 20 minutos) e contínua.

c. Angina com hipotensão.
d. Angina associada a sopro sistólico de regurgitação em foco mitral.
e. Angina em repouso com alterações dinâmicas de ST (igual ou maior do que 1 mm).

18. Homem, 72 anos, deu entrada no pronto-socorro queixando-se de dor torácica do tipo opressiva há vários meses, com intensificação destes sintomas nos últimos dois dias. Fazia uso de losartana 50 mg (2 vezes/dia), atorvastatina 40 mg e ácido acetilsalicílico (AAS) 100 mg (prescrito há 2 semanas após a identificação de doença coronária aterosclerótica em coronariografia solicitada por seu médico assistente, com opção inicialmente para tratamento clínico). Ao exame, apresentava-se eupneico. Pressão arterial (PA) = 120 x 80 mmHg; frequência cardíaca (FC) = 100 bpm; exame físico sem alterações significativas; marcadores iniciais de necrose (troponina) normais. Imagem do eletrocardiograma (ECG) realizado. Assinale a alternativa correta acerca do caso exposto:

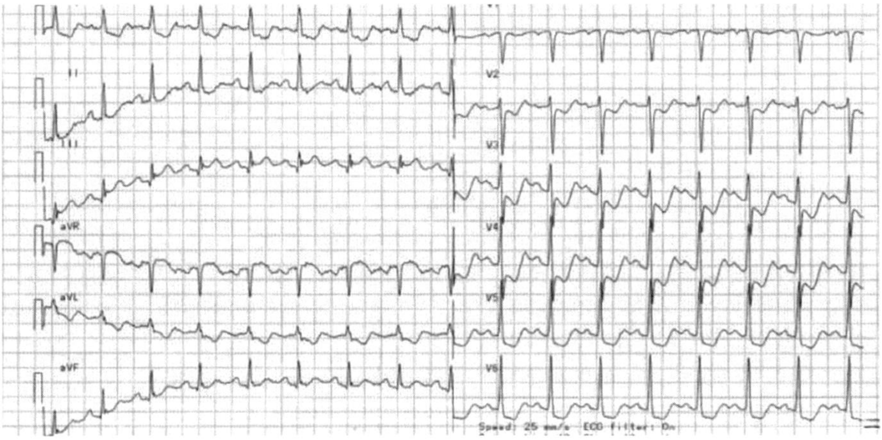

a. Por se tratar de paciente de baixo risco, deve-se seriar a troponina e, em caso de não elevação deste biomarcador, pode-se dar alta, com orientação para procurar o médico assistente.
b. O teste ergométrico é a opção de escolha para a melhor estratificação de risco deste paciente, tendo em vista tratar-se de exame não invasivo e que poderá ser realizado ambulatorialmente.

c. Pelo quadro clínico e eletrocardiográfico, trata-se de paciente com quadro isquêmico agudo, devendo ser submetido de imediato à trombólise com agente fibrinolítico.
d. Trata-se de paciente de alto risco cardiovascular, devendo ser internado preferencialmente em unidade de tratamento intensivo, com as devidas medidas farmacológicas específicas, e ser submetido à investigação invasiva, com a realização de cinecoronariografia.
e. Não há evidências consolidadas em diretrizes sobre o benefício de heparinização neste paciente em virtude do alto risco de sangramento.

19. Na fase aguda do infarto agudo do miocárdio (IAM), em qual condição o betabloqueador **NÃO** é contraindicado:

a. Pressão arterial sistólica < 90 mmHg.
b. Frequência cardíaca = 70 bpm.
c. Hipoperfusão periférica.
d. Insuficiência ventricular esquerda grave ou moderada.
e. Bloqueio atrioventricular avançado.

20. Homem, 53 anos, refere desconforto torácico de moderada intensidade, com início há 1 hora, desencadeado pós-estresse emocional. Negava comorbidades e qualquer medicação em uso. Exame físico inicial sem alterações significativas. A imagem mostra o eletrocardiograma (ECG) inicial realizado na sala de emergência. Assinale a alternativa **correta** quanto à contribuição do ECG:

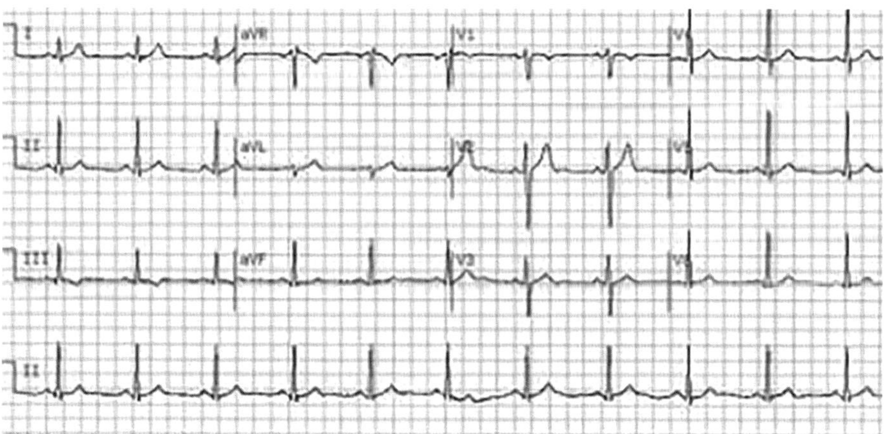

a. Quando disponíveis, ECGs prévios não devem ser utilizados para comparação, pois qualquer alteração nova ou presumidamente nova do segmento ST ou onda-T não está associada a maior risco de doença coronariana isquêmica.
b. O ECG normal ou sem alterações sugestivas de isquemia não descarta a possibilidade de quadro isquêmico agudo. Deve-se realizar o eletrocardiograma de modo seriado, sobretudo nos pacientes com quadro clínico característico.
c. No cenário da síndrome coronariana aguda (SCA), um ECG inicial normal associado a exame físico sem alterações evidentes descarta a gravidade de possíveis lesões coronárias ateroscleróticas, podendo, desta forma, afastar diagnóstico de lesões triarteriais graves ou de tronco de coronária esquerda.
d. A distinção entre a angina instável (AI) e o infarto sem supradesnivelamento do segmento ST (IAMSSST) deve ser definida apenas pelas alterações eletrocardiográficas no ECG inicial.
e. Diversos estudos têm demonstrado que a sensibilidade do ECG de admissão para síndrome coronária aguda tem excelente sensibilidade e especificidade, não havendo necessidade de distinção entre angina instável (AI) e infarto sem supradesnivelamento do segmento ST (IAMSSST) por meio da análise dos biomarcadores de necrose.

21. Nas síndromes coronarianas agudas (SCA) sem supradesnivelamento do segmento ST, são indicadores clínicos de alto risco de eventos os seguintes sinais, **EXCETO**:

a. Inversão da onda T.
b. Idade > 70 anos.
c. Elevação da troponina.
d. Evidência de disfunção do ventrículo esquerdo.
e. Presença de infradesnivelamento do segmento ST > 0,2 mV.

22. Em relação ao uso dos antiplaquetários nas síndromes coronarianas agudas (SCA) sem supradesnivelamento do segmento ST, é **CORRETO** afirmar:

a. Os estudos com o ácido acetilsalicílico (AAS) evidenciaram nítido impacto tanto na redução de infarto agudo do miocárdio (IAM) não fatal quanto de mortalidade em curto e médio prazos.
b. Os efeitos benéficos com a utilização do clopidogrel ocorreram apenas em pacientes de alto risco e naqueles submetidos à angioplastia.

c. O prasugrel não aumentou a incidência de sangramento grave nem de sangramentos fatais.
d. O ticagrelor demonstrou redução significativa na incidência de infarto do miocárdio, óbitos por causas vasculares e de acidente vascular encefálico (AVE).
e. É indicado o uso rotineiro dos inibidores da GP IIb/IIIa para pacientes sob uso de dupla antiagregação plaquetária antes do cateterismo.

2020

23. Qual dos itens abaixo é classificado como alto risco de morte no contexto da síndrome isquêmica aguda sem supradesnivelamento do segmento ST?

a. Sinais de doença vascular extracardíaca.
b. Uso prévio de cocaína.
c. Diagnóstico prévio de diabetes *mellitus*.
d. Idade maior do que 70 anos.
e. Sopro de insuficiência mitral transitório.

24. Analise as imagens abaixo de diferentes pacientes e assinale a alternativa **INCORRETA**:
Imagem a: projeção PA cranial

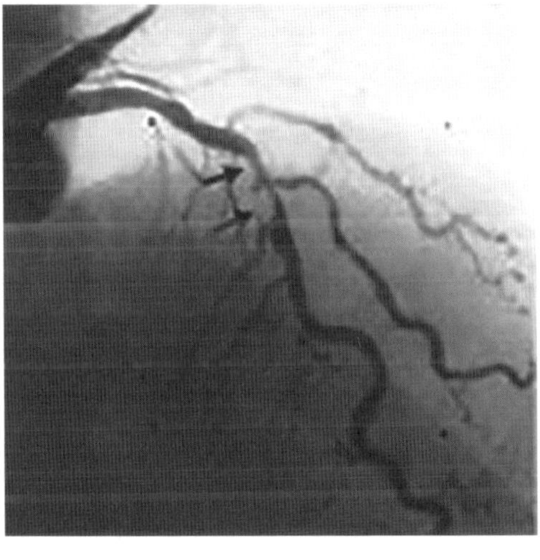

Imagem b: projeção PA

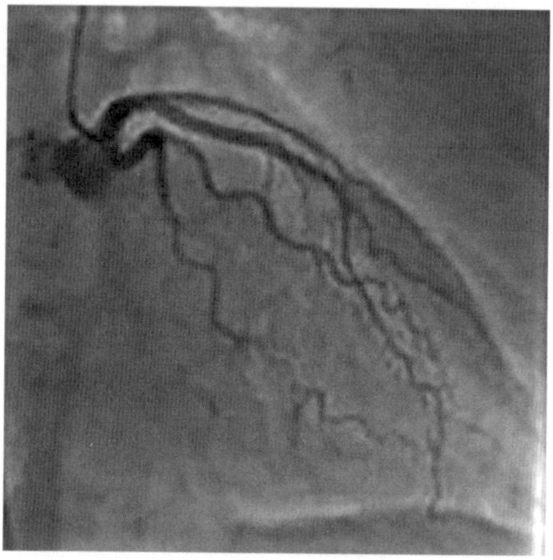

Imagem c:

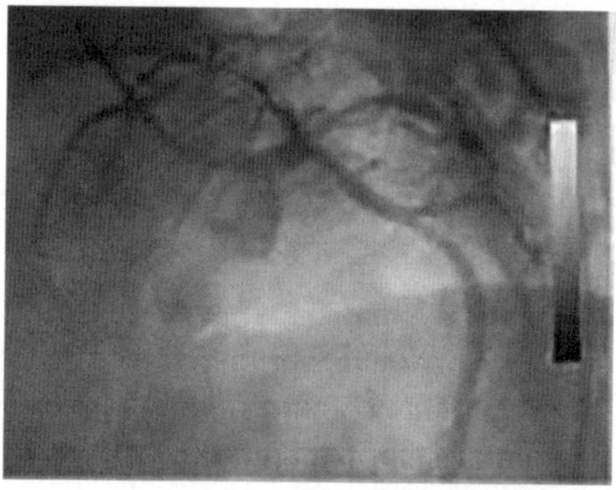

Imagem d:

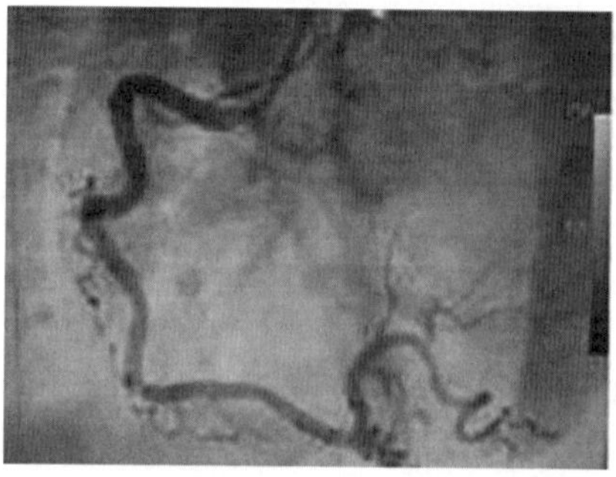

Imagem e:

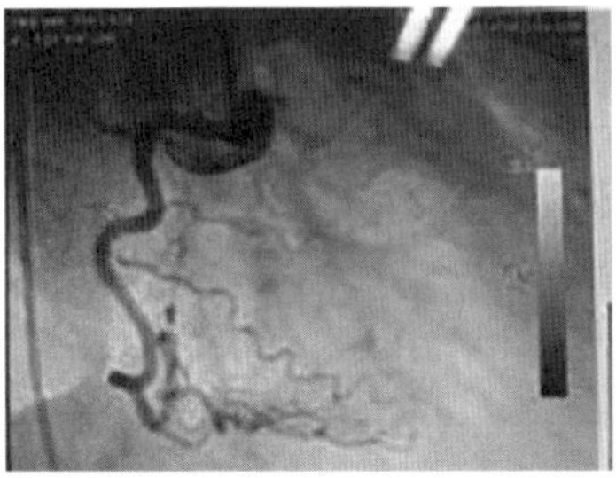

a. Na imagem A, observamos uma imagem característica de placa comple xa, provavelmente rota, na artéria descendente anterior, envolvendo um ramo diagonal.
b. Na imagem B, observamos uma súbita perda de calibre, provocando obstrução segmentar no ramo posterolateral da artéria circunflexa.
c. Na imagem C, tomada em projeção oblíqua esquerda caudal (*spider view*), observamos uma anatomia com tronco trifurcado e lesão grave e longa na artéria descendente anterior.
d. A imagem D, tomada em duas projeções, corresponde à imagem da artéria coronária direita sem lesões significantes.
e. Na imagem E, a circulação coronária é definida como do tipo dominância esquerda com lesão isolada do ramo descendente posterior.

25. Assinale o principal fator determinante da sobrevida em curto e longo prazos em pacientes que apresentaram infarto agudo do miocárdio com supradesnivelamento do segmento ST:

a. A função ventricular esquerda em repouso.
b. Quantidade de isquemia residual.
c. Extensão das lesões coronarianas residuais.
d. Redução da variabilidade da frequência cardíaca.
e. Presença de atividade ventricular ectópica.

26. Qual das causas abaixo **NÃO** está associada à elevação de troponina?

a. Queimadura.
b. Quimioterapia.
c. Insuficiência renal.

d. Embolia pulmonar.
e. Insuficiência hepática.

27. Homem, 68 anos, apresenta dor torácica anginosa típica há 2 horas, com eletrocardiograma mostrando supradesnivelamento do segmento ST na parede anterosseptal, em Killip I. Tem antecedente pessoal de diabetes *mellitus* e acidente vascular encefálico hemorrágico há 5 anos. O hospital não possui hemodinâmica disponível e o serviço mais próximo fica a 190 minutos de distância. A melhor conduta nesse momento é:
Ácido acetilsalicílico = AAS
Via oral = VO
Subcutânea = SC
Intravenosa = IV

a. Administrar AAS 300 mg VO, clopidogrel 300 mg VO, enoxaparina 1 mg/kg SC 12/12h e alteplase IV.
b. Administrar AAS 300 mg VO, clopidogrel 600 mg VO, enoxaparina 1 mg/kg SC 12/12h e transferência imediata para angioplastia primária.
c. Administrar AAS 300 mg VO, clopidogrel 600 mg VO, enoxaparina 1 mg/kg SC 12/12h e tenecteplase IV.
d. Administrar AAS 300 mg VO, clopidogrel 300 mg VO, enoxaparina 1 mg/kg SC 12/12h, inibidor da glicoproteína IIb/IIIa IV e iniciar infusão de estreptoquinase 1.500.000 UI IV em no máximo 30 minutos.
e. Administrar AAS 300 mg VO, ticagrelor 180 mg VO, enoxaparina 1 mg/kg SC 12/12h e transferência imediata para realização de estratégia invasiva precoce em até 24 horas da admissão.

28. Paciente apresenta dor torácica anginosa há 12 horas. À entrada na emergência, frequência cardíaca = 120 bpm, pressão arterial = 85 x 60 mmHg, saturação de oxigênio = 89% em ar ambiente, frequência respiratória = 28 irpm, bulhas rítmicas e normofonéticas sem sopros, murmúrios vesiculares presentes com estertores até terço médio bilateral e tempo de enchimento capilar de 5 segundos. Eletrocardiograma evidenciou supradesnivelamento do segmento ST de parede anterior extenso. A melhor conduta nesse momento é:
Ácido acetilsalicílico = AAS
Via oral = VO
Subcutânea = SC
Intravenosa = IV

a. Administrar AAS 300 mg VO, ticagrelor 180 mg VO, dobutamina IV, intubação orotraqueal, encaminhar para angioplastia primária em caráter de emergência e considerar suporte circulatório mecânico.
b. Administrar AAS 300 mg VO, clopidogrel 600 mg VO, noradrenalina IV, furosemida IV, ventilação não invasiva até compensação clínica e cateterismo cardíaco após.
c. Administrar AAS 300 mg VO, prasugrel 60 mg VO, enoxaparina 1 mg/kg SC 12/12h, intubação orotraqueal e alteplase IV imediata.
d. Administrar AAS 300 mg VO, ticagrelor 180 mg VO, dobutamina IV, ventilação não invasiva e tenecteplase IV.
e. Administrar AAS 300 mg VO, prasugrel 60 mg VO, milrinona IV, esmolol IV, intubação orotraqueal, encaminhar para angioplastia primária em caráter de emergência e considerar suporte circulatório mecânico.

29. Homem, 60 anos, com dor torácica há duas horas. Frequência cardíaca = 60 bpm, pressão arterial = 100 x 60 mmHg. Ausculta pulmonar normal. Eletrocardiograma da admissão encontra-se a seguir. Administrou-se 5 mg de nitrato sublingual. Após 10 minutos, o paciente encontrava-se hipotenso (pressão arterial sistólica de 60 mmHg), confuso e agitado.

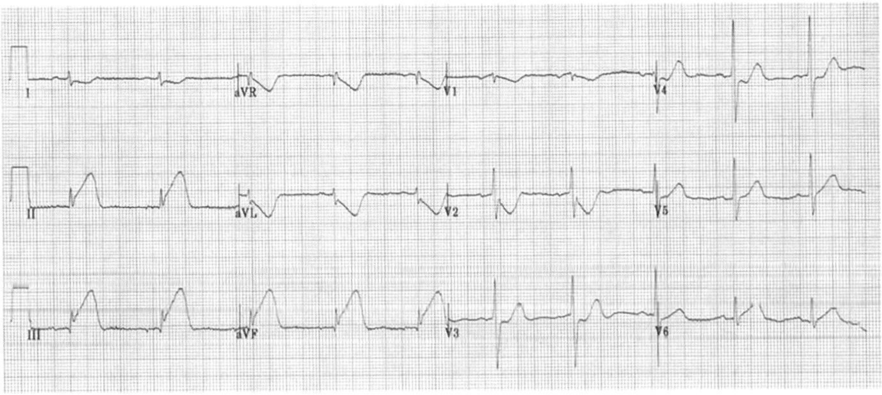

A explicação mais plausível para a hipotensão e a conduta inicial frente ao caso são, respectivamente:

a. Insuficiência mitral aguda e cirurgia cardíaca imediata.
b. Ruptura do septo interventricular e cirurgia cardíaca imediata.
c. Choque cardiogênico devido a infarto agudo do miocárdio maciço e angioplastia primária.

d. Reação anafilática ao nitrato, corticoide e adrenalina, se necessário.
e. Comprometimento ventricular direito e expansão volêmica.

30. Mulher, 58 anos, dislipidêmica, diabética e hipertensa, queixava-se de dor torácica anginosa com duração de 50 minutos. No momento, sem dor. Havia apresentado dois episódios de dor semelhantes nas últimas 24 horas. Em uso de ácido acetilsalicílico, hidroclorotiazida e metformina. Exame físico: frequência cardíaca = 80 bpm, eupneica, pressão arterial = 170 x 100 mmHg, com ausculta cardíaca e pulmonar normais. Exames iniciais: *clearance* de creatinina = 55 mL/min/1,73 m^2, ureia 54 mg/dL, troponina 52 ng/mL (referência < 14 ng/mL). Eletrocardiograma com ritmo sinusal e infradesnivelamento de segmento ST nas derivações de V1 a V4 de 0,5 mm. Com base no caso descrito, qual é o risco coronariano e a conduta inicial?

a. Alto risco coronariano de morte/eventos. Associar ticagrelor + fondaparinux. Solicitar cineangiocoronariografia em até 24 horas.
b. Alto risco coronariano de morte/eventos. Associar enoxaparina. Solicitar cineangiocoronariografia em até 48 horas.
c. Moderado risco coronariano de morte/eventos. Associar ticagrelor + enoxaparina. Solicitar cintilografia de perfusão miocárdica.
d. Moderado risco coronariano de morte/eventos. Associar clopidogrel + enoxaparina. Solicitar cineangiocoronariografia em 72 horas.
e. Muito alto risco coronariano de morte/eventos. Associar clopidogrel + fondaparinux. Solicitar cineangiocoronariografia em até 2 horas.

31. Em relação às complicações mecânicas do infarto agudo do miocárdio, assinale a alternativa correta:

a. Comunicação interventricular, ruptura de parede livre do ventrículo esquerdo e ruptura de músculo papilar ocorrem de forma tardia (mais de 14 dias do evento-índice).
b. Ocorrem com maior incidência em pacientes jovens e são mais frequentes em homens, com maior prevalência de acometimento do ventrículo direito.
c. Na ruptura subaguda do ventrículo esquerdo, as manifestações clínicas podem ser dor precordial persistente, náusea, agitação e hipotensão transitória progressiva.
d. Geralmente ocorrem em infartos pequenos e não transmurais.
e. A ruptura do músculo papilar é frequente e com bom prognóstico evolutivo.

32. Qual das alternativas abaixo NÃO se associa à manifestação atípica de infarto agudo do miocárdio:

a. Paciente idoso.
b. Sexo feminino.
c. Doença arterial periférica.
d. Insuficiência cardíaca.
e. Marca-passo cardíaco definitivo.

33. Em relação ao infarto agudo do miocárdio, assinale a alternativa correta:

a. A maioria das mortes ocorre nas primeiras horas de manifestação da doença, sendo 40% a 65% na primeira hora.
b. A maior parte das mortes acontece no ambiente hospitalar, sobretudo nos casos graves.
c. O atendimento pré-hospitalar não altera prognóstico em casos graves.
d. O atendimento pré-hospitalar tem como principal objetivo reduzir o tempo entre o início do evento isquêmico/necrose muscular até o tratamento efetivo, restaurando a perfusão miocárdica por meio exclusivamente da trombólise na ambulância.
e. O tratamento pré-hospitalar tem como objetivo principal a transferência do paciente para tratamento invasivo em hospital que tenha cineangiocoronariografia.

2021

34. Assinale a alternativa correta sobre a investigação da síndrome coronariana aguda na sala de emergência:

a. Entre os achados de mau prognóstico encontram-se: sopro aórtico, bradipneia e quarta bulha.
b. O nível basal de peptídeo natriurético deve ser reservado para pacientes com insuficiência cardíaca estabelecida, já que não é capaz de selecionar pacientes que teriam benefício de tratamentos mais agressivos, incluindo terapia anti-isquêmica intensiva, terapia agressiva com estatinas e revascularização coronariana precoce.
c. O grau de depressão do segmento ST na síndrome coronariana aguda sem supradesnível de ST não tem relação presumida com a gravidade, pois sofre influência de outros fatores prognósticos.

d. O uso de ensaios de troponina de alta sensibilidade tem aumentado o diagnóstico de pacientes com angina instável e de infarto sem supradesnível de ST, mesmo que essas elevações mínimas da troponina não estejam relacionadas a piores desfechos.
e. O uso de derivações extras – V7, V8, V3R e V4R – pode ser útil para pacientes com suspeita de síndrome coronariana aguda determinada por lesões culpadas na artéria circunflexa ou no ramo marginal da artéria coronária direita.

35. Com relação à síndrome coronária aguda sem supradesnível do segmento ST, assinale a alternativa correta:

a. A dosagem da mioglobina é útil na detecção de necrose miocárdica.
b. O tratamento pré-hospitalar com tenecteplase é recomendado.
c. Pacientes de baixo risco e com biomarcadores normais podem ser encaminhados para teste ergométrico após 9 a 12 horas de observação.
d. Para pacientes com *clearance* de creatinina abaixo de 15 mL/min, o anticoagulante recomendado é a enoxaparina.
e. Em pacientes sob estratégia conservadora, a adição de tirofibana deve ser feita rotineiramente.

36. Paciente internado em unidade de terapia intensiva em segundo dia após infarto agudo do miocárdio com supradesnível do segmento ST em parede anterior. Foi realizada angioplastia de descendente anterior com *stent* farmacológico com sucesso após 13 horas de dor. No momento, encontra-se orientado em tempo e espaço.

- Glasgow = 15
- Afebril
- Pressão arterial = 110 x 60 mmHg
- Frequência cardíaca = 110 bpm
- Boa perfusão periférica
- Murmúrio vesicular bem distribuído, com discretos estertores crepitantes em bases pulmonares bilaterais
- Proteína C-reativa de 180 mg/dL (VR < 5 mg/dL)
- Hemoglobina = 13,2 mg/dL
- Leucograma de 16.500/mm^3
- Glicemia de 154 mg/dL
- Creatinina de 1,4 mg/dL
- Eletrocardiograma = ritmo sinusal, área inativa anterior e presença de extrassístoles ventriculares frequentes

- Ecocardiograma transtorácico com fração de ejeção do ventrículo esquerdo (FEVE) = 30% e acinesia em parede anterior

Dentre as alternativas abaixo, a conduta mais adequada nesse momento seria:

a. Iniciar nitroglicerina intravenosa e uso judicioso de diurético de alça para controle de congestão.
b. Iniciar betabloqueador via intravenosa, devido à taquicardia sinusal e ao aumento de consumo miocárdico de oxigênio.
c. Iniciar precocemente betabloqueador via oral para tratamento das extrassístoles ventriculares e otimização da terapia clínica relacionada à disfunção ventricular.
d. Iniciar insulina em bomba de infusão contínua para controle rigoroso de glicemia entre 110 e 140 mg/dL e antibiótico de amplo espectro.
e. Devido à gravidade do quadro, indicar suporte circulatório mecânico em (*extracorporeal membrane oxygenation*) ECMO venoarterial.

37. Em pacientes com suspeita de síndrome coronariana aguda, o uso de angiotomografia coronariana no cenário da emergência tem sido cada vez mais ampliado. Nesse contexto, a melhor alternativa sobre sua utilização seria:

a. O uso da angiotomografia coronariana provou reduzir eventos e mortalidade quando comparado ao protocolo de dor torácica com eletrocardiograma e troponina seriada.
b. A melhor indicação seria para pacientes com dor torácica e probabilidade baixa a intermediária de doença arterial coronariana, com eletrocardiograma sem alterações e troponina negativa.
c. A avaliação de dor torácica aguda pela técnica do triplo descarte tornou-se indicação classe I, devido à sua efetividade e segurança.
d. Em paciente com dor torácica e troponina positiva em valores intermediários, o uso da angiotomografia coronariana de rotina como primeiro exame de imagem permite distinguir infarto agudo do miocárdio de miocardite e tornou-se método de eleição nesses casos.
e. A angiotomografia coronariana apresenta baixo valor preditivo negativo para detecção de doença arterial coronariana obstrutiva em pacientes de risco intermediário.

38. Mulher, 71 anos, internada em unidade coronariana por infarto agudo do miocárdio de parede inferior, evoluindo com aparecimento de sopro holossistólico rude, com frêmito na parte inferior do bordo esternal esquerdo, e apresentando-se hemodinamicamente estável. O ecocardiograma da paciente está apresentado no vídeo a seguir.

Utilize o QR code para acessar o vídeo (voucher: potec).

Assinale a alternativa correta em relação a este caso:

a. Está indicado tratamento cirúrgico imediato.
b. A localização inferior do infarto confere à complicação mecânica desenvolvida melhor prognóstico que a localização anterior.
c. A oclusão percutânea com Amplatzer é indicada em pacientes jovens e de baixo risco.
d. Idade avançada, sexo masculino e doença renal crônica são fatores predisponentes à condição apresentada.
e. A probabilidade de sobrevivência não está relacionada ao tamanho do defeito.

39. Qual o principal fator determinante da sobrevida em curto e longo prazos de pacientes que apresentaram infarto agudo do miocárdio com supradesnível do segmento ST?

a. Quantidade de isquemia residual.
b. Extensão das lesões coronarianas residuais.
c. Função ventricular esquerda em repouso.
d. Redução da variabilidade da frequência cardíaca.
e. Presença de atividade ventricular ectópica.

40. De acordo com as recomendações atuais acerca da estratificação de risco na síndrome coronária aguda sem supra de ST, é correto afirmar:

a. Pacientes em choque cardiogênico devem ser submetidos à avaliação invasiva em até 24 horas.
b. Pacientes diabéticos são classificados como de risco alto e estudados em menos de 24 horas.
c. A presença de elevação da troponina não classifica o paciente como de alto risco.

d. Pacientes pós-parada cardiorrespiratória ou arritmia ventricular maligna são classificados como risco intermediário e devem ser submetidos à avaliação invasiva em até 24 horas.
e. Pacientes com dor torácica recorrente são classificados como de muito alto risco e devem ser submetidos à cineangiocoronariografia em até 2 horas.

41. Homem, 66 anos, hipertenso e diabético, com acidente vascular encefálico isquêmico há 30 dias. Atendido com quadro de dor torácica com cerca de 2 horas de evolução. Ao exame:

- Pressão arterial = 92 x 60 mmHg.
- Frequência cardíaca = 50 bpm.
- Ausculta cardíaca com bulhas normofonéticas.
- Ausculta pulmonar sem alterações.
- Realizado eletrocardiograma (abaixo) e coletados exames laboratoriais.

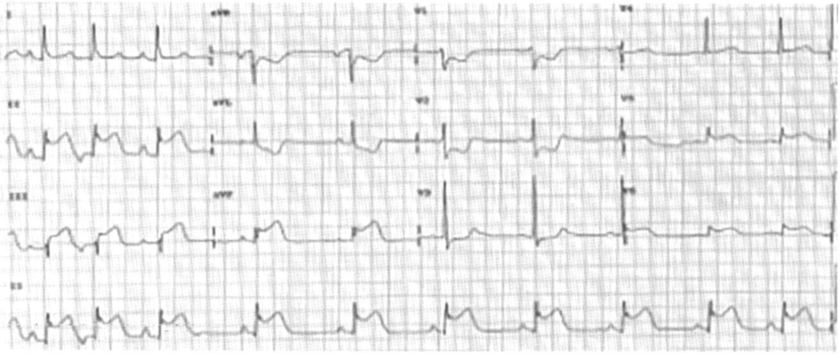

O tempo estimado de transferência para um hospital com serviço de hemodinâmica disponível será aproximadamente de 200 minutos.
Em relação ao quadro descrito, assinale a alternativa correta:

a. A trombólise é a estratégia de escolha, preferencialmente nos primeiros 30 minutos.
b. Paciente deve ser transferido para centro capaz de realizar angioplastia coronariana primária.
c. Otimizar o tratamento clínico, encaminhar o paciente para unidade coronária e aguardar os exames laboratoriais para decidir a conduta.
d. Transferência imediata para angioplastia de resgate.
e. A estratégia fármaco-invasiva pode ser considerada em pacientes com retardo < 3 horas do início dos sintomas e impossibilidade de realizar intervenção coronária percutânea primária em até 120 minutos.

42. Em relação aos pacientes com diagnóstico de MINOCA (*Myocardial Infarction and Nonobstrutive Coronary Arteries*), assinale a alternativa correta:

a. A ressonância magnética do coração não é importante na avaliação diagnóstica desses pacientes para diferenciação de cardiomiopatia isquêmica de não isquêmica.
b. Lesões coronárias que podem ser subdiagnosticadas, tais como estenoses distais ou oclusões de pequenos ramos, não interferem no diagnóstico desta entidade.
c. Causas não isquêmicas que levam a injúria aguda, como miocardite e embolia pulmonar, são facilmente identificadas e não devem ser consideradas para o diagnóstico.
d. Os pacientes com MINOCA têm melhor prognóstico quando comparados com aqueles com infarto agudo do miocárdio habitual associado a estenoses coronárias (obstruções > 50%).
e. Hipocinesia difusa ao ecocardiograma é um achado importante para o diagnóstico.

2022

43. Sobre o infarto de ventrículo direito, assinale a alternativa correta:

a. Todos os pacientes com infarto inferior apresentam envolvimento do ventrículo direito.
b. O manejo do infarto de ventrículo direito complicado por choque cardiogênico inclui a restrição criteriosa do volume.
c. A apresentação clássica de infarto de ventrículo direito envolve hipertensão, campos pulmonares congestos e pressões venosas jugulares diminuídas.
d. O ventrículo direito não tolera longos períodos de isquemia e não recupera sua função contrátil após a reperfusão.
e. O infarto do ventrículo direito quase que invariavelmente desenvolve-se em associação ao infarto do septo e do miocárdio inferior do ventrículo esquerdo adjacente.

44. Sobre as síndromes coronarianas agudas sem supradesnivelamento do segmento ST (SCASSST), uma das recomendações de 2021 da Diretriz da Sociedade Brasileira de Cardiologia é:

a. Deve-se indicar rotineiramente inibidores P2Y12 como pré-tratamento em pacientes indicados para estratégia invasiva precoce (< 24 h).
b. Prasugrel é a estratégia de pré-tratamento recomendada.
c. Na disponibilidade de troponina ultrassensível, nenhum outro marcador deve ser solicitado rotineiramente para diagnóstico de infarto agudo do miocárdio.
d. Dosagem de mioglobina para detecção de necrose miocárdica ainda é um marcador considerado útil em pacientes com suspeita de SCASSST.
e. O escore HEART não é útil para estratificação de risco e não auxilia na decisão de alta hospitalar precoce.

45. A angioplastia coronária com implante de *stents* deve ser considerada no paciente com infarto agudo do miocárdio com supradesnivelamento do segmento ST (IAMCSST) que se apresente com mais de 12 horas na presença dos seguintes achados:

a. Arritmias malignas e sintoma de dor torácica persistente.
b. Elevação em 10 vezes dos níveis basais de troponinas cardíacas.
c. Presença de atrito pericárdico.
d. Sopro sistólico na ponta sem irradiação de intensidade +/4+.
e. Elevação de peptídeos natriuréticos três vezes o valor de referência.

46. Em relação aos pacientes com infarto agudo do miocárdio com supradesnivelamento do segmento ST (IAMCSST), assinale a alternativa correta:

a. Pacientes com Killip ≥ II têm maior mortalidade intra-hospitalar, mas não no longo prazo.
b. Sinais de insuficiência cardíaca podem significar complicações potencialmente graves, mas não definem o paciente como de muito alto risco.
c. A presença de bloqueio de ramo direito em pacientes com suspeita clínica de IAM não confere mau prognóstico no caso de IAMCSST.
d. A classificação de Killip, baseada nos achados do exame físico, tem valor prognóstico.
e. Supradesnivelamento de avR e V1 associado a infradesnível do segmento ST inferolateral é altamente sugestivo de envolvimento de artéria circunflexa.

47. Paciente do sexo masculino, de 58 anos de idade, obeso, sedentário, com quadro de dor precordial típica que surgiu em repouso, associada a sudorese e mal-estar. Ao exame físico: paciente dispneico, boa perfusão periférica, estertores crepitantes nas bases pulmonares, ausculta cardíaca normal, pressão arterial = 100 x 60 mmHg, frequência cardíaca = 120 bpm. O eletrocardiograma e a angiografia coronária estão mostrados a seguir.

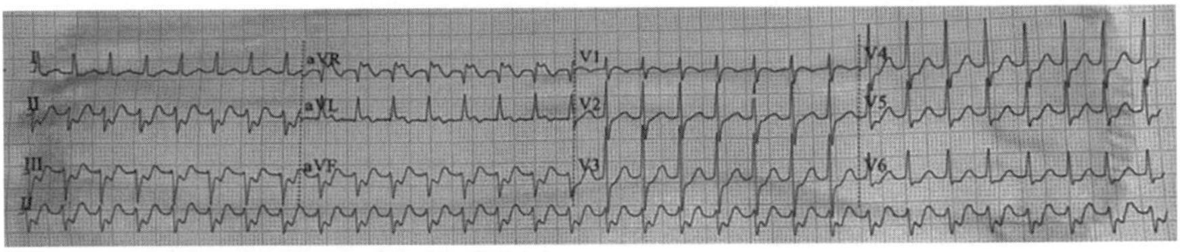

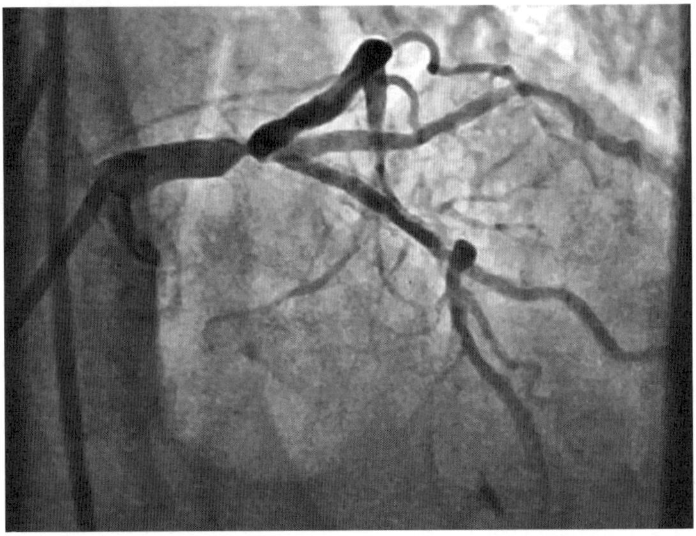

Com base nesses dados, assinale a alternativa que apresenta os achados encontrados:

a. Infradesnivelamento do ST em parede inferior – lesão proximal de coronária direita.
b. Supradesnivelamento de aVR – lesão de tronco da artéria coronária esquerda.
c. Infradesnivelamento do ST em parede inferior – lesão proximal de artéria descendente anterior esquerda.
d. Supradesnivelamento de aVR – lesão proximal da artéria descendente anterior esquerda próxima da bifurcação.

e. Infradesnivelamento do ST em parede inferior – lesão proximal de artéria circunflexa dominante.

48. Paciente do sexo masculino, de 77 anos de idade, hipertenso, diabético e com história prévia de linfoma de Hodgkin. Admitido no setor de emergência com falta de ar, negando dor no peito.

- Eletrocardiograma (ECG): ritmo sinusal. Bloqueio completo do ramo esquerdo.
- Pressão arterial = 88 x 50 mmHg
- Saturação parcial O_2 = 88%
- Frequência cardíaca = 120 bpm
- Ausculta pulmonar crepitações em terços médios bilaterais
- Oligúria
- Prontuário eletrônico = ECG prévio normal (há 2 meses)
- Ecocardiograma = ventrículo esquerdo de tamanho normal. Hipocinesia nas paredes lateral e apical. Fração de ejeção do ventrículo esquerdo (FEVE) = 26% (Simpson).

Qual o diagnóstico e a conduta terapêutica corretos?

a. Miocardite fulminante; iniciar pulsoterapia com esteroide endovenoso.
b. Cardiotoxicidade por doxorrubicina; iniciar terapia antiviral e pulsoterapia.
c. Síndrome de Takotsubo, forma clássica; encaminhar para coronariografia.
d. Choque cardiogênico complicando infarto agudo do miocárdio; encaminhar para angioplastia primária.
e. Insuficiência cardíaca aguda perfil B; iniciar noradrenalina e inotrópico.

49. Paciente do sexo masculino, de 68 anos de idade, hipertenso, tabagista, com história de implante de marca-passo há 6 anos, com quadro de dor torácica há cerca de 4 horas de evolução. Nega outros sintomas. Ao exame físico, pressão arterial = 104 x 72 mmHg; frequência cardíaca = 68 bpm; $SatO_2$ = 98%. Auscultas cardíaca e pulmonar sem alterações. Eletrocardiograma na admissão mostrava infradesnivelamento do segmento ST em DII, DIII e avF. Administrada dose de ataque de 300 mg de ácido acetilsalicílico (AAS) na sala de emergência e, enquanto aguardava exames laboratoriais, evoluiu com hipotensão refratária, sendo iniciadas medidas para estabilização e encaminhado para coronariografia (imagem a seguir).

Utilize o QR code para acessar os vídeos (voucher: potec).

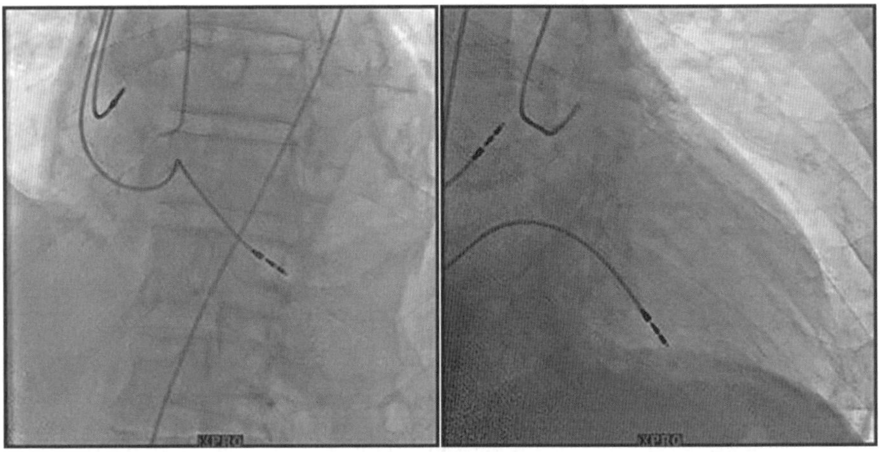

Em relação a esse caso, assinale a alternativa correta em relação ao diagnóstico e à conduta:

a. Síndrome coronariana aguda de muito alto risco; ticagrelor 180 mg; angioplastia coronária de urgência para a coronária direita.
b. Síndrome coronariana aguda sem supradesnivelamento do segmento ST (SCASSST) de muito alto risco; prasugrel 60 mg; angioplastia coronária de urgência para a artéria circunflexa.
c. Síndrome coronariana aguda de alto risco; clopidogrel 300 mg; estratificação com *Heart Team* para decidir entre angioplastia coronária ou cirurgia de revascularização do miocárdico.
d. Síndrome coronariana aguda sem supradesnivelamento do segmento ST (SCASSST) de alto risco; prasugrel 60 mg; angioplastia coronária de urgência para a artéria coronária circunflexa.
e. Síndrome coronariana aguda de alto risco; ticagrelor 180 mg; angioplastia coronária de urgência para a artéria coronária direita e artéria circunflexa.

9. SEMIOLOGIA

Utilize o QR code para visualizar as figuras deste capítulo na plataforma digital do livro. Voucher: potec

2018

1. Marque a alternativa **CORRETA** sobre o período de contração isovolumétrica:

a. As valvas atrioventriculares estão fechadas e as semilunares abertas
b. Ocorre redução de pressão, sem redução de volume.
c. Ocorre no momento da onda V do pulso venoso.
d. É o período que antecede a abertura das valvas semilunares.
e. Ocorre após o período de relaxamento isovolumétrico.

2. Observe o diagrama deste sopro cardíaco:

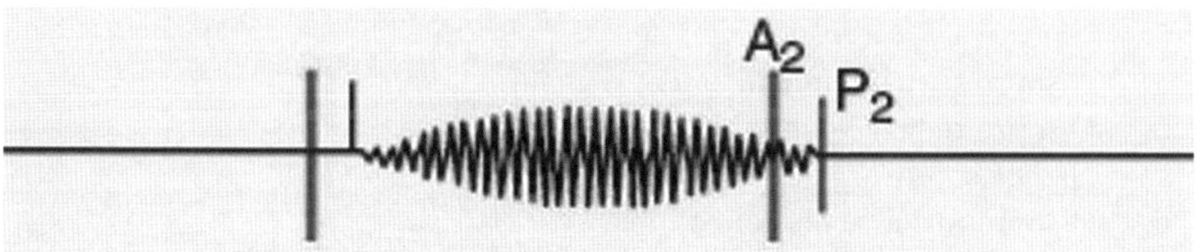

A2 = componente aórtico da segunda bulha
P2 = componente pulmonar da segunda bulha

A qual anomalia ele está associado?

a. Estenose pulmonar bicúspide.
b. Estenose aórtica bicúspide.
c. Insuficiência mitral crônica e grave.
d. Insuficiência tricúspide crônica e grave.
e. Comunicação intraventricular (CIV) sem hipertensão pulmonar grave.

2019

3. A avaliação de um paciente com dor torácica requer a análise cuidadosa das características da dor para permitir um diagnóstico inicial mais acurado. Existem várias patologias que podem apresentar manifestações próprias, o que auxilia no diagnóstico diferencial. Qual alternativa está **INCORRETA**?

a. A dor relacionada à insuficiência coronariana costuma piorar ao esforço, alimentação copiosa, frio ou estresse.
b. A dor relacionada ao refluxo gastroesofágico piora com alimentação copiosa e decúbito horizontal pós-refeições.
c. O gesto de fechar a mão sobre o tórax em uma área grande é altamente sugestivo de dor de origem relacionada à isquemia do miocárdio.
d. A dor da pericardite costuma ser precordial em opressão e tende a melhorar com o decúbito dorsal.
e. Dor torácica súbita do tipo pleurítica e acompanhada de tosse, dispneia e hemoptise é forte indicadora de tromboembolismo pulmonar, com consequente infarto pulmonar associado.

4. Homem, 82 anos, está sendo examinado no ambulatório de cardiologia com diagnóstico de estenose aórtica. Durante a ausculta cardíaca, apresenta uma extrassístole. Sobre o sopro no batimento seguinte à extrassístole, é **CORRETO** afirmar:

a. O sopro se mantém inalterado.
b. O sopro reduz.
c. Não há sopro.
d. O sopro torna-se diastólico.
e. O sopro aumenta.

2020

5. Mulher, 55 anos, apresenta ao exame clínico pressão arterial = 140 x 70 mmHg, ictus do ventrículo esquerdo desviado e propulsivo, terceira bulha e sopro sistólico contínuo e suave (+4/+6) no bordo esternal esquerdo (4º/5º espaços intercostais) e ponta com irradiação para axila. O sopro não se altera com o ciclo respiratório e na manobra de Handgrip aumenta sua intensidade.
Neste caso, o diagnóstico mais provável é:

a. Estenose aórtica.
b. Insuficiência aórtica.
c. Insuficiência tricúspide.
d. Cardiomiopatia hipertrófica.
e. Insuficiência mitral.

6. Mulher, 72 anos, tabagista, com queixa de dispneia progressiva há 1 dia, além de ortopneia. Relata episódio de dor torácica de forte intensidade há 5 dias, com irradiação para as costas e duração de aproximadamente 1 hora. Exame físico: taquidispneica, com estertores crepitantes até terço médio de ambos os pulmões, sopro holossistólico alto e rude, melhor audível na parte inferior da borda esternal esquerda associado a frêmito na mesma localização. O diagnóstico mais provável é:

a. Ruptura total de músculo papilar pós-infarto agudo do miocárdio com insuficiência mitral moderada.
b. Dissecção aguda de aorta com insuficiência aórtica importante.
c. Síndrome de Dressler.
d. Embolia pulmonar com hipertensão pulmonar e insuficiência tricúspide importante.
e. Ruptura de septo interventricular pós-infarto agudo do miocárdio com comunicação interventricular.

7. Sobre os sinais e sintomas da insuficiência cardíaca, assinale a alternativa **correta**:

a. Dispneia ao repouso tem alta especificidade e alto valor preditivo positivo para o diagnóstico de insuficiência cardíaca.
b. Dispneia paroxística noturna é um indicador pouco confiável para o diagnóstico de insuficiência cardíaca.

c. Não há sinal ou sintoma patognomônico que diferencie insuficiência cardíaca com fração de ejeção reduzida da insuficiência cardíaca com fração de ejeção preservada.
d. Estase jugular e refluxo hepatojugular têm baixas sensibilidade e especificidade para aumento das pressões de enchimento em câmaras esquerdas.
e. Presença de B3 é um achado específico de insuficiência cardíaca, mas com baixa relação com o prognóstico da doença.

2021

8. Assinale a alternativa correta sobre a medida da pressão arterial (PA):

a. A hipotensão ortostática é definida como redução da PA sistólica ≥ 20 mmHg ou na PA diastólica ≥ 10 mmHg dentro do terceiro minuto em pé em relação à posição supina. Deve ser investigada nos idosos, diabéticos, disautonômicos e inclusive naqueles pacientes em uso de anti-hipertensivos. Está associada a risco aumentado de mortalidade e eventos cardiovasculares.
b. O cálculo do índice tornozelo-braquial (ITB) pode ser realizado com o uso do Doppler, ou simplesmente pelo método oscilométrico. E quanto maior o ITB, maior a mortalidade cardiovascular e maior a taxa de eventos coronários.
c. Uma diferença > 15 mmHg da pressão arterial sistólica entre os braços pode estar relacionada à doença vascular ateromatosa, mas não sugere aumento do risco cardiovascular.
d. Em cada consulta, três medidas da PA devem ser registradas, com 1 a 2 minutos de intervalo, e medidas adicionais devem ser realizadas se as duas primeiras leituras diferirem em mais de 10 mmHg. A PA do paciente é a maior das últimas duas medidas.
e. No método auscultatório, se os batimentos persistirem até o nível zero, determinar a PA diastólica (PAD) no abafamento dos sons (fase IV de Korotkoff) e anotar valores da PA sistólica/PAD/zero. Estenose aórtica é um exemplo desta condição.

2022

9. Sobre a ausculta cardíaca, é correto afirmar:

a. No desdobramento fisiológico da segunda bulha, o fechamento da valva pulmonar antecede o da aórtica.

b. A quarta bulha relaciona-se a aumento das pressões de enchimento do ventrículo esquerdo.
c. A segunda bulha coincide com o pulso carotídeo.
d. A terceira bulha é um ruído protossistólico mais audível em foco aórtico acessório.
e. A segunda bulha tem duração maior que a primeira bulha.

10. Em relação ao pulso venoso, assinale a alternativa correta:

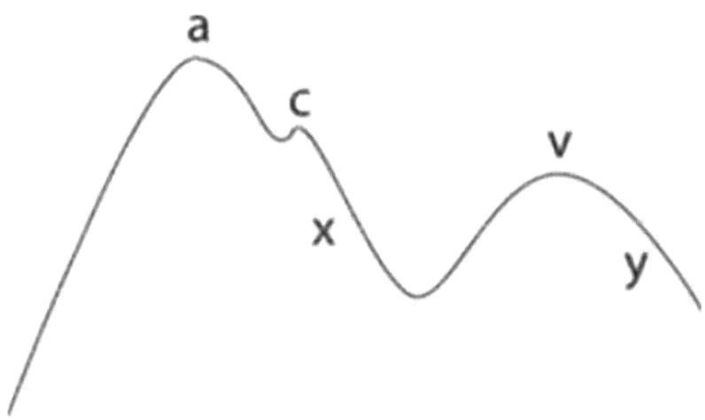

a. Na comunicação interatrial, a amplitude da onda (v) é menor que a da onda (a).
b. O descenso da onda (y) representa o fechamento da válvula tricúspide.
c. A onda (a) "em canhão" pode ser vista na fibrilação atrial.
d. O descenso (x) aumenta na insuficiência tricúspide.
e. A onda (a) reflete a contração pressistólica do átrio direito, ocorre logo depois da onda P no eletrocardiograma e precede a primeira bulha cardíaca (B1).

11. Em relação à medição da pressão arterial, assinale a alternativa correta:

a. Deve-se registrar a pressão sistólica quando o som reaparece, depois do primeiro som de Korotkoff.
b. Os sons de Korotkoff podem ser auscultados em toda a extensão até 0 mmHg, com a braçadeira totalmente desinflada, em pacientes com estenose aórtica grave.
c. Considera-se hipotensão ortostática quando houver queda na pressão arterial superior a 50 mmHg de sistólica ou maior que 30 mmHg de diastólica em resposta à mudança do decúbito dorsal para a posição ortostática em 5 minutos.

d. Os sons de Korotkoff podem desaparecer logo após o primeiro som e retornar apenas mais tarde, antes de desaparecer, na fase 5.
e. Hipotensão ortostática acompanhada por taquicardia compensatória sugere disautonomia.

12. Paciente do sexo masculino, de 52 anos de idade, hipertenso e tabagista, admitido com quadro de dispneia aos pequenos esforços e dor torácica. Ao exame físico, observam-se sinais de insuficiência aórtica grave.
Com relação a esse caso, assinale a alternativa **INCORRETA**:

a. Em alguns casos, encontramos uma pressão arterial divergente e o pulso com amplitude reduzida e duração prolongada.
b. A característica é de sopro diastólico, aspirativo e se inicia imediatamente após a segunda bulha.
c. Podemos encontrar o sopro de Austin-Flint, que corresponde ao impacto do jato regurgitante da insuficiência aórtica sobre o folheto anterior da valva mitral.
d. Dentre as etiologias de insuficiência aórtica, encontramos valva aórtica bicúspide, síndrome de Marfan e espondilite anquilosante.
e. O sinal de Quincke representa a pulsação visível no leito ungueal, enquanto o sinal de Muller consiste em pulsações sistólicas da úvula.

10. VALVOPATIAS

Utilize o QR code para visualizar as figuras deste capítulo na plataforma digital do livro. Voucher: potec

2018

1. Paciente do sexo feminino, de 76 anos, com quadro de falta de ar aos esforços habituais há 2 meses. Nega outros sintomas. Refere antecedentes de hipertensão arterial e dislipidemia, em uso de sinvastatina 20 mg e losartana 50 mg. Nega tabagismo, etilismo e outras comorbidades. Ao exame físico, apresentava-se em bom estado geral; frequência cardíaca (FC) = 72 bpm; pressão arterial (PA) = 128 x 82 mmHg; eupneica; com ausculta revelando ritmo regular, bulhas normofonéticas, sopro sistólico ejetivo+++ em foco aórtico, com irradiação para fúrcula e pico telessistólico. Eletrocardiograma demonstrava sinais de sobrecarga de câmaras esquerdas, e radiografia simples de tórax apresentava silhueta cardíaca normal. Ecocardiograma transtorácico revelava: septo = 14 mm, parede posterior = 13 mm, diâmetro sistólico de ventrículo esquerdo = 31 mm, diâmetro diastólico de ventrículo esquerdo = 45 mm, volume ejetado = 33 mL/m^2, fração de ejeção = 65%, válvula aórtica com fibrocalcificação importante, área valvar aórtica = 1,0 cm^2, área valvar indexada = 0,58 cm^2/m^2, gradiente transaórtico médio = 33 mmHg, pressão sistólica da artéria pulmonar (PSAP) = 48 mmHg. Tomografia com escore de cálcio valvar = 2020 AU. Qual das alternativas abaixo descreve os fatores que confirmam a gravidade anatômica e a indicação de intervenção valvar?

a. Volume ejetado = 33 mL/m^2; área valvar indexada = 0,58 cm^2/m^2; escore de cálcio valvar = 2020 AU.
b. Área valvar aórtica = 1,0 cm^2; gradiente transaórtico médio = 33 mmHg; fração de ejeção = 65%.
c. Válvula aórtica com fibrocalcificação importante pelo ecocardiograma; escore de cálcio valvar = 2020 AU.
d. Pressão sistólica da artéria pulmonar (PSAP) = 48 mmHg; septo = 14 mm; parede posterior = 13 mm; área valvar indexada = 0,58 cm^2/m^2.
e. Escore de cálcio valvar = 2020 AU; gradiente transaórtico médio = 33 mmHg; área valvar indexada = 0,58 cm^2/m^2.

2. Paciente de 80 anos, funcionalmente independente e com cognição normal, tabagista, com enfisema pulmonar, relato de dispneia aos esforços e com dispneia paroxística noturna. Realizou um ecocardiograma que mostrou fração de ejeção do ventrículo esquerdo (FEVE) de 20%, gradiente transvalvar aórtico médio de 18 mmHg e área valvar de 1,0 cm^2. Realizado ecocardiograma de estresse com dobutamina mostrando aumento de 20% do volume sistólico e com manutenção da área valvar. Foi realizada a estimativa do risco cirúrgico, e o escore STS foi calculado em 14%. Qual das alternativas a seguir é CORRETA?

a. Paciente deve ser avaliado para TAVI (implante de valva aórtica transcateter), pois, em relação ao tratamento clínico, há melhora de sobrevida.
b. Mesmo sem haver a reserva miocárdica, a cirurgia está indicada.
c. Paciente com escore STS muito alto; deve ser colocado em paliação.
d. Apesar de alta mortalidade, este paciente deve ser submetido à troca cirúrgica convencional, pois é a única forma de melhora de prognóstico.
e. Por não haver gradiente importante, está descartada a indicação cirúrgica.

3. Assinale a alternativa CORRETA em relação às condições cardíacas predisponentes à endocardite infecciosa (EI):

a. A EI na valva aórtica bicúspide associa-se à maior incidência de complicações perianulares, sendo preditora de extensão perivalvar da infecção.
b. A insuficiência mitral associada à calcificação do anel valvar é a condição predisponente mais frequente de EI.

c. A insuficiência mitral funcional associada ao remodelamento do ventrículo esquerdo é comumente complicada por EI.
d. Entre as cardiopatias congênitas, as lesões obstrutivas do trato de saída ventricular e os defeitos do septo atrial são as lesões mais vezes associadas à EI.
e. As valvas com lesões estenóticas têm suscetibilidade à infecção semelhante àquelas com lesões de insuficiência.

4. Em relação às próteses valvares, assinale a resposta CORRETA:

a. Todos os pacientes com próteses mecânicas são proibidos de realizar ressonância nuclear magnética.
b. Fibrinólise está indicada como primeira escolha para todos os pacientes com trombose de prótese.
c. As próteses biológicas são as preferidas por pacientes jovens, enquanto as mecânicas por pacientes mais idosos.
d. A incidência de trombose é maior nas próteses mecânicas em posição mitral que na aórtica.
e. O uso dos novos anticoagulantes serve como alternativa para pacientes que trombosaram uma prótese mecânica mitral em uso de varfarina.

5. Mulher, 26 anos, assintomática, portadora de prótese mecânica em posição aórtica há 5 anos, em uso de varfarina e mantendo as metas de anticoagulação recomendadas. Sem filhos vivos, teve dois abortos espontâneos anteriores em gravidez não planejada. Veio para consulta com a intenção de programar nova gravidez. Ao exame físico: estado geral bom; pressão arterial (PA) = 110 x 70 mmHg; frequência cardíaca (FC) = 80 bpm. À ausculta pulmonar, murmúrio vesicular normal, sem ruídos adventícios. À ausculta cardíaca revelava bulhas rítmicas normofonéticas com ruído de prótese mecânica (clique metálico) preservado. O eletrocardiograma mostrava ritmo sinusal e sinais sugestivos de sobrecarga ventricular esquerda. O ecocardiograma mostra câmaras cardíacas com diâmetros normais, fração de ejeção normal e prótese mecânica em posição aórtica sem disfunção. Qual é a recomendação mais adequada para o esquema de anticoagulação para a futura gestação?

a. Manter a varfarina até 36ª semana de gestação, porque a incidência de trombose com a heparina é muito alta; contudo, esta última deve ser usada após 36 semanas até o parto, para evitar a hemorragia materno-fetal causada pela varfarina.

b. Substituir a varfarina pela heparina em dose plena no 1º trimestre, uma vez que a varfarina é teratogênica; retornar para varfarina entre 12 e 36 semanas de gestação e posteriormente seguir com heparina até o parto.
c. Substituir a varfarina pela heparina em dose profilática associada à aspirina desde o primeiro trimestre até o parto, uma vez que a varfarina é teratogênica em toda a gestação e associa-se à hemorragia materno-fetal e a aspirina aumenta a eficácia da anticoagulação.
d. Reduzir em 50% a dose da varfarina e associar a aspirina 100 mg até o parto, visto que doses baixas de varfarina não causam teratogenicidade nem hemorragia materno-fetal e a aspirina otimiza a anticoagulação e previne a pré-eclâmpsia.
e. Substituir a varfarina pela heparina em doses plenas durante toda a gestação até o parto somente em casos de alto risco, visto que a varfarina é teratogênica e causa hemorragia materno-fetal.

6. Paciente de 35 anos, assintomático. Comparece para consulta de rotina e, ao exame físico, foi notada movimentação da cabeça aos batimentos cardíacos, "dança" das artérias e sopro diastólico aspirativo em foco aórtico. Qual dos achados a seguir levaria à indicação de cirurgia neste paciente?

a. Eletrocardiograma com sobrecarga de ventrículo esquerdo.
b. Fração de ejeção do ventrículo esquerdo abaixo de 50%.
c. Diâmetro diastólico final do ventrículo esquerdo menor que 60 mm.
d. Radiografia de tórax com cardiomegalia.
e. Diâmetro sistólico final do ventrículo esquerdo menor que 50 mm.

7. Várias são as causas não ateroscleróticas de síndromes coronarianas agudas. Qual NÃO se constitui causa de arterite coronária?

a. Doença de Kawasaki.
b. Lúpus eritematoso.
c. Artrite reumatoide.
d. Doença de Takayasu.
e. Síndrome de Takotsubo.

8. Qual a alternativa INCORRETA sobre a estenose mitral?

a. A *fascies mitralis* se caracteriza por manchas róseas nos maxilares e pode estar associada a nanismo e caquexia.

b. Situações como anemia, infecção e estresse emocional podem aumentar o gradiente transmitral, gerando discordância entre o resultado do ecocardiograma e a clínica de dispneia.
c. Na ausculta de pacientes com fibrilação atrial, percebe-se frequentemente o reforço pré-sistólico.
d. São causas raras a síndrome carcinoide e lúpus eritematoso sistêmico.
e. É contraindicação para o procedimento percutâneo a insuficiência mitral moderada à importante.

9. Sobre o diagnóstico de prolapso de valva mitral, assinale a alternativa INCORRETA:

a. Deslocamento sistólico posterior, de toda ou de parte, de uma ou de ambas as cúspides da valva mitral, em direção ao átrio esquerdo maior ou igual a 2 mm do plano do anel valvar.
b. Já é a principal causa de valvopatia no Brasil.
c. É mais comum em idosos e indivíduos de meia-idade.
d. A plástica valvar mitral é o tratamento cirúrgico preferencial nos casos com anatomia favorável.
e. Prolapso valvar mitral de cúspide posterior (P2 isolado) é o que apresenta os melhores resultados na cirurgia conservadora.

10. Paciente do sexo masculino, com 71 anos e quadro de cansaço ao subir ladeira há 3 meses. Negava outros sintomas. Antecedente pessoal: dislipidemia, em uso de atorvastatina 20 mg por dia; negava tabagismo, etilismo e outros antecedentes. Ao exame: bom estado geral; frequência cardíaca (FC) = 62 bpm; pressão arterial (PA) = 122 x 66 mmHg; eupneico; ausculta de ritmo cardíaco regular; com B1 hipofonética e sopro sistólico ejetivo +++ em foco aórtico, com pico telessistólico e irradiação para pescoço. Não apresentava outras alterações ao exame clínico. Radiografia de tórax demonstrava silhueta cardíaca normal e eletrocardiograma com bloqueio de ramo esquerdo. Ecocardiograma transtorácico: septo = 11 mm, parede posterior = 11 mm, ventrículo esquerdo de 59 x 40 mm, fração de ejeção = 29%, área valvar aórtica = 0,9 cm^2, gradiente médio VE-AO = 30 mmHg; pressão sistólica da artéria pulmonar (PSAP) = 48 mmHg. Qual exame deve ser solicitado complementarmente para definição da gravidade anatômica da valvopatia e definição terapêutica?

a. Ecocardiograma com estresse com dobutamina.
b. Ecocardiograma transesofágico.
c. Estudo hemodinâmico (cateterismo cardíaco).

d. Teste ergométrico.
e. Não há necessidade de novos testes, pois os dados ecocardiográficos apresentados são suficientes.

11. Apesar dos avanços técnicos no campo da cirurgia valvar, a valvuloplastia mitral por cateter-balão (VMCB) continua como tratamento de escolha para pacientes com estenose mitral moderada e importante em alguns subgrupos de pacientes. Dentre os casos abaixo, assinale a alternativa que contém paciente com indicação para VMCB:

a. Estenose mitral importante de etiologia reumática com escore de Wilkins de 8 (aparelho subvalvar 2, calcificação 2, espessamento 2, mobilidade 2) e insuficiência mitral moderada.
b. Estenose mitral importante de etiologia reumática com escore de Wilkins de 11 (aparelho subvalvar 3, calcificação 3, espessamento 3, mobilidade 2) e insuficiência mitral discreta.
c. Estenose mitral importante de etiologia reumática com escore de Wilkins de 9 (aparelho subvalvar 2, calcificação 2, espessamento 3, mobilidade 2) e insuficiência mitral discreta.
d. Estenose mitral importante de etiologia reumática com escore de Wilkins de 12 (aparelho subvalvar 3, calcificação 3, espessamento 3, mobilidade 3) e insuficiência mitral moderada.
e. Estenose mitral importante de etiologia degenerativa (calcificação do aparato valvar).

12. Paciente do sexo feminino, com 33 anos, vem à consulta devido a achado de sopro. Refere ser completamente assintomática e nega comorbidades e uso de medicações. Ao exame, apresenta-se em bom estado geral, frequência cardíaca (FC) = 83 bpm; pressão arterial (PA) = 112 x 58 mmHg, com ausculta de ritmo cardíaco regular e sopro regurgitativo +++ em foco mitral, mesotelessistólico, com irradiação para linha axilar média, sem outros achados ao exame clínico. Traz eletrocardiograma em ritmo sinusal e ecocardiograma transtorácico: átrio esquerdo de 36 mm, ventrículo esquerdo = 48 x 31 mm, fração de ejeção de 65%, insuficiência mitral importante com prolapso de cúspide anterior, segmento A2 e A3, pressão sistólica da artéria pulmonar (PSAP) = 33 mmHg. Assinale a conduta CORRETA para a paciente descrita:

a. Intervenção valvar mitral precoce com indicação de plástica mitral.
b. Tratamento clínico/medicamentoso com diuréticos e vasodilatadores (preferência por IECA ou BRA).

c. Intervenção valvar mitral precoce com indicação de troca valvar mitral por bioprótese.
d. Acompanhamento clínico e ecocardiográfico a cada 6 meses, orientando a paciente a retornar ao consultório em caso de surgimento de sintomas.
e. Intervenção valvar mitral precoce com indicação de MitraClip.

13. Paciente do sexo masculino, com 36 anos, comparece à consulta referindo dispneia aos moderados esforços (NYHA CF II). Nega antecedentes e uso de medicações. Ao exame clínico, apresenta pulso amplo, ritmo cardíaco regular, sopro holodiastólico aspirativo +++/6+, melhor audível em foco aórtico acessório e apresenta em foco mitral, B1 hipofonética, ruflar diastólico ++/6+ em foco mitral, ausência de reforço pré-sistólico e ausência de clique de abertura de válvula mitral. Qual o diagnóstico anatômico valvar?

a. Estenose mitral importante.
b. Insuficiência aórtica importante.
c. Insuficiência mitral importante.
d. Insuficiência aórtica e estenose mitral importantes.
e. Dupla lesão mitral com estenose importante e insuficiência moderada.

14. Paciente do sexo feminino, com 32 anos e gestação tópica de 12 semanas, com antecedente de valvuloplastia mitral por cateter-balão realizada há cerca de 2 anos com sucesso. Vem com quadro de cansaço e fadiga há 1 mês. Nega antecedentes. Em uso de penicilina benzatina, furosemida 20 mg e atenolol 25 mg. Ao exame, apresenta-se em bom estado geral, frequência cardíaca (FC) = 58 bpm; pressão arterial (PA) = 122 x 78 mmHg; eupneica; com ausculta cardíaca revelando sopro em ruflar, com estalido de abertura e B1 hiperfonética, e aumento da intensidade do sopro à manobra de Rivero-Carvallo. Apresenta também estase jugular, edema de membros inferiores ++ e hepatomegalia. Ausculta pulmonar sem alterações. Assinale a alternativa CORRETA:

a. A paciente apresenta reestenose mitral precoce, devendo ser avaliada para nova valvuloplastia mitral por cateter-balão.
b. A paciente apresenta reestenose mitral precoce, devendo ser avaliada para cirurgia de troca valvar por bioprótese.
c. A paciente apresenta estenose tricúspide, devendo ser avaliada para valvuloplastia tricúspide por cateter-balão.
d. A paciente apresenta reestenose mitral precoce, devendo ser avaliada para cirurgia de troca valvar por prótese mecânica.

e. A paciente apresenta estenose tricúspide, devendo ser avaliada para cirurgia de troca valvar por bioprótese.

2019

15. Mulher, 35 anos, portadora de anomalia de Ebstein, submetida a uma sequência de três cirurgias cardíacas, sendo a última para troca da valva tricúspide por uma prótese mecânica. Nove meses após esta última cirurgia, foi admitida no pronto-socorro, referindo dispneia aos grandes esforços, iniciada 4 dias antes e que progredira até para em repouso. Na admissão, referia que não estava escutando o ruído da prótese e apresentava razão normatizada internacional (INR) com valor de 1,37. Submetida inicialmente a ecocardiograma transtorácico, que evidenciou fluxo diastólico turbulento por meio da prótese tricúspide, com gradientes máximo e médio estimados em 37 e 20 mmHg, respectivamente. Assinale a alternativa correta com relação ao tratamento inicial que pode ser ministrado para esta paciente:

a. A incidência de trombose em prótese mecânica em posição tricúspide é baixa em razão da maior pressão do fluxo de sangue sobre a superfície protética, reduzindo o depósito de fibrina.
b. Está indicado o uso de trombolítico em trombose de prótese valvar em posição tricúspide e pode ser usado rTPA ou estreptoquinase.
c. Em geral, procedimento cirúrgico é indicado em casos de trombose de prótese em câmaras direitas, com grave repercussão clínica e alto risco de sangramento.
d. O tratamento de escolha nestes casos é a heparinização plena, seguida do uso dos novos anticoagulantes orais (NOACs), já que estes têm comprovada eficácia nos pacientes portadores de prótese mecânica.
e. A trombólise não está indicada na presença de trombo pequeno (< 0,8 cm^2), exceto em casos de classe funcional New York Heart Association (NYHA) IV.

16. Sobre o tratamento da estenose mitral, assinale a alternativa correta:

a. O tratamento de escolha na etiologia reumática é a valvuloplastia mitral por cateter-balão quando há sintomas e escore ecocardiográfico (Wilkins e Block) ≤ 8.
b. Insuficiência mitral moderada não contraindica tratamento percutâneo.

c. Na estenose mitral degenerativa calcificada, há clara indicação de valvuloplastia mitral por cateter-balão.
d. A hipertensão arterial pulmonar é um fator complicador que contraindica a intervenção na estenose mitral reumática.
e. Os betabloqueadores estão contraindicados na estenose mitral.

17. Homem, 80 anos, refere ter sopro cardíaco diagnosticado em exame de rotina há 5 anos. Na época, não tinha sintomas cardiológicos significativos. Há dois anos, passou a ter restrição física por dispneia e desconforto precordial aos esforços, e recentemente teve "ameaça de desmaio" ao caminhar em ladeira. Exame físico: sopro sistólico ejetivo na área aórtica e pulso carotídeo *parvus et tardus*. Eletrocardiograma (ECG): sobrecarga ventricular esquerda e alteração da repolarização ventricular com padrão *strain*. Ecocardiograma: ventrículo esquerdo hipertrofiado, com cavidade pequena e fração de ejeção = 60%; disfunção diastólica com padrão restritivo. Valva aórtica calcificada com área valvar estimada em 0,8 cm^2 e área valvar aórtica indexada (AVAi) = 0,5 cm^2/m^2; gradiente transvalvar médio = 32 mmHg; volume ejetado indexado = 30 mL/m^2. Escore de cálcio valvar aórtico = 1.700 UA. Com estes dados clínicos e exames complementares, qual seu diagnóstico?

a. Estenose aórtica sintomática grave com baixo fluxo/baixo gradiente e fração de ejeção reduzida.
b. Estenose aórtica sintomática grave "paradoxal".
c. Estenose aórtica sintomática grave com alto gradiente.
d. Estenose aórtica valvar de grau moderado.
e. Estenose subaórtica hipertrófica.

18. As mudanças fisiopatológicas induzidas pela insuficiência aórtica determinam ampla gama de manifestações clínicas e peculiar comportamento evolutivo no curso de anos. Assinale a alternativa CORRETA:

a. Na insuficiência aórtica importante há elevação das pressões arteriais sistólica e diastólica, provocando o pulso em martelo d'água e a dança das artérias.
b. No ecocardiograma da insuficiência aórtica importante, a largura do jato regurgitante ao Color Doppler é ≥ 45% da via de saída do ventrículo esquerdo.
c. No ecocardiograma da insuficiência aórtica importante, a fração regurgitante é obrigatoriamente superior a 70%.

d. A insuficiência aórtica isolada importante pode ter ao exame físico um sopro aórtico diastólico aspirativo decrescente, sopro aórtico mesossistólico e um sopro mitral diastólico em ruflar.
e. São considerados complicadores da evolução da insuficiência aórtica importante a redução da fração de ejeção (abaixo de 60% em ventrículo esquerdo hiperdinâmico) e a dilatação do ventrículo esquerdo (acima de 60 mm na diástole).

19. Homem, 36 anos de idade, portador de prótese biológica em posição aórtica implantada há 6 anos. Deu entrada no pronto-socorro com queixa de dispneia progressiva e febre há três meses. Referia perda de peso e astenia. Durante a internação, apresentou forte dor abdominal. Ao exame físico, apresentava-se febril, pálido, consciente, orientado. À ausculta cardíaca, sopros sistólico e diastólico em foco aórtico com irradiação para bordo esternal esquerdo baixo e terceira bulha (B3). Pressão arterial (PA) = 100 x 60 mmHg e frequência cardíaca (FC) = 110 bpm. O ecocardiograma apresentou imagem de massa aderida à prótese medindo 12 mm. Dor difusa à palpação abdominal. Hemograma evidencia anemia e acentuada leucocitose e duas hemoculturas positivas, com intervalo de 12 horas, para *Staphylococcus aureus*. Assinale a alternativa correta neste caso:

a. O tamanho da vegetação encontrada não define conduta cirúrgica.
b. As alterações cutâneas observadas nas figuras são consideradas critério maior (Duke) para o diagnóstico.
c. Antibioticoterapia por quatro semanas e reavaliação ecocardiográfica posterior.
d. A adição da rifampicina ao esquema antibiótico proposto não está indicada.
e. Iniciar antibioticoterapia e indicar cirurgia de urgência de troca valvar.

20. Mulher, 26 anos, apresenta quadro de dispneia ao esforço. No exame físico, apresenta-se taquicárdica (frequência cardíaca [FC] = 113 bpm), ritmo cardíaco irregular, sopro diastólico em foco mitral e crepitações bibasais. Assinale a alternativa correta:

a. O gradiente diastólico gerado é o parâmetro mais adequado para classificar a gravidade e indicar o tipo de tratamento.
b. Pacientes com fibrilação atrial de alta resposta não apresentam ausculta de reforço pré-sistólico, mas se a frequência estiver entre 60-70 bpm pode-se ouvir esse reforço.

c. A profilaxia para endocardite infecciosa é indicada para todos os casos de estenose mitral de etiologia reumática.
d. Os betabloqueadores estão contraindicados na estenose mitral.
e. O descritor mais útil da gravidade da obstrução da valva mitral é a área de orifício valvar.

21. Homem, 16 anos, portador de febre reumática. Apresentou quadro inicial de cardite com insuficiência mitral leve, que regrediu posteriormente (ecocardiograma subsequente não demonstrou sequelas). Qual seria a melhor alternativa com relação à profilaxia secundária?

a. A profilaxia para a febre reumática com cardite prévia, insuficiência mitral leve residual ou resolução da lesão valvar deve permanecer até os 25 anos de idade ou até 10 anos após o último surto, valendo o que cobrir maior período.
b. Para portadores de valvopatia reumática, não é recomendado o uso de lidocaína sem vasoconstritor como medida para diminuir a dor durante a aplicação, pois interfere na ação da penicilina benzatina.
c. A duração da profilaxia para a febre reumática com cardite prévia deve ser até os 21 anos de idade ou até 5 anos após o último surto, valendo o que cobrir maior período.
d. Em casos de lesão valvar residual moderada a grave, a profilaxia deve permanecer até os 21 anos de idade ou por toda a vida.
e. A profilaxia com penicilina G-benzatina deve ser aplicada a cada 15 dias até os 18 anos de idade e, depois dos 18 anos, a cada 30 dias.

22. Homem, 42 anos, história de febre reumática na infância, tem no exame físico um sopro diastólico aspirativo em decrescendo no foco aórtico com primeira bulha hipofonética. Pressão arterial (PA) medida no membro superior esquerdo de 140 x 30 mmHg. Assinale a alternativa correta:

a. Paciente pode se queixar de angina noturna e diaforese diante do quadro descrito.
b. A presença de pulso em martelo d'água é chamada de sinal de Musset.
c. De forma geral, esse paciente evolui com hipertrofia ventricular concêntrica.
d. Mesmo diante de sintomas como dispneia ao esforço, o tratamento cirúrgico não está indicado até o tratamento clínico ser otimizado.
e. A presença de queda da fração de ejeção do ventrículo esquerdo é indicação de cirurgia, mas apenas abaixo de 40%.

23. Mulher, 70 anos, apresentou quadro de dispneia progressiva nos últimos seis meses, que evoluiu durante este período para pequenos esforços. Nos últimos dois meses, teve dois episódios de síncope. Ao exame físico, chamava a atenção na ausculta cardíaca um sopro sistólico ejetivo em foco aórtico. O ecocardiograma demonstrou os seguintes parâmetros: ventrículo esquerdo (VE) com dimensões normais, hipertrofia concêntrica importante das suas paredes, fração de ejeção (FE) = 71%, valva aórtica com sinais de calcificação e mobilidade reduzida; velocidade máxima de fluxo aórtico = 5,34 cm/s; gradiente médio = 63 mmHg; e área valvular aórtica (AVA) = 0,52 cm^2. Com relação ao diagnóstico e tratamento de estenose aórtica, qual das alternativas está INCORRETA?

a. São considerados fatores complicadores disfunção do ventrículo esquerda (VE) (fração de ejeção < 50%), velocidade máxima do fluxo aórtico > 5,0 m/s, gradiente médio > 60 mmHg, AVA < 0,7 cm^2 e hipotensão durante o esforço ao teste ergométrico.
b. A cirurgia é indicada para pacientes assintomáticos com fração de ejeção inferior a 50% que serão submetidos a outra cirurgia, como revascularização do miocárdio.
c. A cirurgia de troca valvar aórtica é a primeira escolha para pacientes de baixo risco (STS – escore de risco da Society of Thoracic Surgeons < 8%).
d. A tomografia computadorizada para avaliar o escore de cálcio da valva aórtica é uma ferramenta útil para auxiliar o diagnóstico de estenose aórtica e deve ser indicada para todos os casos, inclusive para o caso descrito.
e. A indicação de implante percutâneo de válvula aórtica (TAVI) foi ampliada para pacientes de risco intermediário (STS 4% a 8%) e é indicada para os pacientes de alto risco cirúrgico (STS > 8% ou EuroSCORE logístico > 20%), sendo a primeira escolha em risco cirúrgico proibitivo ou para casos de contraindicação à cirurgia convencional.

24. Em relação à valva aórtica bicúspide, é correto afirmar que:

a. Características de herança genética não foram observadas em nenhum subgrupo de portadores de valva aórtica bicúspide.
b. Valva aórtica bicúspide com fusão das cúspides coronariana esquerda e não coronariana é forma anatômica mais comumente encontrada.
c. É uma doença rara e mais frequentemente encontrada em mulheres.
d. Pode evoluir com dilatação da aorta ascendente, devido à aortopatia, e apresenta risco maior de dissecção do que a população geral.

e. Caso a troca da valva aórtica seja indicada por disfunção valvar, a troca simultânea da aorta ascendente não é necessária, mesmo quando esta for > 50 mm, já que a dilatação regride após a troca valvar.

25. Na última década, surgiram diversos novos anticoagulantes, inibidores diretos da trombina ou antifator Xa. No entanto, o uso desse tipo de medicamento pelo paciente portador de valvopatia deve ser indicado com cuidado. Assinale a alternativa CORRETA:

a. O uso dos novos anticoagulantes orais está autorizado em caso de estenose mitral reumática importante.
b. O uso dos novos anticoagulantes na estenose aórtica e na presença de fibrilação atrial é contraindicado.
c. O uso dos novos anticoagulantes orais por portadores de próteses mecânicas pode ser considerado em caso de dificuldade de controle da INR (Razão Normatizada Internacional) com o uso da varfarina.
d. A faixa de resultado que se deve manter a INR (Razão Normatizada Internacional) de paciente portador de prótese mecânica em posição mitral é entre 2,0-3,0.
e. Não se deve usar o escore CHA2DS2-VASc em portadores de doença valvar importante, pois há subestimação do risco em pacientes com *escore* ≤ 1.

26. Homem, 62 anos, com quadro de dispneia New York Heart Association (NYHA) classe funcional (CF) III há 6 meses. Hipertenso e dislipidêmico, em uso de losartana 50 mg/dia, hidroclorotiazida 25 mg/dia e sinvastatina 20 mg/dia. Frequência cardíaca (FC) = 68 bpm; pressão arterial (PA) = 120 x 76 mmHg; tempo de enchimento capilar 2,5 s; ausculta cardíaca com ritmo regular, hipofonese de B1 e B2, sopro sistólico ejetivo com pico telessistólico; ausculta pulmonar normal; pulso arterial sem alterações, radiografia de tórax com discreto aumento da silhueta cardíaca e eletrocardiograma com sinais de sobrecarga de câmaras esquerdas. Ecocardiograma transtorácico: fração de ejeção 35%, volume ejetado (*stroke* volume) 34 mL/m^2, área valvar aórtica 0,9 cm^2, gradiente transaórtico médio 30 mmHg, calcificação aórtica importante, sem alterações de mobilidade segmentar do ventrículo esquerdo e sem alterações nas outras válvulas. Realizada infusão de dobutamina durante o exame e, na dose de 15 mcg/kg/min, os achados foram: fração de ejeção 40%, volume ejetado 44 mL/m^2, área valvar aórtica 1,0 cm^2, gradiente transaórtico médio 41 mmHg, sem alterações de mobilidade segmentar do ventrículo esquerdo. Em relação ao caso clínico, assinale a alternativa correta:

a. A ausência de reserva contrátil apresentada contraindica a intervenção valvar cirúrgica convencional.
b. Ecocardiograma com estresse com dobutamina foi positivo para isquemia miocárdica.
c. O teste de estresse com dobutamina foi ineficaz, pois não atingiu a dose máxima de infusão do medicamento (20 mcg/kg/min).
d. Paciente apresenta indicação de intervenção valvar aórtica.
e. Tomografia com escore de cálcio valvar deve ser realizada para definição da gravidade anatômica.

27. Mulher, 15 anos, dá entrada no pronto-socorro com queixas de dispneia progressiva há cerca de três semanas, que evoluiu para os menores esforços, acompanhada de febre. A mãe relatava que a menor se queixava de dores em grandes articulações, migratórias, e sofria de amigdalites frequentes. Ao exame físico, apresentava-se com taquicardia e presença de sopro sistólico em foco mitral. Em relação ao caso descrito, qual a alternativa correta?

a. Na fase aguda, a lesão mais frequente é a regurgitação aórtica, seguida pela regurgitação mitral.
b. As lesões que resultam em estenose valvar ocorrem mais precocemente.
c. É um quadro de febre reumática em atividade e a cardite é a manifestação mais grave da doença, pois pode deixar sequelas e acarretar óbito.
d. O intervalo PR no eletrocardiograma (ECG) sempre está aumentado em pacientes com febre reumática, mesmo na ausência de cardite.
e. Os nódulos subcutâneos são frequentes, presentes em 20% dos pacientes, e não têm relação com cardite grave.

28. Gestante, 21 anos, portadora de doença reumática diagnosticada quando tinha 5 anos de idade. Estava em uso regular da penicilina G-benzatina a cada 21 dias, pois tinha como sequela uma valvopatia mitral do tipo estenose mitral de grau leve. Durante o quarto mês de gestação, procurou pelo ambulatório de cardiologia muito preocupada, pois seu obstetra suspendera a administração profilática da penicilina G-benzatina. Com relação à profilaxia nesta situação, quais seriam as orientações adequadas para a paciente?

a. A sulfadiazina pode ser usada com segurança na gravidez, pois não traz riscos potenciais para o feto.
b. A profilaxia secundária deve ser suspensa durante a gestação, devido aos efeitos colaterais no feto.

c. O único antibiótico que deve ser restringido durante a gravidez é a eritromicina.
d. Reações anafiláticas verdadeiras à penicilina são frequentes durante a gestação, ocorrendo em cerca de 0,1% dos casos.
e. A profilaxia secundária deve continuar durante toda a vigência da gravidez para evitar a recorrência da febre reumática.

29. Durante anos, o acometimento da valva tricúspide foi negligenciado e não chamava a atenção dos cardiologistas e cirurgiões cardíacos. Recentemente a avaliação e a conduta sobre essa valvopatia vêm mudando. Assinale a alternativa correta:

a. A insuficiência tricúspide pode ser encontrada na síndrome carcinoide.
b. O acometimento reumático dos folhetos da valva tricúspide pode causar insuficiência tricúspide secundária ou funcional.
c. Pacientes com insuficiência tricúspide importante e que serão submetidos à cirurgia valvar do lado esquerdo do coração não devem ter as duas valvopatias abordadas no mesmo tempo cirúrgico.
d. Diante de uma insuficiência tricúspide funcional, o tratamento de escolha é a troca valvar por prótese mecânica.
e. Na insuficiência tricúspide, durante a inspiração profunda, o sopro tende a diminuir, sendo esse fenômeno chamado de Rivero Carvallo.

30. Homem, 37 anos, comparece à consulta ambulatorial devido a quadro de palpitações taquicárdicas esporádicas, de curta duração (10 min), cerca de 6-7 vezes ao dia, há nove dias. Negava dispneia, síncope e outros sintomas. Em uso de sertralina 25 mg, devido à ansiedade. Ao exame: frequência cardíaca (FC) = 76 bpm, pressão arterial (PA) 120 x 70 mmHg, Sat O_2 99%, tempo de enchimento capilar 2 seg. Ausculta cardíaca revelava sopro meso-telessistólico regurgitativo, mais audível em foco mitral, com irradiação para linha axilar média e para focos da base, com primeira bulha normofonética. Sem alterações no restante do exame físico. Realizou eletrocardiograma, com ritmo sinusal e radiografia de tórax sem alterações. Ecocardiograma transtorácico evidenciava átrio esquerdo 56 mm, diâmetro sistólico de ventrículo esquerdo 35 mm, fração de ejeção 62%, pressão sistólica da artéria pulmonar 43 mmHg, válvula mitral com prolapso de P2 e rotura de cordas tendíneas, com presença de insuficiência mitral importante, sem outras alterações. Holter 24h com 2% de extrassístoles ventriculares e três episódios de fibrilação atrial paroxística, maior com 6 min de duração. Em relação ao caso descrito, assinale a alternativa correta:

a. A propedêutica cardiovascular descrita não é condizente com o achado ecocardiográfico, sendo imperativa a realização de outro exame para melhor avaliação.
b. A presença de rotura de cordas tendíneas contraindica a realização de plástica valvar mitral.
c. Neste caso, a fração de ejeção de ventrículo esquerdo pode estar superestimada pela regurgitação mitral; sendo assim, os achados ecocardiográficos são indicativos de intervenção valvar.
d. A presença de fibrilação atrial, mesmo paroxística, é considerada um complicador e é indicativa de intervenção valvar.
e. Neste caso, a melhor conduta a ser indicada neste momento seria a conduta expectante.

31. Mulher, 28 anos, procura pelo ambulatório com queixa de dispneia aos esforços associada a intensas palpitações. Ao exame físico, chamam a atenção pressão venosa de jugular, exibindo onda "a" proeminente, primeira bulha palpável, ritmo cardíaco regular, primeira bulha hiperfonética (B1), estalido de abertura e ruflar diastólico melhor audível com o paciente em decúbito lateral esquerdo. Pressão arterial (PA) = 100 x 70 mmHg. O eletrocardiograma mostra eixo desviado para a direita, sobrecarga atrial direita e sobrecarga ventricular direita. A radiografia de tórax mostra presença de duplo contorno e de quarto arco. O ecocardiograma demonstra ventrículo esquerdo (VE) de dimensões e função sistólica normais, aumento do volume dos átrios e do ventrículo direito (VD). Valva mitral com sinais de espessamento e de calcificação dos folhetos com abertura em "domo", gradiente transvalvar mitral médio = 11 mmHg. Refluxo tricúspide moderado estimando pressão sistólica da artéria pulmonar (PSAP) em 55 mmHg. Com relação a esta valvopatia, qual das afirmativas é correta:

a. A avaliação dos critérios de Wilkins e Block é a melhor maneira de definir a morfologia do aparelho valvar para esta valvopatia. Os pacientes ideais para valvuloplastia mitral por cateter-balão são aqueles que possuem escore ≥ 11 pontos.
b. O controle da frequência cardíaca não é o principal objetivo do tratamento, pois as taquicardias geralmente são bem toleradas.
c. A valvuloplastia por balão é indicada para pacientes com esta doença em situações de gravidade moderada à importante que estejam sintomáticos (classe funcional [CF] II-IV), com anatomia valvar favorável.
d. As principais contraindicações à valvuloplastia mitral por cateter-balão são a coexistência de insuficiência mitral leve associada, trombo

atrial esquerdo, escore ecocardiográfico de Wilkins e Block acima de 11 pontos, outras valvopatias concomitantes que requeiram tratamento cirúrgico.

e. A valvuloplastia mitral por cateter-balão está indicada para pacientes assintomáticos, sem fatores complicadores, como pressão sistólica da artéria pulmonar ≥ 50 mmHg em repouso ou pressão sistólica da artéria pulmonar ≥ 60 mmHg ao esforço, ritmo de fibrilação atrial de início recente, na ausência de contraindicações ao procedimento.

2020

32. Em relação à estenose aórtica, qual é a alternativa INCORRETA?

a. O teste ergométrico é indicado para pacientes sintomáticos para avaliar a capacidade funcional.
b. A ecocardiografia de estresse está indicada para pacientes que apresentam gradiente sistólico médio VE/Ao menor que 40 mmHg, área valvar aórtica menor que 1,0 cm^2 e fração de ejeção do ventrículo esquerdo menor que 50%.
c. A tomografia para avaliar o escore de cálcio valvar aórtico tem sido uma ferramenta útil, e valores acima de 1.650 UA reforçam a possibilidade de estenose valvar aórtica de grau importante.
d. A valvuloplastia por balão é indicada para pacientes sintomáticos com instabilidade hemodinâmica e impossibilidade momentânea de intervenção definitiva (TAVI ou cirurgia convencional).
e. A estenose valvar aórtica grave com baixo fluxo/baixo gradiente paradoxal é definida por volume ejetado do ventrículo esquerdo indexado menor que 35 mL/m^2, gradiente médio VE/Ao menor que 40 mmHg, área valvar aórtica indexada menor que 0,6 cm^2/m^2 e fração de ejeção do ventrículo esquerdo maior que 50%.

33. Adolescente, 17 anos, portador de febre reumática, relata dispneia aos grandes esforços associada a fortes palpitações. Bom estado geral, eupneico, corado, pressão venosa jugular normal, pulsos bisferiens, pressão arterial – 160 x 40 mmHg. Exame cardiovascular: *ictus cordis* a nível do sexto espaço intercostal esquerdo, propulsivo e para fora da linha hemiclavicular esquerda. Ritmo cardíaco regular, sopro sistólico e holodiastólico em foco aórtico. O eletrocardiograma mostra ritmo sinusal e sobrecarga ventricular esquerda com alteração de repolarização. Ecocardiograma abaixo.

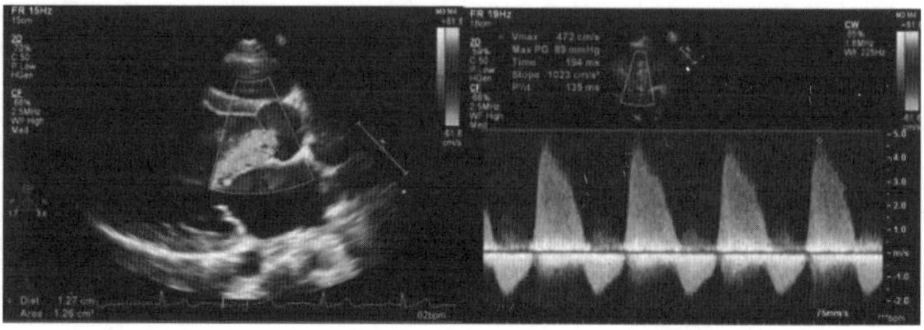

Com relação a este caso, é correto afirmar:

a. O tratamento cirúrgico está indicado independentemente de o paciente estar em fase aguda da doença reumática.
b. O implante percutâneo de bioprótese é a primeira opção de intervenção neste caso.
c. O ecocardiograma deste paciente não demonstra sinais de valvopatia de grau importante (*vena contracta* estreita e *pressure half-time* [PHT] 135 ms).
d. O tratamento cirúrgico está indicado para pacientes reumáticos quando o diâmetro diastólico final do ventrículo esquerdo for maior que 75 mm ou o diâmetro sistólico do ventrículo esquerdo for maior que 55 mm e a fração de ejeção do ventrículo esquerdo (FEVE) menor que 50%.
e. O uso de vasodilatadores e diuréticos é indicado para evitar a progressão da doença.

34. Jovem com queixa de fadiga e dispneia. Ao exame, apresenta bom estado geral e pulsos normais. Ausculta: primeira bulha hiperfonética, sopro diastólico em ruflar em foco mitral com reforço pré-sistólico. 1) Eletrocardiograma: ritmo cardíaco regular, sinusal, eixo desviado para direita e sobrecarga atrial esquerda. 2) Ecocardiograma transtorácico abaixo.

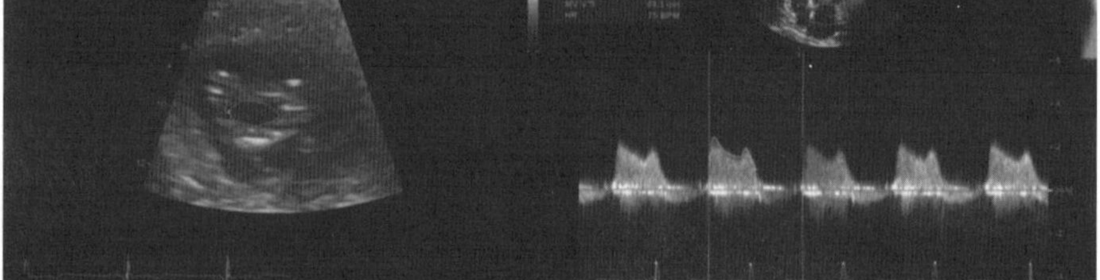

Com relação a esta valvopatia, assinale a **correta**:

a. Segundo os estágios de classificação das valvopatias, trata-se de um estágio C.
b. Com base no ecocardiograma, a valvopatia tem critérios de valvopatia moderada, com área valvar acima de 1,5 cm^2 e gradiente médio baixo.
c. A terapia com novos anticoagulantes orais é de escolha para esta valvopatia, principalmente para pacientes que apresentam fibrilação atrial e átrio esquerdo aumentado.
d. Nesta valvopatia é contraindicado o uso de betabloqueadores e bloqueadores dos canais de cálcio.
e. Recomenda-se a valvuloplastia por balão para este paciente se houver escore ecocardiográfico favorável e ausência de trombo.

35. Em relação à insuficiência mitral (IM), qual a alternativa INCORRETA?

a. O desenvolvimento de fibrilação atrial é comum em pacientes com IM primária e não é considerado indicação para intervenção cirúrgica.
b. São considerados fatores agravantes na IM primária a fração de ejeção ≤ 60%, o diâmetro sistólico do ventrículo esquerdo ≥ 40 mm, a pressão sistólica da artéria pulmonar ≥ 50 mmHg e a presença de fibrilação atrial de início recente (< 1 ano).
c. O implante de MitraClip® pode ser indicado para pacientes em classe funcional > III da New York Heart Association, com alto risco cirúrgico ou contraindicação para a cirurgia.
d. A cirurgia é recomendada para pacientes assintomáticos com IM primária grave, disfunção sistólica do ventrículo esquerdo (fração de ejeção entre 30-60%) e diâmetro sistólico final do VE ≥ 40 mm.
e. O tratamento cirúrgico deve ser considerado para pacientes portadores de IM primária que cursem com sintomas ou que apresentem deterioração progressiva da função ventricular esquerda ou aumento progressivo das dimensões ventriculares esquerdas.

36. Mulher, 39 anos, com quadro de dispneia progressiva há 9 meses. Ao exame físico, nota-se sopro diastólico tipo ruflar em foco mitral, e a radiografia de tórax mostra elevação do brônquio-fonte esquerdo (sinal da bailarina). Considerando-se este caso clínico, quais são as opções corretas?

I. A provável valvopatia é insuficiência mitral.
II. A principal etiologia dessa valvopatia do caso clínico é reumática.
III. O tratamento preconizado é implante de prótese transcateter.

IV. A valvoplastia percutânea com balão é a primeira opção na ausência de contraindicação.

a. Apenas II e IV.
b. Apenas I, II e IV.
c. Apenas I e III.
d. Apenas II, III, IV.
e. Apenas I, II, III.

37. Mulher, 45 anos, apresenta sintomas inespecíficos, incluindo fadiga. Exame físico: sinais de distensão venosa jugular, presença de B3, sopro pansistólico mais audível no quarto espaço intercostal na região paraesternal.
O vídeo abaixo demonstra o exame ecocardiográfico bidimensional em quatro câmaras.

Para acessar o vídeo, escaneie o QR Code abaixo

Assinale a afirmativa correta:

a. O sopro associado a esta valvopatia se reduz durante a respiração (manobra de Rivero-Carvallo) e essa manobra fornece uma ajuda considerável no estabelecimento do diagnóstico, principalmente na postura ereta.
b. O ecocardiograma evidencia insuficiência tricúspide grave e aumento do átrio e ventrículo direitos, e a causa mais comum é que seja de origem secundária (funcional), por dilatação de ventrículo direito e do anel tricúspide.
c. A combinação desta valvopatia com outras é incomum na síndrome carcinoide, cuja fisiopatologia é a deposição focal ou difusa de tecido fibroso no endocárdio das cúspides valvares, câmaras cardíacas e na íntima das grandes veias e do seio coronariano.
d. Esta valvopatia pode ocorrer por múltiplas causas, como reumática, após infarto extenso ventricular esquerdo, pressão sistólica ventricular direita maior que 55 mmHg, doença cardíaca congênita e síndrome de Eisenmenger, *cor pulmonale* ou dilatação do anel por síndrome de Marfan.

e. Em geral, esse quadro clínico associado à valvopatia, mesmo com alteração importante, é bem tolerado na ausência de hipertensão pulmonar. Caso indicada a cirurgia, deve-se optar por prótese mecânica devido às menores taxas de fluxo e de pressão no lado direito do coração.

38. Paciente de 45 anos submetida à cirurgia de troca valvar mitral há 6 meses, com quadro de dispneia progressiva, sem história de febre, má aderente ao tratamento e com quadro de fibrilação atrial paroxística em Holter recente. Ao exame, hipotensa e dispneica em repouso. Apresenta a seguinte imagem no ecocardiograma transesofágico:

Para acessar o vídeo, escaneie o QR Code abaixo

Assinale a alternativa correta:

a. A suspeita principal é de trombose em prótese metálica na posição mitral.
b. A ocorrência deste fenômeno é mais frequente em posição aórtica.
c. São considerados complicadores imagem de massa menor que 5 mm, hipertensão pulmonar (PSAP > 50 mmHg) e fibrilação atrial.
d. Espera-se na ausculta o abafamento do *click* metálico.
e. Na presença de grave repercussão clínica e alto risco de sangramento, recomenda-se a troca da prótese.

2021

39. Analise as situações clínicas abaixo e identifique aquelas que correspondem a indicações apropriadas para realização de valvoplastia mitral percutânea com cateter balão na estenose mitral:

I. Paciente de 70 anos com estenose mitral degenerativa, Classe Funcional da New York Heart Association (CF-NYHA) III, área valvar de 1,0 cm^2, fibrilação atrial (FA) de início recente e pressão sistólica da artéria pulmonar (PSAP) = 70 mmHg.

II. Paciente gestante, CF-NYHA III, área valvar de 0,8 cm^2, escore de Wilkins de 9 (calcificação = 1 e subvalvar = 2) e PSAP = 60 mmHg em repouso.

III. Paciente de 40 anos, com estenose mitral reumática, FA de início recente, CF-NYHA I, área valvar de 1,0 cm^2, escore de Wilkins de 8, PSAP = 40 mmHg no repouso e 70 mmHg durante exercício.

IV. Paciente de 70 anos com estenose mitral reumática, CF-NYHA III, área valvar de 1,2 cm^2, escore de Wilkins de 8, PSAP = 50 mmHg em repouso, além de estenose aórtica, com gradiente máximo de 30 mmHg e médio de 15 mmHg.

V. Paciente de 35 anos, com estenose mitral reumática, CF-NYHA II, área valvar de 0,9 cm^2, escore de Wilkins de 7, PSAP = '50 mmHg no repouso. Acidente vascular cerebral há 30 dias, com trombo no apêndice atrial esquerdo ao ecocardiograma transesofágico.

a. I, II e IV.
b. I, III e V.
c. I, IV e V.
d. II, III e IV.
e. II, IV e V.

40. Na insuficiência mitral primária crônica, a presença de irradiação do sopro para o esterno e do foco aórtico deve ser interpretada como um sinal de:

a. Rotura de cordas da cúspide posterior.
b. Aumento atrial esquerdo.
c. Dilatação do ventrículo esquerdo.
d. Disfunção ventricular direita.
e. Hipertensão pulmonar.

41. Um paciente de 80 anos, com queixa de tonturas e dor torácica, apresentava ao exame físico um sopro sistólico ejetivo, com pico telessistólico, mais bem audível na borda esternal direita alta e região cervical.

- Eletrocardiograma revelava sinais de sobrecarga ventricular esquerda (VE).
- Ecocardiograma = VE com hipertrofia concêntrica, fração de ejeção do VE = 65% e disfunção diastólica grau 3.

- Obteve-se gradiente sistólico máximo entre o VE e a aorta de 50 mmHg, médio de 25 mmHg e área valvar aórtica de 0,9 cm^2, além de calcificação do anel mitral, com refluxo mitral moderado, com orifício de refluxo estimado em 0, 2 cm^2 e volume regurgitante de 35 mL.

Diante desses dados, o melhor exame a ser solicitado na sequência, para prosseguir com a investigação, seria:

a. Ecocardiograma de estresse com exercício físico, para avaliar se realmente a estenose aórtica é grave.
b. Cálculo do escore de cálcio da valva aórtica, por meio da tomografia, para confirmar a gravidade da estenose aórtica.
c. Ressonância magnética do coração, para definir melhor a gravidade da insuficiência mitral.
d. Não há necessidade de mais exames complementares, pois o diagnóstico e a conduta já estão definidos.
e. Teste cardiopulmonar para avaliar o VO_2 e a presença de sintomas ao exercício.

42. Em relação à insuficiência mitral primária crônica, são considerados fatores complicadores, que devem motivar a discussão no *Heart Team* para possível indicação de tratamento intervencionista (cirúrgico ou percutâneo), EXCETO:

a. Diâmetro sistólico final do ventrículo esquerdo ≥ 40 mm.
b. Fração de ejeção do ventrículo esquerdo ≤ 60%.
c. Diâmetro diastólico final do ventrículo esquerdo ≥ 60 mm.
d. Volume do átrio esquerdo ≥ 60 mL/m^2.
e. Pressão sistólica pulmonar ≥ 60 mmHg ao esforço.

43. Mulher, 42 anos, apresenta-se com quadro de dispneia aos esforços há 2 anos, atualmente limitada para esforços habituais, apesar do uso de furosemida 40 mg/dia.

- Antecedentes de hipertensão arterial e tabagismo.
- Pressão arterial = 108 x 64 mmHg.
- Frequência cardíaca = 84 bpm.
- Ritmo irregular.
- Sopro diastólico em ruflar ++/6+ em foco mitral.
- Ausculta pulmonar sem anormalidades.
- Discreto edema bilateral e simétrico de membros inferiores.
- Ecocardiograma:

- Valva mitral com fusão comissural.
- Área valvar mitral = 0,9 cm^2.
- Gradiente médio AE-VE = 12 mmHg.
- Insuficiência mitral moderada.
- Pressão sistólica da artéria pulmonar = 54 mmHg.

Qual a melhor conduta?

a. Solicitar novo ecocardiograma para avaliar escore de Wilkins-Block.
b. Indicar valvoplastia mitral por cateter balão.
c. Manter tratamento clínico com diurético.
d. Indicar tratamento cirúrgico da valvopatia mitral.
e. Solicitar ecocardiograma transesofágico para descartar trombo antes da cirurgia.

44. Homem, 68 anos, apresenta-se com quadro de dor torácica aos esforços e lipotimia. À avaliação:

- Pressão arterial = 136 x 48 mmHg.
- Frequência cardíaca = 82 bpm.
- Sopro sistólico ejetivo +++/6+ e sopro diastólico aspirativo, ambos em foco aórtico ++/6+.
- Pulmões limpos, sem edema periférico.
- Ecocardiograma:
  - Fração de ejeção do ventrículo esquerdo = 64%.
  - Valva aórtica bicúspide calcificada.
  - Área valvar aórtica = 0,9 cm^2.
  - Gradiente médio VE-Ao = 46 mmHg.
  - Insuficiência aórtica moderada.
  - Raiz da aorta = 49 mm.

Qual a melhor conduta?

a. Tratamento transcateter da valvopatia aórtica (TAVI).
b. Tratamento cirúrgico isolado da valvopatia aórtica.
c. Manutenção de seguimento clínico.
d. Tratamento cirúrgico da valvopatia aórtica e da aorta ascendente.
e. Realização de teste ergométrico para avaliar repercussão da valvopatia.

45. Homem, 52 anos, portador de prótese biológica aórtica implantada há 7 anos, queixa-se de fadiga. Ao exame físico:

- Hipocorado.
- Pressão arterial = 116 x 70 mmHg.

- Frequência cardíaca = 98 bpm.
- Ausculta cardíaca com sopro sistólico ejetivo em foco aórtico +++/6+, sem sinais de congestão pulmonar ou sistêmica.
- Exames laboratoriais com evidências de anemia hemolítica.
- Ecocardiograma mostrando:
  - Prótese biológica aórtica espessada e calcificada.
  - Gradiente médio VE-Ao = 42 mmHg.
  - Fração de ejeção do ventrículo esquerdo = 58%.
  - Valva mitral sem alteração anatômica.
  - Insuficiência mitral discreta.

Qual a melhor conduta?

a. Tratamento cirúrgico com retroca valvar aórtica e troca valvar mitral.
b. Manutenção de seguimento clínico.
c. Tratamento transcateter – *valve-in-valve* aórtico.
d. Valvoplastia aórtica por cateter balão.
e. Tratamento cirúrgico com retroca da valva aórtica.

46. Mulher, 38 anos, portadora de valvopatia reumática, queixava-se de dispneia progressiva aos esforços, atualmente limitada para esforços habituais. Exame físico:

- Pressão arterial = 128 x 72 mmHg.
- Frequência cardíaca = 90 bpm.
- Sopro sistólico regurgitativo +++/6+ e diastólico em ruflar ++/6+, ambos em foco mitral. Ausculta pulmonar limpa. Edema +/4+ bilateral e simétrico de membros inferiores.
- Ecocardiograma:
  - Valva mitral com fusão comissural.
  - Área valvar mitral = 1,2 cm^2.
  - Gradiente médio AE-VE = 14 mmHg.
  - Insuficiência mitral moderada.
  - Insuficiência tricúspide importante.
  - Pressão sistólica da artéria pulmonar = 42 mmHg.

Qual a melhor conduta?

a. Valvoplastia mitral por cateter balão.
b. Troca valvar mitral e troca valvar tricúspide por prótese mecânica.
c. Seguimento clínico e ecocardiográfico semestral.
d. Tratamento cirúrgico da valva mitral.
e. Tratamento cirúrgico da valva mitral + plastia da tricúspide.

47. Sobre pacientes portadores de estenose da valva aórtica anatomicamente importante com fração de ejeção do ventrículo esquerdo preservada, é correto afirmar:

a. O aumento no débito cardíaco durante o exercício físico é mediado primariamente pelo aumento da frequência cardíaca.
b. Apenas pacientes sintomáticos desenvolvem redução da tolerância ao exercício físico.
c. O volume de ejeção e a taxa de fluxo transvalvar não se alteram durante o esforço físico.
d. Mesmo em repouso, o débito cardíaco encontra-se sempre reduzido.
e. A área valvar aórtica diminui durante o exercício, mesmo em pacientes assintomáticos.

48. Adolescente, 16 anos, com vários quadros de "gripe leve" com odinofagia, hiperemia de faringe, sendo o último há 3 semanas, com queda discreta do estado geral, autolimitado e de breve duração. Apresenta-se pálida.

- Temperatura = 39,2ºC.
- Frequência cardíaca = 124 bpm.
- Frequência respiratória = 32 irpm.
- Linfadenomegalia cervical.
- Ausculta respiratória sem alterações.
- Sopro sistólico em foco mitral (3+/6+).
- Hemograma: leucocitose discreta com pequeno desvio à esquerda. Fator antinúcleo negativo.
- Anticorpo antiestreptolisina O (ASLO) de 500 UI/mL.
- Velocidade de hemossedimentação (VHS) = 73 mm/h e proteína C-reativa (PCR) = 44 mg/L.
- Eletrocardiograma: prolongamento do intervalo PR.
- Ecocardiograma: regurgitação mitral leve e isolada.

Sobre o quadro clínico apresentado, assinale a afirmativa correta:

a. Trata-se de uma cardite reumática aguda e, em acompanhamento ecocardiográfico posterior, o surgimento de regurgitação mitral patológica classifica o caso como cardiopatia reumática crônica.
b. Trata-se de um quadro de febre reumática aguda leve, em geral autolimitada, que deve ser tratada com sintomáticos, repouso no leito e anti-inflamatórios não esteroides (AINEs), particularmente o ácido acetilsalicílico (AAS).
c. Trata-se de um quadro de endocardite aguda infecciosa, sendo indicada internação hospitalar para antibioticoterapia de largo espectro.

d. Nos casos de cardites moderada ou grave, idealmente deve-se iniciar a dose alta de anti-inflamatórios não esteroides (AINEs) por 14-21 dias e, posteriormente, inicia-se a redução progressiva da dose.
e. Considerando tratar-se de um caso leve de febre reumática aguda, a profilaxia secundária não precisa ser instituída.

49. Mulher, 35 anos, há 4 meses queixando-se de astenia, sonolência, febre alta, dispneia e manchas hemorrágicas palmares. Realizado ecocardiograma abaixo. Ao exame físico:

- Sinais de toxemia.
- Frequência cardíaca = 115 bpm.
- Sopro sistólico mais audível em foco mitral.
- *Ictus cordis* palpável (três polpas digitais).
- Turgência jugular a 45°.
- Estertores em bases pulmonares.
- Macicez à percussão e murmúrio vesicular reduzido à direita.
- Abdome sem alterações.
- Edema em membros inferiores (++/+4).

Na avaliação laboratorial:

- Hemoglobina 9,3 g/dL.
- Leucócitos 15.200 cel/mm^3 e 3% de bastonetes.
- Ureia de 110 U/L.
- Creatinina 2,1 mg/dL.

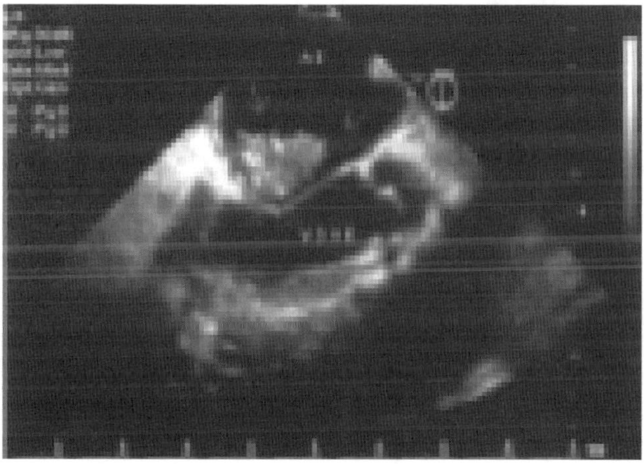

Sobre o quadro clínico, é correto afirmar:

a. O tratamento é cirúrgico em casos de vegetações muito grandes (> 5 mm) ou persistentes, e atualmente há a recomendação de o procedimento ser o mais breve possível e de se realizar a troca valvar em vez do reparo valvar.

b. Trata-se de endocardite infecciosa de valva nativa, e o tratamento é antibioticoterapia empírica (enquanto se aguardam os resultados das hemoculturas) associada à troca valvar cirúrgica.

c. Como se trata de um caso com vegetação pequena (< 15 mm), mesmo que associada com sinais de alteração valvar, a indicação é de antibioticoterapia isolada.

d. Trata-se de uma endocardite infecciosa de valva nativa, com baixo risco de embolia sistêmica.

e. A tomografia por emissão de pósitrons (PET) associada à utilização do radiofármaco F-fluordesoxiglicose pode ser utilizada na avaliação de casos duvidosos, especialmente em pacientes com valva nativa, com aumento da sensibilidade dos critérios modificados de Duke.

50. Mulher, 22 anos, refere dispneia aos grandes esforços há cerca de 6 meses e palpitações. Ao exame físico: bom estado geral, eupneica, corada, pulso venoso jugular normal, murmúrio vesicular fisiológico sem ruídos adventícios, ritmo cardíaco regular B1, hiperfonética, sopro diastólico do tipo ruflar com reforço pré-sistólico em foco mitral. Exames apresentados abaixo.

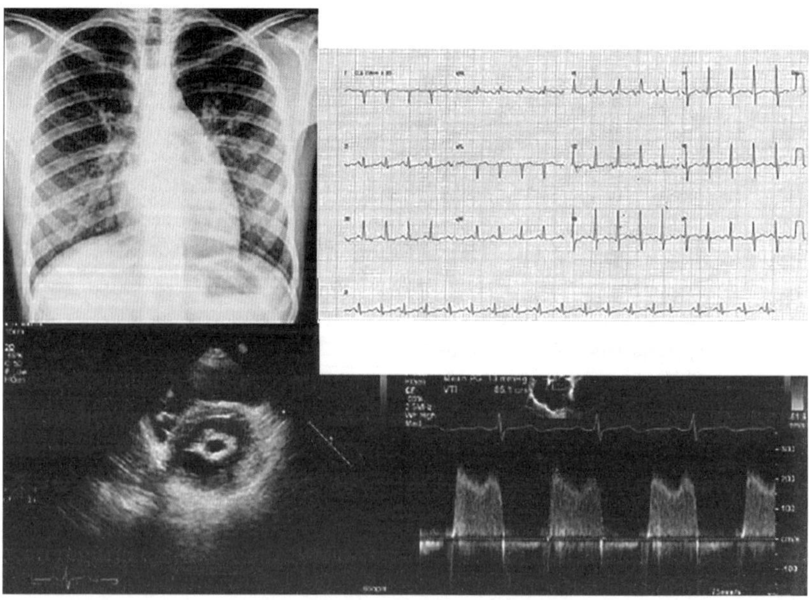

Com relação a este caso, assinale a alternativa correta:

a. O padrão radiológico apresentado mostra presença de duplo contorno à direita e quarto arco à esquerda, achados típicos de pacientes portadores de insuficiência mitral grave.
b. O eletrocardiograma mostra eixo desviado para direita com sobrecarga atrial esquerda e sobrecarga ventricular direita.
c. Com relação ao tratamento farmacológico, a droga de escolha é o uso de betabloqueador e inibidores da enzima conversora da angiotensina (iECA).
d. O ecocardiograma mostra uma estenose mitral grave, definida como gradiente médio acima de 10 mmHg e área valvar abaixo de 2 cm^2 e pressão sistólica da artéria pulmonar = 50 mmHg.
e. Em pacientes com fibrilação atrial, podem ser usados antagonista da vitamina K, como também os anticoagulantes orais diretos (DOACS).

51. Em relação à insuficiência aórtica (IAo) importante de etiologia reumática no indivíduo assintomático, qual fator complicador pode indicar necessidade de intervenção cirúrgica?

a. Fração de ejeção do ventrículo esquerdo > 50%.
b. Diâmetro sistólico do ventrículo esquerdo < 55 mm.
c. Diâmetro diastólico do ventrículo esquerdo > 70 mm.
d. Diâmetro diastólico do ventrículo esquerdo > 75 mm.
e. Diâmetro sistólico do ventrículo esquerdo > 50 mm.

52. A insuficiência aórtica pode ser classificada como importante pela presença dos seguintes sinais,
EXCETO:

a. Piora do sopro com a manobra de Handgrip.
b. Sopro holodiastólico, aspirativo, decrescente, com B2 hipofonética.
c. Sopro mesossistólico, pouco rude, de baixa intensidade.
d. Sopro diastólico em ruflar.
e. Pulso em martelo d'água.

2022

53. No exame físico de pacientes com estenose mitral importante, pode(m) ser encontrado(s), **EXCETO**:

a. Estalido de abertura precoce.

b. B1 e B2 hipofonéticas.
c. Sopro diastólico em ruflar com reforço pressistólico em ritmo sinusal.
d. Sinais de congestão pulmonar.
e. Sinais de insuficiência cardíaca direita.

54. São achados do exame físico de pacientes com insuficiência mitral primária importante:

a. *Ictus cordis* no quarto espaço intercostal na linha hemiclavicular esquerda.
b. Sopro sistólico regurgitativo < +++/6+.
c. Sinais clínicos de insuficiência cardíaca direita.
d. B1 hiperfonética.
e. B2 hipofonética.

55. Qual alternativa **NÃO** apresenta complicador da insuficiência mitral primária?

a. Fração de ejeção do ventrículo esquerdo (FEVE) ≤ 60% ou queda da FEVE durante a evolução.
b. Remodelamento progressivo (diâmetro sistólico ≥ 40 mm).
c. Pressão sistólica da artéria pulmonar ≥ 50 mmHg ou ≥ 60 mmHg ao exercício.
d. Episódios de taquicardia supraventricular paroxística.
e. Volume de átrio esquerdo ≥ 60 mL/m^2.

56. Para pacientes com estenose aórtica importante sintomática, qual o melhor método terapêutico indicado?

a. Paciente com baixo risco cirúrgico e idade acima de 70 anos tem o mesmo grau de recomendação entre cirurgia de troca valvar e implante transcateter de bioprótese aórtica (TAVI).
b. Paciente com risco cirúrgico intermediário apresenta o mesmo grau de recomendação entre cirurgia de troca valvar e implante transcateter de bioprótese aórtica (TAVI).
c. Valvoplastia aórtica por cateter balão é indicada nos casos sintomáticos para avaliar melhora sintomática e postergar intervenção com tratamento clínico.
d. Em casos de instabilidade hemodinâmica importante, a indicação é de implante transcateter de bioprótese aórtica (TAVI) em caráter de urgência.
e. Implante transcateter de bioprótese aórtica (TAVI) é uma boa alternativa em casos de tratamento paliativo.

57. Sobre o manejo da anticoagulação em pacientes gestantes com prótese mecânica, é correto afirmar:

a. O uso da varfarina não deve ser descontinuado em momento algum durante a gestação e o puerpério devido ao risco de eventos trombóticos na prótese.
b. Com o diagnóstico da gravidez, a varfarina deve ser substituída por um anticoagulante oral direto (DOAC) para evitar o risco de embriopatia.
c. Ao confirmar a gravidez, substituir a varfarina por heparina se idade gestacional menor que 6 semanas, devido ao risco aumentado de embriopatia, retornando ao anticoagulante oral no segundo trimestre.
d. Para gestantes de baixo risco em uso de varfarina que entram em trabalho de parto, a indicação é de parto cesariana sempre.
e. Imediatamente após o parto, a varfarina deve ser reintroduzida, e o valor preconizado para o INR é maior do que o habitual, devido a ser um período predominantemente trombogênico.

58. Paciente do sexo masculino, de 63 anos de idade, hipertenso, assintomático, em uso atual de losartana 50 mg, 2x/dia, e hidroclorotiazida 25 mg/dia. Ao exame físico: frequência cardíaca = 70 bpm, pressão arterial = 120 x 70 mmHg, ausculta cardíaca com ritmo cardíaco regular, B1 hipofonética, sopro sistólico ejetivo com pico telessistólico, com irradiação para carótidas. Ausculta pulmonar e restante do exame físico sem alterações.

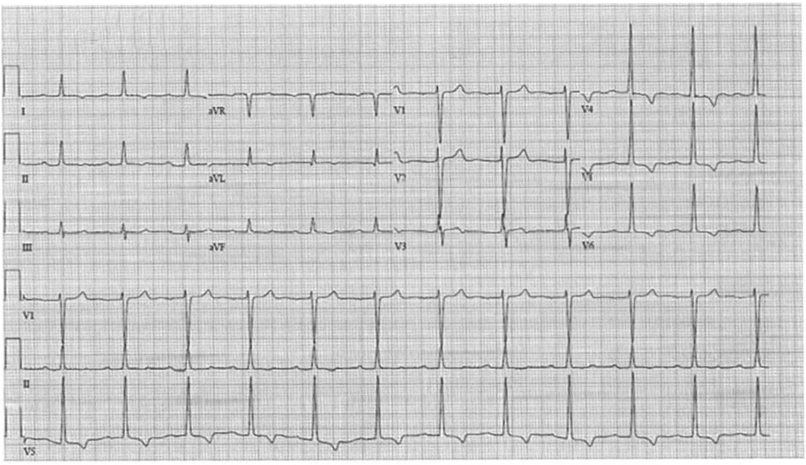

Eletrocardiograma e ecocardiograma a seguir:
Ecocardiograma transtorácico:

- Seio aórtico = 29 mm
- Átrio esquerdo = 47 mm

- Diâmetro diastólico do ventrículo esquerdo (VE) = 57 mm
- Diâmetro sistólico do VE = 46 mm
- Fração de ejeção do VE = 36%
- Índice de massa do VE = 143 g/m^2
- VE apresenta hipertrofia excêntrica e função sistólica diminuída às custas de hipocinesia difusa.
- Valva mitral: espessamento importante de suas cúspides, com tracionamento apical destas e insuficiência de grau moderado.
- Valva aórtica: apresenta sinais de fibrocalcificação importante com redução da mobilidade de seus folhetos. Área valvar estimada pela equação de continuidade em 0,9 cm^2. Gradiente sistólico máximo VE-Ao estimado em 46 mmHg e médio em 30 mmHg.

Qual é o diagnóstico do paciente?

a. Trata-se de estenose aórtica estágio D2 e deve ser solicitado ecocardiograma de estresse com dobutamina para elucidação da gravidade anatômica da valvopatia.
b. Trata-se de estenose aórtica estágio D3 com disfunção ventricular e o ecocardiograma transesofágico é o melhor método para diagnóstico.
c. É uma estenose aórtica estágio D1 com baixo gradiente menor que 40 mmg e disfunção ventricular.
d. Escore de cálcio é o melhor método para confirmar o diagnóstico.
e. É uma EAo "paradoxal" de baixo fluxo e baixo gradiente (estágio D3, AVA $\leq$ 1 cm^2 com velocidade do jato aórtico $<$ 4 m/s ou gradiente médio $<$ 40 mmHg e fração de ejeção do ventrículo esquerdo menor que 50%).

59. Paciente de 45 anos de idade, com quadro de palpitação e dispneia aos esforços há 6 meses, atualmente em Classe Funcional II da New York Heart Association (CF-NYHA).

- Exame físico: *click* mesossistólico seguido de sopro mesotelessistólico em foco mitral, com irradiação para axila.
- Ecocardiograma: ventrículo esquerdo (VE) com fração de ejeção de 55% (método de Simpson), diâmetros diastólico e sistólico finais de 58 mm e 42 mm, respectivamente.
- Volume atrial esquerdo = 51 mL/m^2. Valva mitral com sinais de degeneração mixomatosa e prolapso do segmento P2 do folheto posterior, com refluxo importante.
- Pressão da artéria pulmonar estimada em 38 mmHg em repouso.
- Risco cirúrgico da Society of Thoracic Surgeons (*STS-score*) = 2,7% para mortalidade.

Diante desses dados, assinale a alternativa correta:

a. A indicação é de reparo valvar cirúrgico, pois apresenta valvopatia mitral primária do tipo regurgitação e presença de sintomas.
b. O ecocardiograma nos apresenta apenas a queda da fração de ejeção do VE como um complicador que indique intervenção.
c. A indicação é de teste ergométrico para avaliar a pressão da artéria pulmonar antes de indicar qualquer intervenção.
d. A indicação é de ecocardiograma com estresse físico para avaliar se a pressão de artéria pulmonar preenche o critério de complicador.
e. A indicação é de intervenção transcateter com dispositivo de clipagem.

60. Paciente do sexo feminino, 33 anos de idade, traz o seguinte exame em consulta médica. Cineangiocoronariografia + cateterismo direito e esquerdo:

		Pressões		
Local	**Sistólica**	**Diastólica 1**	**Diastólica 2**	**Média**
Átrio direito				3
Ventrículo direito	60	0	3	
Tronco pulmonar	60	25		36
Capital pulmonar				30
Aorta ascendente	130	90		103
Ventrículo esquerdo	130	3	10	

- Débito cardíaco = 4,8 L/min
- RVP = 104 dyna-s.cm^{-5}
- RVP = 1,3 WOOD
- Coronárias sem lesões

Assinale a alternativa que melhor descreve a condição hemodinâmica da paciente:

a. Estenose mitral importante e hipertensão pulmonar pré-capilar.
b. Estenose mitral importante e hipertensão pulmonar combinada pré e pós-capilar.
c. Estenose mitral moderada e hipertensão pulmonar grupo 2.
d. Estenose mitral importante e hipertensão pulmonar pós-capilar isolada.
e. Estenose mitral moderada.

61. Paciente do sexo feminino, de 53 anos de idade, em Classe Funcional II da New York Heart Association (CF-NYHA), sem outras queixas no momento.

Exame físico:

- Pressão arterial = 126 x 70 mmHg
- Frequência cardíaca = 64 bpm
- Ausculta pulmonar sem alterações
- Ausculta cardíaca com ritmo cardíaco regular, B1 hiperfonética, sopro regurgitativo mitral 2+/6+, ruflar diastólico 2+/6+, com estalido de abertura e reforço pressistólico.

Eletrocardiograma, radiografia de tórax e ecocardiograma a seguir:

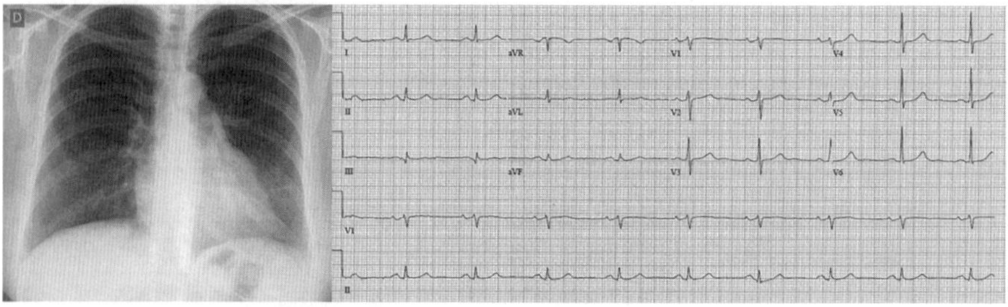

Ecocardiograma transtorácico:

- Seio aórtico = 29 mm
- Átrio esquerdo = 58 mm
- Septo interventricular = 9 mm
- Parede posterior do ventrículo esquerdo (VE) = 9 mm
- Diâmetro diastólico do VE = 51 mm
- Diâmetro sistólico do VE = 31 mm
- Fração de ejeção = 69%
- Valva mitral: apresenta fusão comissural, espessamento de cúspides e redução da abertura valvar. Gradiente diastólico máximo átrio esquerdo-ventrículo esquerdo (AE-VE) estimado em 14 mmHg e médio em 7 mmHg. Área valvar estimada em 1,1 cm^2 pela planimetria e PHT. O estudo Doppler e mapeamento com fluxo em cores demonstraram insuficiência de grau discreto. Escore ecocardiográfico de Wilkins-Block: 8 (espessamento: 3, calcificação: 2, mobilidade: 2, aparelho subvalvar 1).
- Pressão sistólica em artéria pulmonar estimada em 33 mmHg.

Qual é a melhor conduta nesse momento para o caso descrito?

a. Valvoplastia mitral por cateter balão.
b. Cirurgia de plastia mitral.
c. Cirurgia de troca valvar mitral.

d. Manutenção do tratamento clínico medicamentoso e anticoagulação com varfarina.
e. Manutenção do tratamento clínico medicamentoso e anticoagulação com anticoagulantes orais diretos (DOAC).

62. Paciente do sexo masculino, de 50 anos de idade, assintomático, com diagnóstico de insuficiência aórtica importante. Seu ecocardiograma apresenta:

- Fração de ejeção do ventrículo esquerdo (VE) = 58%
- Diâmetros do VE = 65 mm (diastólico final) e 42 mm (sistólico final)
- Diâmetro sistólico final indexado para a superfície corporal = 23 mm/m^2

A etiologia da valvopatia foi definida como reumática.
Diante desses dados, assinale a alternativa mais adequada:

a. Esse paciente apresenta indicação de intervenção cirúrgica pela queda na fração de ejeção abaixo de 60% e por ser de etiologia reumática.
b. Independentemente da etiologia da valvopatia, há indicação de intervenção cirúrgica pela presença dos complicadores descritos na ecocardiografia.
c. Diante do quadro e dados ecocardiográficos, paciente apresenta indicação de realização de implante transcateter de bioprótese aórtica (TAVI).
d. Esse paciente pode ser conduzido clinicamente com reavaliações semestrais com consulta clínica e ecocardiografia.
e. A solicitação de teste de esforço para avaliar classe funcional é contraindicada, pois paciente já apresenta indicação de intervenção pela medida ecocardiográfica do diâmetro sistólico final indexado.

63. Paciente do sexo masculino, de 45 anos de idade, assintomático, traz ecocardiograma transtorácico demonstrando valva aórtica bicúspide, área valvar aórtica de 1,3 cm^2 e gradiente médio do ventrículo esquerdo/aorta de 34 mmHg. Fração de ejeção de ventrículo esquerdo de 55%. Eletrocardiograma com ritmo sinusal.
Qual é a classificação e o manejo corretos?

a. Esse paciente apresenta estenose aórtica moderada. Indicaria reavaliação clínica e ecocardiográfica a cada 3 anos.
b. Esse paciente apresenta estenose aórtica discreta. Caso o paciente apresentasse uma ectasia da aorta torácica ascendente de 4,5 cm, seria indicada aneurismectomia de aorta ascendente isolada nesse momento.
c. Esse paciente apresenta estenose aórtica moderada. Indicaria intervenção cirúrgica valvar aórtica apenas se submetido a outros procedimentos car-

diovasculares invasivos (revascularização coronária, aorta ascendente ou outra valva).

d. Esse paciente apresenta estenose aórtica moderada com fator complicador. Indicaria troca valvar aórtica isolada nesse momento.
e. Esse paciente apresenta estenose aórtica discreta. Indicaria reavaliação clínica e ecocardiográfica a cada 3 anos.

64. Paciente do sexo feminino, de 20 anos de idade, com queixa de fadiga, mal-estar geral e febre. Ao exame físico: temperatura = 38,7°C, frequência cardíaca = 130 bpm, sopro sistólico regurgitativo em área mitral e B1 hipofonética. Os exames laboratoriais demonstram velocidade de hemossedimentação (VHS) de 70 mm e proteína C-reativa de 3,5 mg/dL. Teste rápido de antígeno estreptocócico positivo.
Segundo os critérios de Jones revisados para diagnóstico de febre reumática aguda, essa paciente apresenta:

a. Dois critérios maiores e um menor.
b. Dois critérios maiores e dois critérios menores.
c. Um critério maior e três menores.
d. Três critérios menores.
e. Um critério maior e dois critérios menores.

COMENTÁRIOS

1. ANATOMIA, FISIOLOGIA E CARDIOPATIAS CONGÊNITAS

2018

1.

- A CIA *ostium secundum* é o tipo mais comum de CIA, encontrado em cerca de 80% das CIA e, destas, a maioria (80-85%) é passível de ser ocluída percutaneamente por cateterismo.
- A CIV ampla é uma cardiopatia que pode evoluir precocemente com hipertensão e hiper-resistência pulmonar, levando à doença vascular pulmonar, fato que pode ocorrer tão cedo quanto dois anos de idade – quando a resistência vascular pulmonar se torna elevada acima de 10u Wood, há inversão de *shunt*, e o paciente se torna cianótico, sendo também considerado inoperável.
- O forâmen oval é comum na população geral (ocorre entre 25-30%), enquanto o AVC critogênico representa de 20-30% dos AVCs. Há forte associação da participação do FOP no AVC criptogênico.

Resposta: c

Referências

- Moreira MCV, Montenegro ST, Paola AAV (eds.). Livro-texto da Sociedade Brasileira de Cardiologia. 2. ed. Barueri: Manole; 2015. p. 1496-501.
- Kalil Filho R, Fuster V. Medicina cardiovascular. Reduzindo o impacto das doenças. São Paulo: Atheneu; 2016. p. 1442, 1447-8, 1476-7, 1486.

- Braunwald E, Bonow R, Zipes DP. Braunwald, Tratado de doenças cardiovasculares. 10. ed. Rio de Janeiro: Elsevier; 2017. Cap. 62.

2. A apresentação clínica da tetralogia de Fallot é variável e depende do grau de obstrução da sua via de saída. Assim, quanto maior for o grau de obstrução, mais precoce e mais intenso será o grau de cianose; quanto mais leve for, a cianose será mais discreta e mais tardia. As crises de hipóxia ocorrem de forma característica na tetralogia de Fallot, são mais frequentes em crianças pequenas (menores de 3 anos) e podem ser desencadeadas pelo esforço, como choro e mamadas; situações que levem à taquicardia, como anemia, infecções e medicamentos inotrópicos. A insuficiência pulmonar é a lesão residual mais frequente na tetralogia de Fallot.

Resposta: b

Referências

- Moreira MCV, Montenegro ST, Paola AAV (eds.). Livro-texto da Sociedade Brasileira de Cardiologia. 2. ed. Barueri: Manole; 2015. p. 1511-4.
- Kalil Filho R, Fuster V. Medicina cardiovascular. Reduzindo o impacto das doenças. São Paulo: Atheneu; 2016. p. 1460-6.
- Braunwald E, Bonow R, Zipes DP. Braunwald, Tratado de doenças cardiovasculares. 10. ed. Rio de Janeiro: Elsevier; 2017. Cap. 62.

3. Pacientes portadores de valva aórtica bicúspide podem apresentar aortopatia e evoluir progressivamente com dilatação da aorta ascendente, aneurisma e sua ruptura. Nas coarctações de adulto severas (subatrésicas ou quase atrésica), devido ao risco de ruptura, para tornar o procedimento mais seguro, dá-se preferência ao implante de *stent* recoberto. Pacientes submetidos a tratamento de coarctação, seja ele cirúrgico ou percutâneo, devem fazer seguimento ao longo de toda a vida, devido aos riscos de evoluir para hipertensão arterial e complicações locais, como recoarctação de aorta e aneurisma.

Resposta: a

Referências

- Moreira MCV, Montenegro ST, Paola AAV (eds.). Livro-texto da Sociedade Brasileira de Cardiologia. 2. ed. Barueri: Manole; 2015. p. 1506-10.
- Kalil Filho R, Fuster V. Medicina cardiovascular. Reduzindo o impacto das doenças. São Paulo: Atheneu; 2016. p.1371-8;1483-6.

2019

4. A principal indicação para a oclusão percutânea é para prevenção de embolia paradoxal recorrente. Outra indicação menos comum se faz por hipoxemia, devido a *shunt* direita-esquerda posicional.

Resposta: d

Referência

- Braunwald E, Bonow R, Zipes DP. Braunwald, Tratado de doenças cardiovasculares. 10. ed. Rio de Janeiro: Elsevier; 2017. p. 1461.

5. A assertiva I é a correta – a oclusão percutânea está indicada para casos em que haja hiperfluxo significativo, com Qp/ Qs > 1,5 L/min ou que apresente sobrecarga volumétrica das cavidades direitas. A assertiva II está errada porque, após a oclusão percutânea de CIA, o paciente deve ser mantido em terapia antiagregante plaquetária por seis meses, usualmente aspirina. A assertiva III está errada, pois a oclusão percutânea não está indicada para CIAs do tipo seio venoso ou *ostium primum*, por não apresentarem bordas para dar suporte à prótese.

Resposta: e

Referências

- Braunwald E, Bonow R, Zipes DP. Braunwald, Tratado de doenças cardiovasculares. 10. ed. Rio de Janeiro: Elsevier; 2017. p. 1.461.
- Moreira MCV, Montenegro ST, Paola AAV (eds.). Livro-texto da Sociedade Brasileira de Cardiologia. 2. ed. Barueri: Manole; 2015. p. 1496-1510, 1577.

6. Trata-se de paciente com hipertensão pulmonar (HP) associada à cardiopatia congênita (Eisenmenger). Trombocitopenia, fibrinólise primária e deficiência de fatores de coagulação em decorrência de disfunção hepática crônica contribuem para o risco aumentado de sangramento nos pacientes com Eisenmenger. Consequentemente, a anticoagulação não é consenso em pacientes com Eisenmenger em razão do risco de sangramento (hemoptise), como no caso relatado, sendo esta a resposta correta. Considera-se para a indicação ou não da anticoagulação: a presença de trombos em artérias pulmonares, eventos embólicos prévios e o risco de sangramento. Quando indicado, o anticoagulante mais recomendado é a varfarina, sendo recomendado manter os valores de razão normalizada internacional (RNI) entre 2,0 e 3,0 vezes o controle (profilaxia de tromboembolismo).

Nos pacientes com Eisenmenger, o uso de oxigênio suplementar não está bem definido, podendo ser útil à noite para alguns pacientes. No tratamento da insuficiência cardíaca desses pacientes, utilizam-se, em geral, digital e diuréticos, com cautela, para evitar desidratação.

Resposta: c

Referências

- Moreira MCV, Montenegro ST, Paola AAV (eds.). Livro-texto da Sociedade Brasileira de Cardiologia. 2. ed. Barueri: Manole; 2015. p.1575.
- Braunwald E, Bonow R, Zipes DP. Braunwald, Tratado de doenças cardiovasculares. 10. ed. Rio de Janeiro: Elsevier; 2017. p. 1447-8.
- Kalil Filho R, Fuster V. Medicina cardiovascular. Reduzindo o impacto das doenças. São Paulo: Atheneu; 2016. p. 807.

2020

7. As arritmias supraventriculares tornam-se mais prevalentes com o aumento da idade. Dados da literatura mostram que os pacientes operados principalmente após os 40 anos de idade não impedem o aparecimento de FA ou *flutter* atrial.

- O fechamento percutâneo é o tratamento de escolha para os pacientes portadores de CIA *ostium secundum* com repercussão hemodinâmica, sendo os critérios os mesmos aplicados para o fechamento cirúrgico e, além disso, necessita apresentar bordas suficientes para ancorar a prótese.
- A CIA *ostium primum* se localiza inferiormente e é parte do defeito do septo atrioventricular, no qual os folhetos superior e inferior estão aderidos por uma lingueta à crista do septo ventricular, o que impede o *shunt* no nível ventricular (CIV), e caracteristicamente a valva atrioventricular esquerda apresenta três folhetos, e o espaço entre os folhetos superior e inferior é chamado fenda ou *cleft*.

Resposta: b

Referência

- Braunwald E, Bonow R, Zipes DP. Braunwald, Tratado de doenças cardiovasculares. 10. ed. Rio de Janeiro: Elsevier; 2017. p. 3632-34.

8. A presença de aneurisma do septo atrial em combinação com o FOP eleva os riscos para eventos adversos, como AVC criptogênico. Dados da literatura sugerem associação forte entre FOP e AVC criptogênico, principalmente nos pacientes mais jovens. No entanto, deve-se excluir causas usuais de AVC isquêmico como doença arterial carotídea, aterosclerose da aorta ascendente, fibrilação atrial, alterações neurovasculares e tendências protrombóticas.

- O ecocardiograma transesofágico associado à manobra de Valsalva é o exame mais sensível para detectar o *shunt* direita-esquerda no forame oval patente.

Referência

▪ Braunwald E, Bonow R, Zipes DP. Braunwald, Tratado de doenças cardiovasculares. 10. ed. Rio de Janeiro: Elsevier; 2017. p. 3631-3.

9. A anormalidade fundamental na tetralogia de Fallot é o desvio anterior e para cima (cefálica) do septo infundibular ou de via saída que contribui para as suas quatro características – CIV, dextroposição da aorta, obstrução da via de saída do ventrículo direito (VD) e consequente hipertrofia do VD.

- Crises de hipóxia podem ocorrer e se caracterizam por queda súbita da saturação de oxigênio e requerem para o seu tratamento oxigênio, morfina, betabloqueador e, nos casos refratários, vasoconstritores sistêmicos. Dopamina e dobutamina, por aumentarem o inotropismo e causarem taquicardia, pioram o quadro de hipóxia.
- No pós-operatório, reintervenção cirúrgica pode ser necessária para o tratamento de lesão residual da valva pulmonar por estenose e/ou insuficiência pulmonar. São achados comuns no pós-operatório e podem requerer cirurgia para ampliação da via de saída e/ou troca valvar. Atualmente, além de cirurgia, tratamento percutâneo pode ser realizado em alguns casos, seja para tratamento das obstruções com *stents* ou troca valvar percutânea.

Resposta: d

Referência

▪ Braunwald E, Bonow R, Zipes DP. Braunwald, Tratado de doenças cardiovasculares. 10. ed. Rio de Janeiro: Elsevier; 2017. p. 3648-54.

2021

10. I. Considera-se coarctação de aorta (COA) significativa quando o gradiente no sítio da COA for > 20 mmHg com ou sem HAS proximal, porém em pacientes com circulação colateral extensa gradiente pode ser mínimo ou ausente na atresia aórtica adquirida.

II. Pacientes adultos não operados – o óbito após os 30 anos habitualmente ocorre devido a IC, doença coronária, ruptura ou dissecção da aorta.

III. A apresentação na idade adulta pode ser completamente assintomática e ter suspeita realizada em exames de rotina, pela descoberta de sopro ou de hipertensão arterial sistêmica (HAS) inexplicada. O diagnóstico de coarctação deve ser excluído em todos os casos de HAS através de palpação dos pulsos e mensuração da PA nos membros superiores e inferiores e depois confirmado por exames de imagem.

Resposta: a

Referência

- Braunwald E, Bonow R, Zipes DP. Braunwald, Tratado de doenças cardiovasculares. 10. ed. Rio de Janeiro: Elsevier; 2017. p. 993, 1485, 1487.

11. A evolução clínica depende da gravidade da anomalia e disfunção da VT; quando extremas, a regra é a morte intraútero por hidropsia fetal. Na lesão grave, os sintomas geralmente manifestam-se no período neonatal. Na disfunção moderada, os sintomas se manifestam na adolescência ou início da idade adulta. Na anomalia leve, os pacientes podem permanecer assintomáticos por toda a vida. É comum apresentar vias acessórias associadas – 25%, geralmente do lado direito. Além disso, pacientes adultos podem apresentar cianose por *shunt* direito no nível atrial, o que tem potencial para a ocorrência de AVC por isquemia devido a embolia paradoxal. FOP ou CIA podem ser encontrados em até 50% dos pacientes portadores de anomalia de Ebstein.

Resposta: e

Referências

- Braunwald E, Bonow R, Zipes DP. Braunwald, Tratado de doenças cardiovasculares. 10. ed. Rio de Janeiro: Elsevier; 2017. p. 1483.
- Castro I (ed.). Livro-texto da Sociedade Brasileira de Cardiologia. 3. ed. Barueri: Manole; 2021. p. 743.

2022

12. As comunicações interatriais (CIA) são divididas em quatro tipos anatômicos: *ostium secundum*, *ostium primum*, seio venoso e defeitos do seio coronário. O defeito tipo *ostium secundum* é localizado na fossa oval e é o mais frequente, correspondendo a 3/4 das CIA. O fluxo por intermédio do defeito ocorre tanto na sístole como na diástole, com predomínio na última. Raramente, lactentes com uma CIA isolada apresentam-se com sinais e sintomas de insuficiência cardíaca e necessitam de intervenção na infância. A segunda bulha geralmente apresenta desdobramento amplo e fixo, pelo aumento do volume ejetado pelo ventrículo direito, que atrasa o componente pulmonar. Geralmente se ausculta um sopro sistólico ejetivo grau II/6 na área pulmonar, secundário ao fluxo aumentado pela valva pulmonar.

Resposta: a

Referência

▪ Castro I (ed.). Livro-texto da Sociedade Brasileira de Cardiologia. 3. ed. Barueri: Manole; 2021. p. 657.

13. A síndrome de Eisenmenger é definida como doença obstrutiva vascular pulmonar que se desenvolve em consequência de um grande *shunt* esquerda-direita preexistente, de maneira que as pressões arteriais pulmonares se aproximam dos níveis sistêmicos e a direção do fluxo torna-se bidirecional ou da direita para a esquerda.

- A anomalia de Ebstein na forma isolada não apresenta evolução para HP na sua história natural.
- A tetralogia de Fallot com estenose pulmonar infundíbulo-valvar importante é uma cardiopatia com hipofluxo pulmonar por *shunt* D-E e não evolui com HP na sua história natural.
- A atresia pulmonar com septo IV intacto é um defeito cianogênico, canal-dependente e não evolui com HP na sua história natural.
- Na atresia tricúspide com estenose pulmonar importante a relação entre o fluxo pulmonar e o sistêmico é menor que 1 e há hipofluxo pulmonar. Dentre as doenças dos pacientes cianóticos com uma CIV e vascularidade pulmonar normal ou diminuída, incluem-se: tetralogia de Fallot, atresia tricúspide com estenose pulmonar, ventrículo único e estenose pulmonar, TCGA com estenose pulmonar, dupla via de saída do ventrículo direito, atresia pulmonar e síndrome de asplenia.
- Os três defeitos resultam em *shunt* E-D e hipertensão pulmonar se não corrigidos em momento oportuno, podendo desenvolver a síndrome de Eisenmenger. As anomalias cardíacas congênitas que podem resultar em síndrome de Eisenmenger são defeitos "simples" como CIA, CIV, PCA,

bem como defeitos mais "complexos" como defeito septal AV, *truncus arteriosus*, janela aortopulmonar e coração univentricular. A alta resistência vascular pulmonar em geral se estabelece na primeira infância (com frequência, por volta dos 4 anos, exceto nos pacientes com CIA) e por vezes está presente desde o nascimento.

Resposta: e

Referência

- Zipes DP, Libby P, Bonow RO, Mann DL, Tomaselli. (2022). Braunwald, Tratado de doenças cardiovasculares. 2 volumes. 11. ed. Rio de Janeiro: Guanabara Koogan; 2022. p. 1542, 1583.

14. Segundo Braunwald, em pacientes operados, as situações seguintes podem justificar intervenção depois da correção: insuficiência pulmonar grave associada a substancial dilatação ou disfunção ventricular (talvez um índice de volume diastólico do ventrículo direito > 150 a 170 mL/m^2) ou fração de ejeção ventricular direita (< 45%), intolerância ao esforço ou arritmias sustentadas.

Resposta: c

Referência

- Zipes DP, Libby P, Bonow RO, Mann DL, Tomaselli. (2022). Braunwald, Tratado de doenças cardiovasculares. 2 volumes. 11. ed. Rio de Janeiro: Guanabara Koogan; 2022. p.1564.

15. Segundo a atualização da Diretriz em Cardiologia do Esporte (2019), atletas com valva aórtica bicúspide e medida da raiz da aorta entre 40 e 45 mm podem participar de esportes competitivos de baixo a moderado componente estático ou baixo a moderado componente dinâmico (classes IA, IB, IIA e IIB); porém, devem evitar esportes que envolvam potencial risco de colisão corporal ou trauma.

Resposta: b

Referência

- Ghorayeb N, Stein R, Daher DJ, Silveira AD, Ritt LEF, Santos DFP, et al. Atualização da Diretriz em Cardiologia do Esporte e do Exercício da Sociedade Brasileira de Cardiologia e da Sociedade Brasileira de Medicina do Esporte – 2019. Arq Bras Cardiol. 2019;112(3):326-68.

2. AORTA

2018

1. As classificações de Stanford e DeBakey são as mais utilizadas e têm implicações sobre prognóstico e conduta terapêutica. As dissecções tipo B de Stanford não comprometem a aorta ascendente, e as dissecções tipo III de DeBakey comprometem a aorta descendente.

Resposta: a

Referências

- Albuquerque LC, Palma JH, Braile D (eds.). Diretrizes para a cirurgia das doenças da aorta. Arq Bras Cardiol. 2004;82(supl. V):35-50.
- Mann DL, Zipes DP, Libby P, et al. Braunwald: Tratado de cirurgia cardiovascular. 10. ed. Rio de Janeiro: Elsevier; 2018. Tabela 57-4.
- Moreira MC, Montenegro ST, Paola AA (eds.). Livro-texto da Sociedade Brasileira de Cardiologia. 2. ed. Barueri: Manole; 2015. p. 1870.

2. Na dissecção de aorta tipo B complicada, o resultado do tratamento conservador é péssimo, justificando tratamento cirúrgico ou endovascular. Nestes casos, a mortalidade operatória é muito menor no tratamento endovascular do que no tratamento por ressecção da aorta descendente. Ainda que haja dor abdominal, isso não implica necrose intestinal, podendo se tratar de dor isquêmica, que pode melhorar com a colocação da endoprótese aórtica e redirecionamento de fluxo sanguíneo para a luz verdadeira. O enxerto fêmoro-femoral pode melhorar a perfusão do membro inferior direito, mas não o da artéria mesentérica superior. Não há indicação de embolectomia nesta situação.

Resposta: b

Referências

- Albuquerque LC, Palma JH, Braile D (eds.). Diretrizes para a cirurgia das doenças da aorta. Arq Bras Cardiol. 2004;82(supl. V):35-50.
- Kalil Filho R, Fuster V. Medicina cardiovascular. Reduzindo o impacto das doenças. São Paulo: Atheneu; 2016. p. 535-7.
- Mann DL, Zipes DP, Libby P, et al. Braunwald Tratado de cirurgia cardiovascular. 10. ed. Rio de Janeiro: Elsevier; 2018. Tabela 57-7.
- Moreira MC, Montenegro ST, Paola AA (eds.). Livro-texto da Sociedade Brasileira de Cardiologia. 2. ed. Barueri: Manole; 2015. p. 1872.

3. Nos pacientes com doença de Marfan, o diâmetro recomendado para ressecção profilática da aorta ascendente é de 5,0 cm. A partir deste diâmetro, nos pacientes com doença de Marfan há risco muito grande de ruptura ou dissecção aórtica. A troca valvar aórtica deve ser feita simultaneamente, uma vez que a insuficiência aórtica moderada seria mal tolerada no pós-operatório imediato e tenderia a se tornar importante em curto prazo, estando indicado o uso de tubo valvado. Não se deve esperar por sintomas nestes pacientes, porque eles são considerados de alto risco para ruptura ou dissecção aórtica, não havendo razão para adiar a cirurgia. A ressecção da aorta ascendente deve incluir a válvula aórtica. Não há lugar para tratamento endovascular de pacientes com aneurisma de aorta ascendente e doença de etiologia genética.

Resposta: e

Referências

- Mann DL, Zipes DP, Libby P, et al. Braunwald: Tratado de cirurgia cardiovascular. 10. ed. Rio de Janeiro: Elsevier; 2018.
- Albuquerque LC, Palma JH, Braile D (eds.). Diretrizes para a cirurgia das doenças da aorta. Arq Bras Cardiol. 2004;82(supl. V):35-50.
- Moreira MC, Montenegro ST, Paola AA (eds.). Livro-texto da Sociedade Brasileira de Cardiologia. 2. ed. Barueri: Manole; 2015. p. 1866.
- Kalil Filho R, Fuster V. Medicina cardiovascular. Reduzindo o impacto das doenças. São Paulo: Atheneu; 2016.

2019

4. Os pacientes com síndrome de Marfan portadores de aneurisma de aorta ascendente têm maior risco de rotura ou dissecção do que os pacientes não portadores dessa síndrome. Recomenda-se ressecção profilática da aorta ascendente quando o aneurisma atinge diâmetro igual ou superior a

5,0 cm. Como existe insuficiência da válvula aórtica, ela deve ser também trocada, e como nestes pacientes sempre há dilatação da raiz aórtica, recomenda-se a operação de Bentall, em que a válvula aórtica, a raiz da aorta e a aorta ascendente são substituídas por um tubo valvado, com reimplante das artérias coronárias.

Resposta: c

Referências

- Braunwald E, Bonow R, Zipes DP. Braunwald: Tratado de doenças cardiovasculares. 10. ed. Rio de Janeiro: Elsevier; 2017. Capítulo Doenças da Aorta.
- Moreira MC, Montenegro ST, Paola AA. Livro-Texto da Sociedade Brasileira de Cardiologia. 2.ed. Barueri: Manole; 2015. p. 1865.
- Kalil Filho R, Fuster V. Medicina cardiovascular. Reduzindo o impacto das doenças. São Paulo: Atheneu; 2016. p. 1564.

5. Programas de reabilitação com exercício supervisionado melhoram os sintomas de claudicação de pacientes com DAP. O treino de força da perna melhora o tempo de caminhada, embora não tanto como o exercício na esteira. Exercício ergométrico dos braços também melhora a capacidade de caminhada. Os benefícios do treinamento com exercício para pacientes com DAP podem resultar de modificações na função ou estrutura muscular esquelética a aumento de atividade da enzima mitocondrial do músculo, do metabolismo oxidativo e da velocidade de produção do ATP. As diretrizes atuais recomendam que pacientes com claudicação intermitente sejam submetidos a exercícios de reabilitação supervisionados como terapia inicial. O treinamento de exercícios supervisionados deve consistir em sessões com duração entre 30 e 45 minutos, com frequência de pelo menos três vezes por semana, por no mínimo 12 semanas.

Resposta: d

Referência

- Braunwald E, Bonow R, Zipes DP. Braunwald: Tratado de doenças cardiovasculares. 10. ed. Rio de Janeiro: Elsevier; 2017. Capítulo 58: Doenças arteriais periféricas. "Reabilitação com exercício".

6. O risco de morte nos hematomas que envolvem a aorta ascendente se equivale ao da dissecção aguda da aorta do tipo A. Deste modo, está indicado para estes pacientes tratamento cirúrgico de urgência.

Resposta: a

Referências

- Braunwald E, Bonow R, Zipes DP. Braunwald: Tratado de doenças cardiovasculares. 10. ed. Rio de Janeiro: Elsevier; 2017. Capítulo Doenças da aorta.
- Kalil Filho R, Fuster V. Medicina cardiovascular. Reduzindo o impacto das doenças São Paulo: Atheneu; 2016. p. 1538.

7. A angiotomografia helicoidal permite demonstrar de modo eficiente e rápido a origem da dissecção e toda a topografia aórtica (orifício de entrada, sinais de ruptura como derrame pleural e/ou pericárdico). A aortografia, que já foi o padrão-ouro, foi totalmente substituída pela angiotomografia, por se tratar de um exame invasivo. A angiorressonância tem a desvantagem de ser um exame demorado, estando o paciente muitas vezes instável e necessitando de decisões rápidas. O ecocardiograma transtorácico e o transesofágico (ambos de grande utilidade) não visualizam adequadamente o arco aórtico e também a topografia da dissecção em toda a sua extensão.

Resposta: a

Referências

- Braunwald E, Bonow R, Zipes DP. Braunwald: Tratado de doenças cardiovasculares. 10. ed. Rio de Janeiro: Elsevier; 2017. Capítulo Doenças da aorta.
- Moreira MC, Montenegro ST, Paola AA (eds.). Livro-texto da Sociedade Brasileira de Cardiologia. 2. ed. Barueri: Manole; 2015. p. 1.871.
- Kalil Filho R, Fuster V. Medicina cardiovascular. Reduzindo o impacto das doenças. São Paulo: Atheneu; 2016. p.1535.

8. A dissecção aórtica tipo B é classificada como complicada ou não complicada. A dissecção aórtica tipo B complicada tem mortalidade alta e se impõe tratamento cirúrgico ou endovascular. A dissecção aórtica tipo B é classificada como não complicada quando os sintomas desaparecem após o tratamento clínico, com medicamentos anti-hipertensivos e com redução da frequência cardíaca (redução do duplo produto). A dissecção aórtica tipo B não complicada tem baixa mortalidade e pode ser tratada apenas clinicamente. São considerados fatores de risco que tornam a dissecção tipo B complicada: dor torácica persistente, diâmetro aórtico maior que 5,0 cm, dissecção retrógrada, hipertensão arterial não controlável, isquemia mesentérica e isquemia de membros inferiores. A luz falsa pérvia não tem relação com o grau de complicação na dissecção aórtica tipo B, não havendo por ela indicação de tratamento cirúrgico ou endovascular.

Resposta: e

Referências

- Braunwald E, Bonow R, Zipes DP. Braunwald: Tratado de doenças cardiovasculares. 10. ed. Rio de Janeiro: Elsevier; 2017. Capítulo Doenças da aorta.
- Kalil Filho R, Fuster V. Medicina cardiovascular. Reduzindo o impacto das doenças. São Paulo: Atheneu; 2016. p. 1.536.
- Moreira MC, Montenegro ST, Paola AA (eds.). Livro-Texto da Sociedade Brasileira de Cardiologia. 2. ed. Barueri: Manole; 2015. p. 1.872.

2020

9. O diâmetro da aorta é o fator mais relevante como causa de rotura de um aneurisma da aorta torácica, sendo indicada ressecção de aorta, independentemente de sintomas, quando a aorta ascendente tem mais de 5,5 cm em pacientes sem elastopatias. Tabagismo, história familiar e hipertensão arterial são fatores de risco menos importantes do que o diâmetro aórtico; o sexo masculino não é fator de risco para rotura.

Resposta: e

Referência

- Braunwald E, Bonow R, Zipes DP. Braunwald: Tratado de doenças cardiovasculares. 10. ed. Rio de Janeiro: Elsevier, 2018. p. 1338-9.

10. As síndromes de Marfan, Loeys-Dietz e Ehlers-Danlos têm etiologia genética. A sífilis cardiovascular pode provocar uma aortite infecciosa e a síndrome de Takayasu tem etiologia inflamatória não infecciosa.

Resposta: c

Referência

- Braunwald E, Bonow R, Zipes DP. Braunwald: Tratado de doenças cardiovasculares. 10. ed. Rio de Janeiro: Elsevier; 2017. p. 1335-7.

11. A ausência ou diminuição de pulso em paciente com dissecção aguda da aorta faz supor tratar-se de dissecção do tipo A, que tem pior prognóstico e que necessita de tratamento cirúrgico de emergência. A presença de hipertensão arterial ou insuficiência mitral não implica dissecção aórtica de maior risco. Insuficiência renal e DPOC podem aumentar o risco cirúrgico, mas não implicam alto risco para a dissecção aguda da aorta.

Resposta: a

Referência

- Braunwald E, Bonow R, Zipes DP. Braunwald: Tratado de doenças cardiovasculares. 10. ed. Rio de Janeiro: Elsevier; 2017. p. 1350.

2021

12. As classificações de Stanford e DeBakey são as mais utilizadas e têm implicações sobre prognóstico e conduta terapêutica. As dissecções tipo A de Stanford comprometem a aorta ascendente, sendo que na classificação de DeBakey elas são consideradas do tipo I quando a lâmina de dissecção se estende por toda a aorta e são consideradas do tipo II quando a dissecção fica limitada à aorta ascendente.

Resposta: a

Referências

- Braunwald E, Bonow R, Zipes DP. Braunwald: Tratado de doenças cardiovasculares. 10. ed. Rio de Janeiro: Elsevier; 2017.p. 69-105.
- Castro I (ed.). Livro-texto da Sociedade Brasileira de Cardiologia. 3. ed. Barueri: Manole; 2021. p. 890-900.

13. Este paciente apresenta dissecção aórtica tipo B não complicada, sendo indicado o tratamento clínico. Deve-se utilizar vasodilatadores com uso prévio de betabloqueadores para evitar o aumento da força de ejeção ventricular esquerda com aumento do estresse sobre uma parede aórtica já fragilizada. Em paciente com pulsos palpáveis, o ecoDoppler de membros inferiores é dispensável.

Resposta: c

Referências

- Braunwald E, Bonow R, Zipes DP. Braunwald: Tratado de doenças cardiovasculares. 10. ed. Rio de Janeiro: Elsevier; 2017. p. 69-105.
- Castro I (ed.). Livro-texto da Sociedade Brasileira de Cardiologia. 3. ed. Barueri. Manole; 2021. p. 890-900.

2022

14. As indicações típicas para TEVAR em pacientes com dissecção aórtica do tipo B são isquemia dos membros ou visceral, ruptura ou iminência de

ruptura, expansão rápida do diâmetro aórtico, dor incontrolável ou extensão retrógrada da dissecção na aorta ascendente.
A terapia de escolha para a maioria das complicações é a endovascular.

Resposta: a

Referência

- Zipes DP, Libby P, Bonow RO, Al UE. Braunwald: Tratado de doenças cardiovasculares. 11. ed. 2022. (versão on-line)

15. Segundo o *Livro-texto da Sociedade Brasileira de Cardiologia*, Capítulo 90, Doenças da aorta, a localização mais comum da úlcera aórtica penetrante é a aorta torácica descendente média e inferior (UAP tipo B). Características comuns em pacientes afetados incluem idade avançada, sexo masculino, tabagismo, hipertensão arterial, doença arterial coronariana, doença obstrutiva pulmonar crônica e aneurisma da aorta abdominal. A tomografia computadorizada é a modalidade de imagem de escolha.
As indicações para intervenção incluem: dor recorrente e refratária, bem como sinais de ruptura contida, como úlcera aórtica de crescimento rápido, hematoma periaórtico associado ou derrame pleural. Tem sido sugerido que UAP assintomáticas com diâmetro > 20 mm ou profundidade > 10 mm apresentam risco maior de progressão e que possam ser candidatas à intervenção precoce.

Resposta: e

Referência

- Castro I (ed.). Livro-texto da Sociedade Brasileira de Cardiologia. 3. ed. Barueri Manole; 2021. p. 864.

16. Segundo o *Livro-texto da Sociedade Brasileira de Cardiologia*, Capítulo 90, Doenças da aorta, página 892 da versão digital, Tabela 1, Indicação de intervenção nos aneurismas da aorta torácica, são indicações de intervenção:

- Nos aneurismas de aorta ascendente, a cirurgia deve ser considerada se diâmetro ≥ 50 mm para pacientes com síndrome de Marfan.
- Pacientes submetidos a reparo ou troca valvar aórtica devem ser considerados para reparo concomitante da raiz aórtica ou substituição da aorta ascendente quando diâmetro máximo da aorta ≥ 4,5 cm.
- Nos aneurismas de aorta ascendente, a cirurgia deve ser considerada se diâmetros ≥ 45 mm para pacientes com síndrome de Marfan com fatores de risco (fatores de risco adicionais incluem história familiar de dissecção, aumento de diâmetro > 3 mm/ano, regurgitação aórtica grave

ou desejo de gravidez. Em pacientes com síndrome Loeys-Dietz, intervenção tem sido proposta para AAT > 42 mm).

- Nos aneurismas de aorta ascendente, a cirurgia deve ser considerada se diâmetros ≥ 50 mm para pacientes com valva aórtica bicúspide com fatores de risco (fatores de risco adicionais incluem história familiar, hipertensão arterial, coarctação da aorta ou aumento de diâmetro > 3 mm/ano).
- Quando a intervenção está indicada, em casos de síndrome de Marfan ou outra elastopatia, a cirurgia convencional deve ser preferida.

Resposta: a

Referência

- Castro I (ed.). Livro-texto da Sociedade Brasileira de Cardiologia. 3. ed. Barueri: Manole; 2021. p. 860-1.

3. ARRITMIAS

2018

1. A taquicardia paroxística supraventricular é a taquicardia com QRS estreito mais frequente e tem características clínicas similares ao caso relatado. A taquicardia ventricular apresenta QRS largo. A não visualização da despolarização atrial (ondas p ou ondas F) afasta demais alternativas. Taquicardia por reentrada nodal AV (TRNAV) é responsável por 50% a 60% das taquicardias supraventriculares paroxísticas sintomáticas (TSVP). Predominam as mulheres (2:1 mulher:homem). O início dos sintomas ocorre entre 30 e 50 anos. Os sintomas comuns incluem palpitações (pulsação no pescoço), tontura e síncope (10%). A TRNAV raramente está associada a doenças cardíacas estruturais.
O ECG em questão trata de taquicardia de complexo QRS estreito com frequência ventricular > 200 bpm, no qual não ficam claras ondas P, o que sugere que a TSVP se trate de TRNAV.
Referente à alternativa A: taquicardia ventricular apresenta QRS largo > 90% dos casos e está geralmente associada a doença estrutural. No caso em questão, esse não é o diagnostico eletrocardiográfico.
Referente à alternativa B: no *flutter* 2:1 teríamos uma frequência ventricular em torno de 150 bpm e a presença de ondas F tipo "dentes de serrote".
Referente à alternativa D: Condição extremamente rara que ocorre usualmente em pacientes com FA que fizeram uso de antiarrítmicos Ic (propafenona), os quais transformam a FA em um *flutter* e conduzem 1:1 pelo

nodo AV, mas nesses casos o QRS é alargado na grande maioria das vezes. O ECG da questão não apresenta essas características.
Referente à alternativa E: mesmo com resposta ventricular elevada, a FA apresentaria em algum momento um RR irregular, o que não acontece no caso em questão.

Resposta: c

Referências

- Braunwald E, Bonow R, Zipes DP. Braunwald: Tratado de doenças cardiovasculares. 10. ed. Rio de Janeiro: Elsevier; 2017. Cap. 37.
- Moreira MC, Montenegro ST, Paola AA (eds.). Livro-texto da Sociedade Brasileira de Cardiologia. 2. ed. Barueri: Manole; 2015. p. 1387.
- Issa ZF, Miller JM, Zipes DP. Clinical arrhythmology and electrophysiology: a companion to Braunwald's heart disease. Philadelphia, PA: Elsevier; 2019.

2. A taquicardia paroxística supraventricular com QRS estreito é secundária à reentrada intranodal ou a circuito ortodrômico por via acessória. O movimento antidrômico produziria taquicardia com QRS largo. Os outros mecanismos não estão relacionados ao diagnóstico da taquicardia paroxística supraventricular.
Em uma grande coorte de pacientes com TSV paroxística sintomática encaminhada para ablação, a TRNV foi o mecanismo mais comum (56%), seguida por taquicardia mediada por feixe acessório (27%) e taquicardia atrial (TA) (17%). No entanto, o mecanismo de TSV paroxística foi significativamente influenciado pela idade e pelo sexo. A maioria dos pacientes com taquicardia mediada por feixe acessório são homens (55%), enquanto a maioria dos pacientes com TRNAV e TA são mulheres (70% e 62%, respectivamente). À medida que os pacientes envelheciam, houve um aumento significativo e progressivo declínio no número de pacientes que apresentam feixe acessório.
A taquicardia paroxística supraventricular é a taquicardia com QRS estreito mais frequente e tem características clínicas similares ao caso relatado. A taquicardia ventricular apresenta QRS largo. A não visualização da despolarização atrial (ondas p ou ondas F) afasta as demais alternativas. Taquicardia por reentrada nodal AV (TRNAV) é responsável por 50% a 60% das taquicardias supraventriculares paroxísticas sintomáticas (TSVP). Predominam as mulheres (2:1 mulher:homem). O início dos sintomas ocorre entre 30 e 50 anos. Os sintomas comuns incluem palpitações (pulsação no pescoço), tontura e síncope (10%). A TRNAV raramente está associada a doenças cardíacas estruturais.

O ECG em questão revela taquicardia de complexo QRS estreito com frequência ventricular > 200 bpm, no qual não ficam claras ondas P, o que sugere que a TSVP se trate de TRNAV.

Resposta: d

Referências

- Braunwald E, Bonow R, Zipes DP. Braunwald: Tratado de doenças cardiovasculares. 10. ed. Rio de Janeiro: Elsevier; 2017. Cap. 37.
- Moreira MC, Montenegro ST, Paola AA (eds.). Livro-texto da Sociedade Brasileira de Cardiologia. 2. ed. Barueri: Manole; 2015. p. 1387.
- Issa ZF, Miller JM, Zipes DP. Clinical arrhythmology and electrophysiology: a companion to Braunwald's heart disease. Philadelphia, PA: Elsevier; 2019.

3. A abordagem terapêutica inicial para reversão da taquicardia paroxística supraventricular, tanto na reentrada intranodal quanto por via anômala, deve ser a realização de manobras vagais; e em caso de insucesso deve ser feita adenosina. A ablação não está indicada na sala de emergência e a cardioversão elétrica está reservada para os casos de instabilidade hemodinâmica.

Resposta: a

Referências

- Braunwald E, Bonow R, Zipes DP. Braunwald: Tratado de doenças cardiovasculares. 10. ed. Rio de Janeiro: Elsevier; 2017. Cap. 37.
- Moreira MC, Montenegro ST, Paola AA (eds.). Livro-texto da Sociedade Brasileira de Cardiologia. 2. ed. Barueri: Manole; 2015. p. 1386-7.
- Issa ZF, Miller JM, Zipes DP. Clinical arrhythmology and electrophysiology: a companion to Braunwald's heart disease. Philadelphia, PA: Elsevier; 2019.

4. A amiodarona é um dos antiarrítmicos mais utilizados no mundo, devido à sua versatilidade. Age bloqueando os canais de potássio e com isso levando a aumento da duração do potencial de ação, o que se traduz no ECG por prolongamento do intervalo QT. A amiodarona desloca a varfarina de sua ligação às proteínas plasmáticas, daí porque seu uso concomitante requer cautela e necessidade de doses menores a fim de se alcançar INR terapêutico. Além disso, ela diminui a eliminação renal da digoxina. Apesar de muito usada tanto para manutenção do ritmo sinusal como para controle de resposta ventricular na fibrilação atrial, sua eficácia como cronotrópico negativo é inferior à dos betabloqueadores e dos bloqueadores dos canais de cálcio. Já a digoxina, por ter ação vagotônica, reduz a frequência ventricular em repouso, mas não no exercício, como os betabloqueadores.

Resposta: c

Referências

- II Diretrizes Brasileiras de Fibrilação Atrial. Arq Bras Cardiol. 2016;106(Supl. 2):9-10.
- Moreira MC, Montenegro ST, Paola AA (eds.). Livro-texto da Sociedade Brasileira de Cardiologia. 2. ed. Barueri: Manole; 2015. p. 82-3.
- Braunwald E, Bonow R, Zipes DP. Braunwald: Tratado de doenças cardiovasculares. 10. ed. Rio de Janeiro: Elsevier; 2017. Cap. 35.

5. Atropina deve ser evitada quando se tem suspeita de comprometimento do sistema His-Purkinje, pois o aumento da frequência atrial pode piorar ou até bloquear a condução do estímulo por este local, produzindo grandes pausas ventriculares com sintomatologia exuberante. Demais situações são indicações para o uso de atropina.

Resposta: b

Referências

- Moreira MC, Montenegro ST, Paola AA (eds.). Livro-texto da Sociedade Brasileira de Cardiologia. 2. ed. Barueri: Manole; 2015. p. 1326-30.
- Braunwald E, Bonow R, Zipes DP. Braunwald: Tratado de doenças cardiovasculares. 10. ed. Rio de Janeiro: Elsevier; 2017. p. 826-32.

6. O tratamento não farmacológico do *flutter* costuma ter melhores resultados que o farmacológico, tanto para o controle do quadro agudo (reversão elétrica) como no manejo de longo prazo (ablação com radiofrequência). Para a ablação, o paciente pode estar em ritmo sinusal, podendo aguardar o procedimento eletivo após a reversão da arritmia. É necessário o uso de estratégia para evitar fenômenos embólicos, da mesma forma que na fibrilação atrial. Para o controle da frequência cardíaca é possível utilizar betabloqueadores ou bloqueadores dos canais de cálcio, como o verapamil ou diltiazem.

Resposta: a

Referências

- Braunwald E, Bonow R, Zipes DP. Braunwald: Tratado de doenças cardiovasculares. 10. ed. Rio de Janeiro: Elsevier; 2017.
- Moreira MC, Montenegro ST, Paola AA (eds.). Livro-texto da Sociedade Brasileira de Cardiologia. 2. ed. Barueri: Manole; 2015. p. 1342-5.
- Kalil Filho R, Fuster V. Medicina cardiovascular: Reduzindo o impacto das doenças. São Paulo: Atheneu; 2016. p. 897-908.

7. Trata-se de paciente com fibrilação atrial de duração desconhecida, aparentemente de uma semana de duração. Por isso, é necessário o uso de uma estratégia para evitar fenômenos embólicos, mesmo com escore de CHADS-VASC igual a zero. A reversão pode ser feita elétrica ou quimicamente. O sotalol, embora útil na manutenção do ritmo sinusal após a reversão, não está indicado para a reversão da arritmia. A propafenona oral pode ser empregada para a reversão em pacientes sem cardiopatia estrutural – o que é o caso. A amiodarona é o único fármaco intravenoso disponível no mercado nacional para a reversão de fibrilação atrial.

Resposta: b

Referências

- Braunwald E, Bonow R, Zipes DP. Braunwald: Tratado de doenças cardiovasculares. 10. ed. Rio de Janeiro: Elsevier; 2017. p. 1826-7.
- Moreira MC, Montenegro ST, Paola AA (eds.). Livro-texto da Sociedade Brasileira de Cardiologia. 2. ed. Barueri: Manole; 2015. p. 1342-3.
- Magalhães L, Figueiredo M, Cintra F, Saad E, Kuniyishi R, Teixeira R, et al. II Diretrizes Brasileiras de Fibrilação Atrial. Arq Bras Cardiol. 2016;106(4):7.
- Kalil Filho R, Fuster V. Medicina cardiovascular. Reduzindo o impacto das doenças. São Paulo: Atheneu; 2016. p. 893-5.

8. Hipomagnesemia é etiologia comum, e a administração de magnésio no período pré, pós e perioperatório diminui a sua incidência. Hidrocortisona, atorvastatina e colchicina mostraram diminuição da sua incidência. Amiodarona e sotalol mostraram diminuição do risco de FA no PO em 50 a 65%, e os betabloqueadores parecem ser um pouco menos eficazes, diminuindo o risco em aproximadamente 30%.

Essa questão pode não ser mais considerada, pois existe alguma evidência de ensaios clínicos randomizados de que o uso de colchicina nesse cenário pode reduzir a incidência de fibrilação atrial [Imazio M, et al. "Colchicine reduces postoperative atrial fibrillation: results of the Colchicine for the Prevention of the Postpericardiotomy Syndrome (COPPS) atrial fibrillation substudy." Circulation. 2011;124(21):2290-2295]. O subestudo COPPS POAF incluiu 336 pacientes (idade média, 65,7±12,3 anos; 69% do sexo masculino) do estudo COPPS, um estudo multicêntrico, duplo-cego e randomizado. Os pacientes do subestudo estavam em ritmo sinusal antes de iniciar a intervenção (placebo/colchicina 1,0 mg duas vezes ao dia começando no 3º dia pós-operatório seguido por uma dose de manutenção de 0,5 mg duas vezes ao dia durante 1 mês em pacientes ≥ 70 kg, doses reduzidas pela metade para pacientes < 70 kg ou intolerante à dose mais elevada). O desfecho primário do subestudo foi a incidência de FAPO na intervenção em 1 mês. Apesar das características basais bem equilibradas, os pacientes que tomaram colchicina tiveram uma incidência reduzida de FAPO (12,0% *versus* 22,0%, respectivamente; P = 0,021; redução do risco relativo, 45%; número necessário para tratar, 11) com uma internação hospitalar mais curta (9,4 ± 3,7 *versus* 10,3 ± 4,3 dias; P = 0,040) e internação de reabilitação (12,1 ± 6,1 *versus* 13,9 ± 6,5 dias; P = 0,009). Os efeitos colaterais foram semelhantes nos grupos de estudo.

Resposta: a

Referência

- Braunwald E, Bonow R, Zipes DP. Braunwald: Tratado de doenças cardiovasculares. 10. ed. Rio de Janeiro: Elsevier; 2017. p. 847.

9. Fibrilação e *flutter* atriais são frequentes em valvopatia mitral e muitas vezes ocorrem na gravidez em lesão cardíaca estrutural; podem ser transitórios, entretanto, com importantes sintomas. A sobrecarga hemodinâmica e o estado de hipercoagulabilidade da gravidez associam-se à instabilidade hemodinâmica e a eventos trombóticos, com prejuízo agudo da circulação uteroplacentária e perdas fetais. O eletrocardiograma às vezes tem difícil interpretação. O tratamento do *flutter* requer imediata interrupção deste ciclo de baixo débito, por isso a cardioversão elétrica é a mais indicada e evita a administração de doses altas dos antiarrítmicos, que podem levar à intoxicação fetal. O ecocardiograma transesofágico é fundamental para exclusão de trombos no átrio esquerdo e avaliação da função da prótese. A anticoagulação com heparina é fundamental, não atravessa a barreira placentária e deve ser realizada de imediato para se preparar para a cardioversão elétrica.

Resposta: d

Referências

- Kalil Filho R, Fuster V. Medicina cardiovascular: Reduzindo o impacto das doenças. São Paulo: Atheneu; 2016. p. 1705.
- Braunwald E, Bonow R, Zipes DP. Braunwald: Tratado de doenças cardiovasculares. 10. ed. Rio de Janeiro: Elsevier; 2017. p. 788-840.

10. A propafenona não deve ser utilizada em pacientes com insuficiência cardíaca descompensada devido ao risco de agravamento de sua condição.

Resposta: e

Referência

- Moreira MC, Montenegro ST, Paola AA (eds.). Livro-texto da Sociedade Brasileira de Cardiologia. 2. ed. Barueri: Manole; 2015. p. 1388-9.

11. Síndrome do QT longo tipo 2 tem como fator desencadeante de MS ruídos intensos e estresse emocional; taquicardia ventricular polimórfica catecolaminérgica tem como fator desencadeante de MS atividade física e estresse; fibrilação ventricular idiopática não se relaciona com fatores desencadeantes; morte súbita na síndrome de Brugada está relacionada com repouso e sono; e displasia arritmogênica do ventrículo direito está relacionada com esforços físicos, tabaco, energéticos, café e álcool.

Resposta: d

Referências

- Moreira MC, Montenegro ST, Paola AA (eds.). Livro-texto da Sociedade Brasileira de Cardiologia. 2. ed. Barueri: Manole; 2015. p. 1396.
- Braunwald E, Bonow R, Zipes DP. Braunwald: Tratado de doenças cardiovasculares. 10. ed. Rio de Janeiro: Elsevier; 2017. p. 821.

12. Taquicardia ventricular fascicular é sensível ao verapamil, e esta medicação suprime esta taquicardia. Verapamil não tem ação em: taquicardia ventricular secundária à doença de Chagas, taquicardia ventricular relacionada com cicatriz de infarto do miocárdio, taquicardia na fase aguda do infarto do miocárdio e taquicardia ventricular secundária a displasia arritmogênica do VD.

A TV fascicular idiopática é uma taquicardia reentrante que envolve o sistema fascicular esquerdo de Purkinje. O circuito de reentrada é mais comumente (90%) localizado no território do fascículo posterior esquerdo (LPF), raramente (5% a 10%) na região do fascículo anterior esquerdo (LAF), e raramente surge de localizações fasciculares altas. A TV fascicular também é referida como TV "sensível ao verapamil", dada a sua tendência de retardar ou terminar com verapamil intravenoso.

A TV fascicular é responsável por 10% a 15% de todas as TVs idiopáticas. A idade de apresentação é normalmente de 15 a 40 anos (incomum após 55 anos). Os homens são mais comumente afetados (60% a 80%). O curso clínico geralmente é benigno e o prognóstico é excelente. A morte cardíaca súbita é muito rara. Cardiomiopatia induzida por taquicardia incessante pode ocorrer em até 6% dos casos.

Resposta: b

Referências

- Moreira MC, Montenegro ST, Paola AA (eds.). Livro-texto da Sociedade Brasileira de Cardiologia. 2. ed. Barueri: Manole; 2015. p. 1373.
- Braunwald E, Bonow R, Zipes DP. Braunwald: Tratado de doenças cardiovasculares. 10. ed. Rio de Janeiro: Elsevier; 2017. p. 822.
- Latchamsetty R, Bogun F. Fascicular tachycardia. Card Electrophysiol Clin. 2014;6:567-79.

2019

13. Trata-se de um traçado clássico de Holter, apresentando bloqueio atrioventricular de 2° grau tipo I, também conhecido como Wenckebach, que, na imensa maioria das vezes, localiza-se no nó atrioventricular. Esses bloqueios normalmente são benignos, principalmente em pacientes assintomáticos, e não apresentam risco de morte súbita.

Referente à alternativa B: os bloqueios AV de 2º grau tipo Wenckbach ou Mobitz I geralmente apresentam localização anatômica no nível do nodo atrioventricular e não feixe de His.

Referente à alternativa C: no traçado se observa um claro aumento do intervalo PR antes da pausa, o que é condizente com BAV 2º grau tipo I (Mobitz I ou Wenckbach). Nos bloqueios tipo II (Mobitz II) não existe o aumento progressivo do intervalo PR antes da pausa e na sua maioria esses bloqueios se localizam anatomicamente em região infranodal.

Referente à alternativa D: a tração não sugere doença de His e Purkinje, e sim sugere distúrbio no nível do nodo atrioventricular.

Referente à alternativa E: o traçado não apresenta extrassístole atrial.

Resposta: a

Referências

- Braunwald E, Bonow R, Zipes DP. Braunwald: Tratado de doenças cardiovasculares 10. ed. Rio de Janeiro: Elsevier; 2017. Cap. 37.
- Moreira MC, Montenegro ST, Paola AA (eds.). Livro-texto da Sociedade Brasileira de Cardiologia. 2. ed. Barueri: Manole; 2015. p. 132.
- Kalil Filho R, Fuster V. Medicina cardiovascular. Reduzindo o impacto das doenças. São Paulo: Atheneu; 2016. p. 959-61.
- Teixeira RA, Fagundes AA, Baggio Junior JM, Oliveira JC, Medeiros PTJ, Valdigem BP, et al. Diretriz Brasileira de Dispositivos Cardíacos Eletrônicos Implantáveis – 2023. Arq Bras Cardiol. 2023;120(1):e20220892.

14. ECG característico de fibrilação atrial pré-excitada, com frequência ventricular muito elevada (menor RR < 220 ms), o que confere risco de morte súbita ao paciente. A conduta é cardioversão elétrica para reversão do quadro e indicação de ablação da via acessória para tratamento da arritmia.

A incidência de fibrilação atrial em pacientes com pré-excitação varia de 12% a 32% nas diferentes séries. A resposta ventricular durante a fibrilação atrial em pacientes com vias acessórias é determinada primariamente pelo período refratário anterógrado da via anômala, mas outros fatores, como o período refratário ventricular e o tônus adrenérgico, também podem ter influência. A fibrilação atrial pré-excitada (condução anterógrada pela via) pode ocorrer com frequência ventricular muito elevada e provocar colapso hemodinâmico, mesmo na ausência de fibrilação ventricular. A fibrilação ventricular precipitada por fibrilação atrial com frequência alta é uma complicação que ocorre em cerca de 1% dos pacientes.

Referente à alternativa A: o eletro não é uma fibrilação ventricular, e sim uma fibrilação atrial conduzida por feixe acessório.

Referente à alternativa B: As taquicardias ventriculares catecolaminérgicas se apresentam eletrocardiograficamente como taquicardia bidirecional. O ECG difere do caso em questão e na presença de instabilidade hemodinâmica, como no caso, cardioversão é necessária.

Referente à alternativa C: o eletrocardiograma não é de uma taquicardia ventricular polimórfica.

Referente à alternativa E: embora o traçado da taquicardia irregular de QRS largo que varia com duração diferente entre os QRS seja um critério de FA conduzida por feixe acessório, se fosse aberrância pelo ramo esquerdo, todos os QRS largos seriam iguais.

Resposta: d

Referências

- Braunwald E, Bonow R, Zipes DP. Braunwald: Tratado de doenças cardiovasculares. 10. ed. Rio de Janeiro: Elsevier; 2017. Cap. 38.
- Moreira MC, Montenegro ST, Paola AA (eds.). Livro-texto da Sociedade Brasileira de Cardiologia. 2. ed. Barueri: Manole; 2015. p. 1335-7.
- Kalil Filho R, Fuster V. Medicina cardiovascular. Reduzindo o impacto das doenças. São Paulo: Atheneu; 2016. p. 923.
- Castro I (ed.). Livro-texto da Sociedade Brasileira de Cardiologia. 3. ed. Barueri: Manole; 2021. Síndrome de Wolff-Parkinson-White e outras vias acessórias: diagnóstico e tratamento.

15. Adenosina é um fármaco de ação ultrarrápido que ocupa um receptor da adenosina, o qual estimula a guanina – que inibe a ação da adenilciclase, reduzindo a formação de adenosina monofosfato cíclico (AMPc), inibindo a abertura dos canais de cálcio e levando ao bloqueio atrioventricular.

Desta forma, a adenosina consegue interromper taquicardias que tenham o nó atrioventricular (AV) como parte fundamental do circuito, como a taquicardia por reentrada nodal e a taquicardia atrioventricular. *Flutter* atrial, fibrilação atrial e taquicardia atrial não têm o nó AV como parte do circuito, e a infusão de adenosina, nesses casos, apenas diminui transitoriamente a condução atrioventricular. Contudo, existem relatos na literatura de taquicardia atrial automática sensível à adenosina [Takeuchi, Ryosuke, et al. "Successful tricuspid annulus ablation for adenosine sensitive atrial tachycardia originating from the mitral annulus." Authorea Preprints (2024)]. Contudo, a alternativa C ficaria errada, pois na taquicardia ventricular fascicular, a adenosina não tem qualquer ação, pois é uma taquicardia que não usa o nó AV.

Resposta: b

Referências

- Braunwald E, Bonow R, Zipes DP. Braunwald: Tratado de doenças cardiovasculares. 10. ed. Rio de Janeiro: Elsevier; 2017. p. 1828-9.
- Moreira MC, Montenegro ST, Paola AA (eds.). Livro-texto da Sociedade Brasileira de Cardiologia. 2. ed. Barueri: Manole; 2015. p. 1320-1.

16. As pistas eletrocardiográficas que permitem a diferenciação entre as várias taquicardias supraventriculares estão, muitas vezes, presentes. As ondas P durante a taquicardia que sejam idênticas às ondas P sinusais e ocorram com intervalo RP longo e intervalo PR curto mais provavelmente se devem a uma reentrada nodal sinusal, taquicardia sinusal ou taquicardia atrial que provém do átrio direito próximo ao nó sinusal. Ondas P retrógradas (invertidas nas derivações DII, DIII e aVF) geralmente representam reentrada envolvendo a junção AV ou reentrada nodal AV ou taquicardia recíproca, usando uma via acessória parasseptal.

Em uma grande coorte de pacientes com TSV paroxística sintomática encaminhados para ablação, a TRNV foi o mecanismo mais comum (56%), seguido por taquicardia mediada por feixe acessório (27%) e taquicardia atrial (TA) (17%). No entanto, o mecanismo de TSV paroxística foi significativamente influenciado pela idade e pelo sexo. A maioria dos pacientes com taquicardia mediada por feixe acessório são homens (55%), enquanto a maioria dos pacientes com TRNAV e TA são mulheres (70% e 62%, respectivamente). À medida que os pacientes envelheciam, houve um aumento significativo e progressivo declínio no número de pacientes que apresentam feixe acessório.

Taquicardia por reentrada nodal AV (TRNAV) é responsável por 50%-60% das taquicardias supraventriculares paroxísticas sintomáticas (TVS). Predominam as mulheres (2:1 mulher:homem). O início dos sintomas ocorre entre 30 e 50 anos. Os sintomas comuns incluem palpitações (pulsação no pescoço), tontura, síncope (10%). A TRNAV raramente está associada a doenças cardíacas estruturais.

Chama atenção no traçado o padrão de bloqueio de ramo direito típico (R > s em V6), o que torna menos provável arritmia ventricular sugerindo aberrância de condução.

Referente à alternativa B: o ECG não preenche critérios para TV monomórfica sustentada e essa arritmia é rara na ausência de cardiopatia estrutural.

Referente à alternativa C: a TSVP mais prevalente nesse tipo de paciente é TRNAV (ver texto acima). Nos casos de aberrância de condução nas TSVP por WPW, elas são na maioria das vezes pelo ramo esquerdo (BRE) e não direito, como no caso em questão.

Referente à alternativa D: claramente não se trata de *Torsades de Pointes*.

Referente à alternativa E: claramente não se trata de taquicardia ventricular bidirecional.

Resposta: a

Referências

- Braunwald E, Bonow R, Zipes DP. Braunwald: Tratado de doenças cardiovasculares. 10. ed. Rio de Janeiro: Elsevier; 2017. Cap. 37.
- Moreira MC, Montenegro ST, Paola AA (eds.). Livro-texto da Sociedade Brasileira de Cardiologia. 2. ed. Barueri: Manole; 2015. Cap. 2.
- Kalil Filho R, Fuster V. Medicina cardiovascular. Reduzindo o impacto das doenças. São Paulo: Atheneu; 2016. p. 919-20.
- Issa ZF, Miller JM, Zipes DP. Clinical arrhythmology and electrophysiology: a companion to Braunwald's heart disease. Philadelphia: Elsevier; 2019.

17. A cardiomiopatia hipertrófica está associada ao risco de morte súbita tanto na forma obstrutiva quanto na não obstrutiva. As outras respostas são afirmações verdadeiras.

São considerados fatores de risco de morte súbita em cardiomiopatia hipertrófica:

- História familiar de MS: morte súbita julgada definitiva ou provável devido à CMH, geralmente considerada ocorrendo em ≥ 1 primeiro grau, ou outros parentes próximos, < 50 anos de idade.
- Hipertrofia extrema do VE: espessura da parede ≥ 30 mm em qualquer segmento do VE por ecocardiografia e/ou RMC; consideração para esse marcador morfológico também é dada a valores limítrofes

de 28 mm ou 29 mm em pacientes individuais, a critério do cardiologista responsável pelo tratamento.

- Síncope recente inexplicada: um ou mais eventos recentes e de outra forma inexplicáveis envolvendo perda de consciência, julgados pela história com pouca probabilidade de serem síncope mediada neuralmente (vasovagal).
- Taquicardia ventricular não sustentada (NVST): três ou mais episódios breves de batimentos ventriculares consecutivos e/ou ≥ 1 surto prolongado de ≥ 10 batimentos, a uma frequência > 130/min, geralmente durante 24–48 horas. ECG ambulatorial, contínuo monitoramento.
- *Late Gadolineum Enhancement* (fibrose): distribuição difusa e extensa de LGE representando fibrose, quantificada ou estimada por inspeção visual como compreendendo cerca de ≥ 15% da massa do VE, isoladamente ou em associação com outros marcadores de risco, e uma provável fonte de taquiarritmias ventriculares.
- CMH em estágio terminal: disfunção sistólica com fração de ejeção < 50% por ecocardiografia ou RMC, geralmente em pacientes sintomáticos sem obstrução do fluxo de saída que podem ser considerados potenciais candidatos a transplante cardíaco.
- Aneurisma apical do VE: de tamanho variável e caracterizado por parede afinada acinético-discinética. Geralmente identificado por RMC (ou ecocardiografia com contraste), com cicatriz miocárdica contígua na "zona limítrofe", frequentemente associada a hipertrofia apical e taquiarritmias ventriculares malignas.

Resposta: a

Referências

- Braunwald E, Bonow R, Zipes DP. Braunwald: Tratado de doenças cardiovasculares. 10. ed. Rio de Janeiro: Elsevier; 2017. Cap. 39.
- Maron MS, Rowin E, Spirito P, et al. Differing strategies for sudden death prevention in hypertrophic cardiomyopathy. Heart. 2023;109:589-94.

18. A maioria dos pacientes tratados para TV sintomática recorrente tem doença cardíaca isquêmica. O maior grupo a seguir tem cardiomiopatia (tanto congestiva quanto hipertrófica). Pacientes que sofreram uma TV sustentada apresentam maior probabilidade de ter fração de ejeção reduzida, distúrbio de condução intraventricular e anormalidades no eletrocardiograma (p. ex., QRS largo), aneurismas do VE e infarto do miocárdio prévio. A TV que precipita hipotensão, choque, angina, insuficiência cardíaca congestiva ou sintomas de hipoperfusão cerebral deve ser tratada imediatamente com cardioversão elétrica. Os

desfibriladores implantáveis proporcionam sobrevida melhor que a amiodarona, particularmente em pacientes com fração de ejeção ventricular esquerda (FEVE) abaixo de 0,35. Portanto, em pacientes que sobreviveram a uma parada cardíaca ou que têm TV sustentada, resultando em comprometimento hemodinâmico e péssima função do VE, um CDI é o tratamento de escolha.
O eletrocardiograma preenche todos os critérios para taquicardia ventricular. Nele vemos uma taquicardia de QRS largo, com dissociação AV (presença de onda P dissociada entre 3º e 4º complexo QRS em V1), com morfologia de BRD atípico S > R em V6 e R monofásica em V1. Também presente o critério de Vereckei, QRS positivo em aVR.

Resposta: c

Referências

- Braunwald E, Bonow R, Zipes DP. Braunwald: Tratado de doenças cardiovasculares. 10. ed. Rio de Janeiro: Elsevier; 2017. Caps. 36 e 37.
- Martinelli Filho M (ed.). Diretrizes Brasileiras de Dispositivos Cardíacos Eletrônicos Implantáveis (DCEI). Arq Bras Cardiol. 2007;89(6):e210-e238.
- Vereckei A, Duray G, Szenasi G, Altemose GT, Miller JM. Application of a new algorithm in the differential diagnosis of wide QRS complex tachycardia. Eur Heart J. 2007;28:589-600.

19. A adenosina tem um efeito combinado diagnóstico-terapêutico e promove reversão da TSV com aberrância.

Resposta: c

Referências

- Braunwald E, Bonow R, Zipes DP. Braunwald: Tratado de doenças cardiovasculares. 10. ed. Rio de Janeiro: Elsevier; 2017. Cap. 37.
- Moreira MC, Montenegro ST, Paola AA (eds.). Livro-texto da Sociedade Brasileira de Cardiologia. 2. ed. Barueri: Manole; 2015. p. 132.
- Kalil Filho R, Fuster V. Medicina cardiovascular. Reduzindo o impacto das doenças. São Paulo: Atheneu; 2016. Cap. 51.

20. Esta TV origina-se no VD, por isso o aspecto de bloqueio do ramo esquerdo (BRE). A orientação do estímulo elétrico é inferior porque o estímulo elétrico se dirige de cima para baixo.

Resposta: a

Referências

- Braunwald E, Bonow R, Zipes DP. Braunwald: Tratado de doenças cardiovasculares. 10. ed. Rio de Janeiro: Elsevier; 2017. p. 822.
- Kalil Filho R, Fuster V. Medicina cardiovascular. Reduzindo o impacto das doenças. São Paulo: Atheneu; 2016. p. 938.

21. O bloqueio de alguns impulsos atriais conduzidos para o ventrículo em um momento no qual a interferência fisiológica não está envolvida constitui um bloqueio AV do segundo grau. Pelo ECG, o bloqueio AV do segundo grau tipo I típico é caracterizado por prolongamento progressivo do PR, culminando em onda P não conduzida. Não se pode confiar em fármacos para aumentar a frequência cardíaca dentro de algumas horas a vários dias em pacientes com bloqueio atrioventricular sintomático, sem a produção de sintomas colaterais significativos. Portanto, a inserção de um marca-passo temporário ou permanente está indicada em pacientes com bradiarritmia sintomática.

No eletrocardiograma em questão observa-se um bloqueio atrioventricular 2:1 no qual o QRS conduzido apresenta padrão de bloqueio de ramo direito; essa situação configura um grau de bloqueio infra-hissiano, o qual apresenta um pior prognóstico e necessita, na maioria das vezes, de implante de marca-passo definitivo.

Referente à alternativa A: não se trata de bloqueio AV total.

Referente às alternativas C e D: os bloqueios 2:1 não podem ser classificados como Mobitz I ou Wenckebach ou Mobitz II.

Referente à alternativa E: claramente não se trata de bradicardia sinusal; inclusive, a frequência atrial está próxima de 80 bpm e a ventricular de 40 bpm.

Resposta: b

Referências

- Braunwald E, Bonow R, Zipes DP. Braunwald: Tratado de doenças cardiovasculares. 10. ed. Rio de Janeiro: Elsevier; 2017. Caps. 36 e 37.
- Teixeira RA, Fagundes AA, Baggio Junior JM, Oliveira JC, Medeiros PTJ, Valdigem BP, et al. Diretriz Brasileira de Dispositivos Cardíacos Eletrônicos Implantáveis – 2023. Arq. Bras. Cardiol. 2023;120(1):e20220892.

22. Em pacientes com baixo risco para tromboembolismo, como aqueles com CHA2DS2-VASc igual a zero, não há indicação para anticoagulação; quando o CHA2DS2-VASc for igual a 1, o risco também é baixo, e a anticoagulação é opcional (avaliação individualizada).

Resposta: d

Referência

- Magalhães LP, Figueiredo MJO, Cintra FD, et al. II Diretrizes Brasileiras de Fibrilação Atrial. Arq Bras Cardiol. 2016;106(4Supl.2):1-22.

2021

23. As disfunções do nó sinusal podem manifestar-se de cinco formas diferentes: bradicardia sinusal, pausa sinusal, bloqueio sinoatrial, síndrome bradi-taqui [alternância entre taquiarritmias atriais (*flutter* ou fibrilação atrial) e pausa sinusal] e incompetência cronotrópica. Na ausência de causas reversíveis, o MP definitivo é o tratamento de escolha para a DNS, essencialmente para alívio de sintomas e melhora na qualidade de vida.
O traçado da questão mostra claramente um episódio de taquicardia atrial, que faz uma supressão por sobre estimulação do nodo sinusal. No término da taquiarritmia, em decorrência da patologia do nodo sinsual e da supressão pela taquicardia, a atividade sinusal não retorna, gerando a pausa vista no Holter; nota-se que o primeiro batimento de escape não tem onda P antecedendo, sendo um escape juncional.
A alternativa B não está correta, pois o traçado não é de um bloqueio AV de segundo grau Mobitz I.
A alternativa C está errada, pois no bloqueio atrioventricualr total existem ondas P que não conduzem para o QRS e no traçado da questão nota-se ausência de onda P, logo não é um BAVT, e sim uma parada sinusal.
A alternativa D não está correta, pois o traçado não é de um bloqueio AV de segundo grau Mobitz II.
A alternativa E está errada, pois não se trata de um bloqueio atrioventricular, já que não existe atividade atrial.

Resposta: a

Referência

- Braunwald E, Bonow R, Zipes DP. Braunwald: Tratado de doenças cardiovasculares. 10. ed. Rio de Janeiro: Elsevier; 2017. p. 778.

24. Os pacientes com síndrome de Wolff-Parkinson-White ou outras vias acessórias podem ser assintomáticos ou sintomáticos. Os principais sintomas são as palpitações de início e término súbitos, podendo também haver pré-síncope, síncope ou morte súbita.
Referente à alternativa A: TSVP por reentrada nodal seria a hipótese principal se o eletrocardiograma fora da arritmia fosse normal. Na presença de PR curto e onda delta, como no eletro em questão, taquicardia por reentrada atrioventricular mediada por feixe acessório é a arritmia mais frequente em pacientes com pré-excitação ventricular.

Referente à alternativa B: nos bloqueios de ramo esquerdo o atraso no complexo QRS é médio final, pois o ramo direito está funcionando e com isso temos uma onda R rápida < 40 ms em V1. No eletrocardiograma em questão o QRS em V1 é totalmente negativo e empastado, o que sugere que a ativação inicial está sendo feita diretamente no miocárdio (caso de feixes acessórios) e não pelo sistema de condução.
Referente à alternativa D: no cenário de pré-excitação ventricular, fibrilação atrial pode ocorrer, sendo um dos critérios indicativos de aumento de risco de morte súbita pela presença da via acessória, contudo a taquicardia mediada por feixe é mais frequente nesse contexto.
Referente à alternativa E: exames de imagem são desnecessários nesse cenário.

Resposta: c

Referências

- Braunwald E, Bonow R, Zipes DP. Braunwald: Tratado de doenças cardiovasculares. 10. ed. Rio de Janeiro: Elsevier; 2017. p. 797-8.
- Castro I (ed.). Livro-texto da Sociedade Brasileira de Cardiologia. 3. ed. Barueri: Manole; 2021. p. 439.

25. Perda de captura: incapacidade do MP de provocar despolarização tecidual (átrio ou ventrículo). A perda de captura pode ocorrer por aumento do limiar de estimulação (mínimo valor de energia necessário para provocar captura), disfunção do eletrodo (fratura, desposicionamento ou perfuração miocárdica), disfunção do gerador (exaustão de bateria) e erro de programação (energia inadequada). Ao ECG observa-se a presença de espícula sem a onda de despolarização subsequente (ausência de QRS).
Referente à alternativa A: o *undersensing* ocorre quando o marca-passo não consegue detectar a despolarização miocárdica espontânea, o que resulta em estimulação assíncrona. No caso de *undersensing* ventricular, pelo fato do marca-passo não sentir o QRS nativo, o que vemos são espículas sobre o QRS já presente totalmente dissociadas. Figura abaixo:

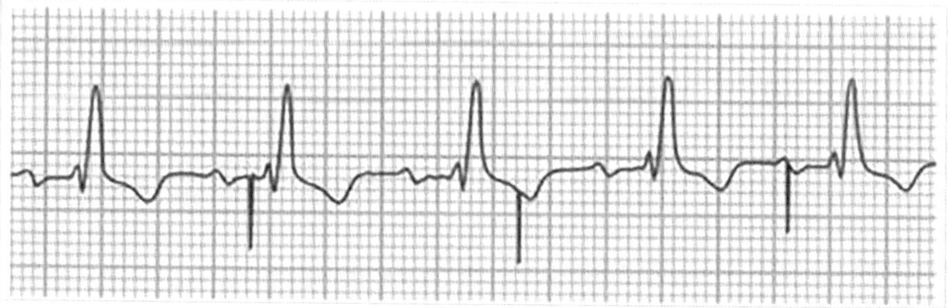

Referente à alternativa C: o traçado não demonstra falha de captura atrial; existem ondas P presentes, apenas falha de captura ventricular.
Referente à alternativa D: não houve *undersensing* atrial, pois no traçado o marca-passo é unicameral; nota-se no início do traçado estimulação ventricular dissociada da atividade atrial.
Referente à alternativa E: o traçado demostra uma bradicardia e não uma taquicardia.

Resposta: b

Referências

- Braunwald E, Bonow R, Zipes DP. Braunwald: Tratado de doenças cardiovasculares. 10. ed. Rio de Janeiro: Elsevier; 2017. p. 765.
- Castro I (ed.). Livro-texto da Sociedade Brasileira de Cardiologia. 3. ed. Barueri: Manole; 2021. p.545.

26. Pacientes submetidos à ablação do nó AV para controle de frequência cardíaca na fibrilação atrial podem apresentar como complicação no pós-operatório taquiarritmias ventriculares relacionadas à súbita mudança da frequência cardíaca após longo tempo de alta resposta ventricular. O fenômeno de dispersão do complexo QRS favorece a ocorrência de *Torsades de Pointes*, podendo resultar em morte súbita no pós-operatório. Esse evento pode ser facilmente evitado, programando-se a frequência cardíaca do marca-passo inicialmente maior do que 90 bpm e reduzindo-se gradualmente o valor nas reavaliações subsequentes. Outras complicações observadas nessa modalidade de tratamento são a falha de captura ventricular por deslocamento ou alteração dos limiares de estimulação do eletrodo, podendo gerar assistolia ventricular, e insucesso na eliminação completa da condução pelo nó AV, resultando em retorno da arritmia prévia. A taquicardia mediada pelo marca-passo não ocorre em modo de estimulação VVI. Em todo caso, a única opção listada que corresponde a uma taquiarritmia ventricular com necessidade de desfibrilação é o *Torsades de Pointes.*
Referente à alternativa A: a ablação do nodo atrioventricular é geralmente feita 40 dias após o implante do marca-passo definitivo para minimizar o risco de deslocamento do eletrodo ventricular. O caso demonstrado quer averiguar que o aluno saiba que, após a ablação do nodo AV por fibrilação de alta resposta, o marca-passo deva ser programado em frequência mais elevada para minimizar o risco de TV polimórfica.
Referente à alternativa B: em pacientes com fibrilação atrial permanente, o marca-passo implantado é unicameral (eletrodo no ventrículo) e taquicardias mediadas por marca-passo não ocorrem na ausência de um ele-

trodo atrial (condição *sine qua non* para taquicardia mediada por marca-passo – este ser dupla câmara).
Referente à alternativa D: o aumento transitório dos limiares de estimulação é causa rara de PCR. Os eletrodos atuais apresentam ponta revestida com corticosteroides para impedir o acontecimento do aumento de limiar. Outro fato é que esse aumento ocorre em decorrência de reação inflamatória e ele se inicia nas 2 semanas após o implante.

Resposta: e

Referências

- Magalhães LP, Figueiredo MJO, Cintra FD, et al. II Diretrizes Brasileiras de Fibrilação Atrial. Arq Bras Cardiol. 2016;106(4Supl.2):11.
- Wang RX, Lee HC, Hodge DO, Cha YM, Friedman PA, Rea RF, et al. Effect of pacing method on risk of sudden death after atrioventricular node ablation and pacemaker implantation in patients with atrial fibrillation. Heart Rhythm. 2013;10(5):696-701.

27. Na avaliação das taquicardias de complexo QRS largo, diversos algoritmos já foram apresentados para auxiliar na diferenciação entre origem ventricular e supraventricular. Entre as características associadas a taquiarritmias de origem ventricular, estão a presença de batimentos de fusão (representando captura atrial), concordância positiva ou negativa dos complexos QRS em derivações precordiais, medida do primeiro vetor de ativação (início da onda R até o nadir da onda S em complexos RS > 100 ms), e padrão morfológico atípico nos padrões de bloqueio de ramo esquerdo ou direito. Entre as alternativas citadas, a única que corresponde a uma característica mais associada a taquicardias supraventriculares é o início da taquicardia a partir de uma onda P prematura.

Critérios de Brugada para taquicardia ventricular

É uma taquicardia ventricular se existe:

- Ausência de complexos de RS nas derivações precordiais.
- Algum intervalo RS maior que 100 ms em alguma derivação precordial.
- Presença de dissociação atrioventricular.
- Se atende aos critérios morfológicos de taquicardia ventricular nas derivações precordiais tanto em V1-V2 como em V6.

Se nenhuma das afirmações anteriores for atendida: é uma taquicardia supraventricular.

Criterios de Vereckei

Se algum critério for atendido, é uma **taquicardia ventricular**.

- Presença de uma onda R inicial na derivação aVR.
- Duração da onda R inicial ou da onda Q > 40 ms (um quadrado pequeno).

Critérios para TV com padrão de bloqueio do ramo direto

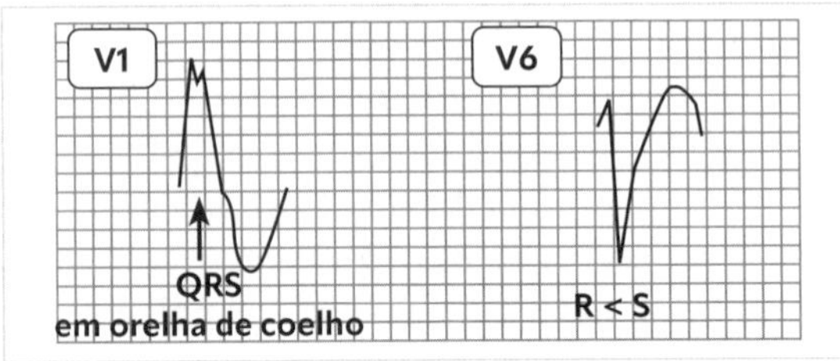

Critérios para TV com padrão de bloqueio do ramo esquerdo

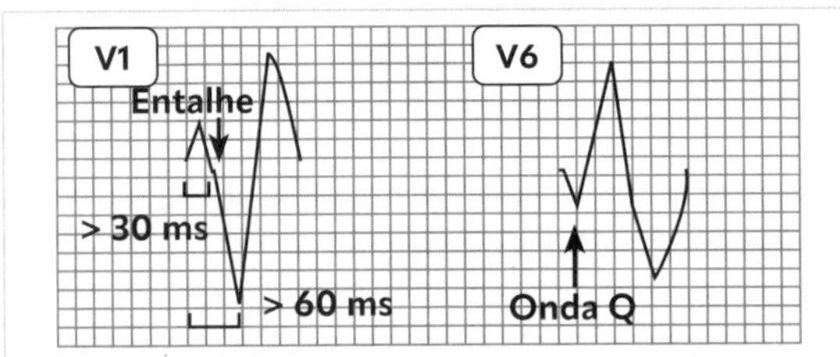

- Presença de entalhes na porção inicial descendente de um complexo QRS predominantemente negativo.
- Relação de ativação-velocidade ventricular (vi/vt) < 1; vi/vt é a excursão vertical (em milivolt) registrada durante os 40 ms iniciais (vi) e terminais (vt) 40 ms do complexo QRS.

Se nenhum dos critérios for atendido, é uma taquicardia supraventricular.

Resposta: c

Referências

- Braunwald E, Bonow R, Zipes DP. Braunwald: Tratado de doenças cardiovasculares. 10. ed. Rio de Janeiro: Elsevier; 2017. p. 689.
- Castro I (ed.). Livro-texto da Sociedade Brasileira de Cardiologia. 3. ed. Barueri: Manole; 2021. p. 412.
- III Diretrizes Da Sociedade Brasileira De Cardiologia Sobre Análise e Emissão De Laudos Eletrocardiográficos. Arq Bras Cardiol. 2016; 106(4Supl.1):4.
- Brugada P, Brugada J, Mout L, Smeets J, Andries EW. A new aproach to the differential diagnosis of a regular tachycardia with a wide QRS complex. Circulation. 1991;83:1649-59.
- Vereckei A, Duray G, Szenasi G, Altemose GT, Miller JM. New algorithm using only lead aVR for differential diagnosis of wide QRS complex tachycardia. Heart Rhythm. 2008;5:89-98.

28. A ablação das veias pulmonares com confirmação de isolamento elétrico é o maior objetivo na abordagem invasiva à fibrilação atrial. A taxa de recidiva da fibrilação atrial após ablação é maior do que a de outras arritmias como o *flutter* atrial, fato que está relacionado à maior complexidade do substrato arritmogênico da FA. A ablação está indicada principalmente para pacientes com fibrilação paroxística e sintomáticos, mas também para assintomáticos com suspeita de disfunção ventricular por taquicardiomiopatia. A decisão de descontinuar o tratamento com anticoagulantes é tomada a partir do risco tromboembólico do paciente, e não a partir do resultado do procedimento de ablação. Quanto maior o tempo de duração da fibrilação atrial, menores são as chances de sucesso com a ablação.

Comparada ao tratamento farmacológico, a ablação da FA foi associada a uma melhora significativa na FEVE, independente da gravidade da disfunção ventricular esquerda. A ablação da FA deve ser realizada nos estágios iniciais dos sintomas de insuficiência cardíaca do paciente.

Resposta: a

Referências

- Braunwald E, Bonow R, Zipes DP. Braunwald: Tratado de doenças cardiovasculares. 10. ed. Rio de Janeiro: Elsevier; 2017. p. 845.
- Castro I (ed.). Livro-texto da Sociedade Brasileira de Cardiologia. 3. ed. Barueri: Manole; 2021. p. 461.
- Magalhães LP, Figueiredo MJO, Cintra FD, et al. II Diretrizes Brasileiras de Fibrilação Atrial. Arq Bras Cardiol. 2016;106(4Supl.2):10-3.
- Sohns C, et al. Impact of left ventricular function and heart failure symptoms on outcomes post ablation of atrial fibrillation in heart failure: CASTLE-AF trial. Circ Arrhythm Electrophysiol. 2020;13(10):e008461.

29. O betabloqueador adrenérgico venoso tem ação rápida e alta eficácia. A amiodarona pode demorar para apresentar efeito. A propafenona é contraindicada na presença de distúrbios da condução intraventricular. A adenosina e a xilocaína não possuem o efeito desejado.

Resposta: d

Referências

- Magalhães LP, Figueiredo MJO, Cintra FD, et al. II Diretrizes Brasileiras de Fibrilação Atrial. Arq Bras Cardiol. 2016;106(4Supl.2):9-10.
- Castro I (ed.). Livro-texto da Sociedade Brasileira de Cardiologia. 3. ed. Barueri: Manole; 2021. p. 451-3.
- Braunwald E, Bonow R, Zipes DP. Braunwald: Tratado de doenças cardiovasculares. 10. ed. Rio de Janeiro: Elsevier; 2017. p. 842.

30. Das alternativas propostas, sotalol, amiodarona e a propafenona têm efeito na manutenção do ritmo sinusal; entretanto, sotalol e a propafenona são contraindicados na presença de distúrbios da condução e com disfunção ventricular. Já a amiodarona pode ser usada nesse cenário.

O estudo EAST-AFNET 4 (*Early Treatment of Atrial Fibrillation for Stroke Prevention Trial*) em pacientes com FA diagnosticada dentro de 12 meses antes da randomização e que estavam em risco de acidente vascular cerebral foi recentemente publicado em apoio ao tratamento precoce e abrangente da FA, alterando a visão sobre o controle precoce do ritmo como um conceito de tratamento geral. No estudo, os pacientes foram randomizados para os cuidados usuais recomendados pelas diretrizes (principalmente controle de frequência mais ACOs com controle de ritmo adicionado para controlar os sintomas de acordo com as diretrizes ESC e AHA/ACC/HRS) ou cuidados recomendados pelas diretrizes mais tratamento precoce para controle do ritmo, consistindo tipicamente em terapia com AAD ou, em menor grau, ablação, iniciada diretamente após a randomização.

O desfecho primário foi um composto de morte por causas cardiovasculares, acidente vascular cerebral (isquêmico ou hemorrágico) ou hospitalização com piora da insuficiência cardíaca ou síndrome coronariana aguda, que foi reduzida em 21% em pacientes designados para controle precoce do ritmo em comparação com o tratamento habitual (P = 0,005). Cada componente do primeiro desfecho primário foi numericamente menos comum em pacientes randomizados para controle precoce do ritmo em comparação com os cuidados habituais, enquanto não houve diferença no segundo resultado primário do número de noites hospitalizadas por ano entre as estratégias (Kirchhof P et al.).

Uma subanálise recente do estudo EAST-AFNET 4 em pacientes com insuficiência cardíaca (predominantemente aqueles com fração de ejeção preservada) mostrou que o primeiro desfecho primário ocorreu com menos frequência em pacientes que receberam terapia precoce de controle do ritmo *versus* cuidados habituais, com o desfecho primário de segurança ocorrendo em 17,9% dos participantes no grupo de terapia de controle de ritmo precoce em comparação com 21,6% no grupo de cuidados habituais (Rillig A et al.).

Resposta: d

Referências

- Magalhães LP, Figueiredo MJO, Cintra FD, et al. II Diretrizes Brasileiras de Fibrilação Atrial. Arq Bras Cardiol. 2016;106(4Supl.2):9.

- Castro I (ed.). Livro-texto da Sociedade Brasileira de Cardiologia. 3. ed. Barueri: Manole; 2021. p. 451-3.
- Braunwald E, Bonow R, Zipes DP. Braunwald: Tratado de doenças cardiovasculares. 10. ed. Rio de Janeiro: Elsevier; 2017. p. 843.
- Kirchhof P, Camm AJ, Goette A, et al. Early rhythm-control therapy in patients with atrial fibrillation. N Engl J Med. 2020;383:1305-16.
- Rillig A, Magnussen C, Ozga AK, et al. Early rhythm control therapy in patients with atrial fibrillation and heart failure. Circulation. 2021;144:11: 845-58.

2022

31. Quando causada por uma arritmia cardíaca, o início da síncope é rápido e a duração é breve, com ou sem aura precedente, e não é tipicamente seguido por um estado de confusão pós-ictal. Pode estar associado à lesão corporal se o paciente cair quando inconsciente. Palpitações que precedem a síncope podem sugerir uma causa arrítmica da síncope, mas estão quase sempre ausentes se a perda de consciência for rápida. A atividade de convulsão é rara e ocorre principalmente após assistolia prolongada ou arritmia ventricular rápida. Portanto, a convulsão não inicia ou antecipa a síncope, enquanto em convulsões epilépticas os movimentos convulsivos começam dentro de segundos do início da síncope. Morder a língua ou incontinência são também incomuns na síncope cardíaca.

Conforme estudo feito por Sheldon e colaboradores, morder a língua tem uma especificidade de 97% para convulsão (epilepsia), e perda esfincteriana, de 96% para a mesma patologia. Quando aplicada em forma de questionário estruturado, a presença desses dois fatores torna a probabilidade de síncope cardíaca ou neurovegetativa MENOS provável.

Resposta: b

Referência

- Zipes DP, Libby P, Bonow RO, Mann DL, Tomaselli GF. Braunwald, Tratado de doenças cardiovasculares. 2 volumes. 11. ed. Rio de Janeiro: Guanabara Koogan; 2022.
- Sheldon R, Rose S, Ritchie D, Connolly SJ, Koshman ML, Lee MA, et al. Historical criteria that distinguish syncope from seizures. J Am Coll Cardiol. 2002 Jul 3;40(1):142-8.

32.

a. O escore CHA2DS2VASc deve ser utilizado e em pacientes com eventos tromboembólicos ou próteses valvares mecânicas, a anticoagulação deve ser mantida independentemente de qualquer avaliação. O risco de sangramento deve ser acessado pelo escore HAS-BLED.

b. Quando o escore HAS-BLED é ≥ 3, o paciente é classificado como de alto risco de sangramento. Isso não deve contraindicar qualquer forma de tratamento, no entanto, o indivíduo deve ser acompanhado com consultas mais frequentes e é necessário tentar modificar os fatores de risco presentes dentro de escore para que seu risco seja reduzido
c. Em pacientes estáveis, com FA persistente, que vão se submeter à cardioversão elétrica ou química, recomenda-se a ACO por pelo menos 3 semanas antes e 4 semanas após cardioversão na faixa terapêutica (RNI entre 2 e 3). Após 4 semanas, a manutenção da ACO deve ser de acordo com escore de risco de CHA2DS2VASc.
d. O uso de ACO está indicado para pacientes com *flutter* atrial nas mesmas considerações que na FA.
e. Idade > 65 anos conta um ponto no escore HAS-BLED. 4

Resposta: a

Referência

- Serrano Jr. CV, Soeiro AM, Leal TCAT, Godoy LC, Biselli B, Hata LA, Martins EB, et al. Posicionamento sobre Antiagregantes Plaquetários e Anticoagulantes em Cardiologia – 2019. Arq Bras Cardiol. 2019;113(1):111-34.

Escore HAS-BLED

H	Hipertensão arterial sistêmica descontrolada	1 ponto
A	Alteração hepática ou renal	1 ponto cada
S	AVC	1 ponto
B	Sangramento prévio ou predisposição a sangramentos	1 ponto
L	Labilidade na razão normalizada internacional (INR)	1 ponto
E	Idade ≥ 65 anos	1 ponto
D	Drogas que interfiram na varfarina ou uso de álcool	1 ponto cada

Considera-se hipertensão arterial descontrolada se PAS ≥ 160 mmHg; alteração renal se insuficiência renal crônica (IRC) dialítica, transplante renal ou Cr ≥ 2,6 mg/dL; alteração hepática se doença hepática crônica como cirrose, elevação de bilirrubinas acima de duas vezes o normal, transaminase glutâmica oxalacética (TGO) ou transaminase glutâmica pirúvica (TGP) acima de três vezes o normal; labilidade de INR se valor instável, alto ou com pouco tempo em níveis terapêuticos (< 60%); exemplos de drogas que interferem na varfarina: antiplaquetários, anti-inflamatórios não esteroides (AINE).

Tabela CHA2DS2VASc:

Fatores de risco maiores:

- Idade > 75 anos – 2
- AVE/EIT/embolia sistêmica – 2

Fatores de risco não maiores:

- ICC/disfunção sistólica (FE ≤ 40%) – 1
- Hipertensão – 1
- Diabetes *mellitus* – 1
- Doença vascular (IAM prévio, placa em aorta, doença arterial periférica) – 1
- Idade 65-74 – 1
- Sexo feminino – 1

CHA2DS2VASc	Pacientes (7.329)	Taxa de AVE ajustada (%/ano)
0	1	0
1	422	1,3
2	1.230	2,2
3	1.730	3,2
4	1.718	4,0
5	1.159	6,7
6	679	9,8
7	294	9,6
8	82	6,7
9	14	15,2

33.

- Fístula é a complicação mais rara, ocorrendo em 0,02% a 0,11%, bem abaixo das outras complicações ("felizmente essa complicação tem incidência de 0,04%, mas seu reconhecimento precoce pode ser fundamental para evitar um desfecho fatal" – Castro et al., 2021, p. 442-3).
- FA persistente ou de longa duração, portadores de cardiomiopatia hipertrófica, obesidade, apneia do sono e sexo feminino são citados como fatores com maior probabilidade de insucesso.
- Dada a possibilidade de recidivas tardias, é importante manter a vigilância com monitorização periódica dos pacientes, sendo prudente manter a terapia anticoagulante em pacientes de mais alto risco – CHA2DS2VASc escore ≥ 2.
- Duas causas predominantes de recorrência que justificam recorrência da FA pós-ablação: reconexão de veias pulmonares e presença de focos externos às veias pulmonares.

Referente à assertiva correta: a fístula atrioesofágica (FAE) continua sendo uma complicação potencialmente grave da ablação da fibrilação atrial.

Embora o risco estimado seja baixo, a taxa de mortalidade é elevada para aqueles que sofrem esa lesão. Revisamos as estratégias atuais utilizadas para prevenir esa complicação e métodos futuros ainda em estudo.
As estratégias clínicas atuais para prevenir lesões esofágicas sofrem com a falta de evidências clínicas randomizadas de sua eficácia. Até agora, ensaios randomizados sobre sondas de monitoramento da temperatura esofágica, um padrão comum de atendimento em muitos centros cardíacos, mostram que não há redução na lesão térmica em comparação com ablações de controle.
Os avanços na radiofrequência (RF) e métodos alternativos de ablação, incluindo crioterapia e tecnologia de balão a laser são tentativas de reduzir esse desfecho. Existem limitações na avaliação da verdadeira incidência ou risco de FAE com cada modalidade de ablação. O balão a laser é uma tecnologia relativamente nova em comparação com a RF ou a crioterapia, com experiência clínica limitada em termos de segurança e eficácia. Novos métodos de proteção esofágica são explorados, incluindo desvio mecânico do esôfago, resfriamento esofágico e modalidades avançadas de ablação, como crioterapia em temperatura ultrabaixa e ablação por campo pulsado e as implicações para a proteção esofágica. Novas formas de lesão não térmica, como ablação por campo de pulso – eletroporação (*pulse field ablation*), que são seletivas para tecido miocárdico atrial, podem se apresentar como uma solução para esse problema.

Resposta: c

Referências

- Castro I (ed.). Livro-texto da Sociedade Brasileira de Cardiologia. 3. ed. Barueri: Manole; 2021. Cap. 48, p. 441-3.
- Maccioni S, Sharma R, Lee DD, et al. Comparative safety of pulsed field ablation and cryoballoon ablation technologies for pulmonary vein isolation in patients with paroxysmal atrial fibrillation: a critical literature review and indirect treatment comparison. Adv Ther. 2024;41:932-44.
- Leung LSW, Akhtar Z, Sheppard MN, et al. Preventing esophageal complications from atrial fibrillation ablation: a review. Heart Rhythm O2. 2021;2:651-64.

34. A síndrome postural ortostática taquicartizante (SPOT) é uma variante da intolerância neurocardiogênica, caracterizada pela incapacidade em tolerar a postura ereta associada a um aumento significativo (> 30 batimentos/minuto) na frequência cardíaca (> 120 batimentos/minuto) dentro de 10 minutos após assumir uma postura ereta. Uma ampla gama de sintomas complica o diagnóstico de SPOT, que é muito confundida com distúrbio de ansiedade, taquicardia sinusal inapropriada, síndrome da fadiga crônica e fibromialgia. Dados de um registro internacional sugerem que programas de treinamento de resistência e força podem ser úteis no tratamento de SPOT.

A SPOT é uma resposta anormal do sistema nervoso autônomo à postura ereta. Ao se levantar, os pacientes apresentam vários sintomas que incluem palpitações rápidas, dores no peito, tonturas, desmaios, náuseas, fadiga, dificuldade de pensar, problemas intestinais, dores de cabeça, tremores, anomalias do sono e muito mais! A incapacidade causada por (SPOT) é grave – equivalente à insuficiência cardíaca congestiva e à doença pulmonar obstrutiva crônica (condições que geralmente afetam pessoas idosas). SPOT pode ocorrer em qualquer idade, mas a idade mais comum para o desenvolvimento de (SPOT) é na idade adulta jovem. 50% dos pacientes não conseguem comparecer ao trabalho ou à escola. Os custos são enormes, tanto economicamente para o país como pessoalmente para os doentes e suas famílias, dado que muitas oportunidades educacionais e profissionais nesta fase crítica são irremediavelmente perdidas. SPOT é frequentemente mal diagnosticada. O tempo médio para o diagnóstico desde o início dos sintomas é de 7 anos. É causada ou associada a outras condições, incluindo infecção por Covid-19, fadiga crônica síndrome e condições autoimunes. Curiosamente, pode ser desencadeada por trauma ou gravidez. Até 85% dos pacientes com SPOT são informados de que seus sintomas estão "todos na cabeça" e recebem rótulos psiquiátricos de ansiedade e depressão, mas pesquisas mostram que os pacientes com SPOT não têm maior probabilidade de ter transtornos psiquiátricos do que o resto da população. Muitos profissionais de saúde não conhecem o SPOT, mas estima-se que afete 0,2% da população. Mais de 90% dos pacientes responderão ao tratamento, aumentando assim a tragédia dos atrasos no diagnóstico e no tratamento. Como afeta muitos sistemas do corpo, recomenda-se uma abordagem multidisciplinar.

Resposta: d

Referência

- Zipes DP, Libby P, Bonow RO, Mann DL, Tomaselli GF. Braunwald, Tratado de doenças cardiovasculares. 2 volumes. 11. ed. Rio de Janeiro: Guanabara Koogan; 2022.
- Vernino S, Bourne KM, Stiles LE, et al. Postural orthostatic tachycardia syndrome (POTS): state of the science and clinical care from a 2019 National Institutes of Health Expert Consensus Meeting – Part 1. Auton Neurosci. 2021;235:102828.

35. A síndrome de Brugada (SBr) é uma síndrome arrítmica hereditária, caracterizada por padrões de ECG com elevação em cúpula do segmento ST (≥ 2 mm), seguidos de onda T negativa nas derivações precordiais direitas V1 a V3 (frequentemente referida como padrão tipo 1 de ECG de Brugada) e aumento do risco de MSC secundária a episódios de taquicardia ventricular polimórfica. A penetrância e a expressividade desse distúrbio são altamente variáveis, desde indivíduos assintomáticos de idades mais avançadas a casos de MSC no primeiro ano de vida.

Até hoje, 18 genes foram implicados na patogenicidade da SBr, mas somente o SCN5A demonstra uma contribuição significativa para a doença. Essa síndrome foi inicialmente descrita em 1992 em oito pacientes que apresentavam episódios recorrentes de MSC e alteração persistente no segmento ST-T em V1-V3. Populações nativas da Ásia e Indonésia já conheciam as manifestações desse problema por muitas décadas. Nas Filipinas eles se referem a esse quadro como *bangungut* (grito seguido de morte durante o sono), no Japão, como *pokkuri* (morte inesperada à noite). Na Tailândia essa forma de morte é conhecida como *lai tai* (morte durante o sono). As alterações genéticas nestas últimas populações são semelhantes às dos pacientes com SBr.

Após a publicação original, diversos grupos reportaram dados de pacientes semelhantes, gerando um melhor conhecimento sobre à SBr no que tange a aspectos genética, correntes iônicas, substrato fisiopatológico, evolução clínica, estratificação de risco e métodos terapêuticos.

A SBr é diagnosticada em pacientes sem outras doenças cardíacas e com padrão eletrocardiográfico tipo 1 espontâneo, independentemente dos sintomas, devido à sua raridade na população geral e associação com risco. O padrão ECG tipo 1 também pode ser induzido pela administração de um bloqueador dos canais de sódio.

- **ECG padrão Brugada tipo 1:** definido como a elevação do ponto J ≥ 2 mm com onda T negativa e uma morfologia do segmento ST cúpula (descenso gradual) em mais de uma derivação precordial direita (V_1-V_3). Essa alteração pode se manifestar de maneira espontânea ou através de teste provocativo com uso de bloqueadores dos canais de sódio como, por exemplo, a procainamida, a ajamalina ou a pilsicainida,
- **ECG padrão Brugada tipo 2:** elevação do ponto J ≥ 2 mm com onda T bifásica ou positiva e um segmento ST em "sela" com elevação ≥ 1 mm em mais de uma derivação precordial direita.
- **ECG padrão Brugada tipo 3:** elevação do ponto J ≥ 2 mm com onda T positiva e um segmento ST em "sela" com elevação < 1 mm em mais de uma derivação precordial direita.

Uma elevação do segmento ST tipo 2 ("tipo sela") ou tipo 3 não pode substituir um tipo 1, a menos que seja convertido para o tipo 1 com febre ou desafio com drogas de sódio.

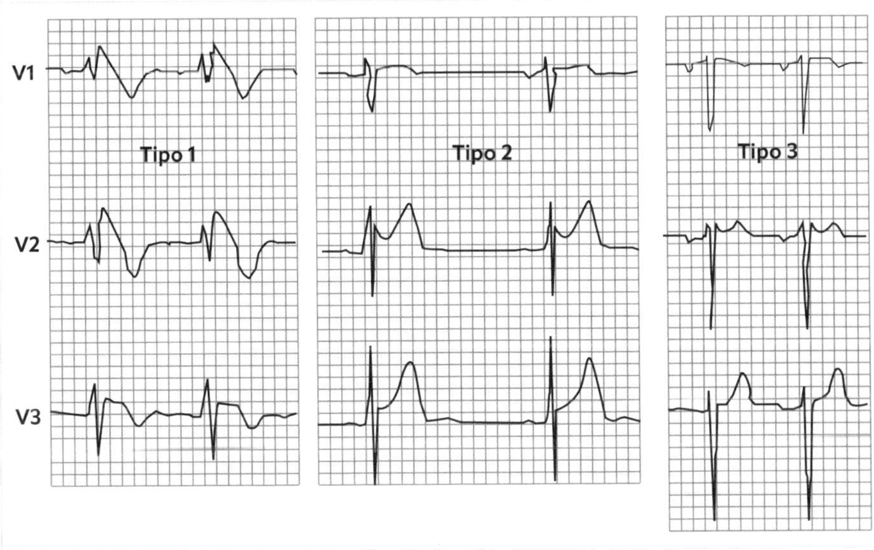

Resposta: c

Referências

- Zipes DP, Libby P, Bonow RO, Mann DL, Tomaselli GF. Braunwald, Tratado de doenças cardiovasculares. 2 volumes. 11. ed. Rio de Janeiro: Guanabara Koogan; 2022.
- Antzelevitch C, Brugada P, Borggrefe M, Brugada J, Brugada R, Corrado D, et al. Brugada syndrome: report of the second consensus conference: endorsed by the Heart Rhythm Society and the European Heart Rhythm Association. Circulation. 2005 Feb 8;111(5):659-70.
- Brugada P, Brugada J. Right bundle branch block, persistent ST segment elevation and sudden cardiac death: a distinct clinical and electrocardiographic syndrome. A multicenter report. J Am Coll Cardiol. 1992 Nov 15;20(6):1391-6.
- Antzelevitch C, Yan GX, Ackerman MJ, Borggrefe M, Corrado D, Guo J, Gussak I, Hasdemir C, Horie M, Huikuri H, Ma C. J-Wave syndromes expert consensus conference report: emerging concepts and gaps in knowledge. Europace. 2017 Apr 1;19(4):665-94.

36.

- Existe indicação de CDI. "[...] dessa forma a necessidade de implante de CDI como estratégia de prevenção ainda é necessária quando fatores de risco permanentes existem, a despeito da viabilidade ou não da terapia ablativa". p. 499.
- Ablação não prescinde de CDI. "Pacientes com cardiopatia estrutural de alto risco [...] não podem ser considerados de baixo risco ainda que submetidos a terapia ablativa." p. 499.

- "À exceção dos betabloqueadores, os antiarrítmicos não são capazes de reduzir a mortalidade global..." p. 499
- Não existe em literatura evidência para realização do estudo eletrofisiológico.
- Pacientes com FE < 35% em tratamento clínico otimizado e TVS são considerados profilaxia secundária.

Resposta: c

Referência

- Castro I (ed.). Livro-texto da Sociedade Brasileira de Cardiologia. 3. ed. Barueri: Manole; 2021. Cap. 54, p. 498-9.

37. Os bloqueios AV de 2º grau tipo I geralmente não necessitam de tratamento, exceto se muito sintomáticos ou se o bloqueio ocorrer no sistema His-Purkinje (SHP), onde há necessidade de marca-passo definitivo. No BAV de 2º grau tipo II, como o comprometimento é no SHP, o implante de MP definitivo é mandatório. Os bloqueios AV de 2º grau 2:1 e avançado, independentemente do local da lesão, pela frequência ventricular baixa, necessitam de implante de MP definitivo.

Resposta: e

Referência

- Castro I (ed.). Livro-texto da Sociedade Brasileira de Cardiologia. 3. ed. Barueri: Manole; 2021.

38. Os objetivos do tratamento farmacológico são aliviar sintomas por meio da redução da resposta ventricular, restaurar o ritmo sinusal, evitar recorrências das arritmias e prevenir fenômenos tromboembólicos. Os fármacos betabloqueadores adrenérgicos, bloqueadores de canais de cálcio não di-hidropiridínicos, digitálicos e amiodarona, isoladamente ou em combinação, permitem controlar a resposta ventricular na maioria dos pacientes, embora com maior dificuldade no *flutter* atrial. Para a restauração do ritmo sinusal, os fármacos das classes IC (propafenona) e III (amiodarona) apresentam boa eficácia na fibrilação atrial, enquanto no *flutter* o resultado é bastante limitado, sendo a cardioversão elétrica sincronizada o método preferencial. Os resultados do tratamento farmacológico com amiodarona, propafenona, sotalol na prevenção das recorrências do *flutter* e da fibrilação atrial são modestos, razão pela qual as alternativas não farmacológicas têm ganhado espaço, especialmente a ablação por cateter. Contudo, a ablação do *flutter* atrial é simples e curativa. Já a ablação da fibrilação atrial é mais complexa, ocasionalmente requerendo mais de um procedimento para controle da arritmia.

Resposta: b

Referência

- Castro I (ed.). Livro-texto da Sociedade Brasileira de Cardiologia. 3. ed. Barueri: Manole; 2021. Cap. 47, p. 451-4.

39.

a. O tratamento de eleição de longo prazo dos pacientes com WPW é a ablação por radiofrequência, indicada a sintomáticos, resistentes a drogas antiarrítmicas ou que não desejem mais utilizar medicamentos.
b. Não há indicação.
c. Terapêutica com cardioversor-desfibrilador implantável é Classe III, Nível de evidência C: quando a TV ou FV é passível de ablação cirúrgica ou por cateter (p. ex., arritmias atriais associadas com síndrome de Wolf-Parkinson-White, TV do trato de saída do VE ou do ventrículo direito, TV idiopática ou TV fascicular na ausência de doença cardíaca estrutural).
d. Ivabradina, que bloqueia a If (corrente principal do marca-passo no nó sinusal), é indicada para o tratamento de insuficiência cardíaca, mas é usada com algum sucesso em pacientes com taquicardia sinusal inapropriada.
e. A ablação por radiofrequência também está indicada a pacientes com WPW assintomáticos com profissão de risco, história de morte súbita na família ou com período refratário anterógrado curto da via acessória. A ablação não está indicada a todos os pacientes com vias acessórias; no entanto, em razão do alto sucesso e do baixo índice de complicações, a ablação acaba sendo indicada sempre que há necessidade de tratamento.

Resposta: a

Referências

- Castro I (ed.). Livro-texto da Sociedade Brasileira de Cardiologia. 3. ed. Barueri: Manole; 2021. p. 444, 446
- Zipes DP, Libby P, Bonow RO, Mann DL, Tomaselli GF. Braunwald, Tratado de doenças cardiovasculares. 2 volumes. 11. ed. Rio de Janeiro: Guanabara Koogan; 2022. p. 699, 810

40. Segundo o *Livro-texto da Sociedade Brasileira de Cardiologia*, no Capítulo 55, "Desfibrilador cardíaco implantável", as recomendações para implan-

te de CDI na prevenção primária de MSC em pacientes com cardiopatia estrutural são apresentadas no quadro demonstrado a seguir.
De acordo com essas recomendações, é considerado como única recomendação classe de indicação I, nível de evidência A o implante de CDI em pacientes "sobreviventes de IAM há pelo menos 40 dias ou com cardiopatia isquêmica crônica, sob tratamento farmacológico ótimo, sem isquemia miocárdica passível de tratamento por revascularização cirúrgica ou percutânea e expectativa de vida de pelo menos 1 ano com: FEVE ≤ 35% e classe funcional II-III, ou FEVE ≤ 30% e classe funcional I, II ou III".

Recomendações para implante de CDI na prevenção primária de MSC em pacientes com cardiopatia estrutural

Recomendações	Classe	NE
Sobreviventes de IAM há pelo menos 40 dias ou com cardiopatia isquêmica crônica, sob tratamento farmacológico ótimo, sem isquemia miocárdica passível de tratamento por revascularização cirúrgica ou percutânea e expectativa de vida de pelo menos 1 ano com:		
• FEVE ≤ 35% e classe funcional II-III, ou FEVE ≤ 30% e classe funcional I, II ou III	I	A
• FEVE ≤ 40%, TVNS espontânea e TVS indutível ao EEF	I	B
• Pacientes com cardiomiopatia dilatada não isquêmica, classe funcional II-III, com FEVE ≤ 35% e expectativa de vida de pelo menos 1 ano	IIa	A
• Pacientes com cardiopatia isquêmica ou não isquêmica, classe funcional III-IV, com FEVE ≤ 35%, QRS ≥ 120 ms, para os quais tenha sido indicada TRC e expectativa de vida de pelo menos 1 ano	IIa	B
• Pacientes com cardiopatia passível de correção cirúrgica ou percutânea	III	B
• Pacientes com cardiopatia isquêmica e FEVE ≥ 35%	III	B

CDI: cardioversor-desfibrilador implantável. EEF: estudo eletrofisiológico; FEVE: fração de ejeção do ventrículo esquerdo; IAM: infarto agudo do miocárdio; MSC: morte súbita cardíaca; TRC: terapia de ressincronização cardíaca; TVS: taquicardia ventricular sustentada; TVNS: taquicardia ventricular não sustentada.
Fonte: Castro et al., 2021.

Resposta: a

Referência

- Castro I (ed.). Livro-texto da Sociedade Brasileira de Cardiologia. 3. ed. Barueri: Manole; 2021. p. 529.

4. DOENÇA ARTERIAL CORONARIANA

2018

1. A gravidez não deve modificar as diretrizes de investigação e conduta da dor torácica. Dentro do algoritmo da investigação dessa dor, deve-se considerar os valores de troponina, que têm seus valores de referência mantidos. Os marcadores bioquímicos clássicos de lesão miocárdica não são específicos e podem estar alterados por anemia (DHL), complicações gestacionais, como síndrome HELLP (DHL, TGO, TGP), ou pelo parto, tanto vaginal como cirúrgico (CPK-T, CPKMB, CPK massa, mioglobina), onde os valores podem atingir o dobro do basal até 30 minutos após os procedimentos. A troponina I é o marcador de escolha para detectar a lesão cardíaca na gestante, principalmente nos períodos periparto e puerperal, pois não há risco de sofrer elevação no parto vaginal ou cesáreo, e não se altera com a anestesia nem com a lesão tecidual desencadeada pelas contrações uterinas, trabalho de parto e parto, como ocorre com os demais marcadores. A ecocardiografia é um método complementar de grande utilidade. É um exame seguro, não invasivo e, quando realizado durante episódio de dor precordial, torna possível a detecção de anormalidade de contração segmentar ventricular. Ainda que o método não possa garantir se a alteração segmentar é recente ou preexistente, ele reforça a probabilidade de infarto, isquemia ou ambos, além de a dor torácica também poder ser evidenciada em casos de miocardites. Além disso, outras etiologias que causam dor torácica, como dissecção aórtica, estenose aórtica, miocardiopatia hipertrófica e doença pericárdica podem ser avaliadas pelo método.

O teste ergométrico máximo pode causar acidose, hipóxia e bradicardia fetal. O dímero D tem seus valores influenciados pela gravidez, sendo, portanto, inespecífico. Os métodos que utilizam radiação ionizante (tomografia computadorizada do tórax, cintilografia pulmonar de perfusão e de ventilação, cintilografia miocárdica de perfusão e coronariografia) têm potenciais riscos teratogênicos dependendo da idade gestacional, da quantidade e qualidade do agente de contraste, e do tempo de exposição.

Resposta: a

Referências

- Castro I (ed.). Livro-texto da Sociedade Brasileira de Cardiologia. 3.ed. Barueri: Manole; 2021.
- Teoldi CL, Freire CMV, Bulb TF, et al. Sociedade Brasileira de Cardiologia. Diretriz da Sociedade Brasileira de Cardiologia para Gravidez na Mulher Portadora de Cardiopatia. Arq Bras Cardiol. 2009;93(6 Suppl 1):e110-78.
- Zipes DP, Libby P, Bonow RO, Mann DL, Tomaselli GF. Braunwald: tratado de doenças cardiovasculares. 11.ed. Rio de Janeiro: Guanabara Koogan; 2022.

2. São considerados fatores preditores de alto risco de morte ou infarto em pacientes com síndrome coronariana estável: disfunção do ventrículo esquerdo grave em repouso (LVEF < 35%); anormalidades de perfusão em repouso envolvendo ≥ 10% do miocárdio, sem IAM conhecido previamente; achados de estresse de alto risco no ECG: depressão ≥ 2 mm do segmento ST em uma carga de trabalho baixa ou que persiste para a recuperação, elevação do segmento ST induzida por exercícios, TV/FV induzida por exercícios; disfunção do ventrículo esquerdo induzida por estresse (FEVE < 45% no exercício de pico ou queda da FEVE com estresse ≥ 10%); anormalidades de perfusão induzidas por estresse sobrecarregando ≥ 10% do miocárdio ou escores de segmento de estresse indicando múltiplos territórios vasculares com anormalidades; dilatação do ventrículo esquerdo induzida por estresse; anormalidade induzível do movimento da parede (envolvendo > 2 segmentos ou 2 leitos coronarianos); anormalidade do movimento da parede desenvolvendo-se a uma dose baixa de dobutamina (≤ 10 mg/kg/min) ou a uma frequência cardíaca baixa (< 120 bpm); DAC obstrutiva multiarterial (≥ 70% de estenose) ou estenose do tronco de coronária esquerda (≥ 50% de estenose) na angiotomografia coronariana.

Resposta: e

Referências

- Cesar LA, Ferreira JF, Armaganijan D, et al. Diretriz de doença coronária estável. Arq Bras Cardiol. 2014;103(2 Suppl 2):21.
- Zipes DP, Libby P, Bonow RO, Mann DL, Tomaselli GF. Braunwald: Tratado de doenças cardiovasculares. 11. ed. Rio de Janeiro: Guanabara Koogan; 2022.

3. Em testes não invasivos, os pacientes estratificados como de alto risco para morte ou infarto devem ser encaminhados à coronariografia. São fatores prognósticos de elevado risco: anormalidades de perfusão induzidas por estresse sobrecarregando ≥ 10% do miocárdio ou escores de segmento de estresse indicando múltiplos territórios vasculares com anormalidades, e dilatação do ventrículo esquerdo induzida por estresse.

Resposta: d

Referências

- Cesar LA, Ferreira JF, Armaganijan D, et al. Diretriz de doença coronária estável. Arq Bras Cardiol. 2014;103(2 Suppl 2):10-6.
- Zipes DP, Libby P, Bonow RO, Mann DL, Tomaselli GF. Braunwald: Tratado de doenças cardiovasculares. 11. ed. Rio de Janeiro: Guanabara Koogan; 2022.

4. A utilização do ácido acetilsalicílico é recomendada a todos os pacientes com doença arterial coronária, a menos que haja alguma contraindicação. O clopidogrel deve ser utilizado quando há contraindicação absoluta ao uso do AAS. Os novos antiplaquetários cloridrato de prasugrel e ticagrelor não têm indicação para pacientes com doença arterial coronária crônica estável. Os betabloqueadores permanecem como medicamentos de primeira escolha, particularmente na presença de angina aos esforços e na melhora da capacidade de exercício. A ivabradina pode ser utilizada como alternativa para pacientes que não toleram betabloqueadores. A trimetazidina pode ser associada a outros agentes antianginosos ou substituindo nitrato de ação prolongada em pacientes ainda sintomáticos, mesmo com terapia otimizada e múltipla. Os antagonistas dos canais de cálcio podem ser utilizados em associação aos betabloqueadores quando estes não controlarem os episódios anginosos, ou na contraindicação aos bloqueadores adrenérgicos. Por se tratar de paciente de alto risco, recomenda-se redução do LDL colesterol maior que 50%, com a utilização de estatinas potentes em alta dosagem visando uma meta de LDL menor que 50 mg/dL. Com relação aos inibidores da enzima de conversão da angiotensina (IECA), está indicado o uso rotineiro para pacientes com doença arterial coronária com disfunção ventricular, insuficiência cardíaca, diabetes melito ou insuficiência renal crônica. Os bloqueadores do receptor AT1 da angiotensina II ficam reservados aos casos de intolerância aos IECA.

Resposta: b

Referências

- Cesar LA, Ferreira JF, Armaganijan D, et al. Diretriz de doença coronária estável. Arq Bras Cardiol. 2014;103(2 Suppl 2):18-24.
- Zipes DP, Libby P, Bonow RO, Mann DL, Tomaselli GF. Braunwald: Tratado de doenças cardiovasculares. 11. ed. Rio de Janeiro: Guanabara Koogan; 2022.

5. Conforme a Diretriz de Doença Coronária Estável, a alternativa *e* constitui classe III de indicação, não sendo indicado, portanto, o uso rotineiro do ecocardiograma de estresse em pacientes com síndrome coronariana estável. As demais alternativas constituem indicações adequadas (classe I) para o exame.

Resposta: e

Referências

- Cesar LA, Ferreira JF, Armaganijan D, et al. Diretriz de doença coronária estável. Arq Bras Cardiol. 2014;103(2 Suppl 2):8.
- Zipes DP, Libby P, Bonow RO, Mann DL, Tomaselli GF. Braunwald: Tratado de doenças cardiovasculares. 11. ed. Rio de Janeiro: Guanabara Koogan; 2022.

2019

6. Os pacientes multiarteriais com escore Syntax maior que 32 têm maior benefício com a cirurgia de revascularização em relação à angioplastia coronária; as obstruções de tronco de coronária esquerda com escore Syntax baixo ou intermediário têm resultado semelhante entre as duas opções de tratamento; resultados semelhantes ocorrem nos pacientes uniarteriais com obstrução proximal de artéria descendente anterior e os multiarteriais com escore Syntax abaixo de 22.

A efetividade comparativa de cirurgia de revascularização do miocárdio (CRM) *versus* intervenção coronariana percutânea (ICP) baseia-se na complexidade e na gravidade anatômica da doença arterial coronariana (DAC), conforme determinada pelo escore Syntax. Esse escore considera o número, o local e a complexidade das estenoses coronárias. Entre os pacientes com escores Syntax intermediários ou elevados, os resultados foram semelhantes. Assim, a CRM deve permanecer como o padrão de cuidados para os pacientes com lesões coronárias complexas (escores Syntax elevados ou intermediários), enquanto, para os pacientes com DAC menos complexa (escores Syntax baixos) ou com DAC de tronco de coronária esquerda (com escores Syntax baixos ou intermediários), a ICP continua uma alternativa aceitável. Em uma metanálise de 10 ensaios clínicos randomizados, a mortalidade a longo prazo foi similar após a CRM ou a ICP na maioria dos subgrupos com DAC de múltiplos vasos. Contudo, a CRM parece ser melhor em pacientes com diabetes ou idade mais avançada, em que a mortalidade foi mais favorável no grupo CRM. Além disso, os pacientes com diabetes com doença multiarterial e baixo risco cirúrgico podem ser candidatos apropriados para a CRM com um benefício cada vez maior em um período de acompanhamento maior. Os custos intra-hospitalares são inferiores nos pacientes submetidos à ICP, mas a necessidade de hospitalização recorrente e de procedimentos de revascularização repetidos a longo prazo contribui para um aumento do custo pós-alta em indivíduos tratados com ICP. Esse fato resultou em um custo global similar no período de 3 a 5 anos.

Resposta: b

Referências

- Feres F, Costa RA, Siqueira D, et al. Diretriz da Sociedade Brasileira de Cardiologia e da Sociedade Brasileira de Hemodinâmica e Cardiologia Intervencionista sobre Intervenção Coronária Percutânea. Arq. Bras. Cardiol. 2017;109(1 Supl 1):12.
- Zipes DP, Libby P, Bonow RO, Mann DL, Tomaselli GF. Braunwald: Tratado de doenças cardiovasculares. 11. ed. Rio de Janeiro: Guanabara Koogan; 2022. p. 4035.

7. O escore do teste de esforço de baixo risco (escore de ≥ 5) identifica corretamente pacientes de baixo risco de eventos cardiovasculares, ao passo que as demais alternativas caracterizam indivíduos de risco intermediário ou alto.

Resposta: c

Referência

- Zipes DP, Libby P, Bonow RO, Mann DL, Tomaselli. Braunwald, Tratado de doenças cardiovasculares. 2 volumes. 11. ed. Rio de Janeiro: Guanabara Koogan, 2022. p. 3966.

8. O verapamil e, em menor grau, o diltiazem podem reduzir a contratilidade e a condutibilidade do coração. Em consequência, são relativamente contraindicados a pacientes que estão tomando betabloqueadores e são contraindicados nos que possuem grave disfunção sistólica do ventrículo esquerdo, doença do nó sinusal e bloqueio atrioventricular de segundo ou terceiro graus.

Os di-hidropiridínicos de ação curta são contraindicados na insuficiência cardíaca. Os di-hidropiridínicos de ação prolongada (como anlodipino e felodipino) são seguros quando administrados para anginosos ou hipertensos com insuficiência cardíaca.

Resposta: c

Referência

- Castro I (ed.). Livro-texto da Sociedade Brasileira de Cardiologia. 3. ed. Barueri: Manole; 2021. p. 234.

9. As consequências funcionais da isquemia reversível sobre a contratilidade miocárdica podem ser em razão da isquemia reversível transitória e/ou à isquemia repetitiva crônica. No atordoamento miocárdico pós-isquêmico, a reserva contrátil está presente e o fluxo coronariano em repouso é normal; no miocárdico hibernante crônico, a reserva contrátil também está presente, ainda que em graus variáveis, porém o fluxo em repouso está diminuído. Ambas as situações caracterizam miocárdio viável disfuncional em oposição ao miocárdio não viável, em que não há reserva contrátil.

Resposta: d

Referência

- Zipes DP, Libby P, Bonow RO, Mann DL, Tomaselli. Braunwald, Tratado de doenças cardiovasculares. 2 volumes. 11. ed. Rio de Janeiro: Guanabara Koogan; 2022. p. 3547 e 3558.

10. Nota-se defeito reversível na parede anterior visto no eixo curto e no eixo longo vertical, consistente com isquemia estresse-induzida no território da artéria descendente anterior e outro defeito reversível na parede lateral – visto no eixo curto e no eixo longo horizontal, consistente com isquemia estresse-induzida no território da artéria circunflexa.

Resposta: e

Referência

- Zipes DP, Libby P, Bonow RO, Mann DL, Tomaselli. Braunwald, Tratado de doenças cardiovasculares. 2 volumes. 11. ed. Rio de Janeiro: Guanabara Koogan; 2022. p. 990.

11. A terapia medicamentosa com o uso de agentes antiplaquetários, hipolipemiantes, em especial, as estatinas, moduladores do sistema renina-angiotensina-aldosterona (IECA e BRA) e betabloqueadores encontra-se bem estabelecida e fundamentada na literatura com diversos ensaios clínicos randomizados.

No tratamento medicamentoso da doença arterial coronariana (DAC) estável, entre os agentes farmacológicos que reduzem os sintomas destacam-se os nitratos com ação imediata, aliviando a angina ou prevenindo novos episódios; os betabloqueadores; os bloqueadores de canais de cálcio; e os agentes com ação basicamente metabólica como a trimetazidina, a ivabradina e a ranolazina. Com o objetivo de prevenir eventos cardiovasculares, como infarto agudo do miocárdio e morte súbita, são utilizados medicamentos que podem reduzir a progressão e a instabilidade das placas ateroscleróticas, reduzindo a inflamação, como as estatinas; e aqueles que previnem a formação de trombose sobre as placas, como os antiagregantes plaquetários.

Resposta: c

Referência

- Castro I (ed.). Livro-texto da Sociedade Brasileira de Cardiologia. 3. ed. Barueri: Manole; 2021. p. 230.

12. O crescimento econômico, o envelhecimento e a mudança de hábitos de vida da população têm contribuído para o aumento de doenças cardiovasculares como a aterosclerose. Atualmente, alimentação rica em gorduras saturadas e colesterol e inatividade física têm contribuído para o incremento da aterogênese de tal forma que se constata uma epidemia de aterosclerose que atinge muito além das sociedades ocidentais. A integração da observação de tecidos obtidos de indivíduos jovens com os resultados de estudos experimentais de aterogênese em animais demonstra que pequenas partículas de lipoproteínas se acumulam na camada íntima arterial. Essas partículas de lipoproteínas parecem decorar os proteoglicanos da íntima arterial e tendem a coalescer em agregados. Estudos de cinética de partículas de lipoproteínas sugerem que um tempo de permanência prolongado caracteriza os locais de formação de lesões precoces em coelhos. A ligação das lipoproteínas com os proteoglicanos na íntima captura e retém essas partículas. As partículas de lipoproteínas ligadas aos proteoglicanos parecem aumentar a suscetibilidade à oxidação ou a outras modificações químicas, consideradas por muitos contribuidoras na patogênese da aterosclerose precoce.

Evolução esquemática da placa aterosclerótica. 1. Acúmulo de partículas de lipoproteínas na íntima (esferas amarelas). A modificação dessas lipoproteínas é representada pela coloração escura. Essas modificações incluem a oxidação e a glicação. 2. O estresse oxidativo, incluindo produtos encontrados em lipoproteínas modificadas, pode induzir a elaboração de citocina local (esferas verdes). 3. As citocinas, então, induzem a expressão aumentada de moléculas de adesão (hastes azuis na superfície endotelial) para os leucócitos que causam sua atração e a quimioatração das moléculas que direcionam sua migração para dentro da íntima. 4. Monócitos sanguíneos atravessando a parede arterial em resposta a citocinas quimioatrativas, tal qual a proteína 1 quimioatrativa de monócito (MCP-1), encontram estímulo, assim como o fator estimulante da colônia de macrófago, que pode aumentar sua expressão de receptores de varredura. 5. Os receptores de varredura modulam a captação de partículas de lipoproteínas modificadas e promovem o desenvolvimento das células espumosas. Os macrófagos espumosos são a fonte de mediadores, como as citocinas adicionais e as moléculas efetoras, por exemplo, o ácido hipoclorídrico, o ânion superóxido (O_2^-) e as metaloproteinases da matriz. 6. As CML migram para dentro da íntima a partir da média. 7. As CML podem então se dividir e elaborar a matriz extracelular, promovendo acúmulo de matriz extracelular na placa aterosclerótica em crescimento. Dessa maneira, a estria gordurosa pode evoluir para uma lesão fibrogordurosa. 8. Nos estágios finais, a calcificação pode ocorrer (não representada) e a fibrose continua, algumas vezes, acompanhada da morte das CML (incluindo a morte celular programada ou apoptose), produzindo uma cápsula fibrosa com poucas células ao redor de um núcleo rico em lipídios, que também pode conter células programadas para morrer, ou já mortas, e seus detritos.

Resposta: c

Referência

- Zipes DP, Libby P, Bonow RO, Mann DL, Tomaselli. Braunwald, Tratado de doenças cardiovasculares. 2 volumes. 11. ed. Rio de Janeiro: Guanabara Koogan; 2022. p. 2826.

13. A utilização de escores angiográficos quantitativos e qualitativos como o Syntax e a Reserva de Fluxo Fracionada (RFF) são ferramentas úteis em discriminar a melhor abordagem de revascularização.

Os pacientes multiarteriais com escore Syntax maior que 32 têm maior benefício com a cirurgia de revascularização em relação à angioplastia coronária; as obstruções de tronco de coronária esquerda com escore Syntax baixo ou intermediário têm resultado semelhante entre as duas opções de tratamento; resultados semelhantes ocorrem nos pacientes uniarteriais com obstrução proximal de artéria descendente anterior e os multiarteriais com escore Syntax abaixo de 22.

A efetividade comparativa de cirurgia de revascularização do miocárdio (CRM) *versus* intervenção coronária percutânea (ICP) baseia-se na complexidade e na gravidade anatômica da doença arterial coronária (DAC), conforme determinada pelo escore Syntax. Esse escore considera o número, o local e a complexidade das estenoses coronárias. Entre os pacientes com escores Syntax intermediários ou elevados, os resultados foram semelhantes. Assim, a CRM deve permanecer como o padrão de cuidados para os pacientes com lesões coronárias complexas (escores Syntax elevados ou intermediários), enquanto, para os pacientes com DAC menos complexa (escores Syntax baixos) ou com DAC de tronco de coronária esquerda (com escores Syntax baixos ou intermediários), a ICP continua uma alternativa aceitável. Em uma metanálise de 10 ensaios clínicos randomizados, a mortalidade a longo prazo foi similar após a CRM ou a ICP na maioria dos subgrupos com DAC de múltiplos vasos. Contudo, a CRM parece ser melhor em pacientes com diabetes ou idade mais avançada, em que a mortalidade foi mais favorável no grupo da CRM. Além disso, os pacientes com diabetes com doença multiarterial e baixo risco cirúrgico podem ser candidatos apropriados para a CRM com um benefício cada vez maior em um período de acompanhamento maior. Os custos intra-hospitalares são inferiores nos pacientes submetidos à ICP, mas a necessidade de hospitalização recorrente e de procedimentos de revascularização repetidos a longo prazo contribui para um aumento do custo pós-alta em indivíduos tratados com ICP. Esse fato resultou em um custo global similar no período de 3 a 5 anos.

Resposta: d

Referências

- Cesar LA, Ferreira JF, Armaganijan D, Gowdak LH, Mansur AP, Bodanese LC, et al. Diretriz de doença coronária estável. Arq Bras Cardiol. 2014;103(2Supl.2):1-59.
- Feres F, Costa RA, Siqueira D, et al. Diretriz da Sociedade Brasileira de Cardiologia e da Sociedade Brasileira de Hemodinâmica e Cardiologia Intervencionista sobre Intervenção Coronária Percutânea. Arq Bras Cardiol. 2017;109(1 Supl 1):12.
- Zipes DP, Libby P, Bonow RO, Mann DL, Tomaselli. Braunwald, Tratado de doenças cardiovasculares. 2 volumes. 11. ed. Rio de Janeiro: Guanabara Koogan; 2022. p. 4035.

2020

14. O 99mTc é indicado para pesquisa de isquemia, não de miocárdio viável, e utiliza dose menor, conforme Diretrizes de DAC.

As demais alternativas estão corretas.

Resposta: a

Referência

- Zipes DP, Libby P, Bonow RO, Mann DL, Tomaselli. Braunwald, Tratado de doenças cardiovasculares. 2 volumes. 11. ed. Rio de Janeiro: Guanabara Koogan; 2022. Capítulo 16.

15. As indicações de angioplastia coronária em pacientes com angina estável baseiam-se em oferecer alívio de sintomas para aqueles pacientes com sintomas limitantes não responsivos ao tratamento antianginoso. Em pacientes com padrão obstrutivo uniarterial com lesão proximal do ramo interventricular anterior e medida de FFR > 0,80 não há benefício prognóstico da intervenção *versus* o tratamento clínico otimizado. Aqui, tem-se paciente sem angina limitante e virgem de tratamento antianginoso e com FFR = 0,83.

Resposta: e

Referências

- Zipes DP, Libby P, Bonow RO, Mann DL, Tomaselli. Braunwald, Tratado de doenças cardiovasculares. 2 volumes. 11. ed. Rio de Janeiro: Guanabara Koogan; 2022. p. 3972.
- Feres F, Costa RA, Siqueira D, et al. Diretriz da Sociedade Brasileira de Cardiologia e da Sociedade Brasileira de Hemodinâmica e Cardiologia Intervencionista sobre Intervenção Coronária Percutânea. Arq Bras Cardiol. 2017;109(1 Supl 1):48.

16. Dentre as alternativas o fenômeno de Raynaud caracteriza-se por uma indicação não adequada do uso de betabloqueadores. Dentre os candidatos ideais temos os pacientes portadores de arritmia supraventricular frequente e os pacientes com IC de causa não isquêmica em CF II da NYHA. A doença arterial periférica sintomática seria uma não indicação do uso de betabloqueadores, e o infarto do miocárdio com função ventricular preservada não configura uma indicação não ideal.

Resposta: a

Referência

- Zipes DP, Libby P, Bonow RO, Mann DL, Tomaselli. Braunwald, Tratado de doenças cardiovasculares. 2 volumes. 11. ed. Rio de Janeiro: Guanabara Koogan; 2022. p. 3992.

17. Percebe-se claramente a variação do diâmetro do ramo interventricular anterior nas imagens obtidas na diástole e na sístole, característicos do achado de "ponte miocárdica" à angiografia.

Resposta: a

Referência

- Zipes DP, Libby P, Bonow RO, Mann DL, Tomaselli. Braunwald, Tratado de doenças cardiovasculares. 2 volumes. 11. ed. Rio de Janeiro: Guanabara Koogan; 2022. Capítulo 61.

18. Os indivíduos de alto risco são aqueles que estão em prevenção primária e que apresentam um escore de risco global > 20% (homens) ou > 10% (mulheres) ou que apresentam condições agravantes de risco com base em dados clínicos ou de aterosclerose subclínica, tais como ultrassonografia de carótidas com presença de placa, índice tornozelo-braquial < 0,9, escore de cálcio coronariano > 100 U Agatston, placa aterosclerótica na angiotomografia coronária, aneurisma de aorta abdominal, doença renal crônica definida por taxa de filtração glomerular < 60 mL/min em fase não dialítica, pacientes com LDL-colesterol igual ou maior do que 190 mg/dL, diabetes *mellitus* tipo 1 ou 2, com LDL-colesterol entre 70-189 mg/dL e presença de estratificadores de risco ou doença aterosclerótica subclínica. Portanto, a alternativa a ser assinalada é a que descreve pacientes com escore de cálcio coronariano de 50 U Agatston.

Resposta: d

Referência

- Précoma DB, et al. Atualização da Diretriz de Prevenção Cardiovascular da Sociedade Brasileira de Cardiologia – 2019. Arq Bras Cardiol. 2019;113(4):10.

19. Trata-se de paciente portadora de FA permanente que interna com quadro de infarto agudo do miocárdio sem supradesnivelamento do segmento ST. Nesta situação deve-se avaliar a necessidade de anticoagulação oral pela utilização do escore de CHA2DS2-VASc. No caso enunciado, o escore da paciente é igual a 5. Quando, em mulheres, o escore for igual ou maior do que 2, há necessidade de anticoagulação oral permanente. Aparentemente a paciente não apresenta alto risco hemorrágico, mas preditores de risco isquêmico aumentado, como doença coronária multiarterial, principalmente em diabéticos, e a utilização de pelo menos 3 *stents* e/ ou 3 lesões tratadas. Baseado nos dados apresentados, não existe motivo para manter a paciente somente com dupla antiagregação plaquetária, no caso a associação de AAS + ticagrelor. O uso de prasugrel ou ticagrelor associados ao anticoagulante oral está contraindicado por não haver evidências suficientes que confiram segurança neste contexto. Nos estudos que compararam a terapia dupla (anticoagulante direto + clopidogrel) *versus* a terapia tripla (varfarina + AAS + clopidogrel), observou-se eficácia semelhante com menor risco de sangramento maior com a terapia dupla. Como o uso da terapia tripla deve ser considerado pelo menor tempo possível devido ao alto risco hemorrágico associado, a terapia dupla é a mais recomendável após o período periprocedimento. Preferencialmente, recomenda-se que se utilizem os anticoagulantes diretos em vez da varfarina, devido à sua previsibilidade de efeito.

Resposta: c

Referência

- Serrano CV Jr., et al. Posicionamento sobre antiagregantes plaquetários e anticoagulantes em Cardiologia – 2019. Arq Bras Cardiol. 2019;113(1):114-8.

20. No tratamento medicamentoso da doença arterial coronariana (DAC) estável, entre os agentes farmacológicos que reduzem os sintomas destacam-se os nitratos com ação imediata, aliviando a angina ou prevenindo novos episódios; os betabloqueadores; os bloqueadores de canais de cálcio; e agentes com ação basicamente metabólica como a trimetazidina, a ivabradina e a ranolazina. Com o objetivo de prevenir eventos cardiovasculares, como infarto agudo do miocárdio e morte súbita, são utilizados medicamentos que podem reduzir a progressão e a instabilidade das placas ateroscleróticas, reduzindo a inflamação, como as estatinas; e aqueles que previnem a formação de trombose sobre as placas, como os antiagregantes plaquetários.

Na última metanálise sobre o uso da ácido acetilsalicílico, feita pelo Antithrombotic Trialists' Collaboration, dentre um total de mais de 350 mil indivíduos randomizados em mais de 280 estudos comparando essa molécula com placebo ou outro antiagregante, aproximadamente 3.000 pacientes eram portadores de angina estável e, nestes, o ácido acetilsalicílico reduziu, em média, em 33% o risco de eventos cardiovasculares (morte, infarto e acidente vascular cerebral). Nos estudos de prevenção secundária, a redução da lipoproteína de baixa densidade-colesterol (LDL-c) com agentes hipolipemiantes, tais como as estatinas, diminuiu o risco de eventos coronarianos em pacientes com doença arterial coronária. Os benefícios dos inibidores da enzima conversora da angiotensina no tratamento da doença arterial coronária foram comprovados a partir de ensaios clínicos que incluíram pacientes assintomáticos com fração de ejeção reduzida e indivíduos com disfunção ventricular após infarto agudo do miocárdio. Nos indivíduos com maior risco, houve benefício de redução de mortes e eventos, especialmente na presença de diabetes *mellitus*. A melhora do perfil hemodinâmico, da perfusão subendocárdica e da estabilização de placas ateroscleróticas justificaria seu uso de rotina em todos os pacientes com doença arterial coronária, independentemente de infarto do miocárdio prévio, de diabetes *mellitus* ou disfunção ventricular. Isoladamente ou em associação com outros agentes antianginosos, os bloqueadores betadrenérgicos constituem os medicamentos de primeira escolha no tratamento da angina estável, além de apresentarem benefícios quanto à mortalidade e à redução de infarto após evento agudo coronário. Também são indicados como agente de primeira linha em pacientes com angina estável com infarto do miocárdio prévio e/ou disfunção do ventrículo esquerdo até após 2 anos.

Distintamente dos bloqueadores betadrenérgicos, os antagonistas dos canais de cálcio não reduziram a mortalidade quando utilizados após o infarto do miocárdio, embora se mostrem bastante eficazes na redução da isquemia miocárdica, tanto a angina do peito, quanto a isquemia silenciosa e também na angina vasoespástica.

Resposta: a

Referências

- Zipes DP, Libby P, Bonow RO, Mann DL, Tomaselli. Braunwald, Tratado de doenças cardiovasculares. 2 volumes. 11. ed. Rio de Janeiro: Guanabara Koogan; 2022. Capítulo 61.
- Castro I (ed.). Livro-texto da Sociedade Brasileira de Cardiologia. 3. ed. Barueri: Manole; 2021. p. 230.

21. O risco de doença arterial coronária (DAC) na população com diabetes *mellitus* (DM) não é uniformemente distribuído. Diversas estratégias de rastreamento para DAC foram implementadas nas últimas décadas, porém a maioria delas se mostrou infrutífera, dado se tratar de grupos de alto risco para DAC. Estratégias de revascularização guiadas por cintilografia de perfusão miocárdica ou angiotomografia de coronárias em diabéticos assintomáticos não demonstraram superioridade em comparação com o manejo clínico, guiado apenas por fatores de risco tradicionais. No estudo FACTOR-64, um ensaio clínico randomizado com 900 pacientes com DM1 ou DM2 há pelo menos 3 anos e sem sintomas de DAC, a estratégia de revascularização guiada por angiotomografia de coronárias não reduziu o risco de síndrome coronariana aguda (SCA) ou mortalidade cardiovascular. De maneira semelhante, nos estudos DIAD e DYNAMIT, a estratégia de revascularização guiada por teste ergométrico com cintilografia comparada ao tratamento médico convencional em 1.900 diabéticos assintomáticos não produziu qualquer melhora em relação a desfechos cardiovasculares e não cardiovasculares. O uso de ácido acetilsalicílico (AAS) em prevenção primária é um tema controverso, mas que parece ter chegado recentemente a um denominador comum. Em 2018, três estudos clínicos randomizados forneceram uma resposta a essa questão: o ASCEND, com diabéticos; o ARRIVE, com pacientes não diabéticos e com risco cardiovascular (CV) calculado moderado (risco mediano de 15% em 10 anos); e o ASPREE, com pacientes com 70 anos ou mais. Todos os três estudos compararam ácido acetilsalicílico em baixas doses (100 mg por dia) e placebo durante 5 (ARRIVE e ASPREE) a 7,5 anos (ASCEND), e encontraram coletivamente: 1) nenhuma diferença nas taxas de infarto do miocárdio e infarto agudo do miocárdio (IAM); 2) nenhuma diferença na mortalidade CV; 3) nenhuma diferença na mortalidade por todas as causas no ASCEND e ARRIVE, e um pequeno aumento no risco com aspirina em ASPREE. Portanto, o uso de AAS não é recomendado como estratégia de prevenção primária em pacientes com DM, independentemente do risco cardiovascular. A adição do escore de cálcio coronário aos de riscos clínicos tem figurado como a alternativa mais eficiente e custo-efetiva na atualidade para estimar o risco de DAC em pacientes com risco intermediário. O escore de cálcio em populações assintomáticas é custo-efetivo entre pacientes de risco intermediário e tem mostrado impacto positivo na adesão ao tratamento. Dentre as drogas hipoglicemiantes que aumentam a chance de insuficiência cardíaca, destacam-se as tiazolinedionas (estudo RECORD – rosiglitazona; e PROactive – pioglitazona) e uma das drogas inibidoras da DPP4, a saxagliptina (SAVOR-TIMI 53). Nos estudos RECORD e SAVOR-TIMI, os pacientes que apresentaram insuficiência cardíaca também tiveram maior mortalidade subsequente. Assim, rosiglitazona, pioglitazona e saxagliptina são contraindicadas em pacientes com ou com elevado risco de insuficiência cardíaca. Com o advento de novas drogas, que permitem controle glicêmico eficaz associado à redução de peso e risco mínimo de hipoglicemia, o paradigma do controle glicêmico sobre a doença cardiovascular foi quebrado. Em uma metanálise recente, os análogos de *glucagon-like peptide-1* (GLP-1) reduziram consistentemente a incidência de mortes cardiovasculares e de infarto não fatal, na ordem de 14 e 18%, respectivamente. Dados dos estudos LEADER (liraglutida), SUSTAIN-6 (semaglutida), HARMONY (albiglutida) e REWIND (dulaglutida) demonstraram segurança e eficácia em pacientes diabéticos em prevenção secundária e em pacientes em prevenção primária com risco CV elevado ou muito elevado.

Resposta: d

Referências

- Précoma DB, et al. Atualização da Diretriz de Prevenção Cardiovascular da Sociedade Brasileira de Cardiologia – 2019. Arq Bras Cardiol. 2019;113(4):803-9.

▪ Zipes DP, Libby P, Bonow RO, Mann DL, Tomaselli. Braunwald, Tratado de doenças cardiovasculares. 2 volumes. 11. ed. Rio de Janeiro: Guanabara Koogan; 2022. Capítulo 61.

2021

22. Os achados do exame físico que, quando presentes, indicam mau prognóstico na síndrome coronariana aguda são: sopro sistólico de regurgitação mitral, taquicardia, taquipneia, hipotensão arterial, pulsos finos, sudorese, B3 e estertores pulmonares crepitantes. Os níveis de BNP se elevam com o aumento do estresse sob a parede do ventrículo esquerdo e podem aumentar em pacientes com síndrome coronariana aguda; a magnitude desse aumento correlaciona-se com o prognóstico. Embora as elevações do BNP não sejam específicas da SCA, os níveis do peptídeo permitem melhor discriminação da gravidade destes pacientes. A magnitude do infradesnível do segmento ST correlaciona-se ao pior desfecho clínico em pacientes com síndrome coronariana aguda sem supradesnível de ST. A troponina de alta sensibilidade, comparada à troponina convencional, aumenta significativamente o poder diagnóstico de infarto do miocárdio sem supradesnível de ST em pacientes que chegam à Unidade de Emergência com dor torácica. Cerca de 1 a 6% dos pacientes com SCASSST têm ECG normal, ou não diagnóstico, à admissão. Nessa situação, o ECG deve ser repetido entre 15 e 30 minutos, principalmente em indivíduos que seguem sintomáticos. Um ECG normal ou não diagnóstico pode ocorrer na vigência da oclusão da artéria circunflexa ou da coronária direita. Dessa forma, recomenda-se a realização adicional das derivações V3R, V4R, V7, V8 e V9 para aumentar a sensibilidade do método.

Resposta: e

Referências

▪ Nicolau JC, Feitosa-Filho G, Pettriz JL, et al. Diretrizes da Sociedade Brasileira de Cardiologia sobre Angina Instável e Infarto Agudo do Miocárdio sem Supradesnível do Segmento ST – 2021. Arq Bras Cardiol. 2021;117(1):14-6.
▪ Zipes DP, Libby P, Bonow RO, Mann DL, Tomaselli. Braunwald, Tratado de doenças cardiovasculares. 2 volumes. 11. ed. Rio de Janeiro: Guanabara Koogan; 2022.

23. A dosagem de mioglobina não é recomendada nessa situação, já que a troponina é o biomarcador indicado. Não há recomendação da utilização do prasugrel como pré-tratamento, já que deve ser utilizado somente na sala de hemodinâmica após definição da anatomia coronariana. Em pacientes com doença renal avançada, especialmente quando o *clearance* de creatinina se encontra abaixo de 15 mL/min, a enoxaparina está contraindicada e o anticoagulante recomendado é a heparina não fracionada. Na estratégia conservadora, a adição de tirofibana pode ser feita em pacientes que apresentam recorrência dos sintomas isquêmicos na vigência de dupla antiagregação plaquetária oral e anticoagulação, e não de forma rotineira. Pacientes de baixo risco clínico e eletrocardiográfico, e com biomarcadores normais, devem ser encaminhados para teste ergométrico após 9 a 12 horas em observação.

Resposta: c

Referência

- Nicolau JC, Feitosa-Filho G, Pettriz JL, et al. Diretrizes da Sociedade Brasileira de Cardiologia sobre Angina Instável e Infarto Agudo do Miocárdio sem Supradesnível do Segmento ST – 2021. Arq Bras Cardiol. 2021;117(1):15-36.

24. Paciente de alto risco cardiovascular com sintomas atípicos, que provavelmente representam equivalente anginoso. Apresenta cintilografia do miocárdio com defeitos de perfusão em múltiplos territórios e queda da fração de ejeção do ventrículo esquerdo durante o esforço. Trata-se de avaliação funcional com achados de alto risco, o que faz a coronariografia um exame complementar necessário para avaliação da anatomia coronária neste paciente.

Resposta: a

Referências

- Mastrocolla LE, Amorim BJ, Vitola JV, Brandão SCS, Grossman GB, Lima RSL, et al. Atualização da Diretriz Brasileira de Cardiologia Nuclear. Arq Bras Cardiol. 2020;114(2):368-70.
- Zipes DP, Libby P, Bonow RO, Mann DL, Tomaselli. Braunwald, Tratado de doenças cardiovasculares. 2 volumes. 11. ed. Rio de Janeiro: Guanabara Koogan; 2022.

25. Em pacientes diabéticos com padrão obstrutivo multiarterial e disfunção do VE, o tratamento intervencionista, especialmente a cirurgia de revascularização miocárdica, diminui o risco de eventos cardiovasculares e mortalidade e deve ser considerado além do tratamento clínico. A indicação de intervenção para controle de sintomas prevê a otimização do tratamento clínico em doses maximamente toleradas dos agentes antianginosos. Lesões de TCE acima de 50% devem ser consideradas para tratamento intervencionista. Pacientes com sintomas controlados e alto risco cirúrgico, por comorbidades ou fragilidade em que o risco do procedimento é maior do que o possível benefício, devem ser mantidos em tratamento clínico. Em pacientes com angina vasoespástica, o tratamento prevê controle dos fatores de risco, como a cessação do tabagismo e medicamentos (antagonistas dos canais de cálcio ou nitratos de ação prolongada). O benefício da intervenção baseado na determinação do FFR mostrou impacto prognóstico em lesões com FFR ≤ 0,80.

Resposta: b

Referências

- Castro I (ed.). Livro-texto da Sociedade Brasileira de Cardiologia. 3. ed. Barueri: Manole; 2021.
- Zipes DP, Libby P, Bonow RO, Mann DL, Tomaselli. Braunwald, Tratado de doenças cardiovasculares. 2 volumes. 11. ed. Rio de Janeiro: Guanabara Koogan; 2022.

26. Trata-se de paciente com diagnóstico clínico de angina do peito de início recente e teste ergométrico de alto risco de morte ou infarto do miocárdio, com acentuada depressão do segmento ST em múltiplas derivações e supradesnível de ST em aVR, com baixa carga de esforço, angina de forte intensidade e queda da pressão arterial no pico do esforço (escore de Duke ≤ -11). Nesse caso, as recomendações atuais são de encaminhamento para coronariografia invasiva além da otimização do tratamento clínico.

Resposta: a

Referência

- Zipes DP, Libby P, Bonow RO, Mann DL, Tomaselli. Braunwald, Tratado de doenças cardiovasculares. 2 volumes. 11. ed. Rio de Janeiro: Guanabara Koogan; 2022.

27. As setas apontam para defeitos de perfusão presentes na fase de estresse e ausentes no repouso denotando isquemia estresse-induzida (hipocaptação transitória). Os cortes na figura são eixo-curto, longo-horizontal e longo-vertical, respectivamente. Assim, nas diferentes projeções, as setas apontam para as paredes anterior e lateral, territórios da artéria coronária esquerda e seus ramos (interventricular anterior e circunflexo).

Resposta: d

Referência

- Zipes DP, Libby P, Bonow RO, Mann DL, Tomaselli. Braunwald, Tratado de doenças cardiovasculares. 2 volumes. 11. ed. Rio de Janeiro: Guanabara Koogan; 2022.

28. Classicamente, a angina variante de Prinzmetal ocorre em repouso acompanhada de elevação do segmento ST e pode, se prolongada, levar à síndrome coronariana aguda, arritmias ventriculares malignas (taquicardia ou fibrilação) ou morte súbita. As bases fisiopatológicas envolvem espasmo coronário, provavelmente por disfunção endotelial e menor produção de óxido nítrico, diferentemente dos acidentes de placa como erosão ou ruptura vistos em pacientes com doença aterosclerótica. Pacientes com angina de Prinzmetal são habitualmente mais jovens do que aqueles com doença aterosclerótica e têm menor prevalência de fatores de risco clássicos, com exceção ao tabagismo. O diagnóstico é baseado na história clínica e na detecção de episódios recorrentes com alterações do ECG durante a dor em repouso. Testes provocativos de espasmo coronário podem ser feitos durante a coronariografia, como hiperventilação ou infusão intracoronariana de acetilcolina. O uso de betabloqueadores não seletivos como propranolol pode exacerbar os episódios de espasmo ao bloquear os receptores beta 2 (vasodilatação coronária), mantendo ativos os receptores-alfa (vasoconstrição).

Resposta: a

Referência

- Zipes DP, Libby P, Bonow RO, Mann DL, Tomaselli. Braunwald, Tratado de doenças cardiovasculares. 2 volumes. 11. ed. Rio de Janeiro: Guanabara Koogan; 2022.

29. O paciente com angina geralmente tem um histórico bastante típico, mas muitos (até 70% em mulheres) sem obstruções significativas da árvore coronariana. A angina não é sentida em um local específico, mas geralmente é um desconforto difuso que pode ser de difícil localização. Geralmente, a angina dura de 2 a 5 minutos, mas a duração pode ser de até 20 minutos. O início é tipicamente gradual e, quando instalada, é constante e não muda de posição ou com a respiração. Durante um episódio de isquemia miocárdica, geralmente o exame cardiovascular é normal ou pode haver taquicardia, hipertensão, sons (B3 ou B4) e sopros cardíacos anormais novos ou alterações em um sopro preexistente.

Resposta: e

Referência

- Castro I (ed.). Livro-texto da Sociedade Brasileira de Cardiologia. 3. ed. Barueri: Manole; 2021.

30. Conceito de miocárdio *stunned* (atordoado): anormalidade de contração miocárdica que persiste por algum tempo depois de um episódio coronariano isquêmico agudo, mesmo a despeito da restauração do fluxo coronariano; distúrbios da função sistólica e diastólica. O grau de "atordoamento" do miocárdio é proporcional ao tempo de duração da isquemia. Enquanto o atordoamento precoce dura algumas horas, o atordoamento tardio pode demorar dias ou semanas até a função ventricular voltar ao normal.

Conceito de miocárdio "hibernante": disfunção contrátil persistente em repouso que está associada ao fluxo coronariano reduzido. Existe músculo vivo (viabilidade miocárdica), mas sem contração. A disfunção pode ser revertida quando o fluxo coronariano é restabelecido. Os conceitos de miocárdio *stunned* (atordoado) e hibernante implicam que nem toda disfunção ventricular em pacientes com doença arterial coronariana é necessariamente irreversível.

Resposta: b

Referência

▪ Castro I (ed.). Livro-texto da Sociedade Brasileira de Cardiologia. 3. ed. Barueri: Manole; 2021.

31. A lesão está situada após o primeiro ramo septal da artéria descendente anterior e tem mais que 70% de redução luminal, portanto é uma obstrução grave.

Resposta: c

Referência

▪ Zipes DP, Libby P, Bonow RO, Mann DL, Tomaselli. Braunwald, Tratado de doenças cardiovasculares. 2 volumes. 11. ed. Rio de Janeiro: Guanabara Koogan; 2022.

32. Trata-se de um paciente com reperfusão tardia do IAM anterior extenso, normotenso, com marcadores inflamatórios sistêmicos elevados, taquicardia sinusal, estertores crepitantes bibasais (Killip II), portanto necessita de diurético de alça de nitroglicerina. Possui contraindicação absoluta a betabloqueadores IV ou VO no momento. O controle glicêmico se faz necessário somente se glicemias >180 mg/dL. Não apresenta sinais de choque instalado para indicação de ECMO.

Resposta: a

Referência

▪ Zipes DP, Libby P, Bonow RO, Mann DL, Tomaselli. Braunwald, Tratado de doenças cardiovasculares. 2 volumes. 11. ed. Rio de Janeiro: Guanabara Koogan; 2022.

33. Trata-se de uma questão sobre a indicação da ângio-TC coronariana no cenário da SCA. Não existe evidência de superioridade frente ao protocolo de dor torácica usual. Triplo descarte está indicado apenas quando há forte suspeita clínica de embolia pulmonar ou de dissecção aórtica e não deve ser feito de rotina, pois expõe o paciente à maior quantidade de contraste e de irradiação. Não se faz angio-TC em IAM, uma vez que o exame de escolha é a coronariografia. O valor preditivo negativo é muito elevado (maior que 90%) para detecção de doença coronariana obstrutiva. Pode ser realizada em pacientes com riscos baixo ou intermediário, com ECG sem alterações agudas e troponina negativa, permitindo a exclusão da doença aterosclerótica obstrutiva e a liberação precoce.

Resposta: b

Referências

- Castro I (ed.). Livro-texto da Sociedade Brasileira de Cardiologia. 3. ed. Barueri: Manole; 2021. p. 585-8.
- Nicolau JC, Feitosa-Filho G, Pettriz JL, et al. Diretrizes da Sociedade Brasileira de Cardiologia sobre Angina Instável e Infarto Agudo do Miocárdio sem Supradesnível do Segmento ST – 2021. Arq Bras Cardiol. 2021;117(1):17-8.
- Zipes DP, Libby P, Bonow RO, Mann DL, Tomaselli. Braunwald, Tratado de doenças cardiovasculares. 2 volumes. 11. ed. Rio de Janeiro: Guanabara Koogan; 2022.

34. Assim como a ruptura da parede livre do ventrículo, o infarto transmural pode estar associado à ruptura do septo ventricular. A perfuração pode ter comprimento de um a vários centímetros. A ruptura do septo com um infarto anterior tende a ter uma localização apical, enquanto os infartos inferiores estão associados com perfuração do septo basal e têm um pior prognóstico do que aqueles com a localização anterior. As características clínicas associadas a um risco aumentado de ruptura do septo interventricular, incluem falta de desenvolvimento de rede colateral, idade avançada, sexo feminino e doença renal crônica. Um septo interventricular roto é caracterizado pelo aparecimento de um sopro holossistólico alto e rude, que é melhor audível na parte inferior do bordo esquerdo do esterno e é normalmente acompanhado por um frêmito. A probabilidade de sobrevivência depende do grau de comprometimento da função ventricular e do tamanho do defeito. Como o local de ruptura pode se expandir, a reparação cirúrgica imediata é necessária mesmo em pacientes hemodinamicamente estáveis.

Resposta: a

Referência

- Zipes DP, Libby P, Bonow RO, Mann DL, Tomaselli. Braunwald, Tratado de doenças cardiovasculares. 2 volumes. 11. ed. Rio de Janeiro: Guanabara Koogan; 2022.

35. A sobrevida tanto em curto prazo como em longo prazo, após IAMCSST, depende de três grandes fatores: função ventricular esquerda em repouso, miocárdio residual potencialmente isquêmico e suscetibilidade a arritmias ventriculares sérias.

O fator mais importante é o estado da função ventricular esquerda. O segundo fator mais importante é como a gravidade e a extensão das lesões obstrutivas no leito vascular coronariano, que perfundem o miocárdio viável, afetam o risco de infarto recorrente, lesão miocárdica adicional e arritmias ventriculares graves. Assim, a sobrevida está relacionada à quantidade de miocárdio que se tornou necrótico e a quantidade em risco de se tornar necrótico. O terceiro fator de risco, suscetibilidade a arritmias graves, é refletido na atividade ventricular ectópica e outros indicadores de instabilidade elétrica, tais como a redução da variabilidade da frequência cardíaca ou sensibilidade barorreflexa e resultados anormais em um ECG de alta resolução. Todos esses fatores identificam pacientes com risco aumentado de morte.

Resposta: c

Referência

▪ Zipes DP, Libby P, Bonow RO, Mann DL, Tomaselli. Braunwald, Tratado de doenças cardiovasculares. 2 volumes. 11. ed. Rio de Janeiro: Guanabara Koogan; 2022.

36. A estratégia invasiva imediata (até 2 horas) está indicada em pacientes com IAMCSST com dor torácica refratária ao tratamento medicamentoso, instabilidade hemodinâmica ou choque cardiogênico, arritmias malignas ou parada cardíaca elétrica, insuficiência cardíaca aguda, complicações mecânicas do infarto, alterações recorrentes do segmento ST, com elevações recorrentes do segmento ST I(A). Pacientes com síndrome coronariana sem supradesnível de ST e troponina positiva são definidos como de alto risco e devem ser submetidos à coronariografia em até 24 horas. Pacientes diabéticos com síndrome coronariana sem supradesnível de ST são definidos como de risco intermediário e devem ser submetidos à coronariografia em até 72 horas.

Resposta: e

Referência

▪ Nicolau JC, Feitosa-Filho, G, Pettriz JL, et al. Diretrizes da Sociedade Brasileira de Cardiologia sobre Angina Instável e Infarto Agudo do Miocárdio sem Supradesnível do Segmento ST – 2021. Arq Bras Cardiol. 2021;117(1):23-44.

37. O AVE isquêmico há menos de três meses é uma contraindicação absoluta à fibrinólise e, portanto, o paciente deve ser transferido para a realização de angioplastia primária.

O chamado tempo porta-balão, aquele decorrido entre a chegada ao hospital capacitado a realizar a ICP primária e a recanalização da artéria responsável pelo infarto (ARI), tem como meta o tempo < 90 minutos. Existe uma tendência a encurtar esse tempo para ≤ 60 minutos, alvo nem sempre fácil de ser alcançado pelos serviços. Convencionou-se ainda recentemente o tempo de ≤ 120 minutos para pacientes transferidos entre hospitais, e que seria contado a partir do diagnóstico do IAM até a desobstrução da ARI. Quando esses limites de tempo são ultrapassados, recomenda-se a fibrinólise farmacológica. A ICP primária é capaz de restabelecer o fluxo coronariano epicárdico normal (TIMI grau 3) em mais de 90% dos pacientes, associado a reduzidas taxas de isquemia recorrente e reinfarto, sem o risco da ocorrência de complicações hemorrágicas graves, como acidente vascular cerebral (AVC). A diretriz da SBC para tratamento do IAMCSST traz a seguinte recomendação como indicação classe I e nível de evidência A: "pacientes com diagnóstico de IAM com sintomas iniciados < 12 horas, com persistência de elevação do segmento ST ou evidência presumida de BRE recente, com a viabilidade de efetivar o procedimento com retardo < 90 minutos após o diagnóstico, em centros habilitados, com atendimento disponível 24 horas por dia, 7 dias da semana".

Resposta: b

Referências:

- Castro I (ed.). Livro-texto da Sociedade Brasileira de Cardiologia. 3. ed. Barueri: Manole; 2021.
- Piegas LS, Timerman A, Feitosa JC, Mattos LAP, Andrade MD, et al. V Diretriz da Sociedade Brasileira de Cardiologia sobre Tratamento do Infarto Agudo do Miocárdio com Supredenível do Segmento ST – 2021. Arq Bras Cardiol. 2015;105(2):3-34.
- Zipes DP, Libby P, Bonow RO, Mann DL, Tomaselli. Braunwald, Tratado de doenças cardiovasculares. 2 volumes. 11. ed. Rio de Janeiro: Guanabara Koogan; 2022.

38. Para o diagnóstico de MINOCA, devem-se afastar: 1) outras causas de elevação de troponina (embolia pulmonar, sepse etc.); 2) lesões coronarianas que podem ser subdiagnosticadas (estenoses distais, oclusão de pequenos ramos); e 3) causas não isquêmicas que levam à injúria aguda (miocardite). MINOCA é um diagnóstico sindrômico, sendo fundamental a realização de uma investigação etiológica do evento (tromboembólica, dissecção espontânea de coronária, vasoespasmo, angina microvascular etc.). Os pacientes com MINOCA têm melhor prognóstico quando comparados com IAM associados à doença coronariana obstrutiva, com menor incidência de complicações, como arritmias malignas, insuficiência cardíaca e morte súbita. A ressonância magnética de coração (RMC) é importante na avaliação diagnóstica desses pacientes, pois consegue diferenciar cardiomiopatia isquêmica de não isquêmica.

Resposta: d

Referências:

- Castro I (ed.). Livro-texto da Sociedade Brasileira de Cardiologia. 3. ed. Barueri: Manole; 2021.
- Nicolau JC, Feitosa-Filho G, Pettriz JL, et al. Diretrizes da Sociedade Brasileira de Cardiologia sobre Angina Instável e Infarto Agudo do Miocárdio sem Supradesnível do Segmento ST – 2021. Arq Bras Cardiol. 2021;117(1):10.

2022

39. Apesar do alto risco de trombose de *stent* observado nas coortes com as primeiras gerações de *stents* farmacológicos, a evolução na tecnologia das plataformas metálicas, polímeros e fármacos reduziu de maneira expressiva as taxas de complicação trombótica.
Diversos estudos recentes confirmaram a segurança da suspensão de um dos antiagregantes plaquetários em pacientes de alto risco de sangramento (incluindo aqueles que irão ser submetidos a cirurgias não cardíacas). Dessa forma, o conceito de que no período perioperatório de cirurgia não cardíaca é preferível o uso de *stents* metálicos para possibilitar suspensão precoce de antiagregantes não é mais adequado, devendo sempre ser utilizados (quando possível/disponíveis) *stents* farmacológicos de nova geração.

- Em recente estudo prospectivo e randomizado, a utilização de *stent* farmacológico (recoberto com biolimus A9, sem polímero) em associação ao uso de DAPT por 1 mês apresentou resultados melhores que *stent* não farmacológico no que diz respeito à incidência de eventos cardíacos adversos. A previsão de cirurgia não cardíaca não deve motivar a preferência por *stent* não farmacológico, conceito antigo e que não parece mais adequado diante das novas evidências.
- Três meses de DAPT suportado pelos estudos listados na Diretriz (p. 541). O conjunto das evidências expostas embasa certa segurança para que, no contexto de proposta de cirurgia não cardíaca tempo-sensível,

em que se configura alto risco hemorrágico, a DAPT seja abreviada para 3 meses ou até mesmo 1 mês. Até há pouco tempo, se preconizava como ideal aguardar 6 meses entre ICP eletiva com *stent* farmacológico e cirurgia não cardíaca; hoje, seguramente, podemos considerar 3 meses para os *stents* de nova geração.

- A recomendação da DAPT, com associação de ácido acetilsalicílico e um inibidor de P2Y12 (clopidogrel, ticagrelor ou prasugrel) após ICP, varia conforme o contexto clínico (doença arterial aguda ou crônica) e tipo de *stent* utilizado. Em pacientes submetidos à ICP na vigência de síndrome coronariana aguda (SCA), recomenda-se a manutenção por 12 meses, podendo a terapia ser reduzida para 6 meses ou estendida, levando-se em consideração o risco individual de sangramento, bem como o risco isquêmico.
- A extensão da DAPT por mais de 1 ano propiciou redução de IAM, porém, sem benefício líquido favorável, exceto para pacientes com SCA e baixo risco de sangramento.
- A dupla antiagregação é efetivamente necessária após ICP, sendo preferencial a combinação AAS e clopidogrel.

Resposta: b

Referências

- Calderaro D, Bichuette LD, Maciel PC, Cardozo FAM, Ribeiro HB, Gualandro DM, et al. Atualização da Diretriz de Avaliação Cardiovascular Perioperatória da Sociedade Brasileira de Cardiologia: Foco em Manejo dos Pacientes com Intervenção Coronária Percutânea – 2022. Arq Bras Cardiol. 2022;118(2):536-47.
- Serrano Jr. CV, Soeiro AM, Leal TCAT, Godoy LC, Biselli B, Hata LA, et al. Posicionamento sobre Antiagregantes Plaquetários e Anticoagulantes em Cardiologia – 2019. Arq Bras Cardiol. 2019;113(1):111-34.

40. O uso de tripla terapia antitrombótica (dupla antiagregação plaquetária associada a anticoagulação oral) apresenta elevadas taxas de sangramento demonstradas em múltiplos ensaios clínicos randomizados (WOEST, RE-DUAL PCI, PIONEER AF PCI, AUGUSTUS e ENTRUST AF PCI). A estratégia de uso de anticoagulante associado com clopidogrel demonstrou maior segurança sem aumento de eventos trombóticos.

Apesar do uso de DOAC ser preferível em relação à varfarina neste cenário, o antagonista de vitamina K não é contraindicado e deve ter os níveis de INR controlados de maneira rigorosa com alvo de 2.

Neste cenário com maior receio quanto aos riscos de sangramento, o uso de inibidores de P2Y12 mais potentes, como o ticagrelor e prasugrel, não está indicado.

- Em pacientes com alto risco de sangramento e baixo risco isquêmico, seguindo os resultados dos principais estudos publicados, a recomendação atual é que se comece diretamente dupla terapia com anticoagulante e clopidogrel desde o início.
- Em pacientes com necessidade de anticoagulação oral submetidos à intervenção coronária percutânea, o uso de prasugrel ou ticagrelor está contraindicado.
- Preferencialmente, recomenda-se que se usem NOACs em vez da varfarina, devido à sua previsibilidade de efeito.
- O risco de sangramento deve ser acessado através do escore HAS-BLED. Quando ≥ 3, o paciente é classificado como de alto risco de sangramento. Isso não deve contraindicar qualquer forma de tratamento; no entanto, deixa claro que o indivíduo deve ser acompanhado com consultas mais frequentes e que é necessário tentar modificar os fatores de risco presentes dentro de escore para que seu risco seja reduzido. Pacientes com FA submetidos à ICP: o uso de tripla terapia deve ser considerado somente em pacientes com baixo risco hemorrágico e pelo menor tempo possível (preferencialmente 1 mês, podendo ser estendido até 6 meses), permanecendo após esse período o uso do anticoagulante associado a um antiplaquetário apenas. No entanto, quando houver alto risco isquêmico e também alto risco hemorrágico, recomenda-se que se use tripla terapia por, no máximo, 1 mês ou inicie-se diretamente dupla terapia com anticoagulante e clopidogrel.
- O uso de tripla terapia deve ser considerado somente em pacientes com baixo risco hemorrágico pelo menor tempo possível (preferencialmente 1 mês, podendo ser estendido até 6 meses), permanecendo após esse período o uso do anticoagulante associado a um antiplaquetário apenas. No entanto, quando houver alto risco isquêmico e também alto risco hemorrágico, recomenda-se que se use tripla terapia por, no máximo, 1 mês ou inicie-se diretamente dupla terapia com anticoagulante e clopidogrel.

Resposta: d

Referência

- Serrano Jr. CV, Soeiro AM, Leal TCAT, Godoy LC, Biselli B, Hata LA, et al. Posicionamento sobre Antiagregantes Plaquetários e Anticoagulantes em Cardiologia – 2019. Arq Bras Cardiol. 2019;113(1):111-34.

41. A resposta correta é conceitual e autoexplicativa. O miocárdio atordoado também ocorre após isquemia induzida por demanda aumentada de O_2.

A disfunção segmentar crônica causada por isquemias de repetição é comum e presente em pelo menos uma área de distribuição coronariana em mais de 60% dos pacientes com cardiomiopatia isquêmica.
É importante o reconhecimento do miocárdio agudamente atordoado, pois a função se normaliza durante o estímulo com inotrópicos, como acontece no ecoestresse com dobutamina.
O miocárdio atordoado é responsável também pela disfunção de bomba pós-operatória que acompanha a cirurgia de *bypass* cardiopulmonar.

a. Uma característica definidora de atordoamento miocárdico isolado é que a função permanece deprimida, enquanto a perfusão miocárdica está normal.
b. O miocárdio atordoado também ocorre após isquemia induzida pela demanda. Por exemplo, a isquemia induzida pelo exercício pode resultar em função regional deprimida distal à estenose coronariana por horas após a perfusão ser restaurada, e a isquemia de repetição pode levar a atordoamento acumulado.
c. Caso episódios repetitivos de isquemia reversível se desenvolvam antes que a função esteja normalizada, eles podem causar um estado de disfunção persistente ou atordoamento crônico. O mecanismo celular de atordoamento envolve, provavelmente, lesão miocárdica mediada por radicais livres e sensibilidade reduzida do miofilamento ao cálcio.
d. É importante o reconhecimento clínico do miocárdio agudamente atordoado, pois a função se normaliza durante o estímulo com vários agentes inotrópicos, como os agonistas beta-adrenérgicos.
e. O miocárdio atordoado é responsável também pela disfunção de bomba pós-operatória que acompanha a cirurgia de *bypass* cardiopulmonar.

Resposta: a

Referência

- Zipes DP, Libby P, Bonow RO, Mann DL, Tomaselli. Braunwald, Tratado de doenças cardiovasculares. 2 volumes. 11. ed. Rio de Janeiro: Guanabara Koogan; 2022. p. 1099.

42. A única alteração de baixo risco é a cintilografia miocárdica que evidencia defeito de perfusão miocárdica no esforço envolvendo < 5% do ventrículo esquerdo. As alterações do teste ergométrico, da ângio-TC de coronárias e do ecoestresse configuram alto risco de DAC, enquanto a alteração do ecocardiograma de repouso é de risco intermediário.

Resposta: b

Referência

▪ Zipes DP, Libby P, Bonow RO, Mann DL, Tomaselli. Braunwald, Tratado de doenças cardiovasculares. 2 volumes. 11. ed. Rio de Janeiro: Guanabara Koogan; 2022. p. 1227.

43. Em indivíduos sem sintomas, o escore de cálcio é útil para reclassificar, para cima ou para baixo, a chance de eventos (infarto em especial) e, portanto, para orientar o início do uso de estatina quando há dúvida especialmente em indivíduos com menos de 50 anos. Já a angiotomografia continua sendo o método preferencial quando há baixa probabilidade de doença obstrutiva, tendo alta acurácia para afastar obstruções ou para colocar o indivíduo no grupo de alto risco. Sua maior utilidade, quando disponível, é na dúvida sobre a ocorrência de obstrução, sendo de pouca ou nenhuma utilidade quando há alta probabilidade de haver DAC pela avaliação clínica e de exames básicos citados.
Aterosclerose subclínica detectada por métodos de imagem, especialmente escore de cálcio coronário, prediz desfechos cardiovasculares e auxilia na decisão terapêutica.
Em adultos, a tomografia com escore de cálcio coronário pode adicionar importante valor prognóstico, particularmente para indivíduos considerados em risco intermediário. Nessa situação, por um lado, escore de cálcio zero e ausência de tabagismo, diabetes ou antecedentes familiares de doença coronariana prematura sugerem boa evolução livre de desfechos ateroscleróticos, e pode-se postergar a prescrição de hipolipemiantes.
Se escore de cálcio 1-99 U Agatston e/ou percentil 75 ou superior, considerar uso de estatina, especialmente se idade > 55 anos.

Resposta: d

Referência

▪ Castro I (ed.). Livro-texto da Sociedade Brasileira de Cardiologia. 3. ed. Barueri: Manole; 2021. p. 92-3, 229.

44.

- Deve-se dar preferência aos DIU tiazídicos (hidroclorotiazida) ou similares (clortalidona e indapamida) em doses baixas, pois são mais suaves e com maior tempo de ação.
- Há maior potência diurética da clortalidona com relação à hidroclorotiazida, quando comparadas dose a dose, e sua meia-vida mais prolongada credenciou-a a ser indicada como DIU preferencial em pacientes com HA resistente ou refratária.

- A indapamida, um tiazídico-símile, cujo uso tem crescido nos últimos anos, a exemplo da clortalidona, tem maior potência e efeito diurético mais prolongado e, como as medicações anteriores, apresenta comprovado efeito anti-hipertensivo e comprovada redução de eventos CV com bom perfil metabólico.
- A hipopotassemia também reduz a liberação de insulina, aumentando a intolerância à glicose e o risco de desenvolver diabetes *mellitus* tipo 2.
- Os principais efeitos adversos dos DIU são fraqueza, câibras, hipovolemia e disfunção erétil.

Resposta: c

Referência

- Barroso WKS, Rodrigues CIS, Bortolotto LA, Mota-Gomes MA, Brandão AA, Feitosa ADM, et al. Diretrizes Brasileiras de Hipertensão Arterial – 2020. Arq Bras Cardiol. 2021;116(3):516-658.

45. O próximo passo na investigação da doença cardíaca isquêmica (DCI) deve considerar que se trata de um paciente com probabilidade intermediária de doença cardíaca isquêmica (homem, 58 anos, angina atípica) e é capaz de realizar exercício. Portanto, está indicada uma prova funcional não invasiva.

Como o paciente consegue se exercitar, deve ser realizada prova funcional com imagem com exercício, sendo a cintilografia de perfusão miocárdica com estresse físico a mais apropriada entre as alternativas, uma vez que o ECG de exercício não será passível de ser interpretado devido à pré-excitação ventricular. Outras condições em que as alterações eletrocardiográficas impedem a interpretação no exercício: BRE, ritmo de marca-passo e outras anomalias da condução.

Probabilidade pré-teste intermediária de DAC, ECG não interpretável ou incapacidade de se exercitar – angiografia coronária invasiva pode ser adequada, mas outros testes são menos invasivos para se estabelecer o diagnóstico.

O teste de esforço é considerado muito valioso para o diagnóstico em pacientes com uma probabilidade baixa de DAC. Recomenda-se o uso de ECGs de exercício para esses pacientes, a menos que o ECG basal mostre anomalias que tornem o traçado no exercício não interpretável ou que os pacientes possuam limitações para o exercício.

O escore de cálcio não é indicado para investigação de doença coronária em indivíduos sintomáticos. O valor prognóstico do CAC foi demonstrado de modo consistente em diversos estudos de coorte mundiais, principalmente no *Multi-Ethnic Study of Atherosclerosis* (MESA), um estudo de coorte prospectivo em uma população de adultos assintomáticos nos Estados Unidos.

Apenas tratamento clínico não é uma opção em paciente com probabilidade intermediária de doença cardíaca isquêmica, devendo-se aprofundar a investigação.

Resposta: c

Referências

- Cesar LA, Ferreira JF, Armaganijan D, et al. Diretriz de Doença Coronária Estável. Arq Bras Cardiol. 2014;103(Supl. 2):8:6-10.
- Zipes DP, Libby P, Bonow RO, Mann DL, Tomaselli. Braunwald, Tratado de doenças cardiovasculares. 2 volumes. 11. ed. Rio de Janeiro: Guanabara Koogan; 2022. p. 747, 1030, 1058, 3962-5.

46. A escolha entre um betabloqueador e um bloqueador de canal de cálcio é controversa como terapêutica inicial em pacientes portadores de angina estável, uma vez que ambas as classes são efetivas no alívio de sintomas e na redução da isquemia. Estudos comparando os dois não mostraram qualquer diferença na taxa de morte e IAM, embora, em alguns estudos, os betabloqueadores pareçam ter eficácia clínica maior e menor taxa de descontinuação do tratamento por efeitos adversos. Como a administração de betabloqueadores demonstrou prolongar a vida em pacientes pós-IAM, é razoável considerá-los superiores aos bloqueadores de canais de cálcio.

Recomendam-se os agentes betabloqueadores como terapêutica inicial para o alívio de sintomas de isquemia do miocárdio em pacientes com DAC estável. O valor dos agentes betabloqueadores em reduzir a morte e a recorrência de IAM em pacientes com IAM prévio, assim como sua utilidade no tratamento da angina, está bem estabelecido. Além disso, se esses fármacos têm valor na prevenção de IAM e de morte súbita em pacientes com DAC sem IAM prévio é incerto, e não houve ensaios prospectivos controlados envolvendo placebo.

O objetivo de HbA1 c para pacientes em geral é < 7% na ausência de DCV, sendo defendidas metas mais altas, como 8% (ou acima) para os pacientes com DCV moderada a grave ou com outras comorbidades.

As diretrizes da ESC fornecem recomendações diferentes para a seleção dos fármacos antianginosos, recomendando os betabloqueadores e/ou os antagonistas de cálcio como terapia de primeira linha.

As estatinas devem ser prescritas para todos os pacientes com diabetes entre as idades de 40 e 75 anos com níveis de colesterol LDL acima de 70 mg/dL. Os pacientes com diabetes *mellitus* tipo 2 em alto risco (sem qualquer outro fator de risco cardiovascular e livres de dano a órgão-alvo) devem receber estatinas com uma meta de colesterol LDL inferior a 2,5 mmol/L (< 100 mg/dL). Os resultados dos estudos de prevenção secundária de pacientes com cardiopatia isquêmica, angina estável ou IAM prévio proporcionam evidência convincente de que a terapia hipolipemiante melhora significativamente a sobrevida global e cardiovascular em pacientes com DAC, independentemente do nível basal de colesterol.

Em longo prazo os nitratos levam a disfunção endotelial, ativação simpática e do sistema renina-angiotensina, o que se traduz em tolerância. Por esse motivo, na diretriz brasileira, foram considerados terapia de terceira linha, muito embora em todas as outras estejam ao lado dos demais como segunda linha.

Resposta: e

Referências

- Zipes DP, Libby P, Bonow RO, Mann DL, Tomaselli. Braunwald, Tratado de doenças cardiovasculares. 2 volumes. 11. ed. Rio de Janeiro: Guanabara Koogan; 2022. p. 3.987, 3991, 3996, 4002-4, 4083-5.
- Castro I (ed.). Livro-texto da Sociedade Brasileira de Cardiologia. 3. ed. Barueri: Manole; 2021. p. 521-32.
- Cesar LA, Ferreira JF, Armaganijan D, et al. Diretriz de Doença Coronária Estável. Arq Bras Cardiol. 2014;103(Supl. 2):8. p. 24, Figuras 1 e 2.

47. O paciente em questão apresenta alta probabilidade pré-teste de doença arterial coronariana definida pela sua idade, sexo, comorbidades e sintoma típico de angina. Dessa forma, o uso de exames diagnósticos com imagem é preferencial, uma vez que o teste ergométrico possui menor acurácia neste cenário.

A angiotomografia de coronárias possui maior benefício no seu valor preditivo negativo em pacientes com probabilidade intermediária-baixa de doença arterial coronariana a fim de descartar obstruções relevantes.

Diante do quadro clínico de alta probabilidade para doença arterial coronariana, a ausência de alterações no eletrocardiograma e ecocardiograma em repouso não descarta a presença de obstruções coronarianas significativas.

Estudos de estresse com imagem: em pacientes com probabilidade pré-teste intermediária ou elevada de DAC obstrutiva, mesmo naqueles com ECG interpretável e condicionamento físico melhor.

A angiografia coronária por tomografia computorizada (ACTC) é aceitável (Classe Iia) para pacientes com probabilidade pré-teste baixa ou moderada de DAC, que sejam incapazes de exercício ou que apresentem sintomas persistentes depois de outros testes terem proporcionado resultados normais ou inconclusivos. A ACTC pode ser aceitável (Classe Iib) para pacientes com uma probabilidade pré-teste de DAC intermediária, que estejam capazes de realizar exercício.

Destaca-se a importância de uma história detalhada dos sintomas, de um exame físico direcionado e de uma avaliação de fatores de risco dirigida para pacientes com dor torácica, para estimar a probabilidade de DAC, antes de exames adicionais. Para pacientes sem sintomas ou resultados sugestivos de risco elevado, recomenda-se avaliação não invasiva mais do que a angiografia coronária invasiva. Para pacientes com probabilidade intermediária ou elevada de doença da artéria coronária (DAC), devem ser considerados os exames não invasivos para refinar a avaliação diagnóstica de pacientes. O exame não invasivo é indicado para efetuar uma estratificação de risco em pacientes com probabilidade elevada de DAC ou DAC estabelecida.

A característica da dor referida no enunciado é de angina típica. Pode-se realizar o diagnóstico diferencial da dor torácica com base nos sintomas descritos para outras patologias (distúrbios esofágicos, distúrbios da motilidade esofágica, costocondrite, outros distúrbios musculoesqueléticos). Cólica biliar é de natureza aguda, bem como embolia pulmonar.

A angiografia coronária invasiva é indicada para o diagnóstico em pacientes com suspeita de doença coronariana obstrutiva que tenham sobrevivido à morte súbita ou a arritmias ventriculares graves ou que tenham sintomas refratários ao tratamento farmacológico, ou com sinais/sintomas de insuficiência cardíaca, ou ainda com resultados de testes não invasivos, que sugiram elevado risco de eventos cardiovasculares.

Resposta: d

Referências

- Cesar LA, Ferreira JF, Armaganijan D, et al. Diretriz de Doença Coronária Estável. Arq Bras Cardiol. 2014;103(2Supl.2):8. p. 4-6, 9-10.
- Castro I (ed.). Livro-texto da Sociedade Brasileira de Cardiologia. 3. ed. Barueri: Manole; 2021. p. 521.
- Zipes DP, Libby P, Bonow RO, Mann DL, Tomaselli. Braunwald, Tratado de doenças cardiovasculares. 2 volumes. 11. ed. Rio de Janeiro: Guanabara Koogan; 2022. p. 1030, 1058, 3962.

48. Em pacientes com DAC estável e doença da artéria carótida, em que é planejada endarterectomia carotídea ou implante de *stent*, a consideração da revascularização coronária pode geralmente ser efetuada após a cirurgia das carótidas. A prevalência de doença carotídea significativa em uma população cada vez mais idosa considerada para CRM é elevada.

Aproximadamente 20% apresentam estenose de 50% ou mais, 6 a 12% têm uma estenose de 80% ou maior; e a porcentagem é maior naqueles com DAC em tronco de coronária esquerda. Nos pacientes em que o tratamento cirúrgico é considerado para a doença carotídea e DAC, são debatidos os méritos de uma abordagem combinada *versus* sequencial. Além disso, ainda não se sabe se a doença carotídea assintomática aumenta significativamente o risco de AVC durante a CRM. Nenhuma estratégia, seja ela combinada ou em etapas, demonstrou ser inequivocamente superior à outra, sendo mais apropriada uma abordagem individualizada, dependendo de condição inicial do paciente, gravidade dos sintomas, anatomia dos vasos coronários e carotídeos e experiência individual institucional.

Um procedimento combinado é necessário em pacientes com DAC instável e uma condição vascular instável, como ataques isquêmicos transitórios recorrentes.

Resposta: a

Referência

- Zipes DP, Libby P, Bonow RO, Mann DL, Tomaselli. Braunwald, Tratado de doenças cardiovasculares. 2 volumes. 11. ed. Rio de Janeiro: Guanabara Koogan; 2022. p. 4032.

49. Todos os pacientes com suspeita de SCASSST devem ser estratificados e classificados em risco alto, intermediário ou baixo de desenvolverem eventos cardiovasculares, sendo recomendável fazê-lo por mais de um método e considerar o pior cenário.

O escore HEART de 7 nesta paciente implica troponina elevada, pois a soma das demais características já constitui 5 pontos: história = 2 pontos (altamente suspeita); ECG = 1 ponto (distúrbios de repolarização inespecíficos); idade = 2 pontos (maior ou igual a 65 anos); fatores de risco = 1 ponto (1 ou 2 fatores de risco); sendo necessário atribuir 2 pontos à troponina (maior ou igual a 3 x o limite superior) para um escore HEART de 7. O escore HEART classifica o risco para eventos cardiovasculares, em, respectivamente: alto (maior ou igual a 7), intermediário (4 a 6) e baixo (menor ou igual a 3).

O escore TIMI 6 classifica a paciente como alto risco (escore TIMI risco: baixo 0-2, intermediário 3-4, alto 5-7). O escore GRACE 110 indica risco intermediário (escore GRACE: baixo risco: 1-108, intermediário: 109-140, alto >140).

A liberação do paciente com segurança poderia ser feita somente se escore HEART menor ou igual a 3 (indicando baixo risco), troponina em tempo hábil negativa, ECG sem alteração isquêmica e ausência de antecedentes de DAC.
O escore CRUSADE foi desenvolvido para avaliar o risco de sangramento, não de eventos isquêmicos.

Resposta: c

Referências

- Nicolau JC, Feitosa-Filho G, Pettriz JL et al. Diretrizes da Sociedade Brasileira de Cardiologia sobre Angina Instável e Infarto Agudo do Miocárdio sem Supradesnível do Segmento ST-2021. Arq Bras Cardiol. 2021:18-23.
- Castro I (ed.). Livro-texto da Sociedade Brasileira de Cardiologia. 3. ed. Barueri: Manole; 2021. p. 422-4.

50. Apesar de o paciente em questão estar com terapias otimizadas, ainda possui risco residual elevado. O estudo COMPASS avaliou a adição de rivaroxabana 2,5 mg ao AAS em pacientes com doença arterial coronariana de alto risco ou doença arterial periférica. Após seguimento médio de 23 meses, houve redução de eventos cardiovasculares, em especial nas taxas de acidente vascular cerebral. A redução na mortalidade por todas as causas reforça o potencial benefício.
A meta de LDL < 50 mg/dL já foi alcançada com a estatina, não sendo necessário o uso do inibidor de PCSK9 neste paciente. O tratamento com estatina é a base para a redução farmacológica do LDL-C, embora exista considerável interesse no uso dos anticorpos monoclonais que inibem a ligação da PCSK9 e consequentemente prolongam a meia-vida efetiva dos receptores de superfície hepática do LDL (LDLRs). Esses agentes reduzem substancialmente o LDL-C quando administrados em monoterapia, bem como quando usados complementarmente ao tratamento com estatina, com ou sem ezetimiba e nos pacientes com intolerância à estatina.
Já o uso de betabloqueador em pacientes assintomáticos, sem disfunção ventricular, sem arritmias ou eventos coronarianos recentes não possui claro benefício. Os betabloqueadores reduzem a frequência de episódios de angina e aumentam o limiar anginoso, mas demonstraram redução na mortalidade e no reinfarto em pacientes com IAM e redução na mortalidade em pacientes com insuficiência cardíaca com fração de ejeção reduzida.
Não existe indicação absoluta de revascularização de oclusão total unilateral de carótida em paciente com doença cerebrovascular com evento há > 6 meses. Abordagens endovasculares baseadas em cateteres se destinam à reperfusão aguda de pacientes com oclusões de vasos grandes e produzem benefícios comprovados em pessoas que sofreram AVC isquêmico agudo.

O risco ainda é elevado pelo AVC prévio, por isso justifica-se a inclusão de um DOAC. A rivaroxabana possui evidências de acordo com o estudo COMPASS.

Resposta: b

Referências

- Zipes DP, Libby P, Bonow RO, Mann DL, Tomaselli. Braunwald, Tratado de doenças cardiovasculares. 2 volumes. 11. ed. Rio de Janeiro: Guanabara Koogan; 2022. p. 3983, 3987, 4083, 4085, 4480.
- Castro I (ed.). Livro-texto da Sociedade Brasileira de Cardiologia. 3. ed. Barueri: Manole; 2021. p. 248.

51. A paciente apresenta quadro de angina com ECG normal no momento da dor (o que torna pouco provável a hipótese de angina variante de Prinzmetal), ECO descartando outras patologias que causam isquemia microvascular, como miocardiopatia hipertrófica ou estenose aórtica e cintilografia miocárdica com sinais evidentes de isquemia miocárdica.

Não há ponte miocárdica no CATE. O diagnóstico mais provável é de angina microvascular e, para esses casos, não existe terapia recomendada por diretrizes; faz sentido tentar terapias anti-isquêmicas, porém a resposta é variável.

A avaliação endovascular coronariana pode dar novas informações em até 75% dos casos de angina sem DAC obstrutiva, mas não é mandatória e, além do iFR, pode-se usar o IVUS e os testes com acetilcolina ou adenosina.

Dor torácica com arteriografia coronária normal.

A síndrome de angina, ou de desconforto no peito do tipo angina com resultados normais na arteriografia coronária, anteriormente designada síndrome X (para diferenciar da "síndrome metabólica X"), é uma condição clínica importante que está frequentemente associada à evidência clínica e eletrocardiográfica de isquemia do miocárdio e que não era reconhecida anteriormente. Mais bem descrita como angina sem estenose coronária epicárdica limitante de fluxo, essa síndrome era geralmente encarada como tendo um prognóstico benigno a longo prazo, mas é atualmente associada a maior risco para resultados adversos em certos subgrupos de pacientes. Durante décadas, a angina com resultados normais na arteriografia coronária, sem condições subjacentes, como estenose aórtica grave ou cardiomiopatia hipertrófica, era largamente encarada pelos médicos como não relacionada com isquemia do miocárdio verdadeira, mas, sim, como uma manifestação de causas não cardíacas desconhecidas, como uma explicação para esses sintomas.

As explicações potenciais para a angina na ausência de DAC com limitação de fluxo historicamente propostas são angina vasoespástica, má interpretação do exame de angiografia coronário, potencial erro de diagnóstico de

oclusões coronárias em locais de bifurcações arteriais principais e pressão subendocárdica aumentada levando à compressão da artéria coronária ou à contração ventricular hiperdinâmica com uma fração de ejeção elevada, o que resulta no desequilíbrio oferta-demanda. Em alguns pacientes, sobretudo mulheres na pré-menopausa, quando a depressão do segmento ST induzida por exercício durante o teste de esforço em esteira desencadeava indicação para angiografia coronária diagnóstica, com resultados normais, esses resultados alterados dos testes não invasivos eram descartados como falsos-positivos. No entanto, a acumulação contínua de dados experimentais e clínicos proporcionou uma base científica robusta para reconhecer que pode ocorrer isquemia do miocárdio sem estenose coronária crítica, o que se explica pela sobreposição de efeitos da aterosclerose coronária difusa oculta revelada por RFF ou USIV, disfunção endotelial, disfunção microvascular, espasmo coronário e, em alguns casos, ponte miocárdica.
Não existe terapia recomendada por diretrizes para pacientes com sinais e sintomas de CI que não tenham DAC obstrutiva. Os fatores de risco para a doença vascular aterosclerótica devem ser tratados e, para aqueles com aterosclerose estabelecida, até se não for obstrutiva, o tratamento clínico orientado por diretrizes deve ser instituído. Para aqueles com sintomas isquêmicos, faz sentido realizar um ensaio com terapia anti-isquêmica com nitratos, antagonistas de cálcio e betabloqueadores, mas a resposta a essa terapia pode variar.
Em 1959, Prinzmetal et al. descreveram uma síndrome de dor isquêmica que ocorria em repouso, acompanhada de supradesnivelamento do segmento ST. A angina variante de Prinzmetal (AVP) pode estar associada a IAM, taquicardia ventricular ou fibrilação ventricular e morte súbita cardíaca. O espasmo de uma artéria coronária proximal que resulta em isquemia transmural e alterações da função ventricular esquerda são as marcas diagnósticas da AVP. Pacientes com AVP tendem a ser mais jovens do que os com SCASSST atribuível a aterosclerose coronariana, e vários não exibem os fatores de risco coronarianos clássicos, exceto que são muitas vezes tabagistas pesados. A dor anginosa é com frequência extremamente importante, tende a agrupar-se entre a meia-noite e as 8 horas e pode ser acompanhada por síncope relacionada com bloqueio atrioventricular, assistolia ou taquiarritmia ventricular.

Resposta: c

Referência

- Zipes DP, Libby P, Bonow RO, Mann DL, Tomaselli. Braunwald, Tratado de doenças cardiovasculares. 2 volumes. 11. ed. Rio de Janeiro: Guanabara Koogan; 2022. p. 3919-20, 4044-51.

52. A paciente em questão apresenta apenas uma dosagem de troponina T de alta sensibilidade com sintomas de início recente (< 1 hora); dessa forma, deve ser realizada nova coleta de troponina de alta sensibilidade em 1-2 horas para avaliar possível curva ascendente no biomarcador. Biomarcadores bioquímicos de necrose miocárdica devem ser mensurados em todos os pacientes com suspeita de SCASSST. Quando a troponina ultrassensível estiver disponível, a dosagem sérica deve ser realizada na admissão e idealmente reavaliada em 1h ou até 2h. Caso indisponível, a troponina convencional deve ser coletada na admissão e repetida pelo menos uma vez, 3 a 6h após, caso a primeira dosagem seja normal ou discretamente elevada.

A paciente em questão apresenta escore HEART baixo a princípio, porém é necessário confirmar os níveis de troponina em dosagem subsequente e somente após definir quanto a necessidade de permanência hospitalar para estratificação adicional ou alta com seguimento precoce. O escore HEART deve ser utilizado para estratificação de risco e auxílio na decisão de alta hospitalar precoce. Pacientes com escore HEART ≤ 3 associado a troponina em tempo hábil negativa, ECG sem alteração isquêmica e ausência de antecedentes de DAC podem ser liberados do serviço de emergência com segurança para reavaliação ambulatorial.

A diretriz de síndrome coronariana aguda da SBC é clara no posicionamento de que não deve ser solicitada dosagem de CK-MB em locais com disponibilidade de troponina de alta sensibilidade. As troponinas são os biomarcadores de escolha em pacientes com suspeita de IAM. Dosagens de CK-MB massa podem ser utilizadas se dosagens de troponina não estiverem disponíveis.

Pacientes com escore HEART ≤ 3, associado a troponina em tempo hábil negativa, ECG sem alteração isquêmica e ausência de antecedentes de DAC podem ser liberados do serviço de emergência com segurança para reavaliação ambulatorial. Quando troponina ultrassensível estiver disponível, a dosagem sérica deve ser realizada na admissão e idealmente reavaliada em 1h ou até 2h.

O ECG e a troponina de alta sensibilidade estão normais e a paciente deve ser reavaliada com nova dosagem de troponina em 1 a 2h para descartar IAMSSST. O diagnóstico de IAMSSST é confirmado quando da presença de isquemia na lesão miocárdica aguda, confirmada por elevação nos níveis de troponina.

Resposta: e

Referência

- Nicolau JC, Feitosa-Filho G, Pettriz JL, et al. Diretrizes da Sociedade Brasileira de Cardiologia sobre Angina Instável e Infarto Agudo do Miocárdio sem Supradesnível do Segmento ST-2021. Arq Bras Cardiol. 2021:14,15,18-20,23.

5. HIPERTENSÃO ARTERIAL SISTÊMICA

2018

1. A escolha terapêutica deve ser baseada na eficácia do medicamento e na tolerabilidade dele. Considerando-se que todo diabético apresenta alto risco CV, o tratamento inicial inclui a associação de dois ou mais fármacos de classes diferentes. Nos hipertensos diabéticos sem nefropatia, todos os anti-hipertensivos podem ser utilizados. Entretanto, na presença de nefropatia diabética, o uso de medicamentos inibidores do SRAA é preferencial. A utilização simultânea de IECA e BRA deve ser evitada devido ao risco de complicações.

Resposta: b

Referências

- Braunwald E, Bonow R, Zipes DP. Braunwald, Tratado de doenças cardiovasculares. 10. ed. Rio de Janeiro: Elsevier; 2017.
- Kalil Filho R, Fuster V. Medicina cardiovascular. Reduzindo o impacto das doenças. São Paulo: Atheneu; 2016.
- Malachias MVB, Souza WKSB, Plavnik FL, Rodrigues CIS, Brandão AA, Neves MFT, et al. 7ª Diretriz Brasileira de Hipertensão Arterial. Arq Bras Cardiol. 2016;107(3 Suppl 3):44.

2. A escolha terapêutica deve ser baseada na eficácia do medicamento e na tolerabilidade dele. Considerando-se que todo diabético apresenta alto risco CV, o tratamento inicial inclui a associação de dois ou mais fármacos de classes diferentes. Nos hipertensos diabéticos sem nefropatia, todos os anti-hipertensivos podem ser utilizados. Entretanto, na presença de nefropatia diabética, o uso de medicamentos inibidores do SRAA é preferencial. A utilização simultânea de IECA e BRA deve ser evitada devido ao risco de complicações.

Resposta: a

Referências

- Braunwald E, Bonow R, Zipes DP. Braunwald, Tratado de doenças cardiovasculares. 10. ed. Rio de Janeiro: Elsevier; 2017.
- Kalil Filho R, Fuster V. Medicina cardiovascular. Reduzindo o impacto das doenças. São Paulo: Atheneu; 2016.
- Malachias MVB, Souza WKSB, Plavnik FL, Rodrigues CIS, Brandão AA, Neves MFT, et al. 7ª Diretriz Brasileira de Hipertensão Arterial. Arq Bras Cardiol. 2016;107(3 Suppl 3):44.

3. A questão aborda a farmacologia dos diuréticos, medicamentos comumente usados no tratamento da IC sintomática. A furosemida, o mais usado da classe, atua bloqueando a bomba de Na^+-K^+-$2Cl^-$ na alça de Henle, setor responsável pela reabsorção de cerca de 25% do sódio filtrado, assim explicando sua eficácia. Por conta desse bloqueio, o mecanismo de concentração da medula renal é impedido, levando a uma menor reabsorção de água livre no túbulo coletor. Além disso, a furosemida aumenta a excreção de cálcio, magnésio e potássio. A eficácia desse medicamento é maior quando se utilizam doses fracionadas pois, em virtude da meia-vida curta, expõe os néfrons a níveis mais constantes da medicação. Com o uso crônico, os néfrons do paciente compensam o bloqueio do transporte na alça de Henle com a hiperplasia e hipertrofia de células no túbulo distal, explicando o fenômeno da resistência e a necessidade de uso de doses mais altas com o passar dos anos. Uma maneira de contornar esse fenômeno é a associação de diuréticos tiazídicos, justamente porque bloqueiam a reabsorção de sódio no túbulo distal.

Resposta: a

Referências

- Braunwald E, Bonow R, Zipes DP. Braunwald, Tratado de doenças cardiovasculares. 10. ed. Rio de Janeiro: Elsevier; 2017.
- Diretriz SBC de Insuficiência Cardíaca. Arq Bras Cardiol. 2012:10.

4. A estenose da artéria renal precisa ser maior que 70%, embora alguns autores atribuam o diagnóstico quando ocorre também o desaparecimento da hipertensão arterial após a correção da estenose. O edema agudo de pulmão súbito, associado à hipertensão estágio 3 ou resistente, é considerado alta probabilidade de hipertensão arterial renovascular. A causa mais comum nos jovens é a displasia fibromuscular. Existe uma ativação do sistema renina-angiotensina-aldosterona na HARV. Os IECAS e BRA podem ser usados com cautela e não estão contraindicados nessa condição. Recomenda-se a utilização de fármacos que bloqueiam o SRAA para reduzir a hiperfiltração no rim contralateral e a proteinúria na HARV unilateral com monitorização adequada do potássio e da creatinina.

Resposta: b

Referências

- Bortolotto LA, Malachias MVB. Causas secundárias de hipertensão arterial. In: Kalil Filho R, Fuster V. Medicina cardiovascular. Reduzindo o impacto das doenças. São Paulo: Atheneu; 2016.
- Bortolotto LA, et al. Hipertensão secundária. In: Moreira MC, Montenegro ST, Paola AA (eds.). Livro-texto da Sociedade Brasileira de Cardiologia. 2. ed. Barueri: Manole; 2015.
- Braunwald E, Bonow R, Zipes DP. Braunwald, Tratado de doenças cardiovasculares. 10. ed. Rio de Janeiro: Elsevier; 2017.
- Malachias MVB, Souza WKSB, Plavnik FL, Rodrigues CIS, Brandão AA, Neves MFT, et al. 7ª Diretriz Brasileira de Hipertensão Arterial. Arq Bras Cardiol. 2016;107(3 Suppl 3):68.

5. Segundo Braunwald (2017, p.50), "o uso de inibidores de enzima de conversão, bloqueadores do receptor da angiotensina e inibidores diretos da renina é contraindicado na gestação e atenolol e prazosina devem ser evitados. No Brasil, os medicamentos orais disponíveis e usualmente empregados são a metildopa, betabloqueadores (exceto atenolol), hidralazina e bloqueadores dos canais de cálcio (nifedipino, anlodipino e verapamil). O atenolol está associado com redução do crescimento fetal e a prazosina pode causar natimortalidade. Na PE, a prescrição de diuréticos é geralmente evitada; os tiazídicos, porém, podem ser continuados em gestantes com HA crônica (HAC), desde que não promovam depleção de volume". É possível encontrar nos livros *Tratado de Doenças Cardiovasculares*, de Braunwald, e *Medicina Cardiovascular*, de Kalil e Fuster, outras citações quanto aos efeitos desfavoráveis do atenolol na gestação. No *Livro-texto da Sociedade Brasileira de Cardiologia*, são descritos os efeitos desfavoráveis dos IECA, BRA, atenolol e diuréticos.

Resposta: a

Referências

- Braunwald E, Bonow R, Zipes DP. Braunwald, Tratado de doenças cardiovasculares. 10. ed. Rio de Janeiro: Elsevier; 2017.

- Freire CMV, et al. Hipertensão arterial na gestante. Moreira MC, Montenegro ST, Paola AA (eds.). Livro-texto da Sociedade Brasileira de Cardiologia. 2. ed. Barueri: Manole; 2015.
- Kalil Filho R, Fuster V. Medicina cardiovascular: reduzindo o impacto das doenças. São Paulo: Atheneu; 2016.
- Malachias MVB, Souza WKSB, Plavnik FL, Rodrigues CIS, Brandão AA, Neves MFT, et al. 7ª Diretriz Brasileira de Hipertensão Arterial. Arq Bras Cardiol. 2016;107(3 Suppl 3):50.

6. Trata-se de um homem de 80 anos, com hábitos de vida saudáveis, mas que apresenta diabetes tipo 2 e foi tabagista por um longo período. O aparecimento tardio de hipertensão arterial é um bom indicativo de hipertensão secundária, relacionado a aterosclerose sistêmica, particularmente estenose da artéria renal. O tratamento farmacológico deve ser indicado de imediato por ser tratar de um hipertenso estágio 2.

Os betabloqueadores não são imprescindíveis como primeira escolha para idosos, salvo se houver confirmação de doença coronariana. O estudo Hyvet mostrou bons resultados no tratamento da hipertensão em indivíduos acima de 80 anos. Não há contraindicação para a inibição do sistema renina-angiotensina-aldosterona.

Resposta: b

Referências

- Braunwald E, Bonow R, Zipes DP. Braunwald, Tratado de doenças cardiovasculares. 10. ed. Rio de Janeiro: Elsevier; 2017.
- Kalil Filho R, Fuster V. Medicina cardiovascular: reduzindo o impacto das doenças. São Paulo: Atheneu; 2016.
- Malachias MVB, Souza WKSB, Plavnik FL, Rodrigues CIS, Brandão AA, Neves MFT, et al. 7ª Diretriz Brasileira de Hipertensão Arterial. Arq Bras Cardiol. 2016;107(3 Suppl 3):65-7.

7. Segundo consta na 7ª Diretriz Brasileira de Hipertensão Arterial (2016:25), a "abordagem de hipertensos estágios 2 e 3 e/ou de alto risco: indivíduos com PA ≥ 160/100 mmHg e/ou portadores de risco cardiovascular (CV) estimado alto, mesmo no estágio 1, devem iniciar de imediato o tratamento medicamentoso associado à terapia não medicamentosa. Estudos com fármacos anti-hipertensivos, a maioria realizada com esse perfil de pacientes, demonstraram eficácia na redução da pressão arterial (PA) e proteção CV. Admite-se que a terapia não farmacológica isoladamente não possa promover reduções da PA suficientes para alcance da meta pressórica recomendada, apesar de constituir efetivo adjuvante no controle da PA e de outros fatores de risco CV frequentemente presentes. Embora o benefício absoluto da terapia seja maior nos estágios 2 e 3, também aumenta o risco residual devido à frequente presença e influência de outros FR e LOA já instalada, neutralizando parte desse benefício. Essa observação reforça a importância de se abordar o risco CV de forma global". O mesmo documento informa que "a associação de inibidor de enzima de conversão (IECA) com bloqueador de receptor de angiotensina (BRA) não é recomendada, pois, além de não mostrar benefício em desfechos CV, acrescentou risco de efeitos adversos" (2016:39).

Desta forma, conclui-se que instituir apenas medidas não farmacológicas não seria a conduta adequada. A alternativa certa indica tratamento com carvedilol e espironolactona, mais adequados ao diagnóstico de insuficiência cardíaca (improvável, no caso). Além disso, a espironolactona, segundo a 7ª Diretriz Brasileira de Hipertensão Arterial, é reservada como fármaco de 4ª opção, mais indicada em hipertensões resistentes, e a associação de IECA e BRA é contraindicada. As demais fontes são concordantes sobre a necessidade de intensificar as medidas não farmacológicas, e de aumentar e associar medicamentos anti-hipertensivos para o alcance da meta preconizada para esse paciente de alto risco cardiovascular.

Resposta: d

Referências

- Braunwald E, Bonow R, Zipes DP. Braunwald, Tratado de doenças cardiovasculares. 10. ed. Rio de Janeiro: Elsevier; 2017.
- Kalil Filho R, Fuster V. Medicina cardiovascular: reduzindo o impacto das doenças. São Paulo: Atheneu; 2016.
- Lopes PC, et al. Tratamento medicamentoso da hipertensão arterial. In: Moreira MC, Montenegro ST, Paola AA (eds.). Livro-texto da Sociedade Brasileira de Cardiologia. 2. ed. Barueri: Manole; 2015.
- Malachias MVB, Souza WKSB, Plavnik FL, Rodrigues CIS, Brandão AA, Neves MFT, et al. 7ª Diretriz Brasileira de Hipertensão Arterial. Arq Bras Cardiol. 2016;107(3 Suppl 3):25-39.

8. Todas as afirmações do item I estão corretas. O uso de inibidores do SRAA em hipertensos diabéticos com nefropatia diabética é preferencial. Todos os diagnósticos de causa secundária endocrinológica do item III são corretos. Não há estudos que comprovem que o tratamento de UH possa mudar prognóstico. O uso de betabloqueadores na EH não está recomendado, apenas o captopril e clonidina.

Resposta: c

Referências

- Braunwald E, Bonow R, Zipes DP. Braunwald, Tratado de doenças cardiovasculares. 10. ed. Rio de Janeiro: Elsevier; 2017.

- Kalil Filho R, Fuster V. Medicina cardiovascular: reduzindo o impacto das doenças. São Paulo: Atheneu; 2016.
- Malachias MVB, Souza WKSB, Plavnik FL, Rodrigues CIS, Brandão AA, Neves MFT, et al. 7ª Diretriz Brasileira de Hipertensão Arterial. Arq Bras Cardiol. 2016;107(3 Suppl 3):14-80.

9. A realização de exercícios físicos até 60 minutos antes da medida pode alterar a pressão arterial. As demais alternativas representam alguns dos passos da adequada técnica de medida da pressão arterial pelo método auscultatório. Citações de que o exercício físico pode propiciar alterações na pressão arterial podem ser encontradas nas referências.

Resposta: a

Referências

- Braunwald E, Bonow R, Zipes DP. Braunwald, Tratado de doenças cardiovasculares. 10. ed. Rio de Janeiro: Elsevier; 2017.
- Giorgi DMA, Lopes, HF. Diagnóstico da hipertensão arterial e lesão de órgãos-alvo. In: Kalil Filho R, Fuster V. Medicina cardiovascular: reduzindo o impacto das doenças. São Paulo: Atheneu; 2016.
- Malachias MVB, Souza WKSB, Plavnik FL, Rodrigues CIS, Brandão AA, Neves MFT, et al. 7ª Diretriz Brasileira de Hipertensão Arterial. Arq Bras Cardiol. 2016;107(3 Suppl 3):7-9.
- Mota-Gomes MA, et al. Conceituação, diagnóstico e métodos de medida da pressão arterial. Moreira MC, Montenegro ST, Paola AA (eds.). Livro-texto da Sociedade Brasileira de Cardiologia. 2. ed. Barueri: Manole; 2015. p. 871-2.

10. Trata-se de um homem de 50 anos, com hábitos de vida inadequados, que apresentou em exame precário medida de pressão alterada em uma única tomada. Para a confirmação do diagnóstico da HA são necessárias várias aferições da PA durante a consulta, e a repetição de medidas com intervalo de pelo menos uma semana. Na faixa etária do paciente é mais frequente a hipertensão primária, sendo incomum HA secundária. Do mesmo modo, as características clínicas e os níveis de PA encontrados são raros na HA secundária. Não deve ser cogitado tratamento farmacológico antes da confirmação diagnóstica. Os exames complementares, apesar de importantes, devem obedecer a uma hierarquização e ser solicitados quando confirmado o diagnóstico.

Resposta: d

Referências

- Braunwald E, Bonow R, Zipes DP. Braunwald, Tratado de doenças cardiovasculares. 10. ed. Rio de Janeiro: Elsevier; 2017.
- Kalil Filho R, Fuster V. Medicina cardiovascular: reduzindo o impacto das doenças. São Paulo: Atheneu; 2016.

- Malachias MVB, Souza WKSB, Plavnik FL, Rodrigues CIS, Brandão AA, Neves MFT, et al. 7ª Diretriz Brasileira de Hipertensão Arterial. Arq Bras Cardiol. 2016;107(3 Suppl 3):9-25.

11. Algumas das boas indicações da MAPA são os casos suspeitos de HA do avental branco, de hipertensão mascarada e do efeito do avental branco em hipertensos. Não está indicada em todos os hipertensos para confirmação, visto que os dados epidemiológicos existentes sobre hipertensão são, em sua maioria, obtidos com medidas da PA em consultório ou casual. Não há informações suficientes sobre medidas da PA central, nem métodos de medidas repetidas da PA central que possam substituir a MAPA. Contudo, existem critérios de normalidade estabelecidos nas diversas Diretrizes internacionais.

Resposta: c

Referências

- Braunwald E, Bonow R, Zipes DP. Braunwald, Tratado de doenças cardiovasculares. 10. ed. Rio de Janeiro: Elsevier; 2017.
- Kalil Filho R, Fuster V. Medicina cardiovascular: reduzindo o impacto das doenças. São Paulo: Atheneu; 2016.
- Malachias MVB, Souza WKSB, Plavnik FL, Rodrigues CIS, Brandão AA, Neves MFT, et al. 7ª Diretriz Brasileira de Hipertensão Arterial. Arq Bras Cardiol. 2016;107(3 Suppl 3):9-25.

2019

12. No paciente com hipertensão arterial resistente, está indicada a investigação de hiperaldosteronismo. O teste de *screening* deve ser feito após suspensão somente de espironolactona e por meio da dosagem de aldosterona sérica e renina para cálculo da relação. A relação acima de 30 com aldosterona > 15 mg/dL sugere fortemente hiperaldosteronismo, sendo o próximo passo o teste confirmatório com furosemida, captopril ou sobrecarga salina. O exame de imagem só está indicado após o teste confirmatório ser positivo.

Resposta: a

Referências

- Malachias MVB, Souza WKSB, Plavnik FL, Rodrigues CIS, Brandão AA, Neves MFT, et al. 7ª Diretriz Brasileira de Hipertensão Arterial. Arq Bras Cardiol. 2016;107(3 Suppl 3):70.
- Kalil Filho R, Fuster V. Medicina cardiovascular. Reduzindo o impacto das doenças. São Paulo: Atheneu; 2016. p. 762.

13. A angiotomografia computadorizada de tórax (com protocolo para TEP) é um exame utilizado para o diagnóstico de TP, por sua alta sensibilidade (> 90%) e especificidade (> 95%) para TEP, especialmente nos pacientes com moderada a alta probabilidade para TEP, como no caso apresentado (paciente portador de HP), sendo esta a alternativa correta. A cintilografia V/Q está indicada para pacientes com suspeita de TEP, quando a angio-CT está contraindicada (insuficiência renal com *clearance* de creatinina < 60 mL/min/m^2, alergia a contraste ou obesidade). Entretanto, a cintilografia de ventilação/perfusão (V/Q) é um teste sensível, mas pouco específico, para o diagnóstico de TEP. No caso apresentado, o paciente nega alergia a contrastes e outras comorbidades. A angiografia digital é um exame invasivo, com uso de contraste e alta exposição à radiação. O dímero D é um exame sensível, mas pouco específico para TEP. O BNP e a troponina não são exames sensíveis para o diagnóstico de TEP. As alterações do eletrocardiograma (ECG) em pacientes com TEP são inespecíficas.

Resposta: d

Referências

- Kalil Filho R, Fuster V. Medicina cardiovascular. Reduzindo o impacto das doenças. São Paulo: Atheneu; 2016. p. 806.
- Gualandro DM, Yu PC, Caramelli B, et al. 3ª Diretriz de Avaliação Cardiovascular Perioperatória da Sociedade Brasileira de Cardiologia. Arq Bras Cardiol. 2017;109(3Supl.1):61.

14. Trata-se de um paciente com hipertensão resistente verdadeira noturna em uso de representantes de três classes de agentes anti-hipertensivos em doses adequadas. A quarta droga deve ser a espironolactona e, pelo padrão pressórico noturno, está indicada a investigação de apneia obstrutiva do sono. A investigação de outras causas secundárias de hipertensão deve se dar após o ajuste terapêutico.

Resposta: c

Referência

- Malachias MVB, Souza WKSB, Plavnik FL, et al. 7ª Diretriz Brasileira de Hipertensão Arterial. Arq Bras Cardiol. 2016;107(3Supl.3):76.

15. Os fatores de risco associados com a síndrome de apneia obstrutiva do sono são sexo masculino, idade avançada, obesidade e síndrome metabólica. História familiar de doença cardiovascular prematura é fator de risco cardiovascular importante, mas não especificamente para a síndrome de apneia obstrutiva do sono.

Resposta: b

Referências

- Malachias MVB, Souza WKSB, Plavnik FL, et al. 7ª Diretriz Brasileira de Hipertensão Arterial. Arq Bras Cardiol. 2016;107(3Supl.3):68.
- Braunwald E, Bonow R, Zipes DP. Braunwald, Tratado de doenças cardiovasculares. 10. ed. Rio de Janeiro: Elsevier; 2017. p. 2246, 2555.

16. Na avaliação do paciente hipertenso, a detecção de albuminúria acima de 30 mg/g de creatinina é considerada lesão subclínica de órgão-alvo e associada a maior risco cardiovascular. São também consideradas lesões de órgãos-alvo no hipertenso: índice tornozelo-braquial < 0,9; espessura mediointimal da carótida > 0,9; índice de massa ventricular esquerda > 95 g/m² nas mulheres; e taxa de filtração glomerular estimada entre 30 e 60 mL/min/1,73 m².

Resposta: b

Referências

- Malachias MVB, Souza WKSB, Plavnik FL, et al. 7ª Diretriz Brasileira de Hipertensão Arterial. Arq Bras Cardiol. 2016;107(3Supl.3):19.
- Braunwald E, Bonow R, Zipes DP. Braunwald, Tratado de doenças cardiovasculares. 10. ed. Rio de Janeiro: Elsevier; 2017. p. 920.

17. Não se justifica o uso de sulfato de magnésio em casos de hipertensão gestacional nem hipertensão crônica, que pode ser uma das opções diagnósticas dessa paciente. Edema não é parte fundamental para o diagnóstico de pré-eclâmpsia. Labetalol ou metildopa são medicações de primeira escolha para iniciar o tratamento farmacológico. É considerado alto risco PA acima de 160 mmHg ou 180 mmHg.

Resposta: e

Referências

- Braunwald E, Bonow R, Zipes DP. Braunwald, Tratado de doenças cardiovasculares. 10. ed. Rio de Janeiro: Elsevier; 2017. p. 4570.
- Diretriz da Sociedade Brasileira de Cardiologia para Gravidez na Mulher Portadora de Cardiopatia. Arq Bras Cardiol. 2009;93(6 supl.1):e159; e160; e162; e164.

18. Hipertensão refratária é definida como a falta de controle pressórico, apesar do uso de cinco representantes de diferentes agentes anti-hipertensivos em doses plenas, incluindo clortalidona e espironolactona. Trata-se de um fenótipo extremo da hipertensão resistente, porém com características fisiopatológicas e clínicas diferentes.

Resposta: b

Referência

- Malachias MVB, Souza WKSB, Plavnik FL, Rodrigues CIS, Brandão AA, Neves MFT, et al. 7ª Diretriz Brasileira de Hipertensão Arterial. Arq Bras Cardiol. 2016;107(3 Suppl 3):73.

19. Diagnóstico inicial de hipertensão arterial. Paciente com medida de PA de consultório elevada, sem lesões de órgãos-alvo evidentes. Realizada a MRPA, que evidenciou níveis pressóricos elevados. Está feito o diagnóstico de hipertensão arterial (uma medida de PA de consultório elevada + MRPA não controlada), devendo ser iniciado o tratamento preferencialmente não farmacológico.

Resposta: a

Referências

- Malachias MVB, Souza WKSB, Plavnik FL, Rodrigues CIS, Brandão AA, Neves MFT, et al. 7ª Diretriz Brasileira de Hipertensão Arterial. Arq Bras Cardiol. 2016;107(3 Suppl 3):10.
- Moreira MC, Montenegro ST, Paola AA (eds.). Livro-texto da Sociedade Brasileira de Cardiologia. 2. ed. Barueri: Manole; 2015. p. 873.

20. Os betabloqueadores não apresentam impacto em nefroproteção nos pacientes com o perfil do enunciado da questão. O uso de aldosterona fica reservado para os quadros de hipertensão resistente. A associação de representantess de iECA e BRA mostra-se deletéria para a função renal, conforme demonstrado do ensaio clínico ONTARGET. Em paciente jovem, com alto risco CV e estágio 2 de hipertensão arterial, está indicada terapia combinada em baixas doses e, no caso, é imprescindível o uso de um inibidor do SRAA, pela presença de hipertrofia ventricular esquerda (HVE) e albuminúria moderadamente elevada.

Resposta: e

Referências

- Malachias MVB, Souza WKSB, Plavnik FL, Rodrigues CIS, Brandão AA, Neves MFT, et al. 7ª Diretriz Brasileira de Hipertensão Arterial. Arq Bras Cardiol. 2016;107(3 Suppl 3):38-9.
- Moreira MC, Montenegro ST, Paola AA (eds.). Livro-texto da Sociedade Brasileira de Cardiologia. 2. ed. Barueri: Manole; 2015. p. 891-3.

21. Trata-se de tromboembolismo pulmonar (TEP) com estabilidade hemodinâmica. Há antecedente de terapia de reposição hormonal associada a quadro clínico de TEP (taquidispneia, dor torácica pleurítica e crepitações). A paciente não apresenta sinais de comprometimento hemodinâmico, e o ecocardiograma não demonstra disfunção do ventrículo direito (VD), estando indicado o uso de heparina (não fracionada ou de baixo peso molecular), seguida de anticoagulação oral. O filtro de veia cava inferior (via percutânea) está indicado para pacientes com alto risco hemorrágico ou que apresentem recorrência da embolia pulmonar em vigência de anticoagulação oral adequada. Entretanto, no caso relatado, não há história de embolia pulmonar recorrente nem risco para hemorragia A reposição volêmica restritiva e o uso de vasopressores estão indicados nos casos de TEP com choque (obstrutivo) e o uso de inotrópicos – sobretudo quando há disfunção do VD ao ecocardiograma. A fibrinólise está indicada em quadro de TEP com instabilidade hemodinâmica (sinais de comprometimento hemodinâmico: disfunção VD no ecocardiograma, hipotensão arterial sistêmica, sinais de choque ou reanimação cardiopulmonar).

Resposta: c

Referências

- Moreira MC, Montenegro ST, Paola AA (eds.). Livro-texto da Sociedade Brasileira de Cardiologia. 2. ed. Barueri: Manole; 2015. p. 1896-8, 1900-1,1904-5.
- Braunwald E, Bonow R, Zipes DP. Braunwald, Tratado de doenças cardiovasculares. 10. ed. Rio de Janeiro: Elsevier; 2017. p. 4315-7, 4327-8.

2020

22. O paciente está em uso de três drogas em doses plenas, incluindo um tiazídico, inibidor do SRAA e bloqueador de cálcio sem controle pressórico, e tem diagnóstico de hipertensão resistente. A quarta droga após a MAPA, evidenciando hipertensão resistente verdadeira, é a espironolactona em doses baixas (25 a 50 mg/dia). A AOS leve, se sintomática, deve ser tratada com aparelho intraoral. O CPAP está indicado para AOS moderada e grave; clonidina ou betabloqueador entraria como a quinta droga.

Resposta: b

Referências

- Braunwald E, Bonow R, Zipes DP. Braunwald, Tratado de doenças cardiovasculares. 10. ed. Rio de Janeiro: Elsevier; 2017.
- Malachias MVB, Souza WKSB, Plavnik FL, Rodrigues CIS, Brandão AA, Neves MFT, et al. 7ª Diretriz Brasileira de Hipertensão Arterial. Arq Bras Cardiol. 2016;107(3 Suppl 3).

23. Paciente jovem, com hipertensão resistente e, mesmo com MAPA controlada, tem indicação de investigar causas secundárias, em especial AOS, hiperaldosteronismo e estenose de artéria renal. Para essa investigação é necessário suspender somente a espironolactona por 4 a 6 semanas, e fazer o rastreio inicial com a dosagem de aldosterona e atividade de renina plasmática. Os testes confirmatórios com captopril ou furosemida só serão realizados se a relação A/R > 30 e aldosterona sérica > 15 ng/dL. Com um desses testes positivos, segue-se para o exame de imagem das adrenais.

Resposta: a

Referências:

- Braunwald E, Bonow R, Zipes DP. Braunwald, Tratado de doenças cardiovasculares. 10. ed. Rio de Janeiro: Elsevier; 2017.
- Malachias MVB, Souza WKSB, Plavnik FL, Rodrigues CIS, Brandão AA, Neves MFT, et al. 7ª Diretriz Brasileira de Hipertensão Arterial. Arq Bras Cardiol. 2016;107(3 Suppl 3).
- Victor RG, Libby P. Hipertensão sistêmica: abordagem. In: Braunwald E, Bonow R, Zipes DP. Braunwald, Tratado de doenças cardiovasculares. 10. ed. Rio de Janeiro: Elsevier; 2017.

24. Paciente masculino, 60 anos, com hipertensão refratária, obesidade e circunferência cervical aumentada, hipertensão noturna isolada e padrão *dipper* reverso. Esses sintomas são fortes indicadores de apneia obstrutiva do sono, devendo ser realizada a polissonografia. O CPAP é indicado em caso de apneia moderada/grave (IAH > 15/hora). O quadro clínico não é compatível com feocromocitoma por não se tratar de paroxismos, mas, sim, uma hipertensão noturna sustentada sem hipertensão na vigília. Diante da suspeita de hiperaldosteronismo primário, o ideal seria suspender a espironolactona e iniciar rastreio de HAP com dosagem de aldosterona e renina séricas. No caso da polissonografia identificar AOS moderada (IAH > 15/h), seria recomendado o uso do CPAP e não um indutor do sono. Não se justifica somente aumentar a dose da clonidina noturna sem investigar AOS em paciente de alto risco para tal condição clínica.

Resposta: b

Referência

- Malachias MVB, Souza WKSB, Plavnik FL, Rodrigues CIS, Brandão AA, Neves MFT, et al. 7ª Diretriz Brasileira de Hipertensão Arterial. Arq Bras Cardiol. 2016;107(3 Suppl 3).

25. Paciente hipertenso, renal crônico estágio 3B. Não é recomendado o uso de diurético de alça, cuja indicação é o uso na DRC estágio 4 e 5. Por isso, trocar pelo diurético tiazídico. Para paciente com função renal diminuída, albuminúria e evidência clínica de hipertrofia ventricular esquerda, está indicada a associação de um inibidor do SRAA visando à proteção renal e remodelação cardíaca. Não há indicação de iniciar metformina com esses níveis de hemoglobina glicada. A espironolactona pode piorar a função renal e não deve ser utilizada antes do início do inibidor do SRAA. Não há evidência clínica de doença renovascular e o duplo bloqueio do SRAA está proscrito na prática clínica.

Resposta: a

Referências

- Braunwald E, Bonow R, Zipes DP. Braunwald, Tratado de doenças cardiovasculares. 10. ed. Rio de Janeiro: Elsevier; 2017.
- Malachias MVB, Souza WKSB, Plavnik FL, Rodrigues CIS, Brandão AA, Neves MFT, et al. 7ª Diretriz Brasileira de Hipertensão Arterial. Arq Bras Cardiol. 2016;107(3 Suppl 3).

26. Paciente hipertenso com alto risco CV apresentando doença coronariana estável de início recente. PA fora do alvo e FC elevada além de perfil metabólico adverso. Necessita iniciar betabloqueador, preferencialmente de 3ª geração, que não altera o perfil metabólico; otimizar a dose de IECA (proteção miocárdica) e de atorvastatina visando à redução do LDL; e iniciar metformina (intolerância à glicose), já que, no momento, não será possível implementar medidas importantes de mudança de estilo de vida.

Resposta: c

Referência

- Malachias MVB, Souza WKSB, Plavnik FL, Rodrigues CIS, Brandão AA, Neves MFT, et al. 7ª Diretriz Brasileira de Hipertensão Arterial. Arq Bras Cardiol. 2016;107(3 Suppl 3).

27. A classificação aceita atualmente é: 1) pré-eclâmpsia, definida pela presença de hipertensão arterial após a 20ª semana associada à proteinúria significativa. A eclâmpsia é definida como a presença de convulsões do tipo grande mal em uma gestante com pré-eclâmpsia; 2) a hipertensão crônica, definida pela detecção de hipertensão arterial precedendo a gestação ou antes de 20 semanas; 3) é possível que ocorra hipertensão arterial crônica com sobreposição de pré-eclâmpsia; 4) a hipertensão gestacional é caracterizada pela ocorrência de hipertensão arterial após a 20ª semana sem a presença de proteinúria.

Resposta: e

Referências

- Braunwald E, Bonow R, Zipes DP. Braunwald, Tratado de doenças cardiovasculares. 10. ed. Rio de Janeiro: Elsevier; 2017.
- Malachias MVB, Souza WKSB, Plavnik FL, Rodrigues CIS, Brandão AA, Neves MFT, et al. 7ª Diretriz Brasileira de Hipertensão Arterial. Arq Bras Cardiol. 2016;107(3 Suppl 3).

28. O tratamento dos pacientes com emergência hipertensiva EH visa à redução rápida da PA com a finalidade de impedir a progressão das LOA. Os indivíduos devem ser admitidos, preferencialmente, em UTI, tratados com anti-hipertensivos intravenosos (IV) e monitorados cuidadosamente durante a terapia para evitar hipotensão. As recomendações gerais de redução da PA para EH devem ser (GR: I; NE: C): PA média ≤ 25% na 1ª hora; PA 160/100-110 mmHg nas próximas 2 a 6 horas; PA 135/85 mmHg em um período de 24 a 48 horas subsequentes. Entretanto, as EH devem ser abordadas considerando o sistema ou o órgão-alvo acometido. A característica da urgência hipertensiva é que não há lesão em órgão-alvo.

Resposta: a

Referência

- Malachias MVB, Souza WKSB, Plavnik FL, Rodrigues CIS, Brandão AA, Neves MFT, et al. 7ª Diretriz Brasileira de Hipertensão Arterial. Arq Bras Cardiol. 2016;107(3 Suppl 3):58-9.

29. Os ajustes de dose devem ser realizados a cada 4 semanas para evitar reduções abruptas de PA. Para o paciente ≤ 80 anos, sem fragilidade, pode-se considerar níveis pressóricos de PAS < 140 mmHg; nos pacientes ≥ 80 anos e PAS ≥ 160 mmHg, pode-se admitir uma redução inicial da PAS entre 150 e 140 mmHg; no idoso frágil ou com múltiplas comorbidades, a meta terapêutica deve ser individualizada e as relações riscos/benefícios devem ser consideradas em cada caso. Portanto, no idoso, as metas terapêuticas devem ser individualizadas, baseadas no julgamento da equipe multidisciplinar, considerando suas preferências. Os betabloqueadores menos lipossolúveis, como atenolol, metoprolol e bisoprolol, são os recomendados em idosos, por seu menor risco de efeito colateral no sistema nervoso central (depressão, sonolência, confusão, distúrbio do sono). O envelhecimento provoca diminuição da complacência vascular.

Resposta: c

Referência

- Silva TCR, et al. Atualização das Diretrizes em Cardiogeriatria da Sociedade Brasileira de Cardiologia – 2019. Arq Bras Cardiol. 2019;112(5):649-705.

30. Como indicações para MRPA teríamos: pesquisa de HA do avental branco (alternativa *a*); pesquisa de HA mascarada; confirmação do diagnóstico de HA resistente; avaliação do controle da HA, especialmente em pacientes de alto risco CV; indivíduos com resposta exacerbada da PA ao exercício; presença de grande variabilidade da PA no consultório; avaliação de sintomas sugestivos de hipotensão durante o tratamento. Indicações específicas para MAPA: avaliação da PA durante o sono e/ou descenso vigília/sono (por exemplo, suspeita de HA noturna, apneia obstrutiva do sono, doença renal crônica, diabetes, HA endócrina ou disfunção autonômica); investigação de hipotensão postural e pós-prandial em pacientes não tratados e tratados. A MRPA pode ser indicada em hipertensão resistente. A alternativa *d* trata da suspeita de hipertensão mascarada (tem indicação), e na alternativa *e*, a MAPA está indicada na identificação da HAS do avental branco.

Resposta: a

Referência

- Malachias MVB, Souza WKSB, Plavnik FL, Rodrigues CIS, Brandão AA, Neves MFT, et al. 7ª Diretriz Brasileira de Hipertensão Arterial. Arq Bras Cardiol. 2016;107(3 Suppl 3):58-9.

2021

31. Hipertensão resistente é definida como uso de quatro drogas de diferentes classes, sem a obtenção do controle pressórico. A quinta droga deve visar bloqueio simpático – betabloqueador ou alfa-agonista central. O uso de diurético de alça não está indicado por se tratar de DRC estágio 3B (indicado a partir de DRC estágio 4). Não há vantagem em trocar IECA por BRA para controle da proteinúria.

Resposta: d

Referências

- Diretrizes Brasileiras de Hipertensão Arterial 2020. Arq Bras Cardiol. 2021;116(3):620, 623.
- Braunwald E, Bonow R, Zipes DP. Braunwald, Tratado de doenças cardiovasculares. 10. ed. Rio de Janeiro: Elsevier; 2017. Cap. 44. Tab. 44-11 (não aborda o tratamento da hipertensão resistente).

- Castro I (ed.). Livro-texto da Sociedade Brasileira de Cardiologia. 3. ed. Barueri: Manole; 2021. p. 38.

32. Hipertensão mascarada é definida como PA no consultório normal com valores na MAPA evidenciando PA não controlada, com diagnóstico definido e lesão de órgão-alvo estabelecida (HVE). Há indicação de iniciar tratamento medicamentoso incluindo o inibidor do SRAA para redução da HVE. Não necessita aguardar para firmar diagnóstico. A MAPA se constitui no padrão-ouro para o diagnóstico.

Resposta: c

Referências

- Diretrizes Brasileiras de Hipertensão Arterial 2020. Arq Bras Cardiol. 2021;116(3):541-2.
- Braunwald E, Bonow R, Zipes DP. Braunwald, Tratado de doenças cardiovasculares. 10. ed. Rio de Janeiro: Elsevier; 2017. Cap. 43.
- Castro I (ed.). Livro-texto da Sociedade Brasileira de Cardiologia. 3. ed. Barueri: Manole; 2021. p. 12.

33. Os valores de aldosterona sérica e da relação aldosterona/renina apresentados no caso não preenchem critérios para o diagnóstico de hiperaldosteronismo primário. A clonidina, representante da classe dos agonistas alfa central, não se constitui como o agente anti-hipertensivo de escolha a ser acrescentado como quarta droga no caso aqui apresentado. O quadro descrito no enunciado caracteriza hipertensão resistente verdadeira. A quarta droga de escolha a ser incluída na estratégia terapêutica é a espironolactona, independente do diagnóstico de hiperaldosteronismo. Trata-se de paciente com hipertensão predominantemente noturna e padrão *dipper* reverso, com indicação para investigação de AOS.

Resposta: b

Referências

- Diretrizes Brasileiras de Hipertensão Arterial 2020. Arq Bras Cardiol. 2021;116(3):541-2.
- Braunwald E, Bonow R, Zipes DP. Braunwald, Tratado de doenças cardiovasculares. 10. ed. Rio de Janeiro: Elsevier; 2017. Cap. 75.
- Castro I (ed.). Livro-texto da Sociedade Brasileira de Cardiologia. 3. ed. Barueri: Manole; 2021. p. 40.

34. Não há evidência de vantagem da correção cirúrgica ou por angioplastia da estenose da artéria renal em relação ao tratamento medicamentoso anti-hipertensivo. Manter o inibidor do SRAA com objetivo de proteger o rim contralateral, otimizar o tratamento hipolipemiante e controle dos fatores de risco cardiovascular estão indicados, exceto em caso de piora severa da função renal, edema agudo de pulmão, insuficiência cardíaca intratável ou angina refratária. No caso aqui apresentado fica reforçada a indicação da intensificação do tratamento medicamento visto tratar-se de estenose unilateral da artéria renal.

Resposta: c

Referências

- Diretrizes Brasileiras de Hipertensão Arterial 2020. Arq Bras Cardiol. 2021;116(3):607.
- Braunwald E, Bonow R, Zipes DP. Braunwald, Tratado de doenças cardiovasculares. 10. ed. Rio de Janeiro: Elsevier; 2017. Cap. 60.
- Castro I (ed.). Livro-texto da Sociedade Brasileira de Cardiologia. 3. ed. Barueri: Manole; 2021. p. 28.

35. A classificação aceita é a proposta pelo American College of Obstetrics and Gynecologists (ACOG) que inclui quatro modalidades a seguir: 1) pré-eclâmpsia, definida pela presença de hipertensão arterial após a 20ª semana associada a proteinúria significativa. A eclâmpsia, é definida como a presença de convulsões do tipo grande mal em gestante com pré-eclâmpsia; 2) hipertensão crônica, definida pela detecção de hipertensão arterial precedendo a gestação, ou seja, antes de 20 semanas; 3) hipertensão arterial crônica, é possível que ocorra com sobreposição de pré-eclâmpsia; 4) a hipertensão gestacional é caracterizada pela ocorrência de hipertensão arterial durante a gravidez ou puerpério, não necessariamente com proteinúria, em pacientes sem história de hipertensão arterial antes da gestação.

Resposta: e

Referências

- I Posicionamento sobre Cardiopatia e Gravidez da Sociedade Brasileira de Cardiologia. Arq Bras Cardiol. 2020;114(5):849-942.
- Braunwald E, Bonow R, Zipes DP. Braunwald, Tratado de doenças cardiovasculares. 10. ed. Rio de Janeiro: Elsevier; 2017. p. 1833.
- Castro I (ed.). Livro-texto da Sociedade Brasileira de Cardiologia. 3. ed. Barueri: Manole; 2021. p. 80-9.

36. A suplementação de cálcio (> 1 g/d) é associada com redução do risco de pré-eclâmpsia, prematuridade e mais, de morte relacionada à hipertensão gestacional, particularmente em mulheres com dieta baixa em cálcio (< 600 g). O ácido acetilsalicílico em doses entre 75 e 150 mg/dia reduz o risco de pré-eclâmpsia em torno de 17%, com diminuição de morte fetal em 14% e de prematuridade em 8%, sendo, por isso, indicado na prevenção primária em mulheres com alto risco e deve ser iniciada no primeiro trimestre da gestação.

Resposta: b

Referências

- I Posicionamento sobre Cardiopatia e Gravidez da Sociedade Brasileira de Cardiologia. Arq Bras Cardiol. 2020;114(5):849-942.
- Braunwald E, Bonow R, Zipes DP. Braunwald, Tratado de doenças cardiovasculares. 10. ed. Rio de Janeiro: Elsevier; 2017. p. 1833.
- Castro I (ed.). Livro-texto da Sociedade Brasileira de Cardiologia. 3. ed. Barueri: Manole; 2021. p. 80-9.

2022

37. Segundo as Diretrizes Brasileiras de Hipertensão Arterial – 2020 (p. 569), "a combinação de fármacos é a estratégia terapêutica preferencial para a maioria dos hipertensos, independentemente do estágio da HA e do risco CV associado". Segundo as mesmas diretrizes, "o início do tratamento com combinação de dois fármacos deve ser feito com um IECA, ou BRA, associado a DIU ou BCC. Em pacientes de alto risco não obesos, as combinações com BCC são as preferenciais".

Resposta: d

Referência

- Barroso WKS, et al. Diretrizes Brasileiras de Hipertensão Arterial – 2020. Arq Bras Cardiol. 2021;116(3):e516-658.

38.

a. Evidências vêm reforçando a importância da espiritualidade, da gratidão e empatia na saúde cardiovascular e no melhor controle da pressão, resultando em redução da incidência de hipertensão.
b. O papel do sódio na hipertensão está bem sedimentando. Recomenda-se a ingestão de sódio de 2 g/dia (equivalente a 5 g de sal por dia).
c. Embora a suplementação de potássio esteja relacionada a redução da pressão, não é recomendada suplementação na forma de comprimidos, mas, sim, por ingestão alimentar.

d. Os efeitos redutores de pressão da suplementação de vitaminas, micronutrientes e fibras têm evidências discretas e heterogêneas.
e. Consumo excessivo de álcool responde por 10 a 30% dos casos de hipertensão. É recomendada a redução entre indivíduos que consomem álcool. Não há recomendação para o estímulo ao consumo de álcool entre abstêmios.

Resposta: a

Referência

- Barroso WKS, et al. Diretrizes Brasileiras de Hipertensão Arterial – 2020. Arq Bras Cardiol. 2021;116(3):e516-658.

39. Os sintomas do feocromocitoma são a tríade clássica de cefaleia, sudorese profusa e palpitações com HA resistente/HA refratária ou paroxística (50% picos hipertensivos alternados com momentos de PA normal). A concomitância da tríade clássica com crise hipertensiva tem sensibilidade de 89% e especificidade de 67% para o diagnóstico.

Resposta: b

Referência

- Barroso WKS, et al. Diretrizes Brasileiras de Hipertensão Arterial – 2020. Arq Bras Cardiol. 2021;116(3):e516-658.

40.

- Ácido vanilmandélico se houver suspeita de feocromocitoma, no entanto, dosagem de metanefrinas urinárias tem sensibilidade superior às catecolaminas urinárias e ao ácido vanilmandélico para o diagnóstico de FEO e paragangliomas (recomendação não graduada).
- O hiperaldosteronismo primário (hiperplasia ou adenoma) apresenta como achados clínicos a HA resistente ou HA refratária, e/ou com hipopotassemia (não obrigatória) e/ou com nódulo adrenal. Seu rastreamento é feito com determinações de aldosterona (> 15 ng/dL) e atividade/concentração de renina plasmática; com cálculo da relação aldosterona/atividade da renina > 30.
- Na presença de hipocalemia e relação aldosterona/renina > 30.
- Quando se detecta hiperplasia ou adenoma, o cateterismo de veias adrenais com coleta sanguínea simultânea de aldosterona e cortisol tem como objetivo identificar a origem da secreção de aldosterona, sendo considerado o exame de maior acurácia na diferenciação dos

diferentes subtipos de HP. Indicado para pacientes com adrenais normais ou com alterações bilaterais na TC.

- K^+, aldosterona e renina são dosados no tempo 0 e após 4 horas.

Resposta: c

Referência

- Barroso WKS, et al. Diretrizes Brasileiras de Hipertensão Arterial – 2020. Arq Bras Cardiol. 2021;116(3):e516-658.

41.

- Quando a MRPA é a escolha, o diagnóstico é definido por medidas ≥ 130/80 mmHg. A MAPA e a MRPA não devem ser confundidas com a automedida da PA (AMPA), técnica que foi estimulada durante a pandemia de COVID-19 para auxílio ao acompanhamento dos hipertensos. Entretanto, estudos específicos ainda precisam ser realizados para comparar os valores de PA obtidos pelas diferentes técnicas.
- O diagnóstico da hipertensão pode ser feito através das medidas de consultório, em duas ou mais visitas médicas em intervalo de dias ou semanas, ou através da MAPA ou MRPA.
- O efeito do avental branco pode ser detectado em cerca de 15 a 19% dos indivíduos no consultório, sendo mais comum nos pacientes com HA, estágio I.
- A HM está associada à dislipidemia, à disglicemia, à LOA, à pré-hipertensão e à atividade adrenérgica e aumenta o risco de desenvolver diabetes e hipertensão sustentada.

Resposta: d

Referência

- Barroso WKS, et al. Diretrizes Brasileiras de Hipertensão Arterial – 2020. Arq Bras Cardiol. 2021;116(3):e516-658.

42.

- Hipertensão estágio 2 (PAS 160-179/PAD 100-109 mmHg), risco cardiovascular alto (presença de lesão de órgão-alvo [hipertrofia ventricular esquerda]). Recomenda-se combinação de dois fármacos como estratégia preferencial para estágio 2 ou 3, com inibidores do SRAA em associação com um antagonista de canal de cálcio ou um tiazídico.
- Os betabloqueadores estão reservados para condições específicas: pós-IAM, angina, ICFER, controle da FC em arritmias e mulheres com chances de engravidar.

- A hipertensão resistente é definida como PA de consultório, que permanece fora das metas, mesmo em uso ≥ 3 fármacos com ações sinérgicas, em doses máximas preconizadas ou toleradas, sendo um deles preferencialmente um diurético tiazídico ou hipertenso controlado com quatro fármacos.

Resposta: b

Referência

- Barroso WKS, et al. Diretrizes Brasileiras de Hipertensão Arterial – 2020. Arq Bras Cardiol. 2021;116(3):e516-658.

43.

- Paciente com HAS não controlada pelas medidas de consultório em uso de três classes sinérgicas, mas em doses não totalmente otimizadas. As medidas domiciliares sugerem que também não há controle pressórico adequado.
- Seria necessário que as doses estivessem otimizadas e houvesse comprovada adesão e níveis pressóricos acima da meta para que pudéssemos afirmar se tratar de HAS resistente.
- Hipertensão refratária (HARf) é definida como um subgrupo de pacientes com HAR verdadeira, que mantêm a PA não controlada (PA ≥ 140/90 mmHg), mesmo estando em uso de cinco ou mais fármacos anti-hipertensivos, incluindo a espironolactona e um diurético de longa ação.
- Hipertensão arterial secundária é a forma de hipertensão arterial decorrente de uma causa identificável, que pode ser tratada com uma intervenção específica, a qual determina a cura ou a melhora do controle pressórico.

Resposta: a

Referência

- Barroso WKS, et al. Diretrizes Brasileiras de Hipertensão Arterial – 2020. Arq Bras Cardiol. 2021;116(3):e516-658.

44. O alvo principal do tratamento medicamentoso deve ser o desbloqueio da renina (além do controle pressórico e da correção da hipocalemia), a fim de reduzir a incidência cumulativa de eventos cardiovasculares. Segundo as Diretrizes Brasileiras de Hipertensão Arterial – 2020 (p. 612), “a hipopotassemia espontânea ou severa deve ser induzida por diuréticos (< 3,0 mEq/L)”. A mesma diretriz informa que “a HA acompanhada de supressão da atividade da renina plasmática (ARP) e aumento da excreção de aldosterona caracteriza a síndrome de aldosteronismo primário" (p. 609), além de ser observado também o "fluxograma de investigação diagnóstica de hiperaldosteronismo primário".

Resposta: d

Referência

- Barroso WKS, et al. Diretrizes Brasileiras de Hipertensão Arterial – 2020. Arq Bras Cardiol. 2021;116(3):e516-658.

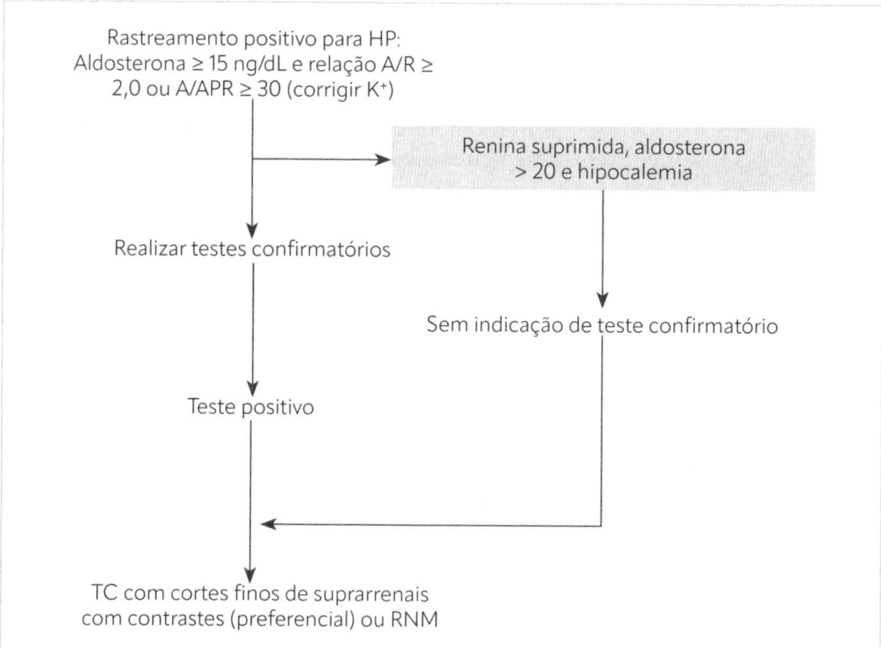

45.

- Para confirmação diagnóstica, deve-se excluir pseudorresistência; posologia inadequada, técnica imprópria de aferição da PA e efeito do avental branco. Trata-se de paciente com hipertensão arterial resistente (HAR): PA de consultório que permanece fora das metas em uso ≥ 3 fármacos com ações sinérgicas, doses máximas preconizadas ou toleradas, sendo um deles, preferencialmente, um tiazídico ou hipertenso controlado com quatro fármacos.

- Para confirmação diagnóstica, deve-se excluir pseudorresistência; posologia inadequada, técnica imprópria de aferição da PA e efeito do avental branco.
- HARf: a caracterização fenotípica mostrou que esses pacientes são mais jovens do que os resistentes em geral, mais comumente mulheres, com maior frequência de insuficiência cardíaca e, de maneira destacada, têm maior atividade simpática do que os pacientes resistentes. Esses achados são importantes pilares para a fisiopatologia da refratariedade.
- A HAR, controlada ou não, está associada a maior prevalência de lesão de órgãos-alvo (LOA) e a maior risco CV e de mortalidade, quando comparada à hipertensão arterial controlada. Por isso, a investigação de lesão de órgãos-alvo na HAR é fundamental para complementar a estratificação de risco e estabelecer o prognóstico. Tratamento: quarto fármaco (espironolactona). Na intolerância, substituição por simpatolítico central ou outro diurético poupador de potássio ou betabloqueador.
- Portadores de hipertensão refratária (HARf) têm maior atividade simpática, potencialmente um alvo terapêutico para denervação renal; entretanto, o procedimento não é recomendado em geral para o tratamento de hipertensão arterial, apenas em pesquisa.

Resposta: a

Referências

- Barroso WKS, et al. Diretrizes Brasileiras de Hipertensão Arterial – 2020. Arq Bras Cardiol. 2021;116(3):e516-658.
- Yugar-Toledo JC, Moreno Júnior H, Gus M, Rosito GBA, Scala LCN, Muxfeldt ES, et al. Posicionamento Brasileiro sobre Hipertensão Arterial Resistente – 2020. Arq Bras Cardiol. 2020;114(3):e576-596.

6. INSUFICIÊNCIA CARDÍACA

2018

1. O uso de suplementos nutricionais para evitar o desenvolvimento de doença cardíaca estrutural não é recomendado para pacientes no estágio A de insuficiência cardíaca.

Resposta: d

Referências

- Braunwald E, Bonow R, Zipes DP. Braunwald, Tratado de doenças cardiovasculares. 10. ed. Rio de Janeiro: Elsevier; 2017. p.514-30.
- III Diretriz Brasileira de Insuficiência Cardíaca Crônica. Arq Bras Cardiol. 2009;93(1 supl.1):38, fig. 5.

2. A fase precoce se refere ao período em que o paciente se encontra na sala de emergência ou na unidade coronariana/terapia intensiva, e a fase tardia após a estabilização clínica inicial, com o paciente no quarto/enfermaria. Reduzir o tempo de internação e prevenir re-hospitalização fazem parte dos objetivos tardios.

Resposta: a

Referências

- II Diretriz Brasileira de Insuficiência Cardíaca Aguda. Arq Bras Cardiol. 2012;93(3 supl.3):17.
- Sumário de Atualização da Diretriz Brasileira de IC Aguda. Arq Bras Cardiol. 2012;98(5):377.

3. Neste caso o paciente encontra-se em insuficiência cardíaca descompensada em perfil C. Uma das medidas mais importantes no tratamento deste grupo de pacientes é manter as doses do betabloqueador e IECA, quando associado a levosimendana e milrinona. A manutenção do betabloqueador neste grupo de pacientes está associada com redução da mortalidade hospitalar e pós-alta. Por outro lado, quando o paciente mantém quadro de baixo débito é que devemos considerar a necessidade da suspensão do betabloqueador, propondo-se primeiro a redução da dose em 50% e caso persista o quadro de baixo débito ou choque é que a droga deve ser suspensa. Quando o inotrópico é um agente simpaticomimético, como a dobutamina, pode ser necessário o aumento da dose do inotrópico, caso o paciente esteja em uso de um betabloqueador, mas não contraindica o seu uso.

Resposta: c

Referências

- Braunwald E, Bonow R, Zipes DP. Braunwald, Tratado de doenças cardiovasculares.10. ed. Rio de Janeiro: Elsevier; 2017. p.516.
- Kalil Filho R, Fuster V. Medicina cardiovascular. Reduzindo o impacto das doenças. São Paulo: Atheneu; 2016. p.1095.
- Moreira MCV, Montenegro ST, Paola AAV (eds.). Livro-texto da Sociedade Brasileira de Cardiologia. 2. ed. Barueri: Manole; 2015. p.1179.

4.

- Não existe preferência na escolha dos betabloqueadores em cenário de IC com disfunção sistólica.
- O peptídeo natriurético do tipo B (BNP) tem um elevado valor preditivo positivo e está consagrado na avaliação de pacientes com suspeita diagnóstica de IC; entretanto, para guiar a terapêutica não há evidência clara de melhora da evolução clínica e da redução de custos.
- O uso de espironolactona em cenário de IC crônica está contraindicado com creatinina > 2,5 mg/dL.
- A imunização em pacientes portadores de disfunção ventricular deve ser do tipo imunização ativa tanto contra pneumococo quanto contra influenza.

Resposta: b

Referências

- Bocchi EA, Marcondes-Braga FG, Bacal F, Ferraz AS, Albuquerque D, Rodrigues D, et al. Sociedade Brasileira de Cardiologia. Atualização da Diretriz Brasileira de Insuficiência Cardíaca Crônica – 2012. Arq Bras Cardiol. 2012:98(1 supl. 1):1-33:7-10.

- Bocchi EA, Marcondes-Braga FG, Ayub-Ferreira SM, Rohde LE, Oliveira WA, Almeida DR, et al. Sociedade Brasileira de Cardiologia. III Diretriz Brasileira de Insuficiência Cardíaca Crônica. Arq Bras Cardiol. 2009;93(1 supl.1):1-71:9-10.

5. Os pacientes com ICFEp possuem, com frequência, antecedentes patológicos e comorbidades que podem contribuir para o desenvolvimento de ICFEp, afetar a gravidade clínica e precipitar a descompensação. Desta forma, o tratamento das comorbidades é um importante elemento da abordagem dos pacientes com ICFEp. As condições de comorbidades mais importantes e frequentes incluem a hipertensão arterial, a obesidade, o diabetes, a doença renal crônica, a apneia obstrutiva do sono e a anemia.

- Os pacientes com ICFEp são mais idosos e com maior probabilidade de serem do sexo feminino; no entanto, a ICFEp ocorre tanto em homens quanto em mulheres, dos 50 anos aos 90 anos de vida. A doença prévia mais comum que leva à ICFEp é a hipertensão arterial sistólica, que está presente em mais de 85% dos pacientes, enquanto a doença cardíaca isquêmica é muito menos frequente, ao contrário do que ocorre na ICFEr.
- Estudos epidemiológicos demonstraram que mortalidade por todas as causas para a ICFEp é semelhante à mortalidade por ICFEr.
- Os níveis dos biomarcadores (BNP e NT-pró-BNP) encontram-se elevados nos pacientes com ICFEp, quando comparados com os indivíduos sem insuficiência cardíaca, mas são inferiores aos níveis presentes nos pacientes com ICFEr.
- No estudo CHARM-Preserved, a candesartana demonstrou redução no desfecho composto por morte de causa cardiovascular ou internação por insuficiência cardíaca, mas sem impacto na mortalidade isoladamente.

Resposta: e

Referências

- Braunwald E, Bonow R, Zipes DP. Braunwald, Tratado de doenças cardiovasculares.10. ed. Rio de Janeiro: Elsevier; 2017. p.582;583;589;595;596.
- Moreira MCV, Montenegro ST, Paola AAV (eds.). Livro-texto da Sociedade Brasileira de Cardiologia. 2. ed. Barueri: Manole; 2015. p.1213-5.
- Kalil Filho R, Fuster V. Medicina cardiovascular. Reduzindo o impacto das doenças. São Paulo: Atheneu; 2016. p.1112;1114;1116-8.
- III Diretriz Brasileira de Insuficiência Cardíaca Crônica. Arq Bras Cardiol. 2009;93(1 supl.1):41.

6. Pacientes com insuficiência cardíaca submetidos a tratamento medicamentoso otimizado podem se beneficiar adicionalmente de implante de marca-passo multissítio para terapia de ressincronização cardíaca desde que apresentem dissincronia ventricular. As diretrizes atuais definem a presença de dissincronia predominantemente pela morfologia e duração do QRS e não pela utilização de critérios ecocardiográficos. A presença de bloqueio de ramo esquerdo (BRE) e duração de QRS > 150 ms tem sido considerada preditora de boa resposta. Pacientes com ritmo sinusal respondem melhor do que aqueles em ritmo de fibrilação atrial. Pacientes com classe funcional IV hospitalar não foram adequadamente estudados, inexistindo evidências sólidas a respeito do benefício nesse subgrupo. A presença de bloqueio de ramo direito e outros distúrbios da condução não classificados como BRE não predizem resposta positiva comparativamente àquela observada nos portadores de bloqueio de ramo esquerdo clássico.

Resposta: c

Referência

- Braunwald E, Bonow R, Zipes DP. Braunwald, Tratado de doenças cardiovasculares. 10. ed. Rio de Janeiro: Elsevier; 2017. p. 1423; 1437.

7. Para ICD a terapia diurética pode ser usada em modo intervalado ou em modo de infusão contínua sem diferença significativa sobre morbidade e tempo de hospitalização.

A nesiritida é um vasodilatador intravenoso com maior volume de estudos indicado em cenário de IC aguda sem hipotensão grave, pois promove alívio dos sintomas sem trazer aumento de eventos adversos sérios, mas não tem impacto na mortalidade e a sua relação custo x benefício é um fator limitante para o seu uso rotineiro.

Os BB estudados e indicados na ICA são: bisoprolol, carvedilol, succinato de metoprolol. O nebivolol não apresenta estudo que dê lastro ao seu emprego em ICA.

É sabida a limitação das escórias nitrogenadas e da creatinina na avaliação acurada da disfunção renal aguda, mas tanto o NGAL quanto a Cistatina-C não têm ainda papel certo na prática clínica, além de terem uma relação custo x benefício limitante.

Resposta: d

Referência

- Montera MW, Pereira SB, Colafranceschi AS, Almeida DR, Tinoco EM, Rocha RM, et al. Sumário de Atualização da II Diretriz Brasileira de Insuficiência Cardíaca Aguda 2009/2011. Arq Bras Cardiol. 2012;98(5):375-83.

8. Doença de Chagas causada pelo *Tripanossoma cruzi* pode ser transmitida para humanos pelo triatomídeo, por transfusão de sangue e congenitamente. A contaminação oral já está definida na epidemiologia da doença.
A endomiocardiofibrose, forma de cardiomiopatia restritiva, tem apresentação na idade jovem. O padrão cardíaco de acometimento é típico evidenciando fibrose na região de via de entrada dos ventrículos e acomete o aparelho subvalvular mitral e/ou tricúspideo.
A presença de um ECG normal em um paciente com suspeita de IC nos permite afastar uma provável disfunção ventricular, pois o ECG tem um valor preditivo negativo superior a 90% para excluir disfunção sistólica e torna o diagnóstico de IC improvável.
O estudo HF-Action não demonstrou benefício quanto à mortalidade ou hospitalização na IC após a intervenção da reabilitação cardíaca.

Resposta: c

Referência

- Bocchi EA, Marcondes-Braga FG, Ayub-Ferreira SM, Rohde LE, Oliveira WA, Almeida DR, et al. Sociedade Brasileira de Cardiologia. III Diretriz Brasileira de Insuficiência Cardíaca Crônica. Arq Bras Cardiol. 2009;93(1 supl.1):1-71;p: 5,6,8,10,20.

9. A suspeita clínica, a alocação em uma categoria clínico-hemodinâmica, a estratificação do perfil de risco do paciente e a determinação dos alvos terapêuticos a serem alcançados devem ser realizados precocemente e sistematicamente nos pacientes com IC descompensada.
A congestão pulmonar pode ser traduzida pela presença de estertores pulmonares ou de broncoconstrição e pode indicar pressões de enchimento de VE elevadas. Entretanto, pode ocorrer redistribuição do fluxo da periferia dos pulmões por vasoconstrição venosa e arterial, promovendo congestão pulmonar em um paciente previamente euvolêmico.
A avaliação da IC aguda se faz com uso racional de dados da anamnese e de sinais e sintomas que evidenciem a presença de congestão pulmonar ou sistêmica associados ou não à presença de baixo débito cardíaco e não é obrigatório o uso de dados de exames complementarem para este fim.
Pacientes com ICD podem apresentar sintomas atípicos como fadiga e sintomas digestivos (ex.: anorexia, distensão abdominal e diarreia) que podem ser a tradução de congestão visceral.

Resposta: d

Referências

- Montera MW, Pereira SB, Colafranceschi AS, Almeida DR, Tinoco EM, Rocha RM, et al. Sumário de Atualização da II Diretriz Brasileira de Insuficiência Cardíaca Aguda 2009/2011. Arq Bras Cardiol. 2012;98(5):375.
- Montera MW, Almeida RA, Tinoco EM, Rocha RM, Moura LZ, Réa-Neto A, et al. Sociedade Brasileira de Cardiologia. II Diretriz Brasileira de Insuficiência Cardíaca Aguda. Arq Bras Cardiol. 2009;93(3 supl.3):8.
- Moreira MC, Montenegro ST, Paola AA (eds.). Livro-texto da Sociedade Brasileira de Cardiologia. 2. ed. Barueri: Manole; 2015. p.1168-70.

10. No cenário da fração de ejeção reduzida pós-IAM, os antagonistas da aldosterona têm seu papel mesmo sendo assintomáticos. O estudo EPHESUS, no contexto pós-IAM e FEJ < 40%, revelou redução de 21% na morte súbita nesta população.

Os diuréticos de alça não têm estudos randomizados prospectivos que demonstrem com clareza o impacto positivo ou a ausência deste na mortalidade em ICFEr.

A furosemida intravenosa impacta na natriurese também, na redução de pressão do átrio direito, na pressão encunhada de artéria pulmonar (capilar pulmonar) e tem efeito positivo na venodilatação.

A resistência a diuréticos se dá pela redução à natriurese dependente da redução de volume de fluido extracelular e pela contração vascular que gera ativação simpática.

Resposta: a

Referência

- Braunwald E, Bonow R, Zipes DP. Braunwald, Tratado de doenças cardiovasculares. 10. ed. Rio de Janeiro: Elsevier; 2017. Parte IV, Capítulo 25.

11. Pelo fato de as veias pleurais drenarem tanto para os leitos venosos sistêmicos quanto para os pulmonares, pode haver desenvolvimento de derrame pleural quando há uma acentuada elevação da pressão em um dos sistemas venosos. Derrames pleurais relacionados com a insuficiência cardíaca são bilaterais, mas quando são unilaterais geralmente estão presentes no lado direito. Quando há o desenvolvimento de derrame pleural, a dispneia se acentua por causa de uma maior redução da capacidade vital.

A ausência de estertores pulmonares não exclui a elevação considerável da pressão capilar pulmonar, especialmente em pacientes com insuficiência cardíaca crônica, que podem ter drenagem linfática bem desenvolvida.

A hepatomegalia está frequentemente presente em pacientes com insuficiência cardíaca antes do desenvolvimento de edema periférico aberto.

Quando se desenvolve rapidamente com congestão, o fígado pode ficar sensível como resultado de distensão capsular rápida.

O edema periférico frequentemente não se correlaciona bem com o grau de congestão venosa sistêmica. Em geral, deve ocorrer ganho substancial de volume de líquido extracelular (> 4 L em adultos) antes do desenvolvimento de edema periférico.

Como o desenvolvimento de insuficiência ventricular esquerda, as pressões da artéria pulmonar aumentam, e o componente pulmonar da segunda bulha é acentuado. Um sopro sistólico de regurgitação mitral também pode ser audível devido à dilatação da cavidade ventricular.

Resposta: b

Referências

- Braunwald E, Bonow R, Zipes DP. Braunwald, Tratado de doenças cardiovasculares.10. ed. Rio de Janeiro: Elsevier; 2017. p.495-6; Tabela 23-3.
- Moreira MC, Montenegro ST, Paola AA (eds.). Livro-texto da Sociedade Brasileira de Cardiologia. 2. ed. Barueri: Manole; 2015. p.1169.
- Kalil Filho R, Fuster V. Medicina cardiovascular. Reduzindo o impacto das doenças. São Paulo: Atheneu; 2016. p.1071-3.
- II Diretriz Brasileira de Insuficiência Cardíaca Aguda. Arq Bras Cardiol. 2009;93(3 supl.3):8.

12. A fisiopatologia da insuficiência cardíaca com fração de ejeção preservada é complexa e relacionada com a disfunção diastólica do ventrículo esquerdo, causando elevação das pressões de enchimento e congestão venosa. Nenhuma terapia utilizada na insuficiência cardíaca com fração de ejeção reduzida demonstrou melhorar o prognóstico na insuficiência cardíaca com fração de ejeção preservada.

Resposta: a

Referências

- Braunwald E, Bonow R, Zipes DP. Braunwald, Tratado de doenças cardiovasculares. 10. ed. Rio de Janeiro: Elsevier; 2017. p.595.
- Moreira MC, Montenegro ST, Paola AA (eds.). Livro-texto da Sociedade Brasileira de Cardiologia. 2. ed. Barueri: Manole; 2015. p.1214.
- Kalil Filho R, Fuster V. Medicina cardiovascular. Reduzindo o impacto das doenças. São Paulo: Atheneu; 2016. p.1117-8.
- III Diretriz Brasileira de Insuficiência Cardíaca Crônica. Arq Bras Cardiol. 2009;93(1 supl.1):41.

13. Digoxina, amiodarona, hidroclorotiazida, anlodipino, telmisartana e varfarina não reduzem a mortalidade de pacientes com insuficiência cardíaca crônica.

Resposta: c

Referências

- Braunwald E, Bonow R, Zipes DP. Braunwald, Tratado de doenças cardiovasculares. 10. ed. Rio de Janeiro: Elsevier; 2017. Capítulo 25, Seção 37, Tabela 25D-4. p. 514-30.
- Atualização da Diretriz Brasileira de Insuficiência Cardíaca Crônica. Arq Bras Cardiol. 2012;98(1 supl.1):9-13.

14. Orientação laborativa com base na capacidade funcional objetiva é recomendação IIa e os pacientes que mais se beneficiam são os de classes funcionais da NYHA mais avançadas.

Resposta: a

Referências

- III Diretriz Brasileira de Insuficiência Cardíaca Crônica. Arq Bras Cardiol. 2009;93(1 supl.1):20-21, Tabela 30.
- Atualização da Diretriz Brasileira de Insuficiência Cardíaca Crônica. Arq Bras Cardiol. 2012;98(1 supl.1):8, Tabelas 7-10.

2019

15. Tosse noturna e crepitações pulmonares são sinais e sintomas menos típicos e específicos de IC. O BNP e o NT-proBNP têm algumas limitações e se espera encontrar valores elevados na presença de anemia, insuficiência renal crônica (IRC), idade avançada, exceto na obesidade, quando os valores esperados são mais baixos. Os escores de risco como o *Heart Failure Survival Score* (HFSS) e o *Seattle Heart Failure Model* (SHFM) são apropriados para avaliar o risco do paciente, mas parecem subestimar o risco, especialmente naqueles hospitalizados por IC descompensada. Repetição sistemática do ecocardiograma é classe III com nível de evidência. Uma das indicações é quando se busca o remodelamento reverso após uso de terapêutica modificadora do prognóstico, trazendo impacto no ajuste fino terapêutico.

Resposta: c

Referência

- Comitê Coordenador da Diretriz de Insuficiência Cardíaca. Diretriz Brasileira de Insuficiência Cardíaca Crônica e Aguda. Arq Bras Cardiol. 2018;111(3):444-50.

16. As drogas endovenosas (vasodilatadores e inotrópicos) devem ser empregadas na fase inicial mais precoce do tratamento dos pacientes com IC aguda, quando se espera alcançar a estabilidade hemodinâmica e o controle dos sintomas mais importantes de dispneia. Após atingir-se a estabilidade hemodinâmica, também pelo efeito de diuréticos em promover resolução da hipervolemia, as drogas endovenosas devem ser retiradas de forma gradual, em um processo de "desmame" e substituídas por vasodilatadores orais. Para o desmame do nitroprussiato, pode ser usada a combinação de hidralazina com nitrato (para aqueles pacientes com disfunção renal ou hiperpotassemia) ou de um inibidor da enzima de conversão da angiotensina II (IECA) em pacientes com função renal normal. Como não há agentes inotrópicos orais disponíveis e a utilização de vasodilatadores é capaz de incrementar o débito cardíaco significativamente, o desmame dos agentes inotrópicos também é realizado frequentemente com o uso de vasodilatadores orais: doses crescentes de IECA e/ou hidralazina com nitrato são estratégias que auxiliam a retirada da dobutamina, com manutenção do débito cardíaco e volume sistólico. Na fase da descompensação, não é recomendada a introdução do betabloqueador, que deve ser introduzido após a compensação clínica ainda durante a internação.

Resposta: a

Referências

- Braunwald E, Bonow R, Zipes DP. Braunwald, Tratado de doenças cardiovasculares. 10. ed. Rio de Janeiro: Elsevier; 2017. p.522-4.
- Comitê Coordenador da Diretriz de Insuficiência Cardíaca. Diretriz Brasileira de Insuficiência Cardíaca Crônica e Aguda. Arq Bras Cardiol. 2018;111(3):493-5.
- Moreira MC, Montenegro ST, Paola AA (ed.). Livro-texto da Sociedade Brasileira de Cardiologia. 2. ed. Barueri: Manole; 2015. p.1206-7.
- Kalil Filho R, Fuster V. Medicina cardiovascular. Reduzindo o impacto das doenças. São Paulo: Atheneu; 2016. v. 1 e 2. p.1098-9.

17. Trata-se de um paciente com cardiopatia isquêmica, com disfunção ventricular e FEVE < 30%, sendo recomendado pelos *guidelines* uso de cardiodesfibrilador por profilaxia primária. O uso de ressincronizador cardíaco não está indicado para este paciente, pois o mesmo está em Classe Funcional I e tem bloqueio de ramo direito, não se enquadrando no melhor perfil para terapia de ressincronização cardíaca. Atualmente, o ressincronizador cardíaco tem melhor benefício para pacientes com FEVE < 35%, BRE, QRS > 150 ms e Classe Funcional II/III.

Resposta: e

Referências

- Braunwald E, Bonow R, Zipes DP. Braunwald, Tratado de doenças cardiovasculares. 10. ed. Rio de Janeiro: Elsevier; 2017. p.1423; 1437.

- Moreira MCV, Montenegro ST, Paola AAV (eds.). Livro-texto da Sociedade Brasileira de Cardiologia. 2. ed. Barueri: Manole; 2015. p.1404; 1412.
- Fuster V, Kalil Filho R. Medicina cardiovascular. Reduzindo o impacto das doenças. 2. ed. Barueri: Manole; 2016. p.999-1002; 1012-4.

18. Uma das principais indicações para o implante de um dispositivo de assistência circulatória temporário é o choque cardiogênico no contexto do insulto agudo, como pós-infarto agudo do miocárdio, independentemente do tipo de revascularização (ponte para recuperação). Pode ser usado para suporte em pacientes de alto risco cardiopulmonar por anatomia desfavorável e/ou grave doença miocárdica, mesmo antes do procedimento. Também é indicado em situação em que os dispositivos podem oferecer suporte hemodinâmico e estabilidade clínica, até a realização do transplante cardíaco, no contexto da gravidade progressiva dos pacientes e pela indisponibilidade de realização do transplante em um curto prazo (ponte para transplante). Algumas condições cardiovasculares limitam tanto a efetividade do suporte mecânico quanto contraindicam seu implante: insuficiência valvar aórtica importante, doença arterial vascular periferia, tumor ou trombose intracardíaca extensa e dissecção de aorta.

Resposta: c

Referências

- Braunwald E, Bonow R, Zipes DP. Braunwald, Tratado de doenças cardiovasculares. 10. ed. Rio de Janeiro: Elsevier; 2017. p. 616-21.
- Bacal F, Marcondes-Braga FG, Rohde LEP, Xavier Júnior JL, de Souza Brito F, Moura LZ, et al. 3ª Diretriz Brasileira de Transplante Cardíaco. Arq Bras Cardiol. 2018;111(2):240-3.
- Kalil Filho R, Fuster V. Medicina cardiovascular. Reduzindo o impacto das doenças. São Paulo: Atheneu; 2016. v. 1 e 2. p. 1101-5.

19. O tratamento da ICFEp é baseado principalmente no controle clínico e tratamento das comorbidades, como isquemia miocárdica, fibrilação atrial (FA) e hipertensão arterial sistêmica, conforme diretrizes vigentes, para diminuir sintomas ou progressão da doença. Neste caso, os diuréticos de alça ou tiazídicos podem ser usados para diminuir sintomas congestivos. O uso dos betabloqueadores não é indicado na maioria dos quadros hipertensivos como primeira opção. Além disso, o estudo TOP-CAT avaliou o uso da espironolactona, um antagonista mineralocorticoide no tratamento da ICFEp. Atualmente a espironolactona está indicada por reduzir hospitalizações, apesar de variações regionais do TOP-CAT mostrando benefício apenas nos pacientes arrolados na América do Norte e América Latina. O uso dos bloqueadores dos receptores de angiotensina no tratamento da ICFEp é controverso, tendo indicação classe IIb para redução de hospitalizações. Estudos ainda estão em andamento sobre o uso da associação sacubitril/valsartana no tratamento da ICFEp.

Resposta: b

Referências

- Braunwald E, Bonow R, Zipes DP. Braunwald, Tratado de doenças cardiovasculares. 10. ed. Rio de Janeiro: Elsevier; 2017. p. 595, 596, 599.
- Comitê Coordenador da Diretriz de Insuficiência Cardíaca. Diretriz Brasileira de Insuficiência Cardíaca Crônica e Aguda. Arq Bras Cardiol. 2018;111(3):459-61.
- Moreira MC, Montenegro ST, Paola AA (eds.). Livro-texto da Sociedade Brasileira de Cardiologia. 2. ed. Barueri: Manole; 2015. p. 1214-5.
- Kalil Filho R, Fuster V. Medicina cardiovascular. Reduzindo o impacto das doenças. São Paulo: Atheneu; 2016. v. 1 e 2. p. 1116-8.

20. A vacinação contra pneumococos está recomendada mesmo tendo menor consistência e se baseia na relação de riscos e benefícios com peso maior para os benefícios. O emprego de reabilitação cardiovascular (exercício aeróbico regular), para pacientes com ICFEr está estabelecido em classes funcionais II a III (NYHA) para melhorar qualidade de vida e capacidade funcional e reduzir a taxa de hospitalização por IC, entretanto, o seu efeito no longo prazo não está claramente definido. Recomenda-se evitar a ingesta excessiva de sódio (> 7 g de sal cloreto de sódio por dia) para a população de pacientes com IC crônica. Pelo estudo GISSI-HF, o benefício do uso de ácidos graxos poli-insaturados n-3 (1 g ao dia), em pacientes com ICFEr ou ICFEp, na redução na mortalidade por qualquer causa e no desfecho combinado de morte ou hospitalização por causa cardiovascular, foi pequeno.

Resposta: d

Referência

- Comitê Coordenador da Diretriz de Insuficiência Cardíaca. Diretriz Brasileira de Insuficiência Cardíaca Crônica e Aguda. Arq Bras Cardiol. 2018;111(3):452-5.

21. O sacubitril/valsartana foi testado em pacientes com ICFEr sintomática ambulatorial já com a terapia clínica otimizada e que persistiam com FEVE ≤ 40%, além de níveis elevados de peptídeos natriuréticos plasmáticos e *clearance* de creatinina estimado ≥ 30 mL/min/1,73 m^2, mostrando-se superior aos iECA (enalapril). A ivabradina no estudo SHIFT não demonstrou efeito estatisticamente significativo sobre a mortalidade por qualquer causa. O papel da digoxina na terapêutica contemporânea de IC otimizada em doses máximas toleráveis ainda não está bem estabelecido. A associação de hidralazina e nitrato pode ser empregada para pacientes com tratamento clínico otimizado com iECA/BRAs, em classe funcional III-IV da NYHA (ainda sintomáticos) e apenas para os autodeclarados negros.

Resposta: d

Referência

- Comitê Coordenador da Diretriz de Insuficiência Cardíaca. Diretriz Brasileira de Insuficiência Cardíaca Crônica e Aguda. Arq Bras Cardiol. 2018;111(3):455-9.

22. As recomendações para transplante cardíaco classe de recomendação I, segundo a III Diretriz Brasileira de Transplante Cardíaco da Sociedade Brasileira de Cardiologia, são:

- IC avançada na dependência de drogas inotrópicas e/ou suporte circulatório mecânico.
- IC avançada classe funcional III persistente e IV com tratamento otimizado na presença de outros fatores de mau prognóstico.
- IC avançada e VO_2 de pico $\leq$ 12 mL/kg/minuto em pacientes em uso de betabloqueadores.
- IC avançada e VO_2 de pico $\leq$ 14 mL/kg/minuto em pacientes intolerantes a betabloqueadores.
- Arritmias ventriculares sintomáticas e refratárias ao manejo com fármacos, dispositivos elétricos e procedimentos de ablação.

Resposta: c

Referências

- Bacal F, Marcondes-Braga FG, Rohde LEP, et al. 3ª Diretriz Brasileira de Transplante Cardíaco. Arq Bras Cardiol. 2018;111(2):234.
- Kalil Filho R, Fuster V. Medicina cardiovascular. Reduzindo o impacto das doenças. São Paulo: Atheneu, 2016. p. 1122-3.
- Braunwald E, Bonow R, Zipes DP. Braunwald, Tratado de doenças cardiovasculares. 10. ed. Rio de Janeiro: Elsevier; 2017. p. 1408-9; 1510-4.

23. Em cenário de ICFEr e fibrilação atrial (FA), a frequência cardíaca (FC) abaixo de 70 bpm tem relação com pior prognóstico. Para paciente com IC com disfunção de VE (FEVE < 35%) e FA paroxística ou persistente, a terapia de ablação está lastreada em estudo de pequeno porte em centros especializados e, portanto, não deve ser sistematicamente indicada. A amiodarona com fim de reduzir o risco de morte súbita por causa arrítmica tem dados de segurança questionados em pacientes com IC classe funcional III da NYHA e não reduz a chance de morte súbita. Pacientes com apenas com IC e FA já terão escore CHA2DS2-VASc igual a 1 e têm indicação de anticoagulação oral crônica.

Resposta: e

Referência

- Comitê Coordenador da Diretriz de Insuficiência Cardíaca. Diretriz Brasileira de Insuficiência Cardíaca Crônica e Aguda. Arq Bras Cardiol. 2018;111(3):464-5.

24. Considera-se hoje que pacientes mais idosos não devam ser retirados da fila do transplante e estudos mais recentes demonstram taxas menores de rejeição nessa população. A idade acima de 70 anos seria uma contraindicação relativa. Pacientes com neoplasia devem ser avaliados em conjunto com a oncologia para estratificar o risco de recorrência ou definir o prognóstico e sobrevida frente ao transplante cardíaco. A neoplasia de próstata tem na maioria das vezes evolução indolente, com boa expectativa de vida e desfecho favorável. Em relação ao tabaco, é preconizado um nível de abstinência de pelo menos 6 meses para o transplante. A cardiomiopatia restritiva é dentre as etiologias a que deve ser considerada como prioridade para o transplante, porém não é a etiologia neste caso (isquêmica).

Resposta: e

Referências

- Braunwald E, Bonow R, Zipes DP. Braunwald, Tratado de doenças cardiovasculares. 10. ed. Rio de Janeiro: Elsevier; 2017. p. 608.
- Bacal F, Marcondes-Braga FG, Rohde LEP, Xavier Júnior JL, de Souza Brito F, Moura LZ, et al. 3ª Diretriz Brasileira de Transplante Cardíaco. Arq Bras Cardiol. 2018;111(2):233-5.
- Moreira MC, Montenegro ST, Paola AA (eds.). Livro-texto da Sociedade Brasileira de Cardiologia. 2. ed. Barueri: Manole; 2015. p. 1218-20.
- Kalil Filho R, Fuster V. Medicina cardiovascular. Reduzindo o impacto das doenças. São Paulo: Atheneu; 2016. v. 1 e 2. p. 1122-4.

25. A principal terminologia usada historicamente para definir IC baseia-se na FEVE e compreende pacientes com FEVE normal (≥ 50%), denominada IC com fração de ejeção preservada (ICFEp), e aqueles com FEVE reduzida (< 40%), denominados IC com fração de ejeção reduzida (ICFEr). Por outro lado, pacientes com fração de ejeção entre 40 e 49% sempre foram considerados como "zona cinzenta da fração de ejeção" e não recebiam denominação específica. No entanto, mais recentemente, passaram a ser definidos como IC de fração de ejeção intermediária (*mid-range* ou ICFEi). Os critérios diagnósticos de ICFEP incluem sinais e sintomas de IC; níveis elevados de peptídeos natriuréticos; e sinais ecocardiográficos que sugiram alteração estrutural e/ou disfunção diastólica. Níveis de BNP acima de 50 pg/mL aumentam a probabilidade de insuficiência cardíaca em pacientes ambulatoriais. Segundo a ESC, os pontos de corte padronizados para BNP de 100 pg/mL e para NT-pro-BNP de 800 pg/mL foram sugeridos para suportar o diagnóstico de ICFEP. Esta paciente possui sintomas de IC representada por dispneia ao esforço e tosse seca, fração de ejeção do VE preservada (≥ 50%), evidência de pressão de enchimento do VE elevada (E/E'> 15), evidência de alteração estrutural cardíaca representada por volume do átrio esquerdo aumentado (> 40 mL/m^2) e hipertrofia ventricular esquerda representada por massa indexada de VE acima de 122 g/m^2 (mulheres) e BNP com níveis elevados.

Resposta: b

Referências

- Comitê Coordenador da Diretriz de Insuficiência Cardíaca. Diretriz Brasileira de Insuficiência Cardíaca Crônica e Aguda. Arq Bras Cardiol. 2018;111(3):436-539.
- Kalil Filho R, Fuster V. Medicina cardiovascular. Reduzindo o impacto das doenças. São Paulo: Atheneu; 2016. v. 1 e 2. p. 1111.
- Braunwald E, Bonow R, Zipes DP. Braunwald, Tratado de doenças cardiovasculares. 10. ed. Rio de Janeiro: Elsevier; 2017. P. 1456-8.
- Moreira MC, Montenegro ST, Paola AA (eds.). Livro-texto da Sociedade Brasileira de Cardiologia. 2. ed. Barueri: Manole; 2015. p. 1174.

26. Os inibidores mineralocorticoides, sendo a espironolactona um representante da classe no Brasil, são indicados para pacientes em classe funcional II, III e IV (NYHA), porém com níveis de evidência diferentes. Para os pacientes em CF II, a população estudada com eplerenona não era exatamente uma população de baixo risco. A FEVE média era 26%, a duração do QRS era de 120 ms, metade tinha sido internada nos últimos 12 meses ou tinha níveis elevados de BNP. A espironolactona deve ser administrada para disfunção de ventrículo esquerdo sintomática, associada ao tratamento padrão com iECA e betabloqueadores concomitantemente, para reduzir morbidade e mortalidade. A associação de espironolactona e iECA deve ser realizada com monitorização da função renal e do potássio, para evitar hipercalemia, porém não é proscrita. O diagnóstico de insuficiência cardíaca é clínico e para pacientes com função preservada também existe indicação do uso da espironolactona.

Resposta: e

Referências

- Braunwald E, Bonow R, Zipes DP. Braunwald, Tratado de doenças cardiovasculares. 10. ed. Rio de Janeiro: Elsevier; 2017. p. 556 e 568.
- Comitê Coordenador da Diretriz de Insuficiência Cardíaca. Diretriz Brasileira de Insuficiência Cardíaca Crônica e Aguda. Arq Bras Cardiol. 2018;111(3):457.
- Moreira MC, Montenegro ST, Paola AA (eds.). Livro-texto da Sociedade Brasileira de Cardiologia. 2. ed. Barueri: Manole; 2015. p. 1179.
- Kalil Filho R, Fuster V. Medicina cardiovascular. Reduzindo o impacto das doenças. São Paulo: Atheneu; 2016. v. 1 e 2. p. 1096.

27. Os antagonistas dos receptores mineralocorticoides (espironolactona/eplerenona) estão indicados em pacientes sintomáticos com disfunção sistólica do VE, em classes funcionais II a IV da NYHA, associados ao tratamento padrão, apresentando efeitos contundentes sobre mortalidade e taxas de re-hospitalização. O primeiro estudo que demonstrou benefício clínico foi o ensaio clínico RALES (*Randomized Aldactone Evaluation Study*), em 1999, que estudou pacientes em classes funcionais III a IV da NYHA. A dose inicial recomendada de espironolactona é de 25 mg ao dia, podendo ser aumentada para 50 mg ao dia, caso os níveis séricos de potássio estejam adequados, ou reduzida para 12,5 mg ao dia ou em dias alternados, na eventualidade de níveis elevados de potássio. O estudo EMPHASIS-HF (*Eplerenone in Mild Patients Hospitalization and Survival Study in Heart Failure*) expandiu esta indicação para pacientes com IC em classe funcionais menos graves, testando 25 a 50 mg ao dia de eplerenona (um antagonista mineralocorticoide seletivo), adicionados ao tratamento clínico otimizado, levando à redução de 24% na mortalidade geral e de 37% em eventos combinados (óbito cardiovascular e hospitalizações por IC). O estudo EPHESUS (*Eplerenone Post-Acute Myocardial Infarction Heart Failure Efficacy and Survival Study*), por outro lado, avaliou pacientes no período pós-IAM, com disfunção do VE (FEVE < 40%) e sinais clínicos de IC (90% dos pacientes arrolados). O uso de epleronona reduziu de forma significativa a mortalidade total, a morte súbita e o desfecho combinado de mortalidade cardiovascular ou hospitalização por IC. A eplerenona não é disponível no mercado brasileiro, mas houve consenso entre os especialistas que participaram desta diretriz de que os resultados verificados com eplerenona possam ser extrapolados para a espironolactona.

Resposta: a

Referência

- Comitê Coordenador da Diretriz de Insuficiência Cardíaca. Diretriz Brasileira de Insuficiência Cardíaca Crônica e Aguda. Arq Bras Cardiol. 2018;111(3):457.

28. Os pacientes considerados como "hiper-respondedores" são: etiologia não isquêmica, sexo feminino, duração do complexo QRS > 150 ms, padrão típico de BRE, átrios esquerdos de menor volume e IMC < 30 kg/m^2. O implante de MP por bloqueio atrioventricular (BAV) com IC associado à TRC em disfunção ventricular sistólica reduz visitas à emergência e hospitalização por IC, sem demonstrar impacto na mortalidade por todas as causas. Os preditores conhecidos para risco de morte súbita por arritmia ventricular em IC são: a morte súbita recuperada, a documentação de um episódio de taquicardia ventricular sustentada (TVS) e a presença de disfunção ventricular com fração de ejeção ≤ 35%. A taquicardia ventricular não sustentada (TVNS) e alta densidade de ectopia ventricular no Holter não são preditores de morte súbita por arritmia ventricular em IC. A indicação de CDI na disfunção sistólica (FEVE ≤ 35%) sintomática em classe funcional II-III (NYHA) é um tema ainda controverso e requer estratificação de risco para identificação dos pacientes com risco adicional de morte súbita por arritmia ventricular dentro desta população.

Resposta: d

Referência

- Comitê Coordenador da Diretriz de Insuficiência Cardíaca. Diretriz Brasileira de Insuficiência Cardíaca Crônica e Aguda. Arq Bras Cardiol. 2018;111(3):461-4.

29. Sacubitril-valsartana deve ser utilizado no lugar de inibidores da enzima conversora da angiotensina ou de bloqueadores dos receptores da angiotensina 2, se o paciente permanece com sintomas. Nitrato e hidralazina (e não somente a hidralazina) podem ser adicionados ao esquema terapêutico se o indivíduo for afrodescendente e já estiver com sacubitril-valsartana. O aumento da dose da espironolactona não modifica os desfechos e apenas aumenta eventos adversos. A ivabradina pode ser benéfica se o paciente estiver em ritmo sinusal e com FC maior que 70 bpm. Se o paciente tem sintomas, devemos procurar sempre oferecer mais alguma terapia adicional.

Resposta: a

Referência

- Diretriz Brasileira de Insuficiência Cardíaca Crônica e Aguda. Arq Bras Cardiol. 2018;111(3):460. Figura 7.1.

30. Todos os pacientes com IC devem ter dosadas a ferritina sérica e a saturação da transferrina. A deficiência de ferro, mesmo sem anemia, está associada a prognóstico pior. A reposição de ferro por via intravenosa mostrou-se eficaz em aumentar a capacidade funcional, melhorar a qualidade de vida e reduzir as hospitalizações. Já a reposição oral, mesmo com doses altas, não é melhor que placebo. Os estimulantes da eritropoiese, como a eritropoietina, não devem ser indicados, porque não trazem benefícios e aumentam os eventos tromboembólicos.

Resposta: a

Referências

- Braunwald E, Bonow R, Zipes DP. Braunwald, Tratado de doenças cardiovasculares. 10. ed. Rio de Janeiro: Elsevier; 2017. p. 498.
- Comitê Coordenador da Diretriz de Insuficiência Cardíaca. Diretriz Brasileira de Insuficiência Cardíaca Crônica e Aguda. Arq Bras Cardiol. 2018;111(3):470.
- Moreira MC, Montenegro ST, Paola AA (eds.). Livro-texto da Sociedade Brasileira de Cardiologia. 2. ed. Barueri: Manole; 2015. p. 1189.
- Kalil Filho R, Fuster V. Medicina cardiovascular. Reduzindo o impacto das doenças. São Paulo: Atheneu; 2016. v. 1 e 2. p. 1091.

2020

31. Pacientes com IC e disfunção ventricular sistólica, que têm bloqueio atrioventricular com indicação de marca-passo, têm benefício com TRC (estímulo biventricular) demonstrado em um ensaio clínico randomizado de moderado porte. Este efeito ocorreu prioritariamente no desfecho clínico de visitas a emergência ou hospitalização por IC.

A duração do complexo QRS também exerce um papel relevante na probabilidade de benefício da TRC. Análise de subgrupo do ensaio clínico RAFT não demonstra benefício clínico sobre o desfecho primário (morte ou hospitalização por IC) nos pacientes com duração intrínseca do QRS < 150 ms.

Conforme a Diretriz Brasileira de Insuficiência Cardíaca da Sociedade Brasileira de Cardiologia de 2018, a indicação de CDI se dá como classe IA na seguinte condição: na disfunção sistólica (FEVE ≤ 35%) sintomática em classe funcional II-III (NYHA), de etiologia isquêmica, pelo menos 40 dias após infarto (e não após 2 semanas como está descrito na questão) e 90 dias após cirurgia de revascularização miocárdica, com terapêutica otimizada e com boa expectativa de vida em 1 ano.

Em todas as indicações de CDI para prevenção secundária, devemos excluir os pacientes com reduzida expectativa de sobrevida em 1 ano (como pacientes com doença neoplásica avançada metastática), incluindo os muito idosos, com comorbidades graves, IC avançada e refratária (estágio D – não candidatos à transplante cardíaco). Também não são considerados os pacientes que apresentem arritmias na fase aguda de infarto do miocárdio, com isquemia tratável por revascularização, tempestade elétrica ou indicação de transplante cardíaco iminente.

Resposta: a

Referência

- Rohde LEP, et al. Diretriz Brasileira de Insuficiência Cardíaca Crônica e Aguda. Arq Bras Cardiol. 2018;11(3):436-539.

32. A mortalidade de pacientes com IC chagásica pode alcançar 20% ao ano, sendo de prognóstico pior do que o observado em pacientes com IC secundária à doença isquêmica e não isquêmica, inclusive tendo evolução comparável ou até mais desfavorável do que pacientes na fila de transplante cardíaco.
A prevalência e a incidência anual de IC em áreas endêmicas para a DC é de 14% e 0,7%, respectivamente, permanecendo como causa comum de IC nestas áreas. Apenas a ICFEr é observada na doença de Chagas. A doença não se apresenta como ICFEp (insuficiência cardíaca com fração de ejeção preservada).
O mecanismo de ativação neuro-humoral na IC chagásica é semelhante ao observado na IC não chagásica.
A anticoagulação deve ser reservada apenas para pacientes com tromboembolismo prévio, FA, aneurisma da ponta do VE e trombose mural.
A utilização de amiodarona está associada a maior mortalidade e à indução de TV/FV no estudo eletrofisiológico, devendo ser usada apenas para tratamento de arritmias ventriculares complexas, sintomáticas e resistentes aos BB, de forma cautelosa.

Resposta: b

Referência

- Rohde LE, et al. Diretriz Brasileira de Insuficiência Cardíaca Crônica e Aguda. Arq Bras Cardiol. 2018;111(3):472.

33. A furosemida é o principal diurético utilizado, devendo ser utilizado de forma intensa e com início precoce, para promover a descongestão de forma eficaz, com resultados de melhora clínica, redução do tempo de internação e reinternação por IC. Deve ser administrada por via intravenosa, na dose inicial de 20 a 40 mg, em bolo, em pacientes que não vinham em uso prévio e naqueles com uso crônico. A dose deve ser, no mínimo, equivalente à de uso prévio. A posologia e os intervalo dos diuréticos devem alcançar os alvos clínicos de descongestão.

A utilização do suporte terapêutico com agentes inotrópicos ou vasoconstritores aplica-se aos pacientes com hipotensão arterial sintomática, baixo débito cárdico com disfunção orgânica ou no choque cardiogênico. Os inotrópicos têm como objetivos a melhora do débito cardíaco, a manutenção da pressão de perfusão e o fluxo adequado para os órgãos.

A dobutamina segue sendo o agente inotrópico mais usado. Produz melhora hemodinâmica com aumento do débito cardíaco dose-dependente e não causa hipotensão arterial. Pode ser associada à noradrenalina, em pacientes com choque cardiogênico. Apresenta como fatores limitantes seu potencial arritmogênico e a redução de sua ação com o uso prolongado e em pacientes em uso de BB.

Em pacientes em classes funcionais mais avançadas, descompensados, os betabloqueadores e IECA/BRA devem ser suspensos e reiniciados quando houver compensação da congestão e estabilidade clínica.

Resposta: d

Referência

- Rohde LE, et al. Diretriz Brasileira de Insuficiência Cardíaca Crônica e Aguda. Arq Bras Cardiol. 2018;111(3):56. Figura 2.1.

34. Apesar dos avanços dos dispositivos de assistência ventricular mecânica, o transplante cardíaco permanece como importante alternativa terapêutica para melhorar a sobrevida em pacientes adequadamente selecionados com IC avançada.

O transplante está indicado em IC avançada e VO_2 de pico ≤ 12 mL/kg/minuto em pacientes em uso de betabloqueadores (e não ≤ 16 mL como descrito na questão).

Ventilação mecânica, hemodiálise e necessidade de vasopressores são importantes fatores preditores de mortalidade no transplante cardíaco. Uma das ferramentas que podem auxiliar na estimativa do risco de mortalidade em 1 ano após o transplante em pacientes com IC aguda e/ou choque cardiogênico é o *Index for Mortality Prediction After Cardiac Transplantation* (IMPACT), escore derivado de dados da United Network for Organ Sharing (UNOS) e validado internacionalmente.

Escore de risco *Index for Mortality Prediction After* Cardiac *Transplantation* (IMPACT) para mortalidade em 1 ano após transplante cardíaco

Variável	Pontuação	Mortalidade de acordo com as categorias de risco
Idade > 60 anos	3	
Bilirrubina (mg/dL)		
0-0,99	0	
1-1,99	1	
2-3,99	3	
≥ 4	4	
***Clearance* de creatina (mL/minuto)**		Baixo (< 5 pontos) 92,3%
≥ 50	0	
30-49	2	
< 30	5	
Diálise entre a listagem e o transplante	4	
Sexo feminino	3	
Etiologia da IC		
Idiopática	0	
Isquêmica	2	
Congênita	5	
Outros	1	Moderado (5-10 pontos) 88,5%
Infecção recente	3	
Balão intra-aórtico	3	
Ventilação mecânica pré-transplante	5	

(continua)

Escore de risco *Index for Mortality Prediction After* Cardiac *Transplantation* (IMPACT) para mortalidade em 1 ano após transplante cardíaco (*continuação*)

Variável	Pontuação	Mortalidade de acordo com as categorias de risco
Raça		
Caucasianos	0	
Afro-americanos	3	
Hispânicos	0	
Outros	0	
Suporte circulatório mecânico de curta duração, incluindo ECMO	7	Alto (> 10 pontos) 75,1%
Dispositivos de assistência ventricular		
Fluxo pulsátil	3	
Fluxo contínuo (excluindo HeartMate II®)	5	
HeartMate II®	0	
Total	50	

ECMO: oxigenação por membrana extracorpórea; IC: insuficiência cardíaca.

Complicações perioperatórias, como sangramento, infecções e vasoplegia, são mais frequentes em pacientes transplantados em quadros clínicos mais graves. Rejeições precoces podem estar associadas à sensibilização imunológica desencadeada pela transfusão de hemoderivados. Além disso, a disfunção primária do enxerto também pode ser influenciada por fatores relacionados ao receptor.

Algumas estratégias podem potencialmente auxiliar na redução dos riscos perioperatórios, como otimizar o manejo nutricional, viabilizar a mobilização do leito, preferir hemoderivados desleucotizados e tentar, sempre que possível, reduzir a exposição a medicações associadas ao desenvolvimento de vasoplegia (por exemplo: amiodarona).

A sobrevida de pacientes transplantados em estado clínico de gravidade é inferior à de outros cenários clínicos. Para reduzir a mortalidade do transplante cardíaco em pacientes com choque cardiogênico, a tendência dos grandes centros transplantadores é evitar o transplante nos *status* INTERMACS I e II, procurando a estabilização clínica e a melhora ou resolução de disfunções orgânicas (renal, hepática, pulmonar, neurológica e hematológica), com ou sem a utilização de dispositivos de suporte circulatório mecânico de curta duração. Alguns estudos avaliaram o impacto da classificação de

INTERMACS para prognosticar desfechos pós-transplante. Pacientes que se encontram em perfis I e II no momento do transplante apresentam risco de mortalidade intra-hospitalar significativamente maior – mas não de mortalidade a longo prazo – do que pacientes em perfil III ou IV.

Resposta: a

Referências

- Rohde LE, et al. Diretriz Brasileira de Insuficiência Cardíaca Crônica e Aguda. Arq Bras Cardiol. 2018;111(3):508. Tabela 4.10.
- Bacal F, Marcondes-Braga FG, Rohde LEP, Xavier Júnior JL, de Souza Brito F, Moura LZ, et al. 3ª Diretriz Brasileira de Transplante Cardíaco. Arq Bras Cardiol. 2018;111(2):230-89. Tabela 2.1 – Indicações de transplante cardíaco.

35. A eficácia da TRC está amplamente documentada em diversos ensaios clínicos, com benefícios clínicos inquestionáveis relacionados à melhora de sintomas e da qualidade de vida, redução de admissões hospitalares e melhora da sobrevida.

De forma geral, foram incluídos nestes estudos pacientes com IC sintomáticos apesar da terapia medicamentosa otimizada, com disfunção sistólica grave (FEVE < 30% ou < 35%) e distúrbios de condução intraventricular com duração do complexo QRS > 120 ms.

A resposta individual à TRC, entretanto, é variável, e muitos pacientes podem não se beneficiar desta estratégia de tratamento (denominados "não respondedores" ou "hiporrespondedores"). Diversos estudos, de forma consistente, também definem características clínicas de pacientes "hiper-respondedores", como etiologia não isquêmica, sexo feminino, duração do complexo QRS > 150 ms, padrão típico de BRE (bloqueio do ramo esquerdo), átrios esquerdos de menor volume e IMC < 30 kg/m^2.

A duração do complexo QRS também exerce um papel relevante na probabilidade de benefício da TRC. Análise de subgrupo do ensaio clínico RAFT não demonstra benefício clínico sobre o desfecho primário (morte ou hospitalização por IC) nos pacientes com duração intrínseca do QRS < 150 ms. Em pacientes sem padrão de bloqueio completo de ramo esquerdo, subanálise do estudo RAFT sugere pequena probabilidade de benefício apenas nos pacientes com duração de QRS > 160 ms.

O benefício da TRC em pacientes com FA persistente ou permanente é atenuado de forma significativa.

Resposta: b

Referência

- Rohde LE, et al. Diretriz Brasileira de Insuficiência Cardíaca Crônica e Aguda. Arq Bras Cardiol. 2018;111(3):26-7.

36. Os sinais e sintomas de hipoperfusão (baixo débito) são: extremidades frias com perfusão reduzida, desorientação, elevação do lactato sérico, fadiga, hipotensão arterial com PAS < 90 mmHg, PAS < 110 mmHg em pacientes previamente hipertensos, sudorese fria e pressão arterial com largura de pulso < 25%, estado mental alterado, sonolência diurna, confusão ou dificuldade de concentração, palidez, descoloração da pele escura, tonturas, pré-síncope ou síncope, pressão de pulso (estreita), pressão de pulso proporcional (baixa) e pulso alternante.
Os sinais e sintomas de congestão são: dispneia progressiva aos esforços, dispneia paroxística noturna, ortopneia, dispneia em repouso, taquipneia (FR > 22 irpm), esforço respiratório, edema pulmonar agudo, turgência jugular a 45º, refluxo hepatojugular, galope de terceira bulha, estertores crepitantes pulmonares, edema de membros inferiores, ascite, cardiomegalia, derrame pleural, perímetro abdominal aumentado, dor ou desconforto no quadrante superior direito, hepatomegalia, esplenomegalia; icterícia escleral, aumento de peso, pressão venosa jugular elevada, P2 acentuada, desconforto no pé e na perna, edema periférico (pernas, sacral), desconforto/inchaço abdominal; saciedade precoce ou anorexia.
Outros sinais e sintomas gerais são depressão, hipotensão ortostática (hipovolemia), perturbações do sono, quarta bulha, palpitações e sopros cardíacos sistólicos e diastólicos.

Resposta: a

Referência

- Braunwald E, Bonow R, Zipes DP. Braunwald, Tratado de doenças cardiovasculares. 10. ed. Rio de Janeiro: Elsevier; 2017. p. 511.

37. A dose inicial recomendada de sacubitril/valsartana é de 49/51 mg de 12/12 horas para pacientes em uso de doses altas de iECA/BRA, com pressão arterial sistólica acima de 100 mmHg.
O iECA deve ser suspenso pelo menos 36 horas antes de iniciar o sacubitril/valsartana pelo risco de angioedema.
Recomenda-se a troca de iECA/BRA para o sacubitril/valsartana nos pacientes com ICFEr que persistem sintomáticos, mesmo após o emprego de doses otimizadas dos bloqueadores neuro-hormonais.
O tratamento com sacubitril/valsartana foi mais seguro que com o iECA, sobretudo em relação à função renal.
Naqueles pacientes que vinham em uso de BRA, não é necessário período de *washout*. As doses devem ser aumentadas progressivamente a cada 2-4

semanas, com monitoração da função renal e eletrólitos, e sintomas hipotensivos, até a dose-alvo de 97/103 mg a cada 12 horas.

Resposta: c

Referência

- Rohde LE, et al. Diretriz Brasileira de Insuficiência Cardíaca Crônica e Aguda. Arq Bras Cardiol. 2018;111(3):457-8.

38. A associação sacubitril-valsartana deve ser utilizada no lugar de inibidores da enzima conversora da angiotensina ou de bloqueadores dos receptores da angiotensina 2 se o paciente permanece com sintomas.
Nitrato e hidralazina, e não somente a hidralazina, podem ser adicionados ao esquema terapêutico se o indivíduo for afrodescendente e não são superiores em benefício ao sacubitril-valsartana.
O aumento da dose da espironolactona não modifica os desfechos e apenas aumenta eventos adversos.
A ivabradina pode ser benéfica se o paciente estiver em ritmo sinusal e com FC maior que 70 bpm.
Se o paciente tem sintomas, devemos procurar sempre oferecer mais alguma terapia adicional para reduzir a morbidade e mortalidade.
Observação adicional: em 2020 ainda não existia a indicação classe I para uso dos ISGLT2 (dapaglifozina, empaglifozina).

Resposta: a

Referência

- Rohde LE, et al. Diretriz Brasileira de Insuficiência Cardíaca Crônica e Aguda. Arq Bras Cardiol. 2018;111(3):460. Figura 7.1.

39. A despeito dos avanços no arsenal terapêutico, um número significativo de pacientes com IC evolui para o estágio D da doença e, muitas vezes, fica sem opção de transplante cardíaco ou dispositivos de suporte circulatório.
Cabe à equipe multiprofissional estar atenta e implantar precocemente, junto ao paciente e seus cuidadores, ações de paliação e incrementá-las com a progressão da IC, conforme descrito na tabela a seguir (estágio 2) da diretriz.
A consulta com especialista não visa mais prolongar a vida do paciente, e sim melhorar a qualidade.
Neste momento não é necessária a hospitalização nem implementar cuidados terminais.

Estágios da insuficiência cardíaca e respectivas fases do cuidado paliativo

	Estágios		
	Estágio 1: doença crônica	Estágio 2: cuidado paliativo e de suporte	Estágio 3: cuidado terminal
Objetivos	Tratamento para prolongar a vida Monitoramento Controlar sintomas	Controle otimizado dos sintomas Assegurar qualidade de vida	Controle otimizado dos sintomas Definir e documentar abordagem de reanimação
Classe funcional de NYHA	I-III	III-IV	IV
Nível de atendimento	Ambulatorial	Admissões frequentes	Hospitalizado ou ambulatorial
Profissionais	Especialista em IC	Acrescenta-se equipe de cuidados paliativos e profissional da atenção primária	Abrir canal de acesso aos especialistas e generalistas

IC: insuficiência cardíaca; NYHA: New York Heart Association.
Fonte: adaptado de European Society of Cardiology.

Resposta: e

Referências

- Braunwald E, Bonow R, Zipes DP. Braunwald, Tratado de doenças cardiovasculares. 10. ed. Rio de Janeiro: Elsevier; 2017. p. 638-43.
- Comitê Coordenador da Diretriz de Insuficiência Cardíaca. Diretriz Brasileira de Insuficiência Cardíaca Crônica e Aguda. Arq Bras Cardiol. 2018;111(3):475-6.

40. Os diuréticos de alça são os agentes farmacológicos primários no tratamento da sobrecarga de volume em pacientes com insuficiência cardíaca aguda/descompensada e produzem um rápido alívio dos sintomas na maioria dos pacientes.

Têm sua ação dentro de 30 a 60 minutos e devem ser realizados na sala de emergência em bolo, na dose de 2,5 vezes a usada ambulatorialmente.

Devem promover diurese, melhora da dispneia e ortopneia dentro de 24 horas.

O edema crônico não desaparece imediatamente dentro das primeiras 24 horas e a meta de $SatO_2$ deve ser > 90% na admissão.

A tolerância aos esforços deve ser melhorada dentro das 72 horas de admissão.

A diurese precisa ser maior que 1,5 mL/kg/h, com avaliação concomitante da função renal.

Resposta: d

Referências

- Braunwald E, Bonow R, Zipes DP. Braunwald, Tratado de doenças cardiovasculares. 10. ed. Rio de Janeiro: Elsevier; 2017. p. 514-20.
- Comitê Coordenador da Diretriz de Insuficiência Cardíaca. Diretriz Brasileira de Insuficiência Cardíaca Crônica e Aguda. Arq Bras Cardiol. 2018;111(3):491.

41. A avaliação clínica de sinais de congestão pulmonar ou sistêmica, e da presença ou não de baixo débito cardíaco estabelece quatro modelos clínicos-hemodinâmicos, sendo o perfil de congestão associado à ausência de sinais de baixo débito cardíaco (quente-congesto) o mais frequentemente observado e de melhor prognóstico, e o manuseio terapêutico com diuréticos e vasodilatadores.

Cerca de 20% dos pacientes apresentam o modelo de congestão associado ao baixo débito cardíaco (frio-congesto). Esses pacientes apresentam pior prognóstico e, frequentemente, necessitam de suporte inotrópico associado a diuréticos.

Esta classificação clínico-hemodinâmica da admissão ajuda a estabelecer as prioridades terapêuticas e uma estimativa inicial do prognóstico.

Resposta: a

Referência

- Rohde LE, et al. Diretriz Brasileira de Insuficiência Cardíaca Crônica e Aguda. Arq Bras Cardiol. 2018;111(3):5-6.

42. Metade dos pacientes com IC têm deficiência de ferro que, nessa população específica, pode ser definida como ferritina sérica < 100 mg/L ou ferritina entre 100 e 299 mg/L com saturação da transferrina < 20%.

Todos os pacientes com IC devem ter dosadas a ferritina sérica e a saturação da transferrina

A deficiência de ferro, mesmo sem anemia, está associada a prognóstico pior.

A reposição de ferro por via intravenosa mostrou-se eficaz em aumentar a capacidade funcional, melhorar a qualidade de vida e reduzir as hospitalizações tanto em ICFEp quanto em ICFEr.

Já a reposição oral, mesmo com doses altas, não é melhor que placebo.

Uma vez detectada a deficiência de ferro, além do ferro intravenoso, os pacientes devem ser investigados para excluir possíveis lesões gastrintestinais como causa da deficiência de ferro por sangramento crônico.

Resposta: e

Referência

- Rohde LE, et al. Diretriz Brasileira de Insuficiência Cardíaca Crônica e Aguda. Arq Bras Cardiol. 2018;111(3):470.

2021

43. Existe indicação formal de CDI para pacientes com disfunção ventricular recuperados de morte súbita por FV, ou TVS de causa não reversível. Também deve ser indicado para paciente com documentação de TVS estável ou instável. Neste contexto, pode ser considerada prevenção secundária para o paciente que se apresenta com síncope recorrente inexplicada e TVS instável ou FV no estudo eletrofisiológico invasivo, mas que não é candidato ou não responde à terapêutica eletrofisiológica com ablação. Em todas as indicações para prevenção secundária, devemos excluir os pacientes com reduzida expectativa de sobrevida em 1 ano, incluindo os muito idosos, com comorbidades graves, IC avançada e refratária (estágio D – não candidatos a transplante cardíaco). Também não são considerados os pacientes que apresentem arritmias na fase aguda de infarto do miocárdio, com isquemia tratável por revascularização, tempestade elétrica ou indicação de transplante cardíaco iminente.

Resposta: a

Referência

- Comitê Coordenador da Diretriz de Insuficiência Cardíaca. Diretriz Brasileira de Insuficiência Cardíaca Crônica e Aguda. Arq Bras Cardiol. 2018;111(3):463.

44. Bisoprolol, carvedilol e succinato de metoprolol têm recomendação classe IA para disfunção de VE sintomática para reduzir morbidade e mortalidade. O uso de sacubitril-valsartana, em substituição ao iECA (ou BRA), para disfunção de VE sintomática está recomendado como classe IB para pacientes já com a terapêutica otimizada e com terapia tripla, ou seja, em uso inclusive de betabloqueador. Não se repete ecocardiograma para ajuste de medicação no paciente já com diagnóstico de ICFEr sintomático. O paciente em questão não apresenta sinais de piora clínica devido à congestão, sendo assim não é justificado o aumento do diurético. A associação de hidralazina e nitrato para disfunção sistólica sintomática em classe funcional II-IV (NYHA) está recomendada para pacientes com contraindicação a iECA/BRA (insuficiência renal e/ou hipercalemia), não sendo justificada neste caso.

Resposta: a

Referências

- Braunwald E, Bonow R, Zipes DP. Braunwald, Tratado de doenças cardiovasculares. 10. ed. Rio de Janeiro: Elsevier; 2017. p. 555-60.
- Comitê Coordenador da Diretriz de Insuficiência Cardíaca. Diretriz Brasileira de Insuficiência Cardíaca Crônica e Aguda. Arq Bras Cardiol. 2018;111(3):455-9.
- Castro I (ed.). Livro-texto da Sociedade Brasileira de Cardiologia. 3. ed. Barueri: Manole; 2021. p. 361-2.

45. Ainda que possa apresentar resposta ao tratamento modificador da doença, os cuidados paliativos enfocam prioritariamente a melhora da qualidade de vida e alívio do sofrimento físico, psicológico e social. A qualidade da evidência avaliando riscos e benefícios da terapia paliativa com inotrópico intravenoso em regime ambulatorial para pacientes com IC avançada é limitada e composta principalmente por estudos observacionais e sem um grupo controle – classe IIb, não devendo ser conduta na rotina. Mesmo em cuidados paliativos, a desprescrição de medicações para insuficiência cardíaca só está indicada caso promovam efeitos colaterais adversos. Neste momento não é necessária a hospitalização e nem implementar cuidados terminais.

Resposta: c

Referências

- Braunwald E, Bonow R, Zipes DP. Braunwald, Tratado de doenças cardiovasculares. 10. ed. Rio de Janeiro: Elsevier; 2017. p. 636-41
- Comitê Coordenador da Diretriz de Insuficiência Cardíaca. Diretriz Brasileira de Insuficiência Cardíaca Crônica e Aguda. Arq Bras Cardiol. 2018;111(3):475-7.
- Castro I (ed.). Livro-texto da Sociedade Brasileira de Cardiologia. 3. ed. Barueri: Manole; 2021. p. 387-8.

46. Em pacientes com IC crônica e deficiência de ferro, o uso de carboximaltose férrica intravenosa demonstrou melhora dos sintomas, da qualidade de vida e redução de hospitalizações em estudos randomizados e metanálises prévias. Recentemente, o estudo AFFIRM-AHF (*Ferric carboxymaltose for iron deficiency at discharge after acute heart failure*), randomizado, placebo-controlado e multicêntrico avaliou o efeito da carboximaltose férrica intravenosa em 1.132 pacientes com ICFEr e deficiência de ferro (estáveis após episódio de descompensação da IC e com deficiência de ferro-ferritina < 100 ng/mL ou ferritina sérica entre 109-299 ng/mL associada a saturação de transferrina < 20%) e revelou ser segura e reduzir hospitalização por IC (217 x 294 hospitalizações; RR = 0,74; 95% CI 0,58-0,94, p = 0,013), embora sem impacto direto em redução de morte cardiovascular.

Resposta: d

Referência

- Comitê Coordenador da Diretriz de Insuficiência Cardíaca. Diretriz Brasileira de Insuficiência Cardíaca Crônica e Aguda. Arq Bras Cardiol. 2018;111(3):470.

47. O transplante cardíaco de urgência ainda é a principal condição clínica dos realizados no Brasil. Os pacientes portadores de cardiomiopatias em fase avançada são candidatos ao transplante cardíaco quando internados com insuficiência cardíaca refratária dependentes de drogas vasoativas e/ou suporte circulatório. Pacientes com perfil INTERMACS 1 apresentam maior mortalidade no pós-operatório imediato em comparação aos pacientes INTERMACS classe 2 ou 3 submetidos a transplante cardíaco de urgência. Dentre as contraindicações ao transplante cardíaco, merece destaque a discussão da idade limite para a realização do procedimento. Pacientes selecionados mesmo acima dos 70 anos podem se beneficiar do transplante.

Resposta: b

Referências

- Braunwald E, Bonow R, Zipes DP. Braunwald, tratado de doenças cardiovasculares. 10. ed. Rio de Janeiro: Elsevier; 2017. p. 605-6;622.
- Bacal F, Marcondes-Braga FG, Rohde LEP, Xavier Júnior JL, de Souza Brito F, Moura LZ, et al. 3ª Diretriz Brasileira de Transplante Cardíaco. Arq Bras Cardiol. 2018;111(2):235-41.
- Castro I (ed.). Livro-texto da Sociedade Brasileira de Cardiologia. 3. ed. Barueri: Manole; 2021. p. 382-4.

48. Trata-se de um paciente com insuficiência cardíaca de fração de ejeção reduzida (< 40%) em CF-NYHA II. Neste caso a diretriz nos permite uma série de condutas possíveis como: otimizar o IECA até a dose-alvo, trocar o IECA por INRA (sacubitril/valsartana) ou iniciar inibidores SGLT-2. No caso de escolha pela troca de IECA por INRA, a dose equivalente seria 49/51 mg 12/12 h e sempre deve haver um intervalo de *washout* de 36 h pelo risco de angioedema. A diretriz também preconiza a meta de FC < 70 bpm nesses pacientes e a dose-alvo de carvedilol para indivíduos com mais de 85 kg é de 50 mg 12/12 h. Espironolactona está indicada para redução de mortalidade total e de morte súbita em pacientes com ICFER fração de ejeção reduzida. Não existem sinais de congestão no paciente que indiquem a necessidade de prescrever diuréticos.

Resposta: c

Referências

- Braunwald E, Bonow R, Zipes DP. Braunwald, Tratado de doenças cardiovasculares. 10. ed. Rio de Janeiro: Elsevier; 2017. Capítulo 25. Tratamento de pacientes com insuficiência cardíaca com fração de ejeção reduzida.
- Comitê Coordenador da Diretriz de Insuficiência Cardíaca. Diretriz Brasileira de Insuficiência Cardíaca Crônica e Aguda. Arq Bras Cardiol. 2018;111(3):455-8.
- Castro I (ed.). Livro-texto da Sociedade Brasileira de Cardiologia. 3. ed. Barueri: Manole; 2021. p. 358-66.

49. A presença de ventilação oscilatória é fator independente de mau prognóstico na insuficiência cardíaca. O VE/VCO_2 *slope* implica maior risco quando > 35. O VO_2 pico implica maior risco quando < 50% do previsto ou, em pacientes em uso de betabloqueadores, quando ≤ 12 mL/kg/min.

Resposta: e

Referências

- Diretriz Brasileira de Insuficiência Cardíaca Crônica e Aguda. Arq Bras Cardiol. 2018;111(3):436-539. p. 450.
- Braunwald E, Bonow R, Zipes DP. Braunwald, Tratado de doenças cardiovasculares. 10. ed. Rio de Janeiro: Elsevier; 2017. Capítulo 25. Tratamento de pacientes com insuficiência cardíaca com fração de ejeção reduzida.
- Castro I (ed.). Livro-texto da Sociedade Brasileira de Cardiologia. 3. ed. Barueri: Manole; 2021. p. 386.

50. Nos pacientes com ICFEp supõe-se que a fração de ejeção do ventrículo esquerdo (FEVE) e a maioria dos índices de contratilidade estejam dentro das faixas de normalidade. Entretanto, a FEVE é um parâmetro ruim e não específico para avaliar a contratilidade do VE. Estudos que avaliaram as medidas independentes da carga e da função contrátil do miocárdio mostraram que há diminuição na função sistólica em pacientes com ICFEp em comparação com controles saudáveis pareados por idade, assim como hipertensos assintomáticos. A hipertensão pulmonar (HP) é altamente prevalente em pacientes com ICFEp, acometendo cerca de 70-80% dessa população. O remodelamento estrutural do átrio esquerdo facilita a ocorrência de fibrilação atrial nestes casos. A interação entre a função cardíaca e o sistema arterial, que por sua vez afeta o desempenho ventricular, é geralmente definida como acoplamento ventricular-arterial e é uma expressão da eficiência cardiovascular global. Pacientes com ICFEp experimentam piora do acoplamento ventricular-vascular, o que leva ao aumento da pós-carga do VE.

Resposta: b

Referências

- Braunwald E, Bonow R, Zipes DP. Braunwald, Tratado de doenças cardiovasculares. 10. ed. Rio de Janeiro: Elsevier; 2017. Capítulo 27. Insuficiência cardíaca com fração de ejeção preservada.
- Castro I (ed.). Livro-texto da Sociedade Brasileira de Cardiologia. 3. ed. Barueri: Manole; 2021. p. 369.

51. Sildenafil foi testado em três ensaios clínicos em pacientes com IC compensada, tendo sido eficaz na melhora do desempenho sexual e da qualidade de vida. Esta classe de medicamentos é segura para pacientes em classe funcional I e II da NYHA e para aqueles com capacidade funcional > 5 METs (17,5 mL/kg/min) em teste de estresse. O uso concomitante com nitratos é contraindicado devido ao risco de hipotensão. A maioria destes estudos não incluiu pacientes em classe funcional III e IV da NYHA, de forma que se priorizam o tratamento da IC e a melhora das condições clínicas para, então, liberá-los para atividade sexual e uso de fármacos específicos.

Resposta: d

Referências

- Diretriz Brasileira de Insuficiência Cardíaca Crônica e Aguda. Arq Bras Cardiol. 2018;111(3):436-539. p. 470.
- Braunwald E, Bonow R, Zipes DP. Braunwald, Tratado de doenças cardiovasculares. 10. ed. Rio de Janeiro: Elsevier; 2017. Capítulo 25: Tratamento de pacientes com insuficiência cardíaca com fração de ejeção reduzida.

52. Os critérios atuais para a definição de insuficiência cardíaca avançada são: sintomas de IC persistentes e graves (NYHA III ou IV); disfunção ventricular grave definida por: FEVE < 30% ou IC direita isolada ou alterações valvares graves não operáveis ou anormalidades congênitas; valores de BNP ou NT-proBNP persistentemente elevados e dados mostrando disfunção diastólica grave ou anormalidades estruturais do VE, de acordo com critérios de definição de ICFEp ou ICFElr; episódios de congestão pulmonar ou sistêmica que requerem altas doses de diurético endovenoso (ou combinação de diuréticos) ou episódios de baixo débito que requerem uso de inotrópicos ou fármacos vasoativos ou arritmias malignas que causem mais que uma visita não planejada à emergência ou hospitalização nos últimos 12 meses; e capacidade para o exercício gravemente reduzida, com inabilidade para o exercício ou baixa capacidade no teste de caminhada de 6 minutos (TC 6 min < 300 m) ou VO_2 pico (<12-14 mL.kg^2.min^2) estimado de origem cardíaca.

Resposta: c

Referência

- Castro I (ed.). Livro-texto da Sociedade Brasileira de Cardiologia. 3. ed. Barueri: Manole; 2021. p. 359-69. Quadro 1, p. 360.

53. A dose inicial recomendada de sacubitril/valsartana é de 49/51 mg de 12/12 horas para pacientes em uso de doses altas de IECA/BRA, com pressão arterial sistólica acima de 100 mmHg. O IECA deve ser suspenso pelo menos 36 horas antes de iniciar o sacubitril/valsartana pelo risco de angioedema. Recomenda-se a troca de IECA/BRA para o sacubitril/valsartana nos pacientes com ICFER que persistem sintomáticos, mesmo após o emprego de doses otimizadas dos bloqueadores neuro-hormonais. O tratamento com sacubitril/valsartana foi mais seguro que com o IECA, sobretudo em relação à função renal. Naqueles pacientes que vinham em uso de BRA, não é necessário período de *washout*. As doses devem ser aumentadas progressivamente a cada 2-4 semanas, com monitoração da função renal e eletrólitos, e sintomas hipotensivos, até a dose alvo de 97/103 mg a cada 12 horas. O sacubitril-valsartana, como início de tratamento na IC crônica sintomática, pode ser considerado no lugar de iECA ou BRA.

Resposta: b

Referências

- Diretriz Brasileira de Insuficiência Cardíaca Crônica e Aguda. Arq Bras Cardiol. 2018;111(3):436-539. p. 457-8.
- Castro I (ed.). Livro-texto da Sociedade Brasileira de Cardiologia. 3. ed. Barueri: Manole; 2021. p. 338-46.

54. Os inibidores de SGLT2 levam a uma redução da glicose plasmática, inibindo a reabsorção tubular renal de glicose, com a resultante glicosúria. Essas mudanças relacionadas à glicemia também estão associadas com natriurese, diurese osmótica, perda modesta de peso, aumento do hematócrito e redução da pressão arterial. Esses efeitos representam mudanças potencialmente favoráveis que podem levar a uma redução na incidência de IC em pacientes com diabete tipo 2, como inicialmente mostrado no estudo EMPA-REG. Destacam-se dois recentes estudos: DAPA-HF com dapagliflozina e EMPEROR-reduced com empagliflozina, ambos em pacientes com ICFEr com a presença concomitante ou não de diabete tipo 2. Nos dois estudos houve redução do desfecho primário, a combinação de tempo para o primeiro agravamento de IC (hospitalização ou visita urgente com necessidade de administração intravenosa de terapia para IC) ou morte decorrente de causas cardiovasculares.

Resposta: b

Referências

- Diretriz Brasileira de Insuficiência Cardíaca Crônica e Aguda. Arq Bras Cardiol. 2018;111(3):436-539. p. 457-8.
- Castro I (ed.). Livro-texto da Sociedade Brasileira de Cardiologia. 3. ed. Barueri: Manole; 2021. p. 338-46, 362, 365.

2022

55.

a. A decisão de não reanimar é uma decisão prévia à ocorrência de uma parada cardiorrespiratória, devidamente discutida com toda a equipe, o paciente ou familiares, no sentido de não implantar as medidas de reanimação. A despeito dos avanços no arsenal terapêutico, um quantitativo significativo de pacientes com IC evolui para o estágio D da doença e, muitas vezes, fica sem opção de transplante cardíaco ou dispositivos de suporte circulatório. Cabe à equipe multiprofissional estar atenta e implantar precocemente, junto ao paciente e seus cuidadores, ações de paliação e incrementá-las com a progressão da IC.

b. Segundo a Organização Mundial da Saúde, os cuidados paliativos visam melhorar a qualidade de vida dos doentes e suas famílias, prevenindo e aliviando o sofrimento, por meio da identificação precoce, avaliação eficaz e tratamento rigoroso da dor e outros problemas físicos, psíquicos, sociais e espirituais.

c. Frequentemente, os médicos assistentes têm dificuldade em discernir, entre seus pacientes, aqueles que evoluirão para a finitude de vida em 1 ano. De modo semelhante, os escores prognósticos falham na predição individual do risco de morte em 1 ano.

d. As características mais prevalentes entre os pacientes admitidos para estratégia de cuidados paliativos são mais que uma internação ou descompensação nos últimos 6 meses (alternativa D incorreta); classe funcional IV da NYHA; qualidade de vida ruim e dependência na maioria das atividades de vida diária; transplante cardíaco ou suporte circulatório descartados; caquexia cardíaca ou baixos níveis de albumina sérica; ou diagnóstico de "paciente terminal".
e. A inativação de cardiodesfibriladores previamente implantados deve ser discutida junto à equipe e aos familiares, sempre que este procedimento concorrer para efeitos adversos frequentes, como os choques inapropriados, em pacientes diagnosticados como em fim de vida. Tal prática é reconhecida como ética pelo Conselho Federal de Medicina.

Resposta: a

Referência

- Comitê Coordenador da Diretriz de Insuficiência Cardíaca. Diretriz Brasileira de Insuficiência Cardíaca Crônica e Aguda. Arq Bras Cardiol. 2018;111(3):475-7.

56.

Escore H_2FPEF para o diagnóstico da insuficiência cardíaca com fração de ejeção preservada (ICFEp)

	Variável clínica	Características	Pontos
H_2	Obesidade (***H**eavy*)	IMC > 30 kg/m^2	2
	Hipertensão	2 ou mais anti-hipertensivos	1
F	**F**ibrilação atrial	Paroxística ou persistente	3
P	Hipertensão **P**ulmonar	PSAP > 35 mmHg (ecocardiograma)	1
E	Idade avançada (***E**lderly*)	Idade > 60 anos	1
F	Pressões de enchimento (***F**illing pressures*)	E/e' > 9	1

IMC: índice de massa corpórea; PSAP: pressão sistólica da artéria pulmonar.
Fonte: adaptada de Reddy YNV, et al. Circulation. 2018;138:861-70.

Resposta: d

Referência

- Marcondes-Braga FG, Moura LAZ, Issa VS, Vieira JL, Rohde LE, Simões MV, et al. Atualização de tópicos emergentes da Diretriz de Insuficiência Cardíaca – 2021. Arq Bras Cardiol. 2021;116(6):1174-212.

57.

a. Taquicardia por períodos prolongados pode induzir disfunção ventricular mesmo na ausência de doença estrutural.
b. A forma mais tradicional de taquicardiomiopatia é causada por taquicardia atrial incessante ou extremamente frequente.
c. Porém, outras arritmias persistentes, como extrassístoles ventriculares ou taquicardia ventricular não sustentada muito frequentes, podem levar a taquicardiomiopatia.
d. Quase todas as arritmias podem causar cardiomiopatia induzida por arritmias, incluindo contrações ventriculares prematuras.
e. Na maioria dos casos, ocorre reversão da disfunção após 3-6 meses da correção da arritmia, porém alguns casos podem persistir mais tempo.

Resposta: a

Referências

- Braunwald E, Bonow R, Zipes DP. Braunwald, Tratado de doenças cardiovasculares. 10. ed. Rio de Janeiro: Elsevier; 2017. p.342.
- Zipes DP, Libby P, Bonow RO, Mann DL, Tomaselli. (2022). Braunwald, Tratado de doenças cardiovasculares. 2 volumes. 11. ed. Rio de Janeiro: Grupo GEN; 2022.

58. Valores de BNP ou NT-proBNP persistentemente elevados e dados mostrando disfunção diastólica grave ou anormalidades estruturais do VE, de acordo com critérios de definição de ICFEp ou ICFElr. Episódios de congestão pulmonar ou sistêmica que requerem altas doses de diurético endovenoso (ou combinação de diuréticos) ou episódios de baixo débito que requerem uso de inotrópicos ou fármacos vasoativos ou arritmias malignas que causem mais que uma visita não planejada à emergência ou hospitalização nos últimos 12 meses.

Resposta: d

Referência

- Marcondes-Braga FG, Moura LAZ, Issa VS, Vieira JL, Rohde LE, Simões MV, et al. Atualização de tópicos emergentes da diretriz de insuficiência cardíaca – 2021. Arq Bras Cardiol. 2021;116(6):1174-212.

59.

- A nova classificação da SCAI para choque cardiogênico foi proposta visando facilitar a identificação das diferentes fases da deterioração clínica e a necessidade de identificação de tratamento. Presença de estertores pulmonares, com pulsos cheios, PAS < 90 mmHg, FC ≥ 100 bpm constitui estágio B, início do choque.

- Em choque clássico teríamos Killip 3 ou 4, lactato ≥ 2 mmol/L, sinais de baixo débito e necessidade de vasopressores para manter a PA.
- Sob risco, PAS ≥ 100 mmHg com ausculta pulmonar limpa e bioquímica normal.
- No choque extremo existe colapso circulatório, poucos pulsos palpáveis, lactato ≥ 5 mmol/L, PAS inaudível, qualquer um dos achados do estágio C, com necessidade de ventilação mecânica, presença de arritmias refratárias ou PCR.
- O choque em deterioração pode incluir qualquer um dos achados do estágio C e necessidade de múltiplos vasopressores e/ou dispositivo de assistência circulatória mecânica para manter perfusão.

Resposta: c

Referência

- Marcondes-Braga FG, Moura LAZ, Issa VS, Vieira JL, Rohde LE, Simões MV, et al. Atualização de tópicos emergentes da diretriz de insuficiência cardíaca – 2021. Arq Bras Cardiol. 2021;116(6):1174-212.

60.

a. Em pacientes com IC estável crônica, a presença da SAOS foi associada ao aumento da mortalidade.

b. Como tanto a SAOS quanto a IC *per se* aumentam a pós-carga e a demanda metabólica, parte dessa melhora da função ventricular pelo tratamento da SAOS é justificada pela diminuição do metabolismo oxidativo, pela melhora da energética miocárdica e pela redução da atividade simpática e da pressão arterial. A despeito destas evidências, faltam ainda estudos randomizados que avaliem se o tratamento da SAOS pode prevenir o desenvolvimento da IC em pacientes com coração estruturalmente normal, e se o tratamento da AOS reduz a mortalidade em pacientes com IC.

c. Trata-se de um paciente portador de SAOS e não de síndrome da apneia do sono central (SACS). NA SACS a otimização do tratamento da IC pode trazer melhora significativa deste distúrbio respiratório.

d. Em pacientes com história de DAC prévia (prevenção secundária), o tratamento com o CPAP não reduz a incidência de manifestações da DAC como o IAM. Os dados existentes sugerem que é improvável que o CPAP melhore os resultados de DCV, a menos que seja usado por pelo menos 4 horas por noite.

e. Os distúrbios de sono são comuns em pacientes com IC. A polissonografia documenta um caso de apneia obstrutiva do sono. A presença deste distúrbio do sono pode tanto aumentar a incidência na ocorrência da IC (especialmente em homens), quanto piorar a evolução do paciente portador desta insuficiência. O tratamento da SAOS com o CPAP promove melhora da classe funcional, bem como um aumento significante da fração da ejeção com apenas 1 mês de tratamento.

Resposta: e

Referências

- 1º Posicionamento brasileiro sobre o impacto dos distúrbios de sono nas doenças cardiovasculares da Sociedade Brasileira de Medicina. Arq Bras Cardiol. 2018;111(2):308, 317.
- Zipes DP, Libby P, Bonow RO, Mann DL, Tomaselli. (2022). Braunwald, Tratado de doenças cardiovasculares. 2 volumes. 11. ed. Rio de Janeiro: Guanabara Koogan; 2022. p. 1753.

61.

a. A diálise visando à ultrafiltração deve ser considerada em pacientes com hipervolemia refratária e/ou insuficiência renal aguda, quando necessário. Apesar de a ultrafiltração ser muitas vezes considerada nesse cenário, o estudo CARRESS mostrou que uma abordagem escalonada de cuidado farmacológico, centrada na escalada de diuréticos e no uso de vasodilatadores foi superior à ultrafiltração, no que diz respeito à preservação da função renal e equivalente em termos de descongestão (alternativa B incorreta). Os esforços de tratamento devem ter como meta reduzir a congestão dentro de uma janela de manejo estreita e melhorar a função sistólica do ventrículo esquerdo, muitas vezes em um contexto de internação hospitalar; as terapias orais e intravenosas são usadas, inclusive os diuréticos mencionados anteriormente e discutidos em detalhes em outras partes deste texto. Estudos observacionais e pequenos ensaios clínicos usando ultrafiltração venovenosa contínua mostraram melhoras a curto prazo em sintomas, reduções no peso de fluidos, hospitalizações mais curtas e menos re-hospitalização. No entanto, o estudo "Cardiorenal Rescue Study in Acute Decompensated Heart Failure" (CARRESS-HF) em pacientes com congestão persistente e SCR tipo I não encontrou benefícios clínicos na ultrafiltração em comparação com a terapia diurética, e mais pacientes no grupo da ultrafiltração do que no grupo da terapia farmacológica apresentaram efeitos adversos graves (72 *versus* 57%; P = 0,03). Até que ensaios maiores ajudem a definir a população indicada, o momento ideal e o modo de ultrafiltração, e demonstrem reduções a longo prazo na hospitalização e na taxa de mortalidade, a ultrafiltração pode ser considerada uma abordagem de última linha para o paciente com SCR refratária.

b. No cenário da IC aguda ou da IC crônica descompensada, um subgrupo não desprezível de pacientes pode evoluir com sinais de maior gravidade. Nesse contexto, o uso da classificação INTERMACS (Interagency Registry for Mechanically Assisted Circulatory Support), tradicionalmente desenvolvida para avaliação de uso de suporte circulatório em pacientes com IC avançada, pode auxiliar o manejo terapêutico do paciente com IC que apresenta piora progressiva; o paciente em questão é classificado como INTERMACS I.

c. A utilização do cateter de artéria pulmonar em pacientes com IC aguda apresenta benefício em estabelecer o diagnóstico hemodinâmico de pacientes com IC de difícil controle terapêutico ou com indefinição da condição hemodinâmica. Embora os achados hemodinâmicos fornecidos pelo cateter de artéria pulmonar permitam um melhor manuseio terapêutico, não foi demonstrado benefício na redução da mortalidade ou tempo de internação hospitalar com seu uso.

d. A noradrenalina está indicada em pacientes com importante hipotensão arterial ou choque cardiogênico, ou na presença de inflamação sistêmica associada ao quadro de IC aguda. Além de aumento do débito cardíaco, tem importante ação vasoconstritora, para sustentação da pressão arterial, na modulação da vasoplegia arterial e venosa, e na redistribuição do fluxo.

e. O paciente preenche todos os critérios para Insuficiência cardíaca avançada conforme o quadro a seguir.

Critérios de insuficiência cardíaca avançada

Todos os seguintes critérios devem estar presentes, apesar de tratamento otimizado por recomendações de diretrizes clínicas atualizadas	
Critério 1	Sintomas graves e persistentes de IC [NYHA classe III (avançado) ou IV]
Critério 2	Disfunção cardíaca grave definida por FEVE reduzida ≤ 30% OU disfunção isolada do VD (p. ex., DAVD) OU valvopatia grave não operável OU anomalias congênitas OU valores persistentemente altos (ou crescentes) de BNP ou NT-proBNP com sinais de disfunção diastólica grave ou anormalidades estruturais do VE de acordo com a definição da ESC de ICFEp ou ICFEi
Critério 3	Episódios de congestão pulmonar ou sistêmica que requerem diuréticos intravenosos em altas doses (ou combinações de diuréticos) OU episódios de baixo débito que requerem inotrópicos ou drogas vasoativas OU arritmias malignas, causando > 1 visita não planejada ou hospitalização nos últimos 12 meses

(continua)

Critérios de insuficiência cardíaca avançada (*continuação*)

Todos os seguintes critérios devem estar presentes, apesar de tratamento otimizado por recomendações de diretrizes clínicas atualizadas	
Critério 4	Redução grave da capacidade de exercício OU distância reduzida no TC6M (< 300 m) ou VO_2 de pico < 12-14 mL kg/min, estimado como sendo de origem cardíaca
Opcional	Disfunção extracardíaca de órgãos decorrente de IC pode estar presente (p. ex., caquexia cardíaca, disfunção hepática, disfunção renal ou hipertensão pulmonar tipo 2), mas não é critério para o diagnóstico de IC avançada

BNP: peptídeo natriurético tipo B; DAVD: displasia arritmogênica de ventrículo direito; FEVE: fração de ejeção de ventrículo esquerdo; IC: insuficiência cardíaca; ICFEi: insuficiência cardíaca com fração de ejeção intermediária; ICFEp: insuficiência cardíaca com fração de ejeção preservada; NT-proBNP: pró-peptídeo natriurético tipo BN terminal; NYHA: New York Heart Association; TC6M: teste de caminhada de 6 minutos; VD: ventrículo direito; VO_2: consumo de oxigênio.

Resposta: b

Referências

- Castro I (ed.). Livro-texto da Sociedade Brasileira de Cardiologia. 3. ed. Barueri: Manole; 2021. p. 338, 380, 382
- Comitê Coordenador da Diretriz de Insuficiência Cardíaca. Diretriz Brasileira de Insuficiência Cardíaca Crônica e Aguda. Arq Bras Cardiol. 2018;111(3):493-5.
- Zipes DP, Libby P, Bonow RO, Mann DL, Tomaselli. (2022). Braunwald, Tratado de doenças cardiovasculares. 2 volumes. 11. ed. Rio de Janeiro: Guanabara Koogan; 2022. p. 1944

62.

a. A análise de subgrupos de estudos randomizados e não randomizados demonstram segurança no uso de sacubitril-valsartana em pacientes virgens de tratamento, sem uso prévio de IECA/BRA.

b. Desta forma, não há necessidade do uso prévio de IECA/BRA para iniciar o uso de sacubitril-valsartana.

c. O nível de evidência para uso de sacubitril-valsartana em substituição a IECA/BRA na disfunção de VE sintomática já em uso de terapêutica tripla otimizada para reduzir morbidade e mortalidade é classe I, nível de evidência B.

d. O estudo PIONEER-HF, usando desfecho substituto, respalda a recomendação de se utilizar sacubitril-valsartana em pacientes hospitalizados com IC descompensada.

e. Os estudos TRANSITION e PIONNER-HF demonstram a segurança e tolerabilidade no uso de sacubitril-valsartana para início de tratamento.

Resposta: a

Referência

- Marcondes-Braga FG, Moura LAZ, Issa VS, Vieira JL, Rohde LE, Simões MV, et al. Atualização de tópicos emergentes da diretriz de insuficiência cardíaca – 2021. Arq Bras Cardiol. 2021;116(6):1174-212.

63.

Vasodilatadores

Várias drogas têm sido empregadas para controle dos sintomas e correção dos distúrbios hemodinâmicos nos pacientes com IC aguda, como os diuréticos agentes vasodilatadores e inotrópicos. A decisão clínica sobre o uso de cada uma delas prende-se, fundamentalmente, à definição sobre distúrbios hemodinâmicos de redução do débito cardíaco e aumento das pressões de enchimento estariam presentes ou seriam predominantes em cada caso. A definição dos perfis clínico-hemodinâmicos à beira do leito, de forma não invasiva, a partir de aspectos do exame físico, é uma estratégia segura e amplamente utilizada para orientar o emprego das drogas vasodilatadoras e/ou agentes inotrópicos nos pacientes com IC aguda. Os vasodilatadores estão indicados nos pacientes com perfil hemodinâmico quente-congesto, na ausência de hipotensão arterial ou choque cardiogênico, hipovolemia ou comorbidades como sepse. Os vasodilatadores endovenosos na IC aguda têm atuação na redução das pressões de enchimento ventricular esquerdo e na redução da impedância da ejeção do ventrículo esquerdo, melhorando o desempenho da função ventricular e a redução da insuficiência mitral e aórtica. Esses efeitos também ocasionam aumento do débito cardíaco e melhoram a perfusão renal, com aumento do débito urinário. Os benefícios clínicos comprovados dos vasodilatadores na IC aguda são controle da pressão arterial nos pacientes com hipertensão arterial sistêmica e melhora da dispneia. Não foram observados benefícios na redução do tempo de internação, mortalidade intra-hospitalar e taxa de reinternação por IC.

Inotrópicos

A utilização do suporte terapêutico com agentes inotrópicos ou vasoconstrictores aplica-se para os pacientes com hipotensão arterial sintomática, baixo débito cárdico com disfunção orgânica ou no choque cardiogênico. Os inotrópicos têm como objetivos a melhora do débito cardíaco, a manutenção da pressão de perfusão e o fluxo adequado para os órgãos. A dobutamina segue sendo o agente inotrópico mais usado. Produz melhora hemodinâmica com aumento do débito cardíaco dose-dependente e não causa hipotensão.

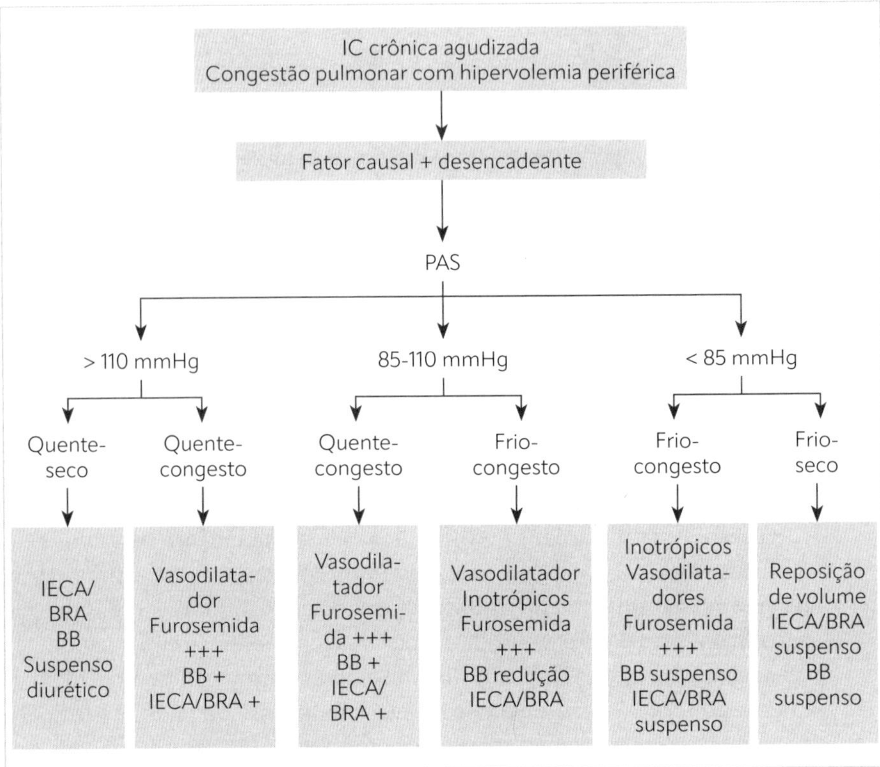

Resposta: c

Referência

- Comitê Coordenador da Diretriz de Insuficiência Cardíaca. Diretriz Brasileira de Insuficiência Cardíaca Crônica e Aguda. Arq Bras Cardiol. 2018;111(3):492.

7. MISCELÂNEA; PERICÁRDIO E MIOCÁRDIO; FARMACOLOGIA

2018

1. A composição histopatológica da placa vulnerável compreende uma série de alterações, tais como: núcleo lipídico grande, densidade das células musculares lisas reduzida, capa fibrosa fina, aumento da atividade e da densidade de macrófagos, linfócitos-T e mastócitos, neovascularização aumentada e conteúdo de colágeno reduzido.

Resposta: b

Referência

- Zipes DP, Libby P, Bonow RO, Mann DL, Tomaselli GF. Braunwald, Tratado de doenças cardiovasculares. 2 volumes. 11. ed. Rio de Janeiro: Guanabara Koogan; 2022. p. 878.

2.

- Formação de abscesso perivalvar é indicação de cirurgia urgente, sem aguardar tratamento antibiótico prolongado.
- EI com vegetação > 10 mm e evento embólico tem indicação cirúrgica de urgência.
- A causa mais comum de indicação cirúrgica na EI é a insuficiência cardíaca.
- A presença de AVC embólico não é contraindicação ao procedimento cirúrgico. Após um AVC isquêmico, o risco associado com a cirurgia depende da condição neurológica do paciente. A cirurgia dentro de 2

semanas do início dos sintomas neurológicos foi associada a um benefício significativo na redução da morte relacionada à EI. No caso de hemorragia intracraniana, sugere-se ainda retardar a cirurgia por pelo menos 1 mês em razão do pior prognóstico neurológico.

Resposta: c

Referências

- Zipes DP, Libby P, Bonow RO, Mann DL, Tomaselli GF. Braunwald, Tratado de doenças cardiovasculares. 2 volumes. 11. ed. Rio de Janeiro: Guanabara Koogan; 2022. p. 1519 e 1527.
- Castro I (ed.). Livro-texto da Sociedade Brasileira de Cardiologia. 3. ed. Barueri: Manole; 2021. Cap. 67.

3. Os novos anticoagulantes têm algumas vantagens em relação à varfarina: a dose é fixa, o início de ação é rápido, existe menor interação medicamentosa e com a alimentação e a meia-vida é curta, não necessitando de "ponte" perioperatória.

Resposta: a

Referência

- Castro I (ed.). Livro-texto da Sociedade Brasileira de Cardiologia. 3. ed. Barueri: Manole; 2021. Cap. 89.

4. Na verdade, é no hipertireoidismo que se tem queda da complacência arterial, com queda da pressão arterial média e diastólica e elevação da sistólica. No hipotireoidismo, a resistência vascular está aumentada e há hipertensão diastólica. As outras alternativas estão corretas.

Resposta: d

Referência

- Zipes DP, Libby P, Bonow RO, Mann DL, Tomaselli GF. Braunwald, Tratado de doenças cardiovasculares. 2 volumes. 11. ed. Rio de Janeiro: Guanabara Koogan; 2022. p. 1837 e 1839 e Tabela 92.2.

5. O exercício físico, seja por meio de caminhadas ou de exercícios com carga (resistidos), é altamente recomendado para portadores de doença arterial obstrutiva periférica, melhorando o tempo de caminhada. O maior benefício do exercício nesses casos ocorre com sessões de pelo menos 30 minutos de duração, 3x/semana em um período de 6 meses e quando a caminhada é o exercício realizado. Pacientes com claudicação intermitente devem passar por reabilitação supervisionada como terapia inicial.

Isquemia crítica tem indicação de revascularização, pelo risco de perda do membro. O controle rígido da glicemia melhora a doença microvascular.

Resposta: b

Referência

- Zipes DP, Libby P, Bonow RO, Mann DL, Tomaselli GF. Braunwald, Tratado de doenças cardiovasculares. 2 volumes. 11. ed. Rio de Janeiro: Guanabara Koogan; 2022. p. 1342.

6. Mulheres jovens com doença predominantemente de grandes artérias, com estenoses significativas, dificultando muitas vezes a obtenção da pressão arterial e com história sugestiva de processo inflamatório são altamente sugestivas de arterite de Takayasu. A doença de Ehlers-Danlos não causa lesões estenóticas de grandes vasos. A aterosclerose grave, mesmo em presença de hipercolesterolemia familiar, não é habitual em mulheres na forma heterozigota. A sarcoidose pode mimetizar a arterite de Takayasu, mas se caracteriza também por adenopatia, sinovite, lesões cutâneas e paralisia de Bell. A doença de Kawasaki acomete principalmente crianças com menos de 5 anos, afetando artérias de médio e pequeno calibre, notadamente as artérias coronárias.

Resposta: e

Referência

- Zipes DP, Libby P, Bonow RO, Mann DL, Tomaselli GF. Braunwald, Tratado de doenças cardiovasculares. 2 volumes. 11. ed. Rio de Janeiro: Guanabara Koogan; 2022. p. 1872, 1873, 1875.

7.

- EI em usuários de drogas ocorre em 70% por *S. aureus* (testes laboratoriais básicos).
- EI pode ser associada a câncer de colo quando causada por *Streptococcus gallolyticus* (previamente conhecido como *S. bovis*), e não pelo enterococo (microbiologia).
- EI precoce em prótese valvar é definida por aparecer no primeiro ano após a cirurgia, e não no primeiro mês; a causa é o *S. aureus* como indicado na alternativa (testes laboratoriais básicos).
- A principal causa de hemoculturas negativas na EI é o uso de antibiótico prévio à coleta das hemoculturas (62%) (testes laboratoriais básicos).

Resposta: a

Referência

- Zipes DP, Libby P, Bonow RO, Mann DL, Tomaselli GF. Braunwald, Tratado de doenças cardiovasculares. 2 volumes. 11. ed. Rio de Janeiro: Guanabara Koogan; 2022. p. 1501-2.

8. Segundo a diretriz, têm indicação de estratificação não invasiva para doença arterial coronariana os pacientes que têm risco intermediário a alto de complicações e programação de cirurgia vascular arterial ou cirurgias de risco intermediário E baixa capacidade funcional. Cirurgias de catarata e mastectomia parcial não precisam de investigação suplementar, assim como paciente de boa capacidade funcional. Dissecção de aorta tipo A é contraindicação a qualquer teste provocativo de isquemia.

Resposta: a

Referência

- Gualandro DM, Yu PC, Caramelli B, et al. 3ª Diretriz de Avaliação Cardiovascular Perioperatória da Sociedade Brasileira de Cardiologia 2017. Arq Bras Cardiol. 2017;109(3Supl.1):11.

9. O mecanismo de Frank-Starling diz que a distensão da câmara ventricular (e do sarcômero) aumenta a contratilidade miocárdica até determinado ponto. O aumento da pós-carga reduz o volume sistólico e o aumento do retorno venoso promove distensão da câmara ventricular.

Resposta: c

Referência

- Zipes DP, Libby P, Bonow RO, Mann DL, Tomaselli GF. Braunwald, Tratado de doenças cardiovasculares. 2 volumes. 11. ed. Rio de Janeiro: Guanabara Koogan; 2022. p. 428.

10.

- A variação da dose da penicilina G benzatina ocorre conforme peso < ou > que 30 kg.
- A profilaxia secundária para os pacientes descritos seria até 25 anos ou por 10 anos após último surto, valendo o que cobrir maior período.
- Em todos os textos, a recomendação inicial é para penicilina G benzatina IM. No livro de Braunwald, há referência direta que os trabalhos mostraram maior eficiência da penicilina benzatina IM do que da penicilina V oral.

- A sulfadiazina, apesar de droga antiga, continua sendo a primeira opção para profilaxia secundária quando há alergia à penicilina.

Resposta: d

Referência

- Zipes DP, Libby P, Bonow RO, Mann DL, Tomaselli GF. Braunwald, Tratado de doenças cardiovasculares. 2 volumes. 11. ed. Rio de Janeiro: Guanabara Koogan; 2022. p. 1535.

11. Pacientes sintomáticos com estenose > 70% por método não invasivo e de baixo risco de complicações cirúrgicas devem ser tratados por endarterectomia ou inserção de *stent*, a ser definida de acordo com as condições anatômicas e de acesso aos procedimentos. O risco de complicações aumenta com comorbidades como doença coronariana grave, doença pulmonar obstrutiva grave, insuficiência cardíaca, entre outras condições.

Resposta: a

Referência

- Zipes DP, Libby P, Bonow RO, Mann DL, Tomaselli GF. Braunwald, Tratado de doenças cardiovasculares. 2 volumes. 11. ed. Rio de Janeiro: Guanabara Koogan; 2022. p. 1391.

12. Esses pacientes apresentam maior risco de tromboembolismo pulmonar (TEP). Há antecedente de anticoagulação oral suspensa associado a quadro clínico e ecocardiograma compatíveis com tromboembolismo pulmonar, estando indicados: 1) reposição volêmica restritiva por choque com PA baixa e crepitantes pulmonares; 2) inotrópicos por ecocardiograma com disfunção do VD; e 3) trombólise (alteplase) por quadro de TEP com instabilidade hemodinâmica. A heparina, não fracionada ou de baixo peso molecular, está indicada em casos de TEP sem instabilidade hemodinâmica.

Resposta: d

Referência

- Zipes DP, Libby P, Bonow RO, Mann DL, Tomaselli GF. Braunwald, Tratado de doenças cardiovasculares. 2 volumes. 11. ed. Rio de Janeiro: Guanabara Koogan; 2022. p. 1710-5.

13. O *stress* da cirurgia é semelhante a esta carga de esforço, portanto, é relativamente seguro liberar o paciente que atinge 4 a 5 MET. Para procedimentos odontológicos ou dermatológicos, não há indicação de suspender seu regime de antiagregação plaquetária ou anticoagulação para a maioria dos procedimentos (a não ser quando o INR for maior que 3,0, onde a suspensão deve ser avaliada pelo seu médico). Não há necessidade de ajuste de varfarina devido à antibioticoprofilaxia.

Resposta: a

Referência

- Gualandro DM, Yu PC, Caramelli B, et al. 3ª Diretriz de Avaliação Cardiovascular Perioperatória da Sociedade Brasileira de Cardiologia 2017. Arq Bras Cardiol. 2017;109(3Supl.1):30.

14. A cardiotoxicidade das antraciclinas apresenta clara correlação dose-dependente. Crianças tratadas com antraciclinas na infância apresentam risco 15 vezes maior de desenvolver insuficiência cardíaca na idade adulta. O uso de IECA e betabloqueadores deve ser iniciado o mais precocemente possível ao se detectar a queda da função sistólica devido à quimioterapia. O exame mais sensível e específico para detecção de cardiotoxicidade é a biópsia endomiocárdica, sendo pouco utilizada na prática devido à invasividade do método. A exposição à radioterapia mediastinal é um dos clássicos fatores de risco para desenvolvimento de cardiotoxicidade.

Resposta: a

Referência

- Hajjar LA, Costa IBSS, Lopes MACQ, Hoff PMG, Diz MDPE, Fonseca SMR, et al. Diretriz Brasileira de Cardio-oncologia – 2020. Arq Bras Cardiol. 2020;115(5):1006-43.

15. As neoplasias são associadas ao aumento do risco de trombose em quatro vezes, e o tratamento com quimioterapia aumenta o risco em aproximadamente seis vezes. O uso de dímero D não é recomendado para diagnóstico de TEP em pacientes com câncer, em razão de sua especificidade ser muito reduzida. O uso de cateteres centrais aumenta o risco de TEV em pacientes com câncer, porém, estudos randomizados, duplos-cegos e placebo-controlados não mostraram diferença nas taxas de TVE associadas a cateteres com o uso de enoxaparina por seis semanas ou dalteparina por 16 semanas. Sendo assim, a profilaxia não é recomendada para esses pacientes. TEV é mais comum em pacientes com doença metastática, quando comparados a doentes sem metástase.

Resposta: e

Referência

- Hajjar LA, Costa IBSS, Lopes MACQ, Hoff PMG, Diz MDPE, Fonseca SMR, et al. Diretriz Brasileira de Cardio-oncologia – 2020. Arq Bras Cardiol. 2020;115(5):1006-43.

16. Trata-se de paciente com hipertensão pulmonar (HP) tromboembólica crônica (HPTEC). Cerca de metade desses pacientes não apresentam história clínica de eventos tromboembólicos, permanecendo assintomáticos por meses e até anos após o primeiro evento tromboembólico. Posteriormente, sintomas de dispneia e falência do ventrículo direito desenvolvem-se. A presença da segunda bulha pulmonar hiperfonética e o sopro de regurgitação tricúspide caracterizam o diagnóstico de HP. Antecedente de esplenectomia, a hemoptise e o edema de membros inferiores direcionam para o diagnóstico de HPTEC, como no caso relatado. Além disso, a ausculta de sopro em topografia pulmonar, que decorre da oclusão parcial das artérias pulmonares pelos trombos, esclarece o diagnóstico de HPTEC, sendo essa a resposta correta. Na doença pulmonar obstrutiva crônica (DPOC), em geral, existe antecedente de doença pulmonar com tosse crônica, presença de sibilos na ausculta pulmonar e a hipoxemia é mais acentuada. No edema agudo de pulmão, existem crepitações na ausculta pulmonar. Na dissecção da aorta, além da palidez, o estado geral do paciente é grave e o sopro é de regurgitação aórtica. No tamponamento cardíaco, as bulhas são hipofonéticas (abafadas).

Resposta: b

Referência

- Zipes DP, Libby P, Bonow RO, Mann DL, Tomaselli GF. Braunwald, Tratado de doenças cardiovasculares. 2 volumes. 11. ed. Rio de Janeiro: Guanabara Koogan; 2022. Cap. 85.

17. A titina é uma proteína elástica que está diretamente envolvida na elasticidade diastólica do miocárdio normal. É uma molécula gigante, a maior já descrita, sendo muito longa, flexível e delgada.

Resposta: d

Referência

- Zipes DP, Libby P, Bonow RO, Mann DL, Tomaselli GF. Braunwald, Tratado de doenças cardiovasculares. 2 volumes. 11. ed. Rio de Janeiro: Guanabara Koogan; 2022. p. 425.

18. A fosfolambam é a enzima que regula a função da SERCA-2 no coração, a qual promove entrada de cálcio no retículo sarcoplasmático. Sob condições basais, ela diminui a afinidade entre a SERCA e o Ca citosólico, o que resulta em menor entrada de Ca na célula.

Resposta: a

Referência

- Zipes DP, Libby P, Bonow RO, Mann DL, Tomaselli GF. Braunwald, Tratado de doenças cardiovasculares. 2 volumes. 11. ed. Rio de Janeiro: Guanabara Koogan; 2022. p. 430-1.

19.

- A incidência de cardite é maior nas crianças abaixo de 6 anos.
- A Coreia de Sydenham é mais frequente no sexo feminino.
- Nódulos subcutâneos são vistos em crianças com cardite ativa prolongada, e não nos estágios precoces da FR. Persistem por algumas semanas, mas raramente mais do que um mês.
- Eritema *marginatum* não ocorre na face e afeta pacientes com cardite.

Resposta: b

Referência

- Zipes DP, Libby P, Bonow RO, Mann DL, Tomaselli GF. Braunwald, Tratado de doenças cardiovasculares. 2 volumes. 11. ed. Rio de Janeiro: Guanabara Koogan; 2022. p. 1530-2.

20. Atletas jovens são aqueles com menos de 25 anos; a cardiomiopatia hipertrófica pode levar a arritmias de esforço e/ou obstrução da via de saída do VE. As arritmias são causa de morte súbita e o esforço físico pode ser gatilho. A cardiopatia hipertensiva é mais rara na faixa etária apresentada e seu padrão de apresentação é simétrico. A alcoolização septal é indicada apenas naqueles refratários a tratamento clínico e que sejam de alto risco para um procedimento cirúrgico de miomectomia, mantendo um gradiente de saída de VE acima de 50 mmHg. O paciente tem faixa etária não compatível com amiloidose. O teste genético ajuda não só em estabelecer uma estratégia e *screening* familiar como também ajuda na determinação de prognóstico e no diagnóstico diferencial.

Resposta: a

Referência

- Zipes DP, Libby P, Bonow RO, Mann DL, Tomaselli GF. Braunwald, Tratado de doenças cardiovasculares. 2 volumes. 11. ed. Rio de Janeiro: Guanabara Koogan; 2022. Cap. 78.

21. Trata-se de mulher jovem, com quadro de pericardite, como primeira manifestação de lúpus eritematoso sistêmico (LES). O diagnóstico de LES se faz pela presença dos seguintes critérios: eritema malar, serosite (no caso, acometimento pericárdico), comprometimento renal (no caso, cilindrúria anormal), alterações hematológicas (no caso, anemia, plaquetopenia, leucopenia, linfopenia). A ausência de artrites não afasta o diagnóstico, especialmente nas fases iniciais. Como o caso é leve e sem repercussões clínicas ou hemodinâmicas, o tratamento baseia-se nos anti-inflamatórios não esteroidais. Para os casos não respondedores, recorrentes ou mais graves, o uso dos corticosteroides está indicado, bem como os antimaláricos, especialmente a hidroxicloroquina. Casos ainda mais intensos requerem imunossupressores. O uso da colchicina para pericardite lúpica ainda não está definido. Nos casos leves não há necessidade de pericardiocentese. A análise do líquido pleural nem sempre dá o diagnóstico de LES, pois as alterações assemelham-se muito às das infecções bacterianas. A pericardite tuberculosa é mais insidiosa. As pericardites virais geralmente não se associam a eritema malar, elevações tão significativas do VHS e PCR, cilindrúria. Casos com etiologia específica altamente suspeita (LES, no caso) têm indicação de internamento.

Resposta: b

Referência

- Zipes DP, Libby P, Bonow RO, Mann DL, Tomaselli GF. Braunwald, Tratado de doenças cardiovasculares. 2 volumes. 11. ed. Rio de Janeiro: Guanabara Koogan; 2022. Caps. 83 e 94.

22. Os anti-inflamatórios não esteroides são os principais medicamentos para o tratamento das pericardites idiopática e viral. A colchicina tem demonstrado ser efetiva como terapêutica coadjuvante da pericardite aguda, no alívio da dor e na prevenção da recorrência ao fim de dezoito meses. As alterações eletrocardiográficas típicas envolvem supradesnível difuso do segmento ST com CONCAVIDADE superior, exceto em aVR e V1 e infradesnível do segmento PR. Nos derrames pericárdicos VOLUMOSOS assintomáticos (mais de 20 mm ao ecocardiograma na diástole), a pericardiocentese está indicada precocemente para avaliação diagnóstica e pela possibilidade de evolução para tamponamento pericárdico de forma súbita. A pericardite recorrente pode ser consequência de esquema terapêutico inadequado, reativação da doença de base ou reinfecção. É mais frequente em mulheres e em pacientes tratados com anti-inflamatórios esteroides. A ecocardiografia tem se mostrado uma ferramenta muito útil no diagnóstico das pericardites agudas. Comumente, os achados ao ecocardiograma associados a pericardite aguda envolvem aumento do espessamento pericárdico e derrame pericárdico. A calcificação pericárdica é achado ecocardiográfico característico da pericardite constritiva.

Resposta: e

Referência

- Castro I (ed.). Livro-texto da Sociedade Brasileira de Cardiologia. 3. ed. Barueri: Manole; 2021. Cap. 35.

23. No diagnóstico diferencial com MNC devem ser consideradas doenças com comprometimento apical como CMP hipertrófica apical, endomiocardiofibrose, CMP dilatada e chagásica com trombos apicais, cordas intracavitárias, tumores ventriculares e hipertrabeculação ventricular, que pode ser transitória, como em pacientes com anemia, afrodescendentes, atletas e gestantes.

Resposta: a

Referência

- Castro I (ed.). Livro-texto da Sociedade Brasileira de Cardiologia. 3. ed. Barueri: Manole; 2021. Cap. 31.

24.

- As alterações eletrocardiográficas são típicas da pericardite aguda: supradesnível côncavo do segmento ST, difuso, exceto em aVR e V1, onde há infradesnível; onda T apiculada, com leve aumento de amplitude; infradesnível do segmento PR, exceto em aVR, onde há supradesnível. As características da dor, tipo pleurítica, com piora à inspiração profunda e a temperatura subfebril também ajudam no diagnóstico.
- As alterações eletrocardiográficas não são características de infarto agudo do miocárdio com supradesnível de segmento ST pela concavidade para cima. Além disso, a dor não é característica (aperto, queimação). O tratamento inicial está correto para infarto agudo do miocárdio com supradesnível de segmento ST.
- A tosse e a febre por si só não caracterizam o comprometimento pulmonar por tuberculose. Além disso, não há referências ao comprometimento pericárdico que é evidente pelo eletrocardiograma. O tratamento está correto.

- Nem o quadro clínico nem as alterações eletrocardiográficas são característicos de derrame pericárdico, que causa, dependendo da intensidade do acúmulo de líquido, diminuição difusa da amplitude dos complexos QRS ao eletrocardiograma e, quando intenso, alternância elétrica. A dor mais frequentemente é surda ou em peso.
- A amiloidose pode causar disfunção ventricular sistólica ou mais frequentemente diastólica, levando a insuficiência cardíaca com fração de ejeção preservada. No eletrocardiograma há diminuição da amplitude de complexos QRS nas derivações periféricas e, ao ecocardiograma, além das alterações de função sistólica e/ou diastólica há pontos hiper-refringentes e aumento de espessura de parede. Na ressonância magnética cardíaca com gadolíneo há realce tardio subendocárdico, normalmente difuso.

Resposta: c

Referências

- Zipes DP, Libby P, Bonow RO, Mann DL, Tomaselli GF. Braunwald, Tratado de doenças cardiovasculares. 2 volumes. 11. ed. Rio de Janeiro: Guanabara Koogan; 2022. p. 1682-6.
- Castro I (ed.). Livro-texto da Sociedade Brasileira de Cardiologia. 3. ed. Barueri: Manole; 2021. Cap. 35.

25.

- Os critérios de prioridade para o transplante cardíaco são: a dependência de inotrópicos e vasopressores, o uso de balão intra-aórtico, o uso de dispositivos de assistência ventricular, o uso de ventilação mecânica e determinação da câmara técnica. A presença de disfunção renal com valores de creatinina > 3 mg/dL não contraindica o candidato ao transplante.
- Os valores corretos considerados como fatores de risco independente de morte e disfunção de ventrículo direito após transplante cardíaco são: resistência vascular pulmonar > 3 uW, de pressão sistólica da artéria pulmonar (PSAP) > 50 mmHg e de gradiente transpulmonar (GTP) > 15 mmHg.
- Sobre a rejeição mediada por anticorpo (AMR *antibody mediated rejection*) aguda, o mecanismo mais comum é a resposta anamnéstica, sendo mais observada durante a primeira semana ou, no máximo, em até 30 dias após o transplante.
- Os efeitos colaterais dos antiproliferativos (azatioprina e micofenolato) compartilhados são no trato digestório e em especial a mielossupressão.

Resposta: c

Referência

- Bacal F, Marcondes-Braga FG, Rohde LEP, Xavier Júnior JL, Brito FS, Moura LAZ, et al. 3ª Diretriz Brasileira de Transplante Cardíaco. Arq. Bras. Cardiol. 2018;111(2):230-89.

26. O coração transplantado é denervado e se baseia em mecanismos adaptativos atípicos para atender diferentes demandas para o débito cardíaco. Como resultado do aumento do retorno venoso no início do exercício, o coração transplantado responde com o mecanismo de Frank-Starling intrínseco aumentando o débito cardíaco. Os níveis circulantes de catecolaminas sobem à medida que o exercício começa, proporcionando uma resposta cronotrópica tardia. Esse mecanismo possibilita uma função hemodinâmica quase normal em repouso, e capacidade de suportar pelo menos exercícios moderados na grande maioria dos sobreviventes de longo prazo. É importante salientar que os betabloqueadores podem prejudicar a resposta da frequência cardíaca e devem ser usados com cautela após transplante de coração. Os resultados de longo prazo após o transplante melhoraram dramaticamente com a introdução da ciclosporina como pedra angular da imunossupressão. A seleção dos candidatos para o transplante é um processo complexo. Os candidatos ideais para transplante de coração são pacientes mais jovens com insuficiência cardíaca avançada, doença comórbida mínima ou lesão de órgão final, uma história de adesão à terapêutica médica prescrita e uma rede familiar e social forte. Como não foram identificados marcadores sorológicos confiáveis para a rejeição ao enxerto, a biópsia endomiocárdica do ventrículo direito continua sendo o padrão-ouro para esse diagnóstico. A sobrevida média de todos os pacientes de transplante cardíaco é agora de 10 anos, com uma sobrevida média de 13 anos entre os pacientes que estão vivos 1 ano depois do transplante. No primeiro ano após o transplante, 90% dos pacientes sobreviventes relatam não ter limitações funcionais.

Resposta: d

Referência

- Bacal F, Marcondes-Braga FG, Rohde LEP, Xavier Júnior JL, Brito FS, Moura LAZ, et al. 3ª Diretriz Brasileira de Transplante Cardíaco. Arq. Bras. Cardiol. 2018;111(2):230-89.

27. A pericardite constritiva é a inflamação crônica do pericárdio, que leva à restrição ao enchimento ventricular com queda do débito cardíaco e sinais e sintomas de insuficiência cardíaca com fração de ejeção preservada. O pulso paradoxal e baixa voltagem do QRS são mais comuns na pericardite constritiva. A pericardiectomia é eficaz em 80% dos casos, com melhora do quadro de insuficiência cardíaca em 5 anos. O ecocardiograma apresenta baixa sensibilidade e especificidade no diagnóstico do espessamento pericárdico, além de mostrar movimento anormal do septo interventricular, dilatação da veia cava inferior e variação respiratória dos fluxos mitral e tricúspide. O sinal da raiz quadrada no cateterismo direito é típico da pericardite constritiva.

Resposta: b

Referência

- Zipes DP, Libby P, Bonow RO, Mann DL, Tomaselli GF. Braunwald, Tratado de doenças cardiovasculares. 2 volumes. 11. ed. Rio de Janeiro: Guanabara Koogan; 2022. p. 1692-6.

28.

- A paciente apresenta quadro clínico de tamponamento cardíaco. Tem pulso paradoxal, com queda maior que 10 mmHg na pressão arterial sistólica. O eletrocardiograma mostra diminuição de amplitude de complexos QRS difusamente (derivações bipolares ≤ 5 mm e precordiais ≤ 10 mm) e alternância elétrica, que é a mudança do eixo do QRS a cada batimento, por oscilação mecânica do coração para frente e para trás, quando há derrame pericárdico volumoso. O tamponamento cardíaco é um diagnóstico clínico e ocorre quando o acúmulo de líquido no espaço intrapericárdico é suficiente para elevar a pressão ao redor das câmaras cardíacas a um ponto em que há alteração do enchimento ventricular. O aumento da frequência cardíaca é compensatório. É uma situação de risco, portanto a abordagem deve ser rápida. A videopericardioscopia, se disponível, é ideal, porque a paciente já foi tratada de um processo neoplásico maligno e é importante que seja afastada ou confirmada metástase pericárdica.
- O quadro clínico é de tamponamento cardíaco e as alterações ecocardiográficas estão descritas corretamente. A indicação de diurético de alça está errada, causaria piora do quadro clínico, o mesmo acontecendo com a demora na indicação do esvaziamento do derrame. A dosagem da adenosina deaminase pode ajudar na determinação do comprometimento por tuberculose, porém é apenas um dado adicional. A evolução do derrame pericárdico por tuberculose é mais crônica, normalmente não acontecendo tamponamento.
- O quadro clínico não é de pericardite constritiva, que até poderia ser considerada pela radioterapia pregressa (em torno de 4% a 20%), mas

a evolução é muito rápida, há pulso paradoxal e bulhas hipofonéticas, que não ocorrem na pericardite constritiva. Também não há sinais de congestão venosa sistêmica, que ocorrem na constrição.

- Por causa da quimioterapia (normalmente com doxorubicina em neoplasia maligna de mama) e da radioterapia poderia ser considerado o comprometimento miocárdico, pela formação de fibrose. Porém, principalmente em relação ao quimioterápico, o comprometimento é na forma de dilatação ventricular geralmente pouco intensa, porém com disfunção ventricular que pode chegar a ser importante. O tratamento com diuréticos de alça e betabloqueadores pioraria o quadro clínico.
- A radiografia de tórax mostraria área cardíaca aumentada, porém sem congestão pulmonar, portanto sem ampliação de hilos pulmonares nem cefalização de trama vasal. A inexistência de congestão pulmonar ainda não tem explicação satisfatória na fisiopatologia do tamponamento cardíaco.

Resposta: b

Referências

- Zipes DP, Libby P, Bonow RO, Mann DL, Tomaselli GF. Braunwald, Tratado de doenças cardiovasculares. 2 volumes. 11. ed. Rio de Janeiro: Guanabara Koogan; 2022. p. 1686-92 e 1698.
- Castro I (ed.). Livro-texto da Sociedade Brasileira de Cardiologia. 3. ed. Barueri: Manole; 2021. Cap. 35.

29. A Takotsubo é uma síndrome cardíaca aguda de caráter transitório com disfunção contrátil ventricular, para a qual há a descrição de cinco tipos anatômicos:

- Padrão clássico: observado em cerca de 70-80% dos pacientes. Acinesia ou hipocinesia apical com hipercontratilidade dos segmentos basais, conferindo o aspecto clássico de armadilha de polvo que conferiu o nome de Takotsubo.
- Mesoventricular: observado em cerca de 15% dos pacientes. Hipocinesia da porção média do ventrículo esquerdo (VE) e hipercontratilidade dos segmentos apical e basal.
- Invertida ou basal: observada em cerca de 3-5% dos pacientes. Hipocinesia ou acinesia dos segmentos basais e médio-ventriculares com hipercontratilidade apical.
- Focal: observado em cerca de 5,5% dos pacientes. Hipocinesia ou acinesia de segmentos isolados, usualmente anterolateral.
- Biventricular ou acometimento isolado do VD < 0,5%: apresenta prevalência desconhecida, sendo considerado raro o seu acometimento.

O diagnóstico diferencial mais importante é a síndrome coronariana aguda e não a cardiomiopatia dilatada. O exame complementar a ser realizado na sequência é o cateterismo cardíaco e não a ressonância magnética cardíaca. Vasopressores devem ser usados com cuidado, pois podem precipitar a obstrução da via do ventrículo esquerdo.
Pacientes que sobrevivem a um episódio de cardiomiopatia de estresse enfrentam um risco de recorrência de aproximadamente 2% ao ano. A eficácia da terapia médica na redução do risco de recorrência é desconhecida.

Resposta: c

Referências

- Zipes DP, Libby P, Bonow RO, Mann DL, Tomaselli GF. Braunwald, Tratado de doenças cardiovasculares. 2 volumes. 11. ed. Rio de Janeiro: Guanabara Koogan; 2022. p. 1607-1608
- Castro I (ed.). Livro-texto da Sociedade Brasileira de Cardiologia. 3. ed. Barueri: Manole; 2021. Cap. 30.

30. O diagnóstico etiológico na fase aguda, devido à parasitemia, pode ser feito por visualização direta ou por hemocultura ou xenodiagnóstico. Na fase crônica, os testes sorológicos têm alta sensibilidade e especificidade para o diagnóstico e dois testes distintos positivos confirmam o diagnóstico. O tratamento etiológico de erradicação do parasita na fase crônica não é consensual; diante dos mais recentes estudos, o tratamento é sugerido em pacientes jovens, não sendo consenso em todas as idades devido aos efeitos colaterais das medicações. O uso de anticoagulantes deve seguir as indicações clássicas e ser feito em pacientes com fibrilação atrial e naqueles com trombo em VE ou com eventos trombóticos prévios. As indicações para cardiodesfibrilador são síncope ou arritmias ventriculares documentadas, associadas a uma fração de ejeção inferior ou igual a 40%.

Resposta: e

Referência

- Marin-Neto JA, Rassi Jr. A, Oliveira GMM, Correia LCL, Ramos Jr. AN, Luquetti AO et al. Diretriz da SBC sobre Diagnóstico e Tratamento de Pacientes com Cardiomiopatia da Doença de Chagas – 2023. Arq Bras Cardiol. 2023;120(6):e20230269.

31. A cardiomiopatia hipertrófica é uma doença transmitida geneticamente (autossômica dominante), caracterizada primariamente por hipertrofia do ventrículo esquerdo (VE), de padrão assimétrico, que ocorre na ausência de outra doença cardíaca ou sistêmica que possa causar hipertrofia ou infiltração miocárdica. Situações que diminuam a pré-carga, como ficar de pé e realizar a manobra de Valsalva, reduzem o volume cavitário do ventrículo esquerdo, aumentando o gradiente e o sopro que é melhor audível ao longo da borda esternal esquerda baixa e não apresenta irradiação carotídea. O teste ergométrico é útil na estratificação de risco de morte súbita nesses pacientes. Quando a elevação da pressão sistólica no esforço é ≤ 20 mmHg ou ocorre a queda > 20 mmHg, estaremos diante de paciente com risco MAIOR de morte súbita. O ecocardiograma diagnostica a doença e achados de gradientes de via de saída do VE MAIOR OU IGUAL 30 mmHg caracterizam a forma obstrutiva em repouso. A ressonância magnética permite avaliar melhor a distribuição da hipertrofia e afastar outras etiologias como amiloidose e doença de Fabry. Avalia ainda o padrão de fibrose miocárdica (pela técnica de realce TARDIO), graças à distribuição EXTRACELULAR do gadolínio. O verapamil melhora os sintomas e a capacidade para o exercício em especial QUANDO NÃO HÁ obstrução na via de saída do VE. Os betabloqueadores são amplamente usados para reduzir o gradiente desencadeado pelo exercício. Diuréticos administrados com cuidado podem beneficiar predominantemente pacientes com a forma NÃO obstrutiva.

Resposta: c

Referência

- Zipes DP, Libby P, Bonow RO, Mann DL, Tomaselli GF. Braunwald, Tratado de doenças cardiovasculares. 2 volumes. 11. ed. Rio de Janeiro: Guanabara Koogan; 2022. p. 1625-30.

32. A síndrome de constrição pericárdica é tratada pela excisão do pericárdio. Por causa de aderências densas e calcificação que podem penetrar no miocárdio, a ressecção pericárdica pode ser um desafio técnico. A ressecção completa do pericárdio, entretanto, não é viável em todos os casos, notadamente na pericardite constritiva induzida por radiação. De maneira geral as causas mais comuns são as idiopáticas e as secundárias a pericardite viral. Tuberculose, colagenoses, neoplasias e cirurgia cardíaca prévia SÃO CAUSAS FREQUENTES DA DOENÇA. O característico sinal da raiz quadrada (padrão *dip* e *plateau*), verificado no cateterismo de câmaras DIREITAS representa QUEDA INICIAL DA PRESSÃO VENOSA, AUMENTO ABRUPTO E ESTABILIZAÇÃO. A pressão atrial esquerda geralmente está pouco alterada na ausência de patologias concomitantes como a estenose mitral reumática. A presença de pulso paradoxal em 1/3 dos casos, a ausência de hipertensão pulmonar e a calcificação pericárdica ao raio-X de tórax são achados frequentes, ASSIM COMO a ausculta de Knock pericárdico. A tomografia computadorizada é o melhor método para avaliar TANTO O GRAU DE ESPESSAMENTO QUANTO CALCIFICAÇÃO PERICÁRDICOS, porém a ressonância magnética leva vantagens no diagnóstico diferencial com cardiomiopatias restritivas.

Resposta: b

Referência

- Zipes DP, Libby P, Bonow RO, Mann DL, Tomaselli GF. Braunwald, Tratado de doenças cardiovasculares. 2 volumes. 11. ed. Rio de Janeiro: Guanabara Koogan; 2022. p. 1692-6.

33.

- O espessamento da parede ventricular e do septo interventricular na presença de diminuição de complexos QRS sugere doença infiltrativa, no caso amiloidose. A complementação diagnóstica, levando-se em conta o comprometimento renal concomitante, é direcionada à amiloidose AL. O importante comprometimento da função diastólica justifica os achados do exame físico e sugere doença avançada. Em relação aos dados do ecocardiograma, o aumento do volume do átrio esquerdo também é devido ao comprometimento diastólico; as dimensões do ventrículo esquerdo e a fração de ejeção são característicos das síndromes restritivas; o espessamento do septo interatrial é sugestivo de amiloidose. A ressonância tem padrão característico, com realce tardio em região subendocárdica.
- Os critérios para definição de cardiomiopatia hipertrófica são espessura de parede ou septo interventricular acima de 15 mm ou acima de 13 mm em parentes de primeiro grau de pacientes com cardiomiopatia hipertrófica já diagnosticados, na ausência de outros fatores que justifiquem a hipertrofia
- O exame físico mostra sinais de insuficiência cardíaca, que não é frequente nos pacientes hipertróficos. O mesmo em relação ao comprometimento renal. Os dados do ecocardiograma são compatíveis com dilatação ventricular, que poderia estar relacionada à ingestão excessiva de álcool, mas não há relação com o descenso y, que não aparece nessa situação.
- A endomiocardiofibrose pode levar a aumento do átrio esquerdo, porém a disfunção diastólica não é um achado frequente, e certamente não na intensidade descrita. O ecocardiograma poderia mostrar também o comprometimento de via de entrada do coração, com deformação de cavidade. Não haveria espessamento de septo interatrial. Além disso, nessa intensidade de insuficiência cardíaca seria esperada disfunção valvar, portanto haveria sopros audíveis.

- A cintilografia óssea com pirofosfato de tecnécio é positiva na amiloidose relacionada à transtiretina e não à forma AL.
- A endomiocardiofibrose compromete a via de entrada dos ventrículos, levando à congestão venosa sistêmica se o comprometimento for predominantemente de ventrículo direito.

Resposta: a

Referência

- Simões MV, et al. Posicionamento sobre Diagnóstico e Tratamento da Amiloidose Cardíaca – 2021. Arq Bras Cardiol. 2021; 17(3):561-98.

34. A questão aborda possíveis efeitos colaterais da estatina. Nos estudos randomizados, a incidência de miopatia foi inferior a 1%, embora na prática do dia a dia costume ser um pouco maior. Durante a terapia estabelecida, não há necessidade rotineira de dosar níveis de transaminases ou CPK, a menos que haja queixas, aumento da dose ou acréscimo de medicações que possam aumentar o risco de miopatia. Diversos fatores podem influenciar o risco de miopatia, como questões genéticas (relacionadas a metabolismo e predisposição à injúria muscular) e interações com outros medicamentos, com destaque para os fibratos, utilizados em alguns casos junto às estatinas com intuito de reduzir as triglicérides. Medicamentos capazes de inibir o citocromo CYP3A4 (como cetoconazol, diltiazem e antibióticos macrolídeos), envolvido na metabolização da maioria das estatinas, também contribuem com aumento deste risco. Além de miopatia e hepatotoxicidade, outro efeito adverso mais recentemente descrito foi o aumento na incidência de diabetes melito, sobretudo em indivíduos que já apresentem predisposição para tal, como obesidade ou glicemia de jejum alterada.

Resposta: c

Referência

- Faludi AA, Izar MCO, Saraiva JFK, Chacra APM, Bianco HT, Afiune Neto A, Bertolami A, et al. Atualização da Diretriz Brasileira de Dislipidemias e Prevenção da Aterosclerose – 2017. Arq. Bras. Cardiol. 2017;109(2 suppl 1):25-7 e Quadro 26.

2019

35. Por se tratar de paciente de risco intermediário e que será submetido à cirurgia de alto risco, existe a recomendação de avaliação funcional. O eletrocardiograma apresenta bloqueio de ramo esquerdo, o que dificulta a análise eletrocardiográfica das alterações do segmento ST durante o teste ergométrico. Neste caso, a cintilografia do miocárdio permitirá maior acurácia na avaliação de alterações isquêmicas. Não existem evidências que recomendem a realização de angiotomografia das artérias coronárias ou escore de cálcio no pré-operatório. A recomendação para a realização de coronariografia no pré-operatório fica reservada para os pacientes com síndromes coronarianas agudas de alto risco e para os pacientes com isquemia extensa detectada em prova funcional.

Resposta: c

Referência

- Gualandro DM, Yu PC, Caramelli B, et al. 3ª Diretriz de Avaliação Cardiovascular Perioperatória da Sociedade Brasileira de Cardiologia 2017. Arq Bras Cardiol. 2017;109(3Supl.1):7,9-11.

36. De acordo com a *3ª Diretriz de Avaliação Cardiovascular Perioperatória* da SBC, no caso de procedimentos endoscópicos de baixo risco de sangramento (como colonoscopia), deve ser mantida a terapêutica antiplaquetária (monoterapia ou dupla antiagregação plaquetária) ou anticoagulante com varfarina. No caso de pacientes com indicação de procedimento endoscópico com alto risco de sangramento (mucosectomia por suspeita de neoplasia de cólon) e submetidos à angioplastia por angina estável, com implante de *stent* convencional, a dupla antiagregação pode ser suspensa após 6 semanas. Pacientes que serão submetidos a operações oftalmológicas para glaucoma ou vitrectomia e que estejam em uso de clopidogrel em monoterapia devem suspender seu uso no perioperatório. Pacientes que serão submetidos a operações oftalmológicas com baixo risco de sangramento (como cirurgia de catarata) e estejam em uso de ácido acetilsalicílico para prevenção cardiovascular secundária devem manter seu uso no perioperatório. No caso de pacientes cardiopatas, o uso de pequena quantidade de anestésicos locais com vasoconstritor (dois a três tubetes de lidocaína a 2,0% com 1:100.000 de epinefrina) para procedimentos odontológicos é seguro e deve ser feito preferencialmente.

Resposta: c

Referência

- Gualandro DM, Yu PC, Caramelli B, et al. 3ª Diretriz de Avaliação Cardiovascular Perioperatória da Sociedade Brasileira de Cardiologia 2017. Arq Bras Cardiol. 2017;109(3Supl.1):29,34,39.

37. A cardiotoxicidade das antraciclinas apresenta clara correlação dose-dependente. O uso de IECA e betabloqueadores deve ser iniciado o mais precocemente possível ao se detectar a queda da função sistólica devido à quimioterapia. O exame mais sensível e específico para detecção de cardiotoxicidade é a biópsia endomiocárdica, sendo pouco utilizada na prática devido à invasividade do método. A exposição à radioterapia mediastinal é um dos clássicos fatores de risco para desenvolvimento de cardiotoxicidade. As terapias-alvo anti-HER2, dentre elas o trastuzumabe, estão relacionadas ao desenvolvimento de disfunção cardíaca sintomática e assintomática.

Resposta: b

Referência

- Hajjar LA, Costa IBSS, Lopes MACQ, Hoff PMG, Diz MDPE, Fonseca SMR, et al. Diretriz Brasileira de Cardio-oncologia – 2020. Arq Bras Cardiol. 2020;115(5):1006-43.

38. O hipotireoidismo é uma condição clínica muito frequente (prevalência de 3-4% na população geral, para as formas manifestas) e, ao contrário das dramáticas manifestações do hipertireoidismo, os achados cardiovasculares são mais sutis. A forma mais prevalente é a doença tireoidiana primária. O achado de TSH elevado já leva ao diagnóstico, mesmo na ausência de sintomas (forma subclínica, com prevalência de até 10% em nosso meio). Na verdade, no hipotireoidismo ocorre elevação da pressão arterial diastólica. O ictus (impulso cardíaco apical) é pouco propulsivo e, embora os derrames pericárdicos sejam frequentes, a presença de atrito pericárdico é rara.

Resposta: d

Referência

- Zipes DP, Libby P, Bonow RO, Mann DL, Tomaselli GF. Braunwald, Tratado de doenças cardiovasculares. 2 volumes. 11. ed. Rio de Janeiro: Guanabara Koogan; 2022. p. 1839-41.

39. No tamponamento cardíaco, ao Doppler podemos observar aumento do fluxo tricúspide e redução do fluxo mitral na inspiração e, na expiração, aumento do fluxo mitral de até 25% e redução do tricúspide. As demais alternativas são corretas.

Resposta: a

Referência

- Castro I (ed.). Livro-texto da Sociedade Brasileira de Cardiologia. 3. ed. Barueri: Manole; 2021. Cap. 35.

40. Pulso paradoxal, um achado clássico associado ao tamponamento, é definido como uma diminuição > 10 mmHg da pressão arterial sistólica que ocorre durante a inspiração normal. O pulso paradoxal pode ser verificado no exame físico como uma diminuição do pulso periférico durante a inspiração. Porém, pode ocorrer na ausência de tamponamento, como na exacerbação da doença pulmonar obstrutiva crônica, na embolia pulmonar ou na pericardite constritiva.

Resposta: e

Referências

- Castro I (ed.). Livro-texto da Sociedade Brasileira de Cardiologia. 3. ed. Barueri: Manole; 2021. Cap. 35.
- Zipes DP, Libby P, Bonow RO, Mann DL, Tomaselli GF. Braunwald, Tratado de doenças cardiovasculares. 2 volumes. 11. ed. Rio de Janeiro: Guanabara Koogan; 2022. p. 1688.

41. A biópsia cardíaca acrescenta poucas informações na avaliação da DCM. Apesar de uma avaliação abrangente, uma proporção significativa de pacientes com DCM não tem causa óbvia da cardiomiopatia e é atribuído um diagnóstico de DCM idiopática. A DCM familiar é caracterizada pela penetrância dependente da idade, o que significa que um indivíduo portador de um alelo causador de DCM manifestará evidências do fenótipo DCM com o aumento da idade. A menos que se suspeite de uma condição específica, a biópsia é muitas vezes dispensável.

Resposta: a

Referência

- Zipes DP, Libby P, Bonow RO, Mann DL, Tomaselli GF. Braunwald, Tratado de doenças cardiovasculares. 2 volumes. 11. ed. Rio de Janeiro: Guanabara Koogan; 2022. p. 1600-2.

42. O ECO na amiloidose mostra aumento da espessura das paredes do ventrículo esquerdo, aspecto hiper-refringente difuso de cintilações granulares, hiperecogenicidade do miocárdio, hipocinesia difusa discreta cardíaca, espessamento do septo interatrial e ao Doppler apresentando padrão de enchimento tipo restritivo. O espessamento do septo interventricular associado a baixas voltagens no ECG é altamente sugestivo de amiloidose cardíaca. Ademais, a presença de aspecto cintilante granular no ECO possui alta sensibilidade e especificidade, podendo atingir 100% de sensibilidade quando cursa com aumento atrial. O ECO com Speckle-Tracking mostra uma aparência clássica de disfunção longitudinal regional, caracterizada por relativa preservação apical e relaxamento diastólico prolongado.

Resposta: c

Referência

- Simões MV, et al. Posicionamento sobre Diagnóstico e Tratamento da Amiloidose Cardíaca – 2021. Arq Bras Cardiol. 2021;117(3):561-98.

43. A sarcoidose é uma doença granulomatosa inflamatória, multissistêmica. Pode se apresentar, clinicamente, com febre e adenopatia. Acomete igualmente homens e mulheres, com pico de incidência entre a segunda e quarta décadas de vida. Em estudo brasileiro, entre os sintomas torácicos, tosse, dispneia e dor torácica foram os mais prevalentes. A sarcoidose cardíaca é diagnosticada, mais frequentemente, quando se depara com uma cardiomiopatia dilatada, sem etiologia definida ou distúrbios de condução, na presença de sarcoidose pulmonar ou hepática documentada. O achado radiológico de adenopatias hilares bilaterais é altamente sugestivo de sarcoidose. Há uma tendência à infiltração da parte septal superior do ventrículo esquerdo. Os achados da ressonância magnética cardíaca dependem do estágio do processo patológico. Na fase inflamatória aguda (como o caso citado), observam-se: espessamento da parede miocárdica com alterações da contratilidade, edema e realce tardio. A hipertensão pulmonar pode ocorrer, secundária à fibrose pulmonar. As miocardites virais têm, em geral, evolução diferente do quadro citado, os marcadores de necrose miocárdica normalmente se elevam, as alterações de ST ao eletrocardiograma (ECG) são frequentes e a biópsia endomiocárdica é indicada para casos de IC importante, não responsiva à terapêutica e/ou com instabilidade hemodinâmica. No caso citado, não há razões para se pensar na fase aguda da cardiopatia chagásica. Da mesma forma, o quadro de cardiopatia chagásica é muito diferente do apresentado.

Resposta: a

Referências

- Montera MW, Marcondes-Braga FG, Simões MV, Moura LAZ, Fernandes F, Mangine S, et al. Diretriz de Miocardites da Sociedade Brasileira de Cardiologia – 2022. Arq Bras Cardiol. 2022;119(1):173-5.

- Zipes DP, Libby P, Bonow RO, Mann DL, Tomaselli GF. Braunwald, Tratado de doenças cardiovasculares. 2 volumes. 11. ed. Rio de Janeiro: Guanabara Koogan; 2022. p. 1611-3.

44. A miocardiopatia hipertrófica é uma doença transmitida geneticamente (autossômica dominante), caracterizada primariamente por hipertrofia do ventrículo esquerdo (VE), de padrão assimétrico, que ocorre na ausência de outra doença cardíaca ou sistêmica que possa causar hipertrofia ou infiltração miocárdica. Pode-se suspeitar dessa doença ao identificar-se um sopro sistólico em borda esternal esquerda baixa, em avaliações de rotina. Quanto maior a obstrução dinâmica na via de saída, maior a intensidade do sopro, o qual se torna mais pronunciado com a manobra de Valsalva – a qual reduz o tamanho da cavidade ventricular esquerda. A ressonância magnética pode ser utilizada para diagnóstico principalmente nos casos com predomínio de hipertrofia anterolateral e apical. Estudos têm mostrado que o uso do gadolínio permite identificar e quantificar o padrão de fibrose miocárdica, o qual poderia se apresentar como substrato para o desencadeamento de arritmias ventriculares complexas e morte súbita. A história familiar de casos com disfunção sistólica é um importante marcador de risco de evolução para doença terminal. Esses pacientes podem evoluir com remodelamento ventricular acentuado, afilamento de paredes e/ou aumento de câmaras, sendo frequente nessa situação a necessidade de transplante em idades relativamente baixas. A alcoolização septal melhora os sintomas de insuficiência cardíaca e reduz o gradiente em muitos pacientes, embora os dados de prognóstico e eficácia em longo prazo não estejam ainda disponíveis. O tratamento dessa patologia está reservado para pacientes sintomáticos, que podem necessitar de tratamento farmacológico ou intervenções invasivas, sendo estas últimas necessárias em 5-10% dos pacientes.

Resposta: c

Referência

- Zipes DP, Libby P, Bonow RO, Mann DL, Tomaselli GF. Braunwald, Tratado de doenças cardiovasculares. 2 volumes. 11. ed. Rio de Janeiro: Guanabara Koogan; 2022. p. 1623-32.

45. Na amiloidose atrial isolada, o depósito amiloide se restringe aos átrios, infiltrando predominantemente o esquerdo, e ocorre devido a excesso de produção e deposição do peptídeo natriurético atrial, sendo mais comum em mulheres nonagenárias, tendo a fibrilação atrial como sua principal manifestação clínica. Na amiloidose do tipo AL, o tratamento quimioterápico se impõe e visa a combater os clones de células B medulares, os quais produzem as cadeias leves de imunoglobulinas que se depositam nos tecidos. Essa estratégia pode melhorar o prognóstico, elevando a sobrevida a períodos acima de 5 anos. A doença de Fabry, relacionada à deficiência de alfagalactosidade, é rara e associada ao cromossomo X, caracterizando-se em muitos casos por graus leves de hipertrofia ventricular na terceira década, mas progredindo com a idade, sendo a angina relacionada à doença de pequenos vasos e à coronariopatia epicárdica incomum. A hemocromatose primária ocorre devido ao depósito de ferro em vários órgãos, relacionada à herança genética autossômica recessiva, sendo decorrente de absorção excessiva do ferro, o que, diante de impossibilidade de eliminação, promove elevação os estoques desse metal, havendo infiltração tardia do coração, já que ela costuma iniciar por outros órgãos sólidos como fígado e pâncreas. As imagens de PET (tomografia por emissão de pósitrons) têm ganhado interesse para o diagnóstico e seguimento de pacientes portadores de sarcoidose cardíaca, pois os macrófagos apresentam alta atividade metabólica. Assim, nessa patologia, a FDG pode acumular-se nas áreas de inflamação perigranulomatosa nas fases agudas e à medida que o processo inflamatório diminui e há substituição por fibrose, a captação subsequente se reduz.

Resposta: c

Referência

- Zipes DP, Libby P, Bonow RO, Mann DL, Tomaselli GF. Braunwald, Tratado de doenças cardiovasculares. 2 volumes. 11. ed. Rio de Janeiro: Guanabara Koogan; 2022. p. 1608-11, 1613-5.

46. O quadro clínico é compatível com pericardite peri-infarto, que comumente surge após o 2-3º dia após um infarto transmural. O curso clínico é benigno, sem correlação prognóstica. Enquanto o ibuprofeno é indicado porque aumenta o fluxo sanguíneo coronariano, a indometacina afeta a cicatrização da área infartada. O surgimento de hemopericárdio e pericardite constritiva é incomum. Finalmente, a colchicina e corticosteroides orais em baixa dose são utilizados para o tratamento de sintomas persistentes e recorrentes. Hemopericárdio e pericardite constritiva são complicações raras.

Resposta: b

Referência

- Castro I (ed.). Livro-texto da Sociedade Brasileira de Cardiologia. 3. ed. Barueri: Manole; 2021. Cap. 35. Quadro 4.

47. Quando ela acontece durante a gestação, não se usa inibidor da enzima conversora da angiotensina (iECA) ou bloqueador dos receptores de angiotensina (BRA) e inibidores da aldosterona. O uso de bromocriptina também é recomendado em casos mais graves.

Resposta: a

Referência

- Castro I (ed.). Livro-texto da Sociedade Brasileira de Cardiologia. 3. ed. Barueri: Manole; 2021. Cap. 33.

48. Nas formas agudas com dor torácica, pode se manifestar de modo similar à dor anginosa, com achados semelhantes aos de uma síndrome coronariana aguda, incluindo alterações no eletrocardiograma (ECG) e elevação dos marcadores de necrose miocárdica ou com características da pericardite, no caso do envolvimento epimiocárdico. Outras formas de apresentação clínica seriam como um quadro de insuficiência cardíaca aguda, arritmias ventriculares e atriais frequentes, choque cardiogênico e morte. Uma vez que a incidência da doença é provavelmente mais alta do que o previsto, um alto nível de suspeição clínica associado a exames laboratoriais e métodos de imagem pode ajudar no diagnóstico seguro da maioria dos casos sem a necessidade de biópsia em todos os casos. A miocardite de células gigantes apresenta mau prognóstico, respondendo melhor à terapia imunossupressora e frequentemente apresenta curso fulminante, situação na qual pode necessitar de suporte circulatório mecânico como ponte para transplante. Na doença de Chagas, a manifestação da miocardite aguda depende do grau de acometimento do coração e da infecção sistêmica, podendo variar de uma forma florida com taquicardia sinusal, baixa voltagem do QRS, distúrbio de condução, alteração do intervalo Q-T, sinais de alterações de repolarização ventricular, arritmias, comprometimento da função biventricular e insuficiência cardíaca aguda até as formas mais frustras em que é necessária a suspeita clínica para o diagnóstico. Pode estar associada a sinais de infecção sistêmica, hepatoesplenomegalia, febre e sinais de entrada do parasita na transmissão vetorial. Em atletas a presença de miocardite está associada a 3-7% das mortes súbitas. Diante de quadro suspeito ou confirmado de miocardite, os atletas não devem praticar treinamento ou participar de competições por 6 meses.

Resposta: d

Referência

- Montera MW, Marcondes-Braga FG, Simões MV, Moura LAZ, Fernandes F, Mangine S, et al. Diretriz de Miocardites da Sociedade Brasileira de Cardiologia – 2022. Arq Bras Cardiol. 2022;119(1):143-211.

49. O alisquireno é um inibidor de renina e bloqueia a conversão do angiotensinogênio em angiotensina I (etapa 1). O enalapril é um inibidor de enzima conversora de angiotensina e bloqueia a conversão da angiotensina I em angiotensina II (etapa 2). A losartana é um bloqueador do receptor de angiotensina II do tipo I (AT1) (etapa 3). A espironolactona é um antagonista de receptor mineralocorticoide e bloqueia os efeitos da aldosterona.

Resposta: d

Referência

- Castro I (ed.). Livro-texto da Sociedade Brasileira de Cardiologia. 3. ed. Barueri: Manole; 2021. Cap. 46. Fig. 46-9 e Cap. 47, p. 943, 945.

50. A ivabradina atua nos canais If do nó sinusal e sua função é a redução da frequência cardíaca (FC), preferencialmente associada ao betabloqueador.

Resposta: a

Referência

- Castro I (ed.). Livro-texto da Sociedade Brasileira de Cardiologia. 3. ed. Barueri: Manole; 2021. p. 1245-6.

51. Pacientes com asma não costumam tolerar o uso propranolol, betabloqueador não seletivo, em decorrência de seu efeito broncoconstritor. Pacientes asmáticos com insuficiência cardíaca podem ser tratados com betabloqueadores com maior seletividade β1 (como bisoprolol e nebivolol). De qualquer forma, asma em atividade é contraindicação ao uso de betabloqueadores. Os betabloqueadores promovem diminuição inicial do débito cardíaco e da secreção de renina, havendo readaptação dos barorreceptores e diminuição das catecolaminas nas sinapses nervosas. O nebivolol, fármaco de terceira geração, possui, além das ações anteriores, efeito vasodilatador, por aumentar a síntese e a liberação de óxido nítrico no endotélio vascular. Nos casos em que se configure a hipertensão arterial resistente, betabloqueadores podem ser uma alternativa como quarto fármaco. O estudo CAPRICORN demonstrou que pacientes com disfunção ventricular em classe funcional I no pós-infarto do miocárdio tratados com carvedilol tiveram redução significativa de reinfarto e morte súbita quando comparados ao placebo. Os betabloqueadores, dentre os quais o metoprolol, constituem os medicamentos de primeira escolha para o tratamento da angina estável. Inúmeros estudos clínicos demonstraram que o bisoprolol, entre outros betabloqueadores, confere benefícios clínicos na mortalidade global, na morte por insuficiência cardíaca (IC) e por morte súbita, além de melhorarem sintomas e reduzirem taxas de re-hospitalizações por IC.

Resposta: d

Referências

- Castro I (ed.). Livro-texto da Sociedade Brasileira de Cardiologia. 3. ed. Barueri: Manole; 2021. p. 1151-2.
- Barroso WKS, Rodrigues CIS, Bortolotto LA, Mota-Gomes MA, Brandão AA, Feitosa ADM, et al. Diretrizes Brasileiras de Hipertensão Arterial – 2020. Arq Bras Cardiol. 2021; 116(3):620.
- Comitê Coordenador da Diretriz de Insuficiência Cardíaca. Diretriz Brasileira de Insuficiência Cardíaca Crônica e Aguda. Arq Bras Cardiol. 2018;111(3):470.

52. A depleção intracelular de colesterol resultante da inibição da HMG-CoA redutase estimula a liberação de fatores transcricionais e, consequentemente, a síntese e a expressão na membrana celular de receptores para captação do colesterol circulante, como o receptor de LDL (LDLR). A ezetimiba inibe a absorção de colesterol na borda em escova do intestino delgado, atuando seletivamente nos receptores NPC1-L1 e inibindo o transporte intestinal de colesterol. A inibição da PCSK9 previne a degradação lisossomal do LDLR, aumentando a densidade deste receptor na superfície do hepatócito e a depuração das partículas circulantes de LDL.

Resposta: e

Referências

- Atualização da Diretriz Brasileira de Dislipidemias e Prevenção da Aterosclerose – 2017. Arq Bras Cardiol 2017;109(2Supl.1):25,26,29,30.
- Zipes DP, Libby P, Bonow RO, Mann DL, Tomaselli GF. Braunwald, Tratado de doenças cardiovasculares. 2 volumes. 11. ed. Rio de Janeiro: Guanabara Koogan; 2022. p. 982, 984.

2020

53. As alterações eletrocardiográficas são características de pericardite aguda: infradesnivelamento do segmento PR e supradesnivelamento do segmento ST com concavidade para cima, difusamente. Este último se diferencia da insuficiência coronariana pela concavidade para cima. A dor com irradiação para trapézio, com piora à inspiração profunda e melhora em decúbito ventral, também é característica da pericardite aguda e tem relação com a inervação do pericárdio. Além disso, não há clínica sugestiva de síndrome coronariana aguda. A comprovação de comprometimento miocárdico, que poderia acontecer em conjunto com o comprometimento pericárdico, não poderia ser determinada apenas com o eletrocardiograma e o ecocardiograma, já que não necessariamente existiria comprometimento da fração de ejeção. Seria necessário dosagem de troponina (mesmo com razoável possibilidade de falsos-negativos) e ressonância magnética com gadolíneo. A indicação de corticoide não existe em nenhuma das possibilidades, insuficiência coronariana ou pericardite aguda, já que, no caso desta última, o uso de corticoide aumenta a possibilidade de recorrência.

Resposta: a

Referência

- Zipes DP, Libby P, Bonow RO, Mann DL, Tomaselli GF. Braunwald, Tratado de doenças cardiovasculares. 2 volumes. 11. ed. Rio de Janeiro: Guanabara Koogan; 2022. Cap. 83.

54. Embora estudos prévios sugerissem que a sensibilidade das troponinas para o diagnóstico da miocardite fosse baixa, estudos mais recentes, usando ensaios mais sensíveis, indicam o valor das troponinas cardíacas para confirmar casos de suspeita de miocardite.

Além de estarem elevados na miocardite, os níveis de troponina são preditores de gravidade com valor prognóstico em curto prazo. A miocardite fulminante foi associada a níveis mais elevados de troponinas cardíacas I e T (cTnI e cTnT) do que a miocardite aguda, e o nível mais elevado de troponina cardíaca foi associado a menor fração de ejeção do ventrículo esquerdo.

Os níveis do NT-pro-BNP se reduzem rapidamente em crianças que recuperaram a função ventricular esquerda. Os títulos de anticorpos virais circulantes não se correlacionam com os genomas virais de tecidos e raramente são de uso diagnóstico na prática clínica.

QRS alargado ao ECG, com duração maior que 120 milissegundos, e ondas Q estão associados a um risco elevado de morte cardíaca ou necessidade de transplante cardíaco.

A ressonância cardíaca tem melhor desempenho no contexto da fase aguda da miocardite, com cardiomiopatia aguda ou dor no peito e troponina elevada, reduzindo sua acurácia após 14 dias do início dos sintomas. Em estudo prévio, a sensibilidade e a especificidade da ressonância cardíaca na suspeita de miocardite com mais de 14 dias após o início dos sintomas foram baixas (sensibilidade, 63%; especificidade, 40%).

As sorologias virais não devem ser utilizadas de rotina na pesquisa etiológica de miocardites. Um estudo não encontrou correlação entre sorologia viral e achados de biópsia. Os anticorpos IgG de vírus cardiotrópicos são muito prevalentes na população, mesmo na ausência de infecção ativa.

Resposta: b

Referências

- Zipes DP, Libby P, Bonow RO, Mann DL, Tomaselli GF. Braunwald, Tratado de doenças cardiovasculares. 2 volumes. 11. ed. Rio de Janeiro: Guanabara Koogan; 2022. Cap. 79.
- Montera MW, Marcondes-Braga FG, Simões MV, Moura LAZ, Fernandes F, Mangine S, et al. Diretriz de Miocardites da Sociedade Brasileira de Cardiologia – 2022. Arq Bras Cardiol. 2022;119(1):143-211.

55. Na cardiomiopatia hipertrófica, a fração de ejeção do ventrículo esquerdo mostra-se normal ou aumentada na maioria dos pacientes, dando a falsa impressão de função sistólica preservada. No entanto, a avaliação pelo *strain* longitudinal mostra invariavelmente uma diminuição global e regional, coincidente com os locais de maior hipertrofia, da contratilidade. O ecocardiograma sob estresse físico pode ser bastante útil nos pacientes com cardiomiopatia hipertrófica, pois, além da detecção da presença e do grau da obstrução durante o esforço, permite a avaliação objetiva dos sintomas, capacidade funcional, resposta da pressão arterial sistólica e presença de regurgitação mitral secundária. Entretanto, o ecocardiograma sob estresse com dobutamina não é recomendado. Na grande maioria dos pacientes, a obstrução na via de saída do ventrículo esquerdo é causada pelo movimento anterior sistólico (SAM) da valva mitral, em que folhetos alongados dobram bruscamente a 90 graus e entram em contato com o septo na mesossístole.

Em contraste com o risco de morte súbita, que está relacionado à hipertrofia ventricular acentuada, a maior espessura parietal do ventrículo esquerdo não está associada a aumento da probabilidade de sintomas de insuficiência cardíaca progressiva. A disfunção diastólica é o principal mecanismo da dispneia aos esforços em pacientes com doença não obstrutiva, porém não está associada à gravidade da hipertrofia ventricular. A ressonância cardíaca realmente permite a quantificação de fibrose miocárdica e estudos sugerem que uma massa de fibrose maior ou igual a 15% da massa total do ventrículo esquerdo está associada a uma maior chance de arritmias ventriculares e morte súbita nesses pacientes.

Resposta: e

Referências

- Zipes DP, Libby P, Bonow RO, Mann DL, Tomaselli GF. Braunwald, Tratado de doenças cardiovasculares. 2 volumes. 11. ed. Rio de Janeiro: Guanabara Koogan; 2022. Cap. 78.
- Barberato SV, et al Diretrizes da SBC: Posicionamento sobre Indicações da Ecocardiografia em Adultos – 2019. Arq Bras Cardiol. 2019;113(1):135-81.

56. O caso em questão provavelmente reflete uma amiloidose cardíaca, antes tida como doença rara e hoje considerada uma das principais causas de insuficiência cardíaca com fração de ejeção preservada. O quadro clínico é de insuficiência cardíaca. A presença do "sinal do Popeye" (ruptura do tendão do bíceps braquial); o sinal do guaximim (equimoses periorbitárias espontâneas); a macroglossia; histórico de síndrome do túnel do carpo; história de disautonomia (hipotensão postural, alternância de diarreia e constipação intestinal); a presença de bloqueios atrioventriculares e/ou bloqueios de ramo ao ECG; e hipertrofia septal e sinal do *apical sparing* ao ecocardiograma sugerem o diagnóstico. A cintilografia miocárdica com pirofosfato é o exame de imagem mais específico para as formas ATTR, tanto mutante quanto senil, quando associada à pesquisa de proteínas monoclonais negativa. A forma AL, relacionada à produção de cadeias leves associadas a doenças hematológicas, é uma situação que exige diagnóstico e tratamento urgentes. A presença dessas cadeias na eletroforese de proteínas e na imunofixação auxilia no diagnóstico. Cerca de 30% dos casos têm acometimento cardíaco, semelhante às formas ATTR. Não pensaríamos, em princípio, em doença coronariana neste paciente. A endomiocardiofibrose é uma doença restritiva, mais comum em pacientes mais jovens, apresenta acometimento tanto do VE quanto do VD, normalmente cursa com sinais de insuficiência ventricular direita (edemas de membros inferiores, ingurgitamento jugular, ascite, hepatomegalia). O quadro sistêmico geralmente predomina sobre o acometimento cardíaco, que, por sua vez, mais frequentemente relaciona-se a um quadro misto de disfunção diastólica, dilatação biventricular e disfunção sistólica em graus variados. A biópsia seguida de coloração vermelho Congo é a forma tradicional de se ter o diagnóstico, mostrando a patognomônica birrefringência de cor verde, mas tem altas taxas de falso-negativo. A maioria dos casos de hemocromatose se inicia com um fenótipo restritivo, que evolui para uma disfunção sistólica leve a moderada, com pouca ou nenhuma dilatação do ventrículo esquerdo.

Resposta: d

Referências

- Zipes DP, Libby P, Bonow RO, Mann DL, Tomaselli GF. Braunwald, Tratado de doenças cardiovasculares. 2 volumes. 11. ed. Rio de Janeiro: Guanabara Koogan; 2022. Cap. 77.
- Castro I (ed.). Livro-texto da Sociedade Brasileira de Cardiologia. 3. ed. Barueri: Manole; 2021.

57. Atletas competitivos ou recreacionais portadores de miocardite ativa não devem praticar esportes competitivos ou exercícios físicos de alta intensidade até o término do período de convalescença. Não há consenso sobre esse período. Até recentemente, era estabelecido um período de, no mínimo, 6 meses após o início das manifestações clínicas. Atualmente, alguns especialistas já recomendam períodos menores, como de 3 meses, para a liberação de treinamentos e competições, dependendo da presença de sintomas, arritmias, disfunção ventricular, marcadores inflamatórios e alterações no ECG. Resumindo, os atletas podem retornar aos treinos e competições, e os não atletas, às suas atividades físicas habituais, após 3 a 6 meses da miocardite, apenas se todos os critérios a seguir forem preenchidos: função sistólica de VE na faixa de normalidade; biomarcadores de lesão miocárdica normais; ausência de arritmias no Holter de 24h e no teste ergométrico. A biópsia endomiocárdica não influencia nessa decisão.

Resposta: e

Referência

- Montera MW, Marcondes-Braga FG, Simões MV, Moura LAZ, Fernandes F, Mangine S, et al. Diretriz de Miocardites da Sociedade Brasileira de Cardiologia – 2022. Arq Bras Cardiol. 2022;119(1):143-211.

58. O chamado pulso paradoxal, uma diminuição de mais de 10 mmHg durante a inspiração, é a acentuação de um fenômeno fisiológico, mas é característico de derrames pericárdicos importantes. Os comprometimentos pericárdicos tumorais são frequentemente metastáticos, sendo os tumores de mama e de pulmão os que levam mais frequentemente a comprometimento pericárdico. No contexto da doença pericárdica, as possibilidades são descabidas porque o próprio aumento da pressão intrapericárdica não permitiria maior infusão de líquido. O comprometimento cardíaco secundário à quimioterapia é principalmente no nível do miocárdio, principalmente aquele relacionado aos antracíclicos. O comprometimento pericárdico pode acontecer após radioterapia, sendo possível causar pericardite constritiva inclusive anos após o tratamento. A fração de ejeção pode estar reduzida. As diferenças de valores de pressão arterial sistólica caracterizam o pulso paradoxal, como já foi explicado. O sinal de Kussmaul é aquele que mostra aumento da estase jugular à inspiração profunda e acontece na constrição pericárdica.

Resposta: e

Referências

- Zipes DP, Libby P, Bonow RO, Mann DL, Tomaselli GF. Braunwald, Tratado de doenças cardiovasculares. 2 volumes. 11. ed. Rio de Janeiro: Guanabara Koogan; 2022. Cap. 83.
- Montera MW, Marcondes-Braga FG, Simões MV, Moura LAZ, Fernandes F, Mangine S, et al. Diretriz de Miocardites da Sociedade Brasileira de Cardiologia – 2022. Arq Bras Cardiol. 2022;119(1):143-211.
- I Diretriz Brasileira de Cardio-Oncologia da Sociedade Brasileira de Cardiologia (pocket); 36.

59. O LES é uma doença inflamatória crônica, sistêmica e autoimune, que afeta mulheres muito mais frequentemente que homens (9:1). O pico da incidência ocorre entre a 3ª e 7ª décadas de vida na mulher. Sintomas constitucionais, de início, incluem sudorese noturna, letargia, mal-estar e perda de peso. As manifestações cardíacas são relativamente raras, mas incluem pericardite, miocardite, endocardite, aortite e arterite coronária. Há prevalência de HAS em até 2/3 dos pacientes. Pericardite é considerada a manifestação cardíaca mais comum. Geralmente ocorre associada a outros sintomas e sinais de atividade da doença, apresentando-se como episódio agudo isolado ou recorrente. Clinicamente, apresenta-se com sintomas e sinais clássicos (dor precordial e atrito pericárdico). Miocardite clinicamente manifesta é vista em 7% a 10% dos pacientes lúpicos, e alterações secundárias (vasculite de pequenos vasos, miocardite focal, fibrose e necrose miocárdica) em até 50% das necropsias. É um fator de mau prognóstico e, por vezes, é a primeira manifestação do LES. O sintoma mais comum é dispneia aos esforços, de início recente, com evidência de hipóxia. Em adição ao consumo do complemento, aumento de VHS e altos títulos de anticorpos anti-DNA, elevação marcante de troponina I está presente. Alterações valvares manifestam-se como espessamento dos folhetos, massas ou vegetações, regurgitação e, raramente, estenose. O tratamento dependerá dos órgãos ou sistemas acometidos e da gravidade das manifestações. Além dos AINEs e antimaláricos, os corticosteroides são a classe de medicamentos mais utilizada. Usa-se, também, azatioprina e ciclofosfamida nos casos mais graves, metotrexato (especialmente para vasculite, serosite) e micofenelato mofetil para vasculite. A dengue pode ocasionar febre, artralgias, miocardite e pericardite. Mas não haveria a história de três anos de evolução. Miocardite geralmente alteraria a troponina e os peptídeos natriuréticos e não causaria atrito pericárdico. Como já mencionado, os antimaláricos, como a hidroxicloroquina, podem e frequentemente são utilizados para pacientes lúpicos. Raramente seu uso crônico associa-se a miocardiopatias restritivas e não dilatadas. A dor torácica mencionada no caso em questão não é típica de síndrome coronariana aguda. Além disso, as alterações eletrocardiográficas são típicas de pericardite. Assim, não se indicaria, em princípio, a angioplastia primária. A artrite reumatoide acomete mulheres em uma faixa etária mais avançada. O acometimento pericárdico, quando ocorre, é muito mais frequente em homens.

Resposta: a

Referência

- Zipes DP, Libby P, Bonow RO, Mann DL, Tomaselli GF. Braunwald, Tratado de doenças cardiovasculares. 2 volumes. 11. ed. Rio de Janeiro: Guanabara Koogan; 2022. Cap. 94.

60. A sarcoidose pode afetar qualquer parte do coração, incluindo os átrios, ventrículos, valvas, músculos papilares, pericárdio, sistema de condução e coronarianas. Palpitações e pré-síncope podem ser as únicas manifestações iniciais. Manifestações mais tardias incluem arritmias ventriculares, morte súbita e sintomas de IC. O ECO transtorácico é recomendado como o exame inicial para o rastreio da sarcoidose cardíaca. Geralmente é anormal na doença manifesta, mas normal na silenciosa. Alterações contráteis segmentares com distribuição não coronariana e afilamento anterobasal do septo com ecogenicidade aumentada (aspecto brilhante, indicativo de cicatriz ou inflamação granulomatosa) são muito sugestivos. O recente desenvolvimento de imagens híbridas de tomografia por emissão de prótons e RM (PET-RM) é promissor, por possibilitar avaliar simultaneamente a estrutura e a função cardíaca, detectar fibrose e determinar o grau de inflamação ativa. A forma cardíaca clinicamente evidente ocorre em 5% dos pacientes com sarcoidose sistêmica. Muitos têm a forma cardíaca silenciosa (assintomática). A prevalência chega a 25% em séries de necropsias. O tratamento da sarcoidose cardíaca é mais desafiador, já que as manifestações clínicas variam muito e não há um método diagnóstico específico para a fase inicial. Há duas abordagens terapêuticas: 1) tratamento farmacológico: inclui imunossupressão para as lesões ativas, tratamento da IC segundo as diretrizes (betabloqueadores, IECA,

BRA ou sacubutril/valsartan, antagonistas dos receptores de mineralocorticoides, diuréticos) e antiarrítmicos para as arritmias; 2) tratamento invasivo: inclui implante de marca-passos e/ou desfibriladores implantáveis, terapia de ressincronização cardíaca, ablação de arritmias e transplante cardíaco.

Resposta: d

Referência

- Castro I (ed.). Livro-texto da Sociedade Brasileira de Cardiologia. 3. ed. Barueri: Manole; 2021.

2021

61. A miocardite fulminante deve ser suspeitada em pacientes com IC aguda nova, com apresentação de início agudo ou início dos sintomas < 2 semanas, associada a importante comprometimento da função ventricular, necessitando de suporte inotrópico e/ou mecânico circulatório, para estabilização clínica e hemodinâmica. O fator causal mais comum é por infecção viral, tendo outros menos prevalentes, como a miocardite eosinofílica necrotizante, a hipersensibilidade, secundária a doenças autoimunes, como artrite reumatoide, pós-quimioterapia, rejeição em pacientes portadores de transplante cardíaco, ou imunológica, por células gigantes. Frequentemente, é necessário o diagnóstico diferencial com a síndrome coronariana aguda e de Takotsubo, por meio de cineangiocoronariografia e, se as condições clínicas do paciente permitirem, RMC. A biópsia endomiocárdica é o único exame com a capacidade de definir o fator causal da miocardite, para direcionar a estratégia terapêutica para tratar o agente etiológico. Adicionalmente, o tipo de infiltrado inflamatório observado no diagnóstico histológico pode classificar a miocardite conforme o tipo celular em linfocítica, eosinofílica, polimórfica, miocardite de células gigantes e sarcoidose cardíaca. A terapêutica, inicialmente, está voltada para o equilíbrio clínico e hemodinâmico, por suporte inotrópico, que tem como fator limitante a sensibilidade arritmogênica do miocárdio inflamado aos inotrópicos e a resposta insuficiente na melhora do fluxo sistêmico. Na ausência de resposta ao uso de inotrópicos, estaria indicado o suporte mecânico circulatório, no qual a decisão pelo tipo de suporte estaria vinculada ao grau de comprometimento da função ventricular, envolvimento uni ou biventricular, e extensão de disfunções orgânicas associadas. Estes pacientes podem evoluir com melhora clínica e explante do suporte mecânico circulatório, ou evoluir com manutenção do quadro de choque cardiogênico, sendo necessária a permanência de suporte mecânico circulatório (SMC) prolongada com objetivo de ponte para transplante cardíaco, para SMC definitivo e, com menor frequência, para recuperação prolongada. Com o resultado da biópsia endomiocárdica, podemos associar ao tratamento de suporte terapêutico específico voltado ao agente etiológico.

O tratamento tem como objetivo a melhora clínica e da função ventricular e a melhora da sobrevida. Pode ser dividido em dois alvos terapêuticos principais. O primeiro é o tratamento etiopatogênico específico do agente agressor viral com terapêutica antiviral e da agressão inflamatória com terapêutica imunossupressora na ausência de infecção viral, que depende da identificação pela biópsia endomiocárdicas.

Resposta: c

Referências

- Comitê Coordenador da Diretriz de Insuficiência Cardíaca. Diretriz Brasileira de Insuficiência Cardíaca Crônica e Aguda. Arq Bras Cardiol. 2018;111(3):513.
- Zipes DP, Libby P, Bonow RO, Mann DL, Tomaselli GF. Braunwald, Tratado de doenças cardiovasculares. 2 volumes. 11. ed. Rio de Janeiro: Guanabara Koogan; 2022. p. 1644.
- Castro I (ed.). Livro-texto da Sociedade Brasileira de Cardiologia. 3. ed. Barueri: Manole; 2021. Cap. 34.

62. As mutações genéticas são a causa isolada mais frequente de CMD (30-40%), seguidas das infecções virais e do consumo de etanol (estas em até 1/3 dos casos). As demais causas como a CM periparto (mais frequentemente diagnosticada no 3º trimestre e no puerpério) e a resultante da ação de outras drogas (quimioterápicos) são mais raras.

Resposta: e

Referências

- Comitê Coordenador da Diretriz de Insuficiência Cardíaca. Diretriz Brasileira de Insuficiência Cardíaca Crônica e Aguda. Arq Bras Cardiol. 2018;111(3):471, 573.
- Zipes DP, Libby P, Bonow RO, Mann DL, Tomaselli GF. Braunwald, Tratado de doenças cardiovasculares. 2 volumes. 11. ed. Rio de Janeiro: Guanabara Koogan; 2022. Cap. 77.
- Castro I (ed.). Livro-texto da Sociedade Brasileira de Cardiologia. 3. ed. Barueri: Manole; 2021. Cap. 29.

63. Em pacientes com CAVD, há indicação Classe I para o implante de CDI para prevenção primária, em pacientes com apresentação clínica de taquicardia ventricular sustentada monomórfica, com estabilidade hemodinâmica e para prevenção secundária (recuperados de morte cardíaca súbita). Para prevenir a progressão da insuficiência cardíaca, há indicação Classe II para o uso de IECA/BRA, betabloqueadores, antagonistas de aldosterona. Diurético de alça pode ser prescrito para o controle de sinais/sintomas relacionados à congestão venosa. A CAVD normalmente está ligada a um padrão de hereditariedade autossômico dominante.

Resposta: a

Referências

- Comitê Coordenador da Diretriz de Insuficiência Cardíaca. Diretriz Brasileira de Insuficiência Cardíaca Crônica e Aguda. Arq Bras Cardiol. 2018;111(3):481.
- Zipes DP, Libby P, Bonow RO, Mann DL, Tomaselli GF. Braunwald, Tratado de doenças cardiovasculares. 2 volumes. 11. ed. Rio de Janeiro: Guanabara Koogan; 2022. p. 1603-5.
- Castro I (ed.). Livro-texto da Sociedade Brasileira de Cardiologia. 3. ed. Barueri: Manole; 2021. Cap. 32.

64. A síndrome de Takotsubo apresenta-se comumente com dor torácica, semelhante a um quadro de síndrome coronariana aguda (SCA), incluindo as alterações eletrocardiográficas do infarto agudo com supradesnivelamento do segmento ST. Ao ecocardiograma, observa-se que a alteração segmentar é predominantemente apical, raramente acometendo a parede inferior. A cineangiocoronariografia identifica obstrução incipiente em pequeno número de pacientes (10%), mesmo em áreas não relacionadas à disfunção segmentar. Ocorre predominantemente em mulheres pós-menopáusicas, raramente em homens e neles ocorre mais em decorrência de estresse físico. Caracteriza-se por elevação dos marcadores de necrose miocárdica (em níveis mais baixos do que os encontrados nas SCA), bem como dos peptídeos natriuréticos atriais.

Resposta: b

Referências

- Comitê Coordenador da Diretriz de Insuficiência Cardíaca. Diretriz Brasileira de Insuficiência Cardíaca Crônica e Aguda. Arq Bras Cardiol. 2018;111(3):474.
- Zipes DP, Libby P, Bonow RO, Mann DL, Tomaselli GF. Braunwald, Tratado de doenças cardiovasculares. 2 volumes. 11. ed. Rio de Janeiro: Guanabara Koogan; 2022. p. 1607-8.
- Castro I (ed.). Livro-texto da Sociedade Brasileira de Cardiologia. 3. ed. Barueri: Manole; 2021. Cap. 30.

65. A descrição corresponde aos critérios de Stollberger et al. (Viena) de miocárdio não compactado. A endomiocardiofibrose apresenta-se com dilatação atrial e fibrose endocárdica, envolvendo o ápice dos ventrículos direito e esquerdo, bem como o aparelho valvar. A cardiomiopatia hipertrófica caracteriza-se por espessamento do ventrículo esquerdo, com obstrução ou não da via de saída, na ausência de outra condição que determine espessamento. A cardiomiopatia dilatada é caracterizada por sobrecarga de câmaras ao ECG e o ecocardiograma mostra dilatação ventricular, disfunção sistólica e hipocinesia difusa. A cardiomiopatia chagásica é caracterizada por dilatação ventricular e afinamento do ápex cardíaco, muitas vezes com formação de trombo nesse local.

Resposta: c

Referências

- Comitê Coordenador da Diretriz de Insuficiência Cardíaca. Diretriz Brasileira de Insuficiência Cardíaca Crônica e Aguda. Arq Bras Cardiol. 2018;111(3):472,474.
- Zipes DP, Libby P, Bonow RO, Mann DL, Tomaselli GF. Braunwald, Tratado de doenças cardiovasculares. 2 volumes. 11. ed. Rio de Janeiro: Guanabara Koogan; 2022. p. 1605-6.
- Castro I (ed.). Livro-texto da Sociedade Brasileira de Cardiologia. 3. ed. Barueri: Manole; 2021. Cap. 31.

66. Na cardiomiopatia hipertrófica, os sintomas de insuficiência cardíaca podem aparecer de modo imprevisível em qualquer idade. Os betabloqueadores são as drogas de primeira escolha, sendo os bloqueadores de canais de cálcio reservados como 2ª opção nesses casos. A miectomia cirúrgica é opção terapêutica em pacientes com sintomas refratários ao tratamento medicamentoso (classe funcional III ou IV de NYHA), com gradiente de via de saída de VE maior ou igual a 50 mmHg. Não há evidências que essa terapia melhore a sobrevida. A fibrilação atrial é a arritmia sustentada mais comum nesses pacientes e a droga de escolha para controle de ritmo é a amiodarona.

Resposta: e

Referência

- Zipes DP, Libby P, Bonow RO, Mann DL, Tomaselli GF. Braunwald, Tratado de doenças cardiovasculares. 2 volumes. 11. ed. Rio de Janeiro: Guanabara Koogan; 2022. p. 1625-31.

67. A forma cardíaca da sarcoidose clinicamente evidente ocorre em cerca de 5% dos pacientes com a doença sistêmica. Pode manifestar-se com bloqueio atrioventricular total, taquicardia ventricular, morte súbita ou sintomas de insuficiência cardíaca. A biópsia endomiocárdica tem baixo rendimento na sarcoidose (< 25% de sensibilidade), uma vez que o acometimento cardíaco é focal. A amiloidose associada à transtirretina

(TTR) é a segunda forma de amiloidose com maior envolvimento cardíaco, sendo a primária a maior. Pode ser hereditária, devido a mutações genéticas, ou na forma selvagem, a qual ocorre na idade mais avançada. A amiloidose AA, secundária, decorre da deposição de amiloide A (proteína inflamatória), a qual está ligada a doenças inflamatórias, como artrite reumatoide. A amiloidose primária ocorre devido à produção de proteína amiloide composta por imunoglobulinas de cadeia leve, sintetizadas em discrasias plasmocitárias, como o mieloma múltiplo. Seu diagnóstico pode ser realizado através da demonstração de gamopatia monoclonal, seja na imunofixação da urina ou soro ou eletroforese de proteínas, ou ainda pela biópsia de tecido adiposo subcutâneo com evidência de depósitos amiloides ao vermelho Congo. A cintilografia óssea com bifosfonado é útil no diagnóstico de amiloidose TTR, uma vez que pode demonstrar o acúmulo de amiloide TTR no coração, com uma sensibilidade de 99% e especificidade de 86%. Deve-se suspeitar de doença de Fabry em pacientes com PR curto, hipertrofia ventricular e bloqueios de condução que tenham história de angioqueratomas, acroparestesias e anidrose. O diagnóstico repousa na demonstração da atividade reduzida da alfagalactosidase A e em testes genéticos e moleculares para mutações em GLA. A biópsia endomiocárdica com inclusões no citoplasma endotelial vascular em microscopia óptica ou eletrônica também pode levar ao diagnóstico. O tratamento da doença de Fabry é um fármaco substituto da enzima, que bloqueia a deposição de globotriaosilceramida.

Resposta: a

Referências

- Zipes DP, Libby P, Bonow RO, Mann DL, Tomaselli GF. Braunwald, Tratado de doenças cardiovasculares. 2 volumes. 11. ed. Rio de Janeiro: Guanabara Koogan; 2022. p. 1611-3.
- Castro I (ed.). Livro-texto da Sociedade Brasileira de Cardiologia. 3. ed. Barueri: Manole; 2021. Cap. 85.

68. A pericardite aguda apresenta como sintoma mais comum a dor precordial. A etiologia idiopática ou viral é a mais comum na Europa, mas em certas regiões, como a África, outras etiologias são mais frequentes, como tuberculose. O ECG e o ecocardiograma são os exames complementares iniciais, e a RM é reservada para dúvidas diagnósticas ou quando há suspeita de miocardite associada. O tratamento de escolha é a associação de AINE com colchicina. Cerca de 15-30% dos pacientes desenvolvem formas recorrentes, mas, segundo Braunwald, não há risco de constrição.

Resposta: c

Referências

- Zipes DP, Libby P, Bonow RO, Mann DL, Tomaselli GF. Braunwald, Tratado de doenças cardiovasculares. 2 volumes. 11. ed. Rio de Janeiro: Guanabara Koogan; 2022. Cap. 83.
- Castro I (ed.). Livro-texto da Sociedade Brasileira de Cardiologia. 3. ed. Barueri: Manole; 2021. Cap. 35.

69. Na apresentação clínica da PC, observam-se características consistentes com insuficiência cardíaca do lado direito (fadiga, dispneia, distensão abdominal, ascite e pressão venosa jugular elevada). Além disso, derrames pleurais estão presentes em até 1/3 dos pacientes com PC. A avaliação da pressão venosa jugular pode revelar o sinal de Kussmaul, o aumento paradoxal da pressão durante a inspiração indicativa de pressão elevada do VD e o comprometimento do preenchimento do VD.

Resposta: b

Referências

- Zipes DP, Libby P, Bonow RO, Mann DL, Tomaselli GF. Braunwald, Tratado de doenças cardiovasculares. 2 volumes. 11. ed. Rio de Janeiro: Guanabara Koogan; 2022. p. 1693.
- Castro I (ed.). Livro-texto da Sociedade Brasileira de Cardiologia. 3. ed. Barueri: Manole; 2021. Cap. 35.

70. A questão aborda a importância e os critérios ecocardiográficos para tamponamento. O colapso das cavidades direitas na diástole é o sinal mais precoce, sendo o colabamento do VD na diástole inicial e do AD na diástole tardia. Posteriormente, observa-se ainda variação no fluxo E mitral > 25% na respiração. Além disso, o fenômeno da restrição está mais relacionado com velocidade de acúmulo do líquido do que sua quantidade total.

Resposta: d

Referências

- Zipes DP, Libby P, Bonow RO, Mann DL, Tomaselli GF. Braunwald, Tratado de doenças cardiovasculares. 2 volumes. 11. ed. Rio de Janeiro: Guanabara Koogan; 2022. p. 1689-90.
- Castro I (ed.). Livro texto da Sociedade Brasileira de Cardiologia. 3. ed. Barueri: Manole; 2021. Cap. 35.

71. A questão aborda o tratamento da pericardite aguda e quando devemos puncionar um derrame pericárdio. As indicações para pericardiocentese são: restrição (tamponamento), espessura > 20 mm, etiologia desconhecida (em especial sem quadro recente sugestivo de pericardite aguda), suspeita etiologia bacteriana, tuberculose ou câncer. Quadros de derrame durante episódio de pericardite aguda, sem restrição e até 20 mm de espessura, podem ser observados enquanto é realizado tratamento com AINE + colchicina.

Resposta: b

Referências

- Zipes DP, Libby P, Bonow RO, Mann DL, Tomaselli GF. Braunwald, Tratado de doenças cardiovasculares. 2 volumes. 11. ed. Rio de Janeiro: Guanabara Koogan; 2022. p. 1682-6.
- Castro I (ed.). Livro-texto da Sociedade Brasileira de Cardiologia. 3. ed. Barueri: Manole; 2021. Cap. 35.

72. A questão visa que o candidato conheça os sinais de alto risco, que indicam internação para um paciente com pericardite aguda. A alternativa correta será aquela sem estes sinais de alto risco, e, portanto, capaz de realizar tratamento ambulatorial. Os preditores de alto risco são: febre > 38°C, instalação subaguda, derrame pericárdico volumoso, tamponamento cardíaco ou ausência de resposta a AAS ou AINE após pelo menos 1 semana de terapia, além de presença concomitante de miocardite, pacientes imunossuprimidos, pericardite por traumatismo ou uso de terapia anticoagulante oral.

Resposta: a

Referências

- Zipes DP, Libby P, Bonow RO, Mann DL, Tomaselli GF. Braunwald, Tratado de doenças cardiovasculares. 2 volumes. 11. ed. Rio de Janeiro: Guanabara Koogan; 2022. p. 1682-6.
- Castro I (ed.). Livro-texto da Sociedade Brasileira de Cardiologia. 3. ed. Barueri: Manole; 2021. Cap. 35.

73. As pistas diagnósticas para amiloidose são: ICFEp, particularmente em homens idosos (maiores de 65 anos); intolerância ao iECA/BRA/INRA e/ou betabloqueadores; síndrome do túnel do carpo bilateral; estenose do canal vertebral; ruptura do tendão do bíceps; polineuropatia periférica não explicada e/ou disfunção autonômica (hipotensão postural; diarreia alternada com constipação; disfunção erétil); equimose periorbitária; macroglossia; espessamento concêntrico das paredes do VE com amplitude do QRS reduzida ou não aumentada proporcionalmente ao grau de aumento da espessura das paredes do VE; fenótipo infiltrativo ao ecocardiograma (SIV > 12 mm), hiper-refringência miocárdica, hipertrofia biventricular, derrame pericárdico, espessamento valvar, espessamento de septo interatrial; redução do *strain* longitudinal que poupa a região apical (*apical sparing*); enchimento ventricular esquerdo de padrão restritivo, com espessamento das paredes do ventrículo direito; realce tardio de contraste na ressonância magnética cardíaca de padrão subendocárdico ou transmural, difuso ou aumento do volume extracelular; insuficiência cardíaca exibindo cavidade ventricular esquerda não dilatada e com espessamento das paredes (septo interventricular maior que 12 mm), especialmente em pacientes sem hipertensão arterial sistêmica pregressa; apresentação clínica de cardiomiopatia hipertrófica iniciada tardiamente (acima de 60 anos); estenose aórtica com espessamento das paredes do ventrículo direito, particularmente nos casos paradoxais com baixo fluxo/baixo gradiente.

Resposta: a

Referência

- Simões MV, et al. Posicionamento sobre Diagnóstico e Tratamento da Amiloidose Cardíaca – 2021. Arq Bras Cardiol. 2021;117(3):561-98.

74. Esse grupo de medicações não apresenta benefício na redução de eventos cardiovasculares, devendo ser reservadas para situações de contraindicação ao betabloqueador ou refratariedade. A nifedipina em particular pode determinar taquicardia e agravar a isquemia, não sendo indicada nessa situação.

O paciente tem risco aumentado de choque cardiogênico (PA limítrofe, taquicardia, sinais de congestão), sendo contraindicada a administração de betabloqueadores nas primeiras 24h.

Os nitratos não podem ser usados concomitantemente com os inibidores da fosfodiesterase tipo 5.

A morfina somente deve ser administrada para angina refratária após o uso de nitrato e betabloqueador, não sendo recomendada como primeiro tratamento.

Recomenda-se a administração de oxigênio para $SpO_2 < 94\%$.

Resposta: d

Referências

- Zipes DP, Libby P, Bonow RO, Mann DL, Tomaselli GF. Braunwald, Tratado de doenças cardiovasculares. 2 volumes. 11. ed. Rio de Janeiro: Guanabara Koogan; 2022. p. 1198-9.
- Castro I (ed.). Livro-texto da Sociedade Brasileira de Cardiologia. 3. ed. Barueri: Manole; 2021. Cap. 24.
- O tema da questão não consta nas diretrizes da SBC de janeiro de 2015 até 31 de maio de 2021.

75. A indicação de coleta de fator anti-Xa restringe-se somente às indicações da alternativa correta. As situações que podem requerer monitoramento da HBPM incluem insuficiência renal e obesidade. O monitoramento da HBPM em pacientes com *clearance* de creatinina de 50 mL/min ou menos é aconselhável para se certificar de que não ocorra acúmulo do fármaco. Apesar de a dose de HBPM ajustada pelo peso parecer produzir níveis terapêuticos do antifator Xa em pacientes com sobrepeso, essa abordagem não foi bem estudada em pacientes com obesidade mórbida. Também pode ser aconselhável monitorar a atividade anticoagulante da HBPM durante a gestação porque as doses necessárias podem mudar, particularmente no terceiro trimestre. O monitoramento também deve ser considerado em situações de alto risco, como aquelas que envolvem pacientes com valvas cardíacas mecânicas que recebem HBPM para prevenção da trombose valvar.

Resposta: d

Referência

- Zipes DP, Libby P, Bonow RO, Mann DL, Tomaselli GF. Braunwald, Tratado de doenças cardiovasculares. 2 volumes. 11. ed. Rio de Janeiro: Guanabara Koogan; 2022. p. 1860.

76. A ezetimiba inibe a absorção de colesterol na borda em escova do intestino delgado, atuando seletivamente nos receptores NPC1-L1 e inibindo o transporte intestinal de colesterol. A inibição da absorção de colesterol (em grande parte do colesterol biliar) leva à diminuição dos níveis de colesterol hepático e ao estímulo à síntese de LDLR, com consequente redução do nível plasmático de LDL-c de 10-25%. Em comparação com placebo, a ezetimiba associada à estatina reduziu eventos cardiovasculares em pacientes com estenose aórtica degenerativa e doença renal crônica. Em comparação com monoterapia com sinvastatina, o estudo IMPROVE-IT mostrou redução significativa de eventos cardiovasculares após síndrome coronária aguda com uso da associação estatina e ezetimiba. A ezetimiba isolada constitui opção terapêutica em pacientes que apresentam intolerância às estatinas. A ezetimiba associada a doses toleradas de estatina é uma alternativa para pacientes que apresentam efeitos adversos com doses elevadas de estatina (Grau de Recomendação: IIa; Nível de Evidência: C). Em pequenos estudos, o tratamento com ezetimiba reduziu esteatose hepática não alcoólica. No entanto, o benefício clínico deste efeito ainda requer investigação em ensaios dimensionados para avaliar desfechos clínicos (Grau de Recomendação: IIb; Nível de

Evidência: C). A ezetimiba é empregada na dose única de 10 mg ao dia. Pode ser administrada a qualquer hora do dia, com ou sem alimentação, não interferindo na absorção de gorduras e vitaminas lipossolúveis. Raros efeitos colaterais têm sido apontados e estão em geral relacionados com o trânsito intestinal. Por precaução, recomenda-se que ela não seja utilizada em casos de dislipidemia com doença hepática aguda. Ezetimiba bloqueia o *Niemann-Pick C1-like 1 cholesterol transfer protein* para inibir a absorção intestinal e biliar de colesterol, levando a um aumento na expressão dos receptores hepáticos de LDL. Considerando que nenhum estudo clínico mostrou benefício com ezetimiba usada isoladamente, aqueles que usam ezetimiba devido à intolerância à estatina devem continuar a usar a dose máxima de estatina tolerada.

Resposta: d

Referências

- Faludi AA, Izar MCO, Saraiva JFK, Chacra APM, Bianco HT, Afiune Neto A, et al. Atualização da Diretriz Brasileira de Dislipidemias e Prevenção da Aterosclerose – 2017. Arq. Bras. Cardiol. 2017;109(2 suppl 1):26.
- Castro I (ed.). Livro-texto da Sociedade Brasileira de Cardiologia. 3. ed. Barueri: Manole; 2021. Cap. 12.

77. O mecanismo da ação anti-hipertensiva dos diuréticos (DIU) relaciona-se inicialmente a seus efeitos natriuréticos, com a diminuição do volume circulante e do volume extracelular. Após quatro a seis semanas, o volume circulante praticamente normaliza-se, e ocorre redução da resistência vascular periférica (RVP). Os DIU reduzem a PA e diminuem a morbidade e a mortalidade CV. O efeito anti-hipertensivo não está diretamente ligado às doses utilizadas, porém os efeitos colaterais guardam relação com a dose e a potência da ação diurética. Deve-se dar preferência aos DIU tiazídicos (hidroclorotiazida) ou similares (clortalidona e indapamida) em doses baixas, pois são mais suaves e com maior tempo de ação, reservando-se os DIU de alça (furosemida e bumetanida) às condições clínicas com retenção de sódio e água, como a insuficiência renal (creatinina > 2,0 mg/dL ou o ritmo de filtração glomerular estimado < 30 mL/min/1,73m²) e situações de edema (IC, síndrome nefrítica). Os DIU poupadores de potássio (espironolactona e amilorida) costumam ser utilizados em associação aos tiazídicos ou DIU de alça. A espironolactona tem sido habitualmente utilizada como o quarto medicamento a ser associado aos pacientes com HAS resistente e refratária. Há maior potência diurética da clortalidona com relação à hidroclorotiazida, quando comparadas dose a dose, e sua meia-vida mais prolongada credenciou-a a ser indicada como

DIU preferencial em pacientes com HAS resistente ou refratária. Isso porque a retenção de sódio e volume é um mecanismo importante na resistência ao tratamento. As classes de anti-hipertensivos consideradas preferenciais para o controle da PA em monoterapia inicial são diuréticos tiazídicos ou similares, bloqueadores de canais de cálcio, IECA ou BRA, sendo os diuréticos uma das primeiras opções como monoterapia, mas não a primeira opção.

Resposta: c

Referências

- Barroso WKS, Rodrigues CIS, Bortolotto LA, Mota-Gomes MA, Brandão AA, Feitosa ADM, et al. Diretrizes Brasileiras de Hipertensão Arterial – 2020. Arq Bras Cardiol. 2021;568-9.
- Castro I (ed.). Livro-texto da Sociedade Brasileira de Cardiologia. 3. ed. Barueri: Manole; 2021. p. 23.

78. Esta classe de medicamentos bloqueia os canais de cálcio na membrana das células musculares lisas das arteríolas, reduz a disponibilidade de cálcio no interior das células dificultando a contração muscular e, consequentemente, diminui a RVP por vasodilatação. Os BCC são classificados em dois tipos básicos: os di-hidropiridínicos e os não di-hidropiridínicos. Os di-hidropiridínicos (anlodipino, nifedipino, felodipino, manidipino, levanlodipino, lercanidipino, lacidipino) exercem efeito vasodilatador predominante, com mínima interferência na FC e na função sistólica, sendo, por isso, mais frequentemente usados como medicamentos anti-hipertensivos. Os BCC não di-hidropiridínicos, como as difenilalquilaminas (verapamila) e as benzotiazepinas (diltiazem), têm menor efeito vasodilatador e agem na musculatura e no sistema de condução cardíacos. O edema maleolar costuma ser o efeito colateral mais registrado e resulta da própria ação vasodilatadora. A hipercromia do terço distal das pernas (dermatite ocre) e a hipertrofia gengival são efeitos adversos ocasionais. O anlodipino é recomendado na posologia de uma vez ao dia. Não há necessidade de monitorização de eletrólitos.

Resposta: a

Referências

- Barroso WKS, Rodrigues CIS, Bortolotto LA, Mota-Gomes MA, Brandão AA, Feitosa ADM, et al. Diretrizes Brasileiras de Hipertensão Arterial – 2020. Arq Bras Cardiol. 2021;116(3):569-70.
- Castro I (ed.). Livro-texto da Sociedade Brasileira de Cardiologia. 3. ed. Barueri: Manole; 2021. Cap 3.

79. Trata-se de paciente que fez uso de duas medicações da classe dos inibidores de *checkpoint* imunológicos, medicações com potencial de cardiotoxicidade maior quando associadas como no caso citado, causando efeitos adversos inflamatórios (miocardite, pericardite e vasculite). A imagem do caso mostra um realce tardio mesocárdico sugestivo de miocardite. A terapia com ICIs deve ser descontinuada nos casos de miocardite. A maioria dos casos relatados é grave, com taxas de mortalidade de 50% na miocardite, 21% na doença pericárdica e 6% na vasculite. A prevalência de envolvimento cardiovascular é maior em pacientes com terapia combinada, sexo feminino, e idade acima de 75 anos. A prevalência de miocardite é baixa e varia entre 0,06% e 0,3%. Havendo suspeita ou confirmação de miocardite por ICIs, a terapia com ICIs deve ser interrompida e corticosteroide iniciado imediatamente (metilprednisolona, 1 g intravenoso por dia, por 3 a 5 dias, seguida de prednisona, 1-2 mg/kg/dia). O corticosteroide deve ser continuado até a resolução dos sintomas.

Resposta: c

Referência

- Hajjar LA, Costa IBSS, Lopes MACQ, Hoff PMG, Diz MDPE, Fonseca SMR, et al. Diretriz Brasileira de Cardio-oncologia – 2020. Arq Bras Cardiol. 2020;115(5):1026, 1030.

2022

80. A trombose dos grandes vasos, sejam eles arteriais ou venosos, pode ocorrer na doença de Behçet e na síndrome antifosfolípide. A vasculite associada à doença de Behçet afeta predominantemente as artérias e veias pulmonares, com a trombose sendo uma característica clínica proeminente.

A trombose *in situ* também ocorre nos pequenos vasos na esclerose sistêmica, vasculites e hipertensão pulmonar, ocorrendo em uma fase precoce. Ocorrem dilatação, disfunção e insuficiência do ventrículo direito e o desenvolvimento rápido de hipertensão pulmonar. Como a HAP pode se desenvolver muito rapidamente, é essencial adotar estratégias eficazes de rastreio de HAP nos pacientes com ES, o que possibilita uma intervenção terapêutica precoce.

Na arterite de Takayasu, o envolvimento da artéria pulmonar é, muitas vezes, negligenciado. No entanto, 50% dos pacientes com AT apresentam evidências de arterite pulmonar em estudos de necropsia, e a HAP desenvolve-se em 12% deles. Embora a arterite pulmonar tipicamente coexista com a doença da aorta, ela pode aparecer isolada. A hipertensão sistêmica e a disfunção do ventrículo esquerdo podem causar HAP secundária. A HAP pode se desenvolver de modo agudo no início do curso da doença, ou em uma fase posterior, de maneira mais insidiosa, após um estreitamento progressivo das artérias pulmonares.

O tratamento da síndrome antifosfolípide consiste em varfarina para a prevenção do tromboembolismo. Na maior parte dos centros especializados, o objetivo é alcançar uma razão normalizada internacional (RNI) de 2,5 a 3,5. Algumas evidências corroboram o uso de ácido acetilsalicílico em baixas doses em pacientes com LES complicado por anticorpos antifosfolipídio.

É comum a ocorrência de anormalidades valvares nos pacientes com LES, e estudos de necropsia relataram lesões em até 75% deles. A endocardite verrucosa (endocardite de Libman-Sacks) e o espessamento valvar inespecífico ocorrem com frequência. A valvulite com rápida disfunção valvar também pode acontecer raramente. A ecocardiografia transtorácica detecta verrugas em 2,5 a 12% dos casos e espessamento em 4 a 38%, que aumenta para 30 e 43%, respectivamente, naqueles submetidos à ecocardiografia transesofágica. As lesões de Libman-Sacks caracteristicamente afetam ambas as superfícies valvares, mais frequentemente na valva mitral.

Resposta: e

Referência

- Zipes DP, Libby P, Bonow RO, Mann DL, Tomaselli GF. Braunwald, Tratado de doenças cardiovasculares. 2 volumes. 11. ed. Rio de Janeiro: Guanabara Koogan; 2022. p. 1879-84.

81. Cirurgias ortopédicas de grande porte, neurocirurgia, traumatismo múltiplo e câncer metastático acarretam risco mais elevado de TEV, enquanto o repouso no leito prolongado, a presença de anticorpos antifosfolipídios e o puerpério estão associados a um risco intermediário. Gravidez, obesidade, viagem de longa distância e uso de contraceptivos orais ou tratamento de reposição hormonal são fatores de risco leves.

Até 50% dos pacientes com TEV antes dos 45 anos têm distúrbios de hipercoagulabilidade hereditários, sobretudo aqueles cujos eventos ocorreram sem fatores de risco ou com provocação mínima, como após traumatismo pequeno ou voo de longo curso ou com o uso de estrogênio.

A mutação do fator V de Leiden, presente em torno de 5% das pessoas de raça branca, é a trombofilia hereditária mais comum.

A síntese diminuída da proteína C pode ocorrer na doença hepática grave ou nos pacientes em uso de varfarina. Embora os níveis de antitrombina possam ser baixos em pacientes com síndrome nefrótica, os níveis de proteína C são normais ou elevados nesses pacientes.

Resposta: b

Referência

- Zipes DP, Libby P, Bonow RO, Mann DL, Tomaselli GF. Braunwald, Tratado de doenças cardiovasculares. 2 volumes. 11. ed. Rio de Janeiro: Guanabara Koogan; 2022. p. 1850-1.

82. A 5-fluoruracila (5-FU) é utilizada no tratamento de muitos tumores sólidos, como tumores gastrintestinais, da mama, da cabeça e do pescoço e do pâncreas. Efeitos cardiovasculares específicos incluem isquemia miocárdica, que é a mais comum, bem como arritmias cardíacas, hipertensão, hipotensão, cardiomiopatia e parada cardíaca. Estudos *in vitro* e *in vivo* sugerem que a 5-FU está associada a lesão endotelial, vasoespasmo e vasoconstrição e fibrose intersticial.

O trastuzumabe é um dos principais tratamentos para o câncer de mama e sua cardiotoxicidade varia de 1 a 20%, sendo que os principais fatores de risco para essa ocorrência são: uso prévio de antraciclinas e ciclofosfamida; exposição prévia de radiação; presença de cardiomiopatias prévias; índice de massa corpórea acima de 30 kg/m^2; e presença de fatores de risco como diabetes tipo 2, obesidade, tabagismo e hipertensão.

O uso da ciclofosfamida, que é um alquilante, aumenta a incidência de doença arterial coronariana, como demonstra um estudo epidemiológico com tempo médio de observação de 19 anos que relatou um aumento de 5,7 vezes no risco de doença arterial coronariana e de 2,3 vezes no risco de doença aterosclerótica (definida por doença coronariana, doença cerebrovascular e doença arterial periférica) em pacientes submetidos à quimioterapia com platina, comparados com aqueles que não receberam quimioterapia.

O maior efeito do sunitinibe e do sorafenibe é a hipertensão arterial.

Agentes imunomoduladores, como a talidomida e a lenalidomida, estão associados a maior risco de eventos tromboembólicos venosos.

Resposta: d

Referências

- Zipes DP, Libby P, Bonow RO, Mann DL, Tomaselli GF. Braunwald, Tratado de doenças cardiovasculares. 2 volumes. 11. ed. Rio de Janeiro: Guanabara Koogan; 2022. p. 1660-1662.
- Castro I (ed.). Livro-texto da Sociedade Brasileira de Cardiologia. 3. ed. Barueri: Manole; 2021. Cap. 87.

83. A SCR tipo IV ocorre quando uma doença renal crônica promove diminuição da função cardíaca, fibrose cardíaca ou hipertrofia e/ou aumenta o risco de eventos cardiovasculares.

A SCR tipo III ocorre quando lesão aguda da função renal promove disfunção cardíaca aguda, geralmente com caráter reversível.

O termo síndrome cardiorrenal (SCR) refere-se a distúrbios do coração e rins em que a disfunção aguda ou crônica em um órgão pode induzir disfunção aguda ou crônica no outro. Cinco síndromes distintas foram descritas de acordo com o cenário clínico e a sequência temporal da falência do órgão.

A SCR tipo I ocorre quando um agravamento abrupto da função cardíaca leva a lesão renal aguda. Não existem estratégias terapêuticas para a SRC do tipo 1. O uso de diuréticos de alça pode contribuir para a SRC do tipo 1, pela ativação adicional do SRAA, e piora da hemodinâmica intrarrenal.

A SCR tipo II ocorre quando anormalidades crônicas da função cardíaca levam a doença renal crônica, progressiva e permanente.

Resposta: a

Referência

- Zipes DP, Libby P, Bonow RO, Mann DL, Tomaselli GF. Braunwald, Tratado de doenças cardiovasculares. 2 volumes. 11. ed. Rio de Janeiro: Guanabara Koogan; 2022. p. 1941-4.

84. Embora seja reconhecida como uma reação adversa a essas vacinas, a incidência real de VITT é ainda desconhecida, e evidências apontam para uma complicação rara. A maioria dos relatos descreve um pequeno número de casos entre dezenas de milhões de indivíduos vacinados.

Para indivíduos que tiveram VITT (*vaccine-induced immune thrombotic thrombocytopenia*) com uma vacina de vetor de adenovírus, outra dose não deve ser administrada. Recomenda-se fazer a transição do esquema vacinal para uma vacina de RNAm.

O prognóstico da miocardite relacionada à vacina é muito favorável: na maioria dos casos, é autolimitada, com resolução dos sintomas e normalização dos exames laboratoriais e eletrocardiograma/ecocardiograma ao longo do seguimento. Na maior revisão de casos publicada, Kohli et al. relataram que as complicações graves com risco de vida permanecem extremamente raras.

Como o curso clínico da miocardite associada à vacina é geralmente leve e autolimitado, mesmo entre os adolescentes do sexo masculino, a totalidade do efeito protetor da vacinação contra COVID-19, particularmente

na prevenção de COVID-19 grave, hospitalização, MIS-C e morte, continua a exceder claramente o risco de miocardite induzida.
Uma história prévia de tromboembolismo venoso (TEV) ou uma predisposição para TEV não são uma contraindicação à vacinação com qualquer tipo de vacina.

Resposta: e

Referência

- Moreira HG, Oliveira Júnior MT, Valdigem BP, Martins CN, Polanczyk CA. Posicionamento sobre Segurança Cardiovascular das Vacinas contra COVID-19 – 2022. Arq Bras Cardiol. 2022;118(4):789-96.

85. A duração da profilaxia da febre reumática depende basicamente da apresentação cardiológica dessa doença no paciente. Se não houve cardite documentada ou comprovada, a profilaxia deve ser feita durante 5 anos após o último surto da doença ou até os 18 anos de idade (prioriza o que for mais longo). Caso tenha havido cardite leve (regurgitação mitral leve ou cardite curada), recomenda-se a profilaxia por 10 anos após o último surto ou até os 25 anos de idade (novamente, priorizando o que for mais longo). E em casos de doença valvar mais grave ou após cirurgia valvar cardíaca, a profilaxia deve ser feita por toda a vida.

Resposta: e

Referências

- Zipes DP, Libby P, Bonow RO, Mann DL, Tomaselli GF. Braunwald, Tratado de doenças cardiovasculares. 2 volumes. 11. ed. Rio de Janeiro: Guanabara Koogan; 2022. p. 1535.

86. Pacientes com baixa capacidade funcional podem ter seus sintomas subestimados em virtude da sua limitação. Este aspecto pode ser considerado na decisão de solicitação de exames complementares, como, por exemplo, provas funcionais de isquemia.
Em pacientes portadores de diabetes *mellitus* há indicação para realização do eletrocardiograma de repouso.
O risco intrínseco do procedimento cirúrgico corresponde à probabilidade de ocorrência de eventos cardiovasculares perioperatórios, independentemente das variáveis clínicas dos pacientes. Ele está relacionado à duração do procedimento, ao estresse hemodinâmico e à perda de sangue e fluidos que ocorre durante a intervenção.

O risco é considerado intermediário. São classificados como procedimentos de risco intermediário (risco cardíaco entre 1 e 5%) os seguintes procedimentos: endarterectomia de carótida; correção endovascular de aneurisma de aorta abdominal; cirurgia de cabeça e pescoço; cirurgias intraperitoneais e intratorácicas; cirurgias ortopédicas; cirurgias prostáticas.

O hemograma deve ser solicitado na suspeita clínica de anemia ou presença de doenças crônicas associadas à anemia; com história de doenças hematológicas ou hepáticas; intervenções de médio e grande porte, com previsão de sangramento e necessidade de transfusão; em todos os pacientes com idade > 40 anos.

Resposta: c

Referência

- Gualandro DM, Yu PC, Caramelli B, Marques AC, Calderaro D, Fornari LS, et al. III Diretriz de Avaliação Cardiovascular Perioperatória da Sociedade Brasileira de Cardiologia. Arq Bras Cardiol. 2017;109(Supl. 1):5-9.

87. Para pacientes que recebem AAS para prevenção secundária, a recomendação é sua manutenção na dose máxima de 100 mg ao dia. Dados de metanálise sugerem que essa relação é favorável para a imensa maioria dos perioperatórios. A melhor maneira de lidar com DAP no perioperatório é respeitar a duração ideal dessa terapia e não realizar operações eletivas no período: 6 semanas após *stent* convencional; 6 meses após *stent* farmacológico ou 1 ano após angioplastia no contexto de insuficiência coronária aguda. Alguns procedimentos, ainda que eletivos por definição, não podem ser adiados sem consequências, como procedimentos oncológicos, por exemplo. Nesta situação, o que se recomenda é a manutenção apenas do AAS e a retirada do clopidogrel, que deve ser suspenso 5 dias antes e reiniciado o mais breve possível, idealmente antes de completar 10 dias sem a DAP. É classe I e nível de evidência B, manter o AAS em prevenção secundária em pacientes com *stent* farmacológico após 6 meses da angioplastia e suspender o clopidogrel 5 dias antes, com moderado ou elevado risco de sangramento.

É classe I e nível de evidência B, manter o AAS em prevenção secundária em pacientes com *stent* farmacológico após 6 meses da angioplastia e suspender o clopidogrel 5 dias antes, com moderado ou elevado risco de sangramento.

Vários registros com *stents* farmacológicos de 2ª e 3ª gerações demonstraram segurança na realização de cirurgias não cardíacas após um período de manutenção da antiagregação plaquetária por apenas 3 a 6 meses. Na ausência de estudos randomizados específicos para perioperatório de cirurgias não cardíacas, a fim de garantir a segurança dos pacientes, o intervalo ideal entre a angioplastia com *stent* farmacológico e a cirurgia não cardíaca deve ser de no mínimo 6 meses.

A realização de "ponte" com heparina não confere proteção contra trombose de *stent* e pode até aumentar a agregabilidade plaquetária, não sendo recomendada.

Não faz sentido trocar clopidogrel por dabigatrana, que possui meia-vida de 12 a 17h e não tem indicação em DAC.

Resposta: b

Referências

- Castro I (ed.). Livro-texto da Sociedade Brasileira de Cardiologia. 3. ed. Barueri: Manole; 2021. p. 848-9.
- Gualandro DM, Yu PC, Caramelli B, Marques AC, Calderaro D, Fornari LS, et al. III Diretriz de Avaliação Cardiovascular Perioperatória da Sociedade Brasileira de Cardiologia. Arq Bras Cardiol. 2017;109(Supl. 1):38-49.

88. A ausência de progressão de ondas R em derivações precordiais, simulando uma zona elétrica inativa anterosseptal (padrão de pseudoinfarto) é achado muito mais frequente, chegando à prevalência de 60% a 70% dos casos com diagnóstico confirmado, independentemente do tipo de amiloidose. A desproporção da voltagem em relação à espessura miocárdica também é sinal de alerta importante e alcança prevalência de 73% a 80% em pacientes com AC, independentemente de seu tipo.

A baixa voltagem, apesar de elevada especificidade, não é o achado mais frequente.

A presença de voltagem normal ou sinais de sobrecarga não afastam a possibilidade de amiloidose cardíaca, especialmente por transtirretina.

Fibrilação atrial e bloqueios AV são achados comuns relacionados à amiloidose cardíaca.

Resposta: c

Referência

- Simões MV, et al. Posicionamento sobre Diagnóstico e Tratamento da Amiloidose Cardíaca – 2021. Arq Bras Cardiol. 2021;117(3):573.

89. O diagnóstico diferencial envolve quadros torácicos (insuficiência coronariana, tromboembolismo pulmonar, Takotsubo, miocardite, dissecção de aorta, pneumotórax, infecções pulmonares, costocondrite, herpes-zóster antes do aparecimento das lesões cutâneas) e quadros abdominais (refluxo gastroesofágico, colecistite aguda, pancreatite, dentre outros).

As principais síndromes pericárdicas encontradas na prática clínica incluem: pericardite (aguda, subaguda, crônica e recorrente); derrame pericárdico; tamponamento cardíaco; pericardite constritiva; massas pericárdicas.
Pericardite crônica tem duração > 3 meses.
Presume-se que os vírus sejam os agentes etiológicos mais prevalentes, já que um episódio agudo de pericardite é frequentemente precedido por uma síndrome gastrointestinal ou semelhante à gripe.

Resposta: a

Referência

- Castro I (ed.). Livro-texto da Sociedade Brasileira de Cardiologia. 3. ed. Barueri: Manole; 2021. Cap. 35.

90. 95% dos casos de amiloidose cardíaca são relacionados à cadeia leve (AL), transtirretina (TTR) por mutação ou TTR selvagem (*wild-type*). Na investigação da amiloidose cardíaca, o primeiro passo é excluir a possibilidade de amiloidose por cadeia leve (AL), por se tratar de doença de rápida evolução, que necessita tratamento específico de forma célere. Com o resultado negativo da investigação de cadeia leve o próximo passo é a pesquisa da transtirretina através de cintilografia com traçador ósseo, que sendo positiva deve indicar a pesquisa do gene da transtirretina, diferenciando assim a TTR por mutação da TTR selvagem.
Nas demais alternativas, as sequências de investigação estão invertidas.

Resposta: b

Referência

- Simões MV, et al. Posicionamento sobre Diagnóstico e Tratamento da Amiloidose Cardíaca – 2021. Arq Bras Cardiol. 2021;117(3):582.

91. Dor aguda no peito com início rápido é o principal sintoma da pericardite aguda. Embora a dor pericárdica também possa ser suave ou latejante, em muitos casos sentar-se e inclinar-se para a frente melhora a dor. Da mesma forma, a dor tem uma relação clara com a inspiração, tosse e, às vezes, soluços. A dor que irradia para a crista do trapézio também é comum.

Resposta: c

Referência

- Castro I (ed.). Livro-texto da Sociedade Brasileira de Cardiologia. 3. ed. Barueri: Manole; 2021. Cap. 35.

92. A avaliação genética é útil para se fazer o rastreamento de familiares em risco de desenvolver cardiomiopatia hipertrófica.

A pesquisa de variantes genéticas não permite e não faz parte dos algoritmos de estratificação de morte súbita em pacientes com cardiomiopatia hipertrófica. A avaliação molecular genética é direcionada para avaliação etiológica e prognóstica de pacientes com fenótipo de miocardiopatia hereditária.

Sequenciamento genético não é método de baixo custo. O método complementar mais custo-efetivo no diagnóstico de cardiomiopatia hipertrófica é o ecocardiograma.

O grau de resposta às drogas frequentemente utilizadas na cardiomiopatia hipertrófica (como betabloqueadores e bloqueadores dos canais de cálcio) não pode ser mensurado pelo teste genético.

O teste genético não deve ser feito de rotina na cardiomiopatia hipertrófica.

Resposta: c

Referência

- Marcondes-Braga FG, Moura LAZ, Issa VS, Vieira JL, Rohde LE, Simões MV, et al. Atualização de Tópicos Emergentes da Diretriz de Insuficiência Cardíaca – 2021. Arq Bras Cardiol. 2021;116(6):1174-212.
- Zipes DP, Libby P, Bonow RO, Mann DL, Tomaselli GF. Braunwald, Tratado de doenças cardiovasculares. 2 volumes. 11. ed. Rio de Janeiro: Guanabara Koogan; 2022. p. 1619.

93. Na miocardite linfocitária, apesar do racional fisiopatológico para utilização de imunossupressão, com base na presença de inflamação miocárdica por meio da BEM, associada à pesquisa de genoma viral negativa, as evidências corroborando seu uso são limitadas.

Indicações de terapêutica imunossupressora na miocardite

Indicações	Classe	Nível de evidência
Na presença de miocardite positiva – por células gigantes, doenças autoimunes, sarcoidose e eosinofílica – associada à disfunção ventricular	I	B
Na presença de miocardite positiva com pesquisa viral negativa, comprovada por biópsia endomiocárdica, em pacientes com insuficiência cardíaca crônica, com objetivo de melhora clínica e da função ventricular	IIa	B
Na insuficiência cardíaca aguda não responsiva à terapêutica usual	III	C

A pergunta "São indicações de terapia imunossupressora na miocardite, exceto:" foi modificada pois a alternativa apontada como correta ("Não se deve indicar imunossupressão nas situações de IC aguda sem a documentação por biópsia endomiocárdica") iria gerar confusão, pois "IC aguda não responsiva à terapêutica atual" consta na tabela acima como indicação de imunossupressão. Acrescentada a resposta (a) como sendo a correta.
Respostas do autor: Não se deve indicar imunossupressão nas situações de IC aguda sem a documentação por biópsia endomiocárdica. Classicamente, as miocardites incluindo células gigantes, secundária aos inibidores do *checkpoint*, doenças autoimunes, eosinofílica e sarcoidose apresentam indicação de terapia imunossupressora. Na IC crônica, na presença de miocardite linfocitária e pesquisa viral negativa, a terapia imunossupressora pode ser indicada visando melhora clínica e de função ventricular.

Resposta: a

Referência

- Montera MW, Marcondes-Braga FG, Simões MV, Moura LAZ, Fernandes F, Mangine S, et al. Diretriz de Miocardites da Sociedade Brasileira de Cardiologia – 2022. Arq Bras Cardiol. 2022;119(1):165, 168.

94. O aumento maciço de catecolaminas leva à necrose da banda de contração, que na verdade é uma forma de atordoamento, e não de necrose.
Cardiomiopatia de Takotsubo (TC, também chamada de cardiomiopatia induzida por estresse, síndrome do balonismo apical ou *broken heart*) é uma forma transitória de cardiomiopatia que ocorre após um grande estresse e normalmente leva à discinesia e ao "balonismo" do ápice ventricular.
Takotsubo incomumente se apresenta como insuficiência cardíaca (IC) e mais tipicamente mimetiza SCA, particularmente STEMI, e se apresenta com dor torácica, supradesnivelamento de ST anterior com inversão de onda T anterior profunda e troponina elevada. A elevação do segmento ST é observada em > 80% dos casos e envolve as derivações anterior e lateral, com rara extensão inferior.
A demonstração na fase aguda da Takotsubo de níveis elevados de adrenalina e noradrenalina sérica e de norepinefrina no seio coronário indicam hiperatividade da medula adrenal. A hiperativação simpática ocasiona o fenômeno observado na Takotsubo de aumento regional da contratilidade miocárdica associada a depressão da contratilidade com balonamento.
A demonstração frequente da presença de estresse físico ou emocional como gatilho na maioria dos pacientes com Takotsubo, ou a associação com doenças de atividade adrenérgica elevada como feocromocitoma,

doenças do sistema nervoso central, pós-acidente vascular encefálico (AVE) ou crise convulsiva, também enfatizam o papel central da atividade simpática com principal fator para o desenvolvimento de Takotsubo.

Resposta: e

Referência

- Castro I (ed.). Livro-texto da Sociedade Brasileira de Cardiologia. 3. ed. Barueri: Manole; 2021. Cap. 30.

95. O diagnóstico combina os três critérios: IC com disfunção sistólica, com fração de ejeção do ventrículo esquerdo (FEVE) < 45%, início dos sintomas no final da gravidez ou nos primeiros 5 meses de puerpério e ausência de outra causa provável de IC.

São considerados fatores de risco para o desenvolvimento de cardiomiopatia periparto: afrodescendência, multiparidade, idade da gestante > 30 anos, gravidez múltipla, uso prolongado de tocolíticos beta-agonistas, história familiar, DHEG, desnutrição, uso prévio de cocaína e história prévia de HAS, DM ou tabagismo.

A ressonância cardíaca é indicada na presença de dúvida diagnóstica e necessidade de afastar outros diagnósticos, como miocardites e doenças infiltrativas. A presença de realce tardio é variável e, quando presente, associada a pior prognóstico da doença.

As pacientes com CMPP apresentam quadro de IC aguda, geralmente nos perfis hemodinâmicos quente e úmido (B) ou frio e úmido (C). O tratamento segue as orientações aplicadas a outras formas de IC. Aquelas pacientes que já deram à luz e não estão amamentando podem usar todo o arsenal de medicamentos da IC, assim como, nos casos graves com instabilidade, justificam-se as indicações de medicações que possam ser deletérias ao feto. Na fase aguda, o manejo depende da avaliação hemodinâmica e da intensidade dos sintomas, e no geral é baseado no uso de vasodilatadores, inotrópicos, diuréticos de alça e muitas vezes uso de dispositivos de assistência circulatória, quando necessário. Nos casos mais graves, deve ser considerada a interrupção da gestação por meio do parto cesariana.

As pacientes que cursam com resolução completa de sintomas de IC (classe funcional I da NYHA) e recuperação completa da função sistólica ventricular esquerda (FEVE > 55%) devem manter o uso de todas as medicações pelo período mínimo de 12-24 meses, sendo possível após esse período, e mediante constatação da manutenção da função cardíaca normal ao longo do processo, a tentativa de retirada escalonada dos medicamentos, iniciando-se com retirada da espironolactona e ivabradina, se estiver em uso. Após seis meses considerar suspender o IECA/BRA ou sacubitril/valsartana e, por último, o betabloqueador. É controversa a suspensão do betabloqueador porque alguns ainda advogam que ele deva ser mantido por no mínimo 5 anos.

Resposta: b

Referência

- Castro I (ed.). Livro-texto da Sociedade Brasileira de Cardiologia. 3. ed. Barueri: Manole; 2021. Cap. 33.

96. Estudos não randomizados mostraram que a TRC provoca melhora no estado funcional e na FEVE de pacientes com IC chagásica e marca-passo cardíaco, e na FEVE e no remodelamento cardíaco em pacientes com bloqueio completo de ramo esquerdo, após o uso de medicação otimizada. Abordagens possíveis no estágio C de IC: tratamento clínico otimizado; considerar terapia de ressincronização cardíaca, cardiodesfibrilador implantável e tratamento cirúrgico.

Nesta fase da doença, fármacos como o benzonidazol não têm efeito benéfico nesses pacientes.

Não existe evidência científica que comprove benefício da associação de IECA com sacubitril-valsartana em nenhuma etiologia de IC.

O implante de MitraClip só deve ser considerado para paciente com regurgitação mitral funcional grave.

O transplante cardíaco é uma opção para os pacientes com IC refratária (estágio D, de acordo com critérios de indicação e contraindicação definidos por diretrizes nacionais), e desde que não haja mais nenhuma opção terapêutica.

Resposta: a

Referência

- Comitê Coordenador da Diretriz de Insuficiência Cardíaca. Diretriz Brasileira de Insuficiência Cardíaca Crônica e Aguda. Arq Bras Cardiol. 2018;111(3):436-539.

97. Paciente apresenta gamopatia monoclonal. As imagens com radiotraçadores ósseos permitem, de modo seguro, o diagnóstico não invasivo de AC por ATTR, uma vez excluída a presença de gamopatia monoclonal. Amiloidose cardíaca por cadeias leves (AL) é uma causa de cintilografia com 99mTc-pirofosfato falso-positiva.

Abordagem diagnóstica racional da AC: a etapa preliminar e fundamental é o estabelecimento da suspeita clínica, baseada na história clínica, exame físico, com achados sugestivos de AC ao ECG, ecocardio-

grama e RMC. A seguir, em casos com alta suspeita clínica, deve-se proceder a investigação das cadeias leves monoclonais de imunoglobulinas para uma triagem efetiva da presença de amiloidose AL. No caso descrito, a clínica e os achados do ECG e ECO são fortemente sugestivos de amiloidose, o que torna desnecessária, mas não impeditiva, a realização de RNM cardíaca.
O padrão regional da deformação miocárdica também está frequentemente alterado apresentando o padrão de *apical sparing*, traduzido como o padrão de "cereja do bolo", que é bastante sugestivo de amiloidose, podendo ocorrer em qualquer forma da mesma (AL, ATTR ou outras).
Amiloidose cardíaca por cadeias leves (AL) é uma causa de cintilografia com 99mTc-pirofosfato falso-positiva (captação miocárdica de 99mTc-pirofosfato que não é associada à ATTR).
O padrão clássico de baixa voltagem é mais comum na forma AL (até 70% dos casos), mas pouco comum na ATTR (apenas 30% dos casos).

Resposta: c

Referência

- Simões MV, et al. Posicionamento sobre Diagnóstico e Tratamento da Amiloidose Cardíaca – 2021. Arq Bras Cardiol. 2021;117(3):561-98.

98. Trata-se de um quadro clínico de provável miocardite com apresentação de choque cardiogênico, sendo esta uma das indicações classe I de biópsia endomiocárdica.
Não se deve indicar corticosteroide ou imunoglobulina intravenosa de forma empírica, sem a realização de biópsia endomiocárdica.
Apesar de menos comum, a ausência de eosinofilia não exclui a possibilidade de miocardite eosinofílica.
De acordo com o tipo de vírus: imunoglobulina; interferon beta; aciclovir; telvibudina. Após *clearance* viral, com inflamação persistente: avaliar imunossupressão.

Resposta: a

Referência

- Montera MW, Marcondes-Braga FG, Simões MV, Moura LAZ, Fernandes F, Mangine S, et al. Diretriz de Miocardites da Sociedade Brasileira de Cardiologia – 2022. Arq Bras Cardiol. 2022;119(1):143-211.

99. O quadro descrito é típico de uma cardiomiopatia de Takotsubo, distúrbio que leva uma forma transitória e geralmente autolimitada de cardiomiopatia que ocorre após um grande estresse e normalmente leva à discinesia e ao "balonismo" do ápice ventricular. O aumento maciço de catecolaminas leva à necrose da banda de contração, que na verdade é uma forma de atordoamento, e não de necrose, semelhante ao que ocorre com a *overdose* de cocaína. O espasmo multiarterial e o espasmo microvascular também foram incriminados, geralmente envolvem mulheres pós-menopáusicas (~ 95% dos casos) e apenas 2% das pacientes afetadas têm < 50 anos de idade. Cardiomiopatia de Takotsubo (TC) incomumente se apresenta como insuficiência cardíaca (IC) e mais tipicamente mimetiza SCA, particularmente STEMI, e se apresenta com dor torácica, supradesnivelamento de ST anterior com inversão de onda T anterior profunda e troponina elevada. A elevação do segmento ST é observada em > 80% dos casos e envolve as derivações anterior e lateral, com rara extensão inferior; supradesnivelamento de ST inferior isolado não é visto. Cerca de 70% dos pacientes que desenvolvem Takotsubo usualmente apresentam estresse emocional ou físico como fator desencadeador, que são usuais em todos os indivíduos. Pacientes que sobrevivem a um episódio de cardiomiopatia de estresse enfrentam um risco de recorrência de aproximadamente 2% ao ano, com essa recorrência podendo estar associada a discinesias em áreas do coração diferentes da área afetada na manifestação inicial. Não há qualquer indicação de antiagregação plaquetária (nem isolada, nem dupla), nem de uso de estatinas em pacientes com Takotsubo. Embora o prognóstico de longo prazo seja bom, é descrita uma mortalidade intra-hospitalar de 4,1%. Os pacientes que sobrevivem ao episódio agudo geralmente recuperam a função sistólica do VE em 1 a 4 semanas. A eficácia da terapia médica na redução do risco de recorrência é desconhecida.

Resposta: b

Referências

- Zipes DP, Libby P, Bonow RO, Mann DL, Tomaselli GF. Braunwald, Tratado de doenças cardiovasculares. 2 volumes. 11. ed. Rio de Janeiro: Guanabara Koogan; 2022. p. 1607.
- Castro I (ed.). Livro-texto da Sociedade Brasileira de Cardiologia. 3. ed. Barueri: Manole; 2021. Cap. 30.

100. Estudos mecanísticos demonstram que a disfunção ventricular relacionada às antraciclinas está associada a: 1) lesão do retículo sarcoplasmático e das mitocôndrias; 2) modificação estrutural e funcional de miofibrilas; 3) perda total ou parcial da matriz intercalada com placas de colágeno no interstício; 4) modificação do acoplamento excitação-contração e do fluxo do cálcio; 5) apoptose; 6) alterações do metabolismo do ferro; e 7) perda da capacidade de regeneração do músculo cardíaco e de células endoteliais coronarianas.

A cardiotoxicidade pode ser aguda, precoce ou tardia, reversível ou irreversível.

O gatilho comum desses eventos parece estar ligado ao estresse oxidativo causado pela produção de espécies reativas de oxigênio, além da inibição da topoisomerase 2β, resultando em dano às membranas, proteínas e DNA. Algumas observações dão consistência à importância do estresse oxidativo na cardiotoxicidade das antraciclinas.

A propensão para cardiotoxicidade varia com os diferentes regimes de tratamento, sendo a doxorrubicina a antraciclina mais comumente associada a disfunção ventricular.

A cardiotoxicidade é dose-dependente, sendo a redução da dose cumulativa uma maneira de minimizá-la. Modificações na infusão, como prolongar sua duração, fracionar a dose e utilizar formulações lipossomais, têm potencial de prevenir cardiotoxicidade.

Resposta: e

Referência

- Hajjar LA, Costa IBSS, Lopes MACQ, Hoff PMG, Diz MDPE, Fonseca SMR, et al. Diretriz Brasileira de Cardio-oncologia – 2020. Arq Bras Cardiol. 2020;115(5):1020.

8. SÍNDROMES CORONARIANAS AGUDAS

2018

1. Os betabloqueadores devem ser administrados por via oral nas primeiras 24 h em pacientes sem contraindicações (sinais de insuficiência cardíaca, sinais de baixo débito, risco aumentado de choque cardiogênico ou outras contraindicações ao betabloqueador). O uso de nitrato endovenoso deve ser realizado para controle de angina persistente, hipertensão arterial ou sinais de congestão. Os nitratos não são recomendados no caso de hipotensão arterial, infarto do ventrículo direito e uso dos inibidores da fosfodiesterase sildenafila e vardenafila dentro de 24 h e tadalafila dentro de 48 h com a dose de 20 mg. Não existem estudos clínicos controlados que tenham testado os efeitos dos nitratos em desfechos clínicos e mortalidade na SCASSST, embora seu uso seja universalmente aceito.

Os antagonistas dos canais de cálcio constituem um grupo heterogêneo de fármacos que têm em comum uma ação vasodilatadora coronária e cronotrópica negativa (para alguns agentes da classe). Os di-hidropiridínicos de ação prolongada são recomendados na presença de isquemia refratária para pacientes em uso adequado de nitratos e betabloqueadores e sem disfunção ventricular. O verapamil e o diltiazem tendem a causar bradicardia por reduzirem o cronotropismo e o dromotropismo, podendo levar a bloqueios atrioventriculares (mais evidente com verapamil). Em pacientes com comprometimento da função ventricular esquerda e/ou alterações na condução AV, esses medicamentos devem geralmente ser evitados.

Em relação à utilização dos inibidores da enzima conversora da angiotensina, o benefício é maior nos pacientes com disfunção de ventrículo esquerdo (VE) e IAM anterior, em que colaboram na melhora do remodelamento cardíaco, melhora da função do VE, com diminuição da progressão para insuficiência cardíaca e com redução de mortalidade em indivíduos de alto risco observados no estudo HOPE.

Resposta: d

Referência

- Nicolau JC, Feitosa-Filho G, Petriz JL, Furtado RHM, Précoma DB, Lemke W, et al. Diretrizes da Sociedade Brasileira de Cardiologia sobre Angina Instável e Infarto Agudo do Miocárdio sem Supradesnível do Segmento ST – 2021. Arq Bras Cardiol. 2021;117(1):181-264.

2. Trata-se de uma paciente em quadro de angina instável (AI), com baixo risco conforme o escore TIMI. A AI é definida como isquemia miocárdica na ausência de necrose miocárdica, ou seja, com biomarcadores negativos.

Em relação à estratégia terapêutica, segundo a diretriz brasileira:

- É recomendado o uso do nitrato sublingual para alívio da angina (I C).
- Administrar betabloqueadores VO nas primeiras 24 h em pacientes sem contraindicações (sinais de insuficiência cardíaca, sinais de baixo débito, risco aumentado de choque cardiogênico ou outras contraindicações ao betabloqueador) (IIa B).
- Iniciar tratamento precoce com dose alta de estatina em todos os pacientes, independentemente dos níveis de LDL, desde que não existam contraindicações (I A).
- Uso de AAS é recomendado na sala de emergência o mais precocemente possível em todos os pacientes sem contraindicação, em dose inicial de 150 a 300 mg (pacientes sem uso prévio de AAS) e dose de manutenção de 75 a 100 mg (I A).
- É recomendado o uso de um inibidor receptor P2Y12 em adição a AAS, exceto contraindicações ou elevado risco de sangramento (I A).
- O uso preferencial da enoxaparina *versus* heparina não fracionada é sugerido por dados de revisão sistemática dos ensaios randomizados em todo o espectro das SCA.
- Não é recomendado o emprego rotineiro de antagonistas dos canais de cálcio, exceto em situações específicas.

Resposta: c

Referência

- Nicolau JC, Feitosa-Filho G, Petriz JL, Furtado RHM, Précoma DB, Lemke W, et al. Diretrizes da Sociedade Brasileira de Cardiologia sobre Angina Instável e Infarto Agudo do Miocárdio sem Supradesnível do Segmento ST – 2021. Arq Bras Cardiol. 2021;117(1):181-264.

3. O objetivo principal do tratamento na fase aguda do infarto do miocárdio é a reperfusão do vaso coronário responsável. O uso de fibrinolíticos foi o primeiro tratamento eficaz de reperfusão a ser implementado sistematicamente para o manejo inicial do IAMCSST. Restauração imediata do fluxo sanguíneo ao miocárdio é essencial para reduzir a mortalidade e para preservar o miocárdio – "tempo é músculo". A terapia fibrinolítica é recomendada nas primeiras 12 horas do início dos sintomas, quando a ICP primária não possa ser realizada em um intervalo de tempo de 120 minutos entre o primeiro contato médico e o início do procedimento.

A dupla terapia antiplaquetária com ácido acetilsalicílico e um inibidor do receptor P2Y12 (ticagrelor e prasugrel preferencialmente) é indicada na manutenção.

São contraindicações absolutas à fibrinólise: qualquer sangramento intracraniano prévio, AVC isquêmico nos últimos 3 meses, dano ou neoplasia no sistema nervoso central etc.

Anticoagulantes devem ser administrados com fibrinolíticos por um tempo mínimo de 48 horas, ou no período de hospitalização, ou até que a revascularização seja efetuada. Podem ser utilizadas HNF, heparinas de baixo peso molecular ou fondaparinux, sendo a escolha baseada na idade, no peso corporal, na função renal e na disponibilidade.

São considerados preditores independentes para AVC pós-fibrinolíticos: idosos, baixo peso, sexo feminino, antecedente de doença cerebrovascular e hipertensão arterial tanto sistólica como diastólica na admissão.

Novos antiagregantes plaquetários, como prasugrel e ticagrelor, não foram testados em associação a uso de fibrinolíticos, e a segurança dessa associação ainda não é conhecida até o presente momento.

Resposta: b

Referências

- Castro I (ed.). Livro-texto da Sociedade Brasileira de Cardiologia. 3. ed. Barueri: Manole; 2021.

- Piegas LS, Timerman A, Feitosa GS; et al. V Diretriz da Sociedade Brasileira de Cardiologia sobre Tratamento do Infarto Agudo do Miocárdio com Supradesnível do Segmento ST. Arq Bras Cardiol. 2015;105(2):1-105.

4. A tabela a seguir, retirada da V Diretriz da Sociedade Brasileira de Cardiologia sobre Tratamento do Infarto Agudo do Miocárdio com Supradesnível do Segmento ST, define os diversos tipos de IAM.

Classificação de infarto do miocárdio segundo a terceira redefinição universal

Tipo	Descrição
1	Infarto do miocárdio espontâneo (ruptura de placa, erosão ou dissecção)
2	Infarto do miocárdio secundário por desequilíbrio isquêmico (espasmo, embolia, taquiarritmia, hipertensão e anemia)
3	Infarto do miocárdio resultando em morte, sem biomarcadores coletados
4a	Infarto do miocárdio relacionado à intervenção coronariana percutânea
4b	Infarto do miocárdio relacionado a trombose de *stent*
5	Infarto do miocárdio relacionado a cirurgia de revascularização miocárdica

Fonte: Piegas LS, Timerman A, Feitosa GS, et al., 2015.

Resposta: a

Referência

- Piegas LS, Timerman A, Feitosa GS, et al. V Diretriz da Sociedade Brasileira de Cardiologia sobre Tratamento do Infarto Agudo do Miocárdio com Supradesnível do Segmento ST. Arq Bras Cardiol. 2015;105(2):1-105.

5. Conforme o escore de risco do grupo TIMI: idade ≥ 65 anos; elevação de marcadores bioquímicos; depressão do segmento ST ≥ 0,5 mm; uso de AAS nos 7 dias prévios aos sintomas; presença de três ou mais fatores de risco tradicionais para DAC (hipertensão, hipercolesterolemia, diabetes *mellitus*, tabagismo, história familiar); DAC conhecida; angina grave recente (< 24 h). Conferindo um ponto para cada um desses itens, o paciente é classificado em baixo risco (escore de 0 a 2), risco intermediário (escore de 3 a 4) ou alto risco (escore de 5 a 7). O paciente classifica-se como TIMI = 6; portanto, é de alto risco!

Conforme as diretrizes da SBC sobre angina instável e infarto agudo do miocárdio sem supradesnível do segmento ST, essas são as indicações de estratégia invasiva de urgência:

Indicação de estratégia invasiva de urgência
• Instabilidade hemodinâmica ou choque cardiogênico
• Dor torácica refratária ao tratamento medicamentoso
• Arritmias malignas ou parada cardiorrespiratória
• Complicações mecânicas do infarto
• Insuficiência cardíaca aguda
• Alterações recorrentes do segmento ST-T com elevação intermitente do segmento ST

Fonte: Piegas LS, Timerman A, Feitosa GS, et al., 2015.

Portanto, trata-se de um paciente de alto risco e com dor recorrente apesar do tratamento medicamentoso, devendo ser investigado invasiva e precocemente (< 24 h).

Resposta: a

Referência

- Nicolau JC, Feitosa-Filho G, Petriz JL, Furtado RHM, Précoma DB, Lemke W, et al. Diretrizes da Sociedade Brasileira de Cardiologia sobre Angina Instável e Infarto Agudo do Miocárdio sem Supradesnível do Segmento ST – 2021. Arq Bras Cardiol. 2021;117(1):181-264.

6. A V Diretriz da SBC sobre o tratamento do IAM com supra de ST recomenda em relação ao uso de anticoagulantes em pacientes com IAM com supra de ST:

- Enoxaparina 30 mg EV em *bolus*, seguida de 1 mg/kg SC a cada 12 horas durante 8 dias ou até a alta hospitalar em pacientes com menos de 75 anos.
- Não administrar a dose EV em pacientes acima de 75 anos e manter enoxaparina 0,75 mg/kg SC a cada 12 horas. Utilizar 1 mg/kg ao dia com depuração de creatinina ≤ 30 mL/min (classe de recomendação I, nível de evidência C).

Resposta: c

Referência

- Piegas LS, Timerman, A, Feitosa, GS, et al. V Diretriz da Sociedade Brasileira de Cardiologia sobre Tratamento do Infarto Agudo do Miocárdio com Supradesnível do Segmento ST. Arq Bras Cardiol. 2015;105(2):1-105.

7. Em pacientes submetidos à terapia lítica, com sucesso, mesmo que estáveis, a cinecoronariografia deve ser realizada preferencialmente dentro das primeiras 24 horas do início do IAMCST, aguardando um tempo mínimo de 3 a 6 horas da administração da terapia lítica primária.

Resposta: a

Referências

- Kalil Filho R, Fuster V. Medicina cardiovascular – Reduzindo o impacto das doenças. São Paulo: Atheneu; 2016. p. 581-4.
- Piegas LS, Timerman A, Feitosa GS, et al. V Diretriz da Sociedade Brasileira de Cardiologia sobre Tratamento do Infarto Agudo do Miocárdio com Supradesnível do Segmento ST. Arq Bras Cardiol. 2015;105(2):1-105.

8. Habitualmente os sintomas de dor torácica acontecem dentro dos primeiros minutos à primeira hora do uso da cocaína. Mais raramente, até quatro dias após o uso da droga. As principais causas de dor torácica são as isquêmicas (infarto agudo do miocárdio e angina instável). A dissecção aórtica ocorre, porém em menor frequência que as duas anteriormente citadas. A vasoconstrição coronariana geralmente deriva da hiperestimulação alfa-adrenérgica e é exacerbada pelo uso de betabloqueadores, que devem ser evitados em primeiro momento.

Resposta: b

Referências

- Braunwald E, Bonow R, Zipes DP. Braunwald, Tratado de doenças cardiovasculares. 10. ed. Rio de Janeiro: Elsevier; 2017. p. 1667-1676.
- Moreira MC, Montenegro ST, Paola AA (eds.). Livro-texto da Sociedade Brasileira de Cardiologia. 2.ed. v.2. Barueri: Manole; 2015. p. 1664-9.

9. A questão aborda, como tema, o uso de antiplaquetários orais em um paciente com infarto agudo do miocárdio tratado com intervenção coronária percutânea. O ticagrelor é um derivado não tienopiridínico que bloqueia de maneira reversível o receptor de ADP na plaqueta P2Y12, ao contrário do clopidogrel, que é um tienopiridínico e bloqueia de maneira irreversível o mesmo receptor. Além dos efeitos colaterais relacionados ao bloqueio da agregação plaquetária propriamente dita (p. ex., sangramento), o ticagrelor apresenta outros efeitos colaterais específicos, como dispneia, hiperuricemia, aumento transitório de creatinina e bradicardia. Admite-se que esses efeitos possam ser explicados, em parte, pelo aumento dos níveis de adenosina. Embora possa incomodar, a dispneia relacionada ao ticagrelor costuma ser autolimitada e transitória na maioria dos casos e desaparece ao longo dos dias mesmo com a manutenção do tratamento. Outra diferença importante entre esses medicamentos é o fato de o ticagrelor ser uma droga ativa, enquanto o clopidogrel necessita de biotransformação pelas enzimas do citocromo P450, principalmente o grupo 2C19. Por conta disso, influências genéticas, como polimorfismos do 2C19, bem como interação medicamentosa com medicamentos que usam a mesma via de metabolização, como omeprazol ou lansoprazol (mas não pantoprazol, nem ranitidina), podem interferir na ação do medicamento.

Resposta: b

Referências

- Braunwald E, Bonow RO, Mann DL, Zipes DP. Braunwald: Tratado de cardiología. 11. ed. Rio de Janeiro: GEN Guanabara Koogan; 2022.
- Castro I (ed.). Livro-texto da Sociedade Brasileira de Cardiologia. 3. ed. Barueri: Manole; 2021.

10. A artéria coronária direita (ACD) geralmente é responsável pelo suprimento sanguíneo de grande parte do VD. Dessa forma, a oclusão proximal da ACD leva à isquemia do VD. A perfusão coronária do VD ocorre tanto na sístole como na diástole.

A tríade clínica de hipotensão, campos pulmonares limpos e elevação da pressão venosa jugular, na presença de infarto inferior, é característica da isquemia do VD. Embora muito específica, essa tríade apresenta baixa sensibilidade.

A elevação do segmento ST na derivação precordial direita V4R é o achado eletrocardiográfico de maior valor preditivo em pacientes com isquemia do VD. Esse achado pode ser transitório: em 50% dos pacientes, desaparece após algumas horas do início dos sintomas.

O tratamento do infarto do VD inclui manutenção precoce da pré-carga, redução da pós-carga do VD, suporte inotrópico para o VD e reperfusão precoce.

Por sua influência na pré-carga, os nitratos e diuréticos podem reduzir o débito cardíaco e provocar hipotensão grave, se o VD estiver isquêmico. Nessas situações, geralmente uma expansão volêmica, com solução salina fisiológica, normaliza a hipotensão e melhora o débito cardíaco.

Outro fator importante para a manutenção de pré-carga adequada é a sincronia AV. BAV é um achado comum, podendo ocorrer em até 50% desses pacientes. Nessas situações, o marca-passo sequencial pode levar ao aumento significativo do débito cardíaco e à reversão do choque, mesmo nas situações em que o marca-passo ventricular isolado não contribui para a melhora do quadro clínico.

Resposta: e

Referência

- Piegas LS, Timerman A, Feitosa GS, et al. V Diretriz da Sociedade Brasileira de Cardiologia sobre Tratamento do Infarto Agudo do Miocárdio com Supradesnível do Segmento ST. Arq Bras Cardiol. 2015;105(2):1-105.

11. Os mecanismos fisiopatológicos envolvidos no desenvolvimento e na instabilização dos ateromas coronários são parcialmente conhecidos. De forma simplificada, a placa aterosclerótica estável apresenta um núcleo lipídico contendo macrófagos ricos em gordura citoplasmática, conhecidos como células espumosas, além de debris celulares e gorduras livres. O núcleo lipídico permanece isolado do compartimento sanguíneo por uma capa fibrosa de colágeno bem estruturada. A partir de estímulos não inteiramente esclarecidos, como processos infecciosos agudos ou fatores que estimulam uma resposta oxidativa sistêmica, desenvolve-se um processo inflamatório que envolve a circulação e o próprio ateroma. No interior do ateroma, essa inflamação se caracteriza pela ativação de células da resposta imune celular, principalmente os linfócitos T, concentrados nas bordas das placas. Assim, linfócitos T ativados sintetizam quantidades aumentadas de interferon-gama, citocina capaz de bloquear a síntese de colágeno pelas células musculares lisas que migraram para a região subendotelial a partir da camada média vascular.

Ao interferir com a formação do colágeno que compõe o arcabouço da placa aterosclerótica, as células T promovem o adelgaçamento da capa fibrosa do ateroma, reduzindo sua resistência e predispondo-o à rotura. A placa suscetível pode se romper ou erodir em condições de sobrecarga hemodinâmica, principalmente em suas margens, em que a capa fibrosa é mais fina e a tensão circunferencial mecânica mais intensa.

Resposta: d

Referência

- Kalil Filho R, Fuster V, Albuquerque CP. Medicina cardiovascular: reduzindo o impacto das doenças. São Paulo: Editora Atheneu; 2016.

12. A coleta do perfil lipídico é relevante e fundamental para a adequada terapêutica hipolipemiante no IAMCST. Sabe-se que após 24 h a colesterolemia tem sua concentração reduzida e que, provavelmente, após 60 dias, ela volte aos níveis normais. Portanto, a coleta deverá ser realizada nas primeiras 24 h do evento de síndrome coronariana aguda.

Resposta: e

Referência

- Kalil Filho R, Fuster V, Albuquerque CP. Medicina cardiovascular: reduzindo o impacto das doenças. São Paulo: Editora Atheneu; 2016.

13. A terapêutica hipolipemiante com estatinas está comprovada no IAM. Estatinas em altas dosagens, que reduzam LDL-c em pelo menos 50%, como a dose de 80 mg de atorvastatina no estudo MIRACL, se mostram eficazes e seguras, tornando-se indispensáveis neste cenário terapêutico. A associação de ezetimiba com sinvastatina foi avaliada no estudo IMPROVE-IT.

Resposta: b

Referências

- Kalil Filho R, Fuster V, Albuquerque CP. Medicina cardiovascular: reduzindo o impacto das doenças. São Paulo: Atheneu; 2016.
- Piegas LS, Timerman A, Feitosa GS, et al. V Diretriz da Sociedade Brasileira de Cardiologia sobre Tratamento do Infarto Agudo do Miocárdio com Supradesnível do Segmento ST. Arq Bras Cardiol. 2015;105(2):1-105.

14. A terapia antiplaquetária é o fator mais importante no tratamento da angina instável e infarto sem supra do segmento ST. Estudos clínicos demonstram redução superior a 70% das taxas de morte e reinfarto com o uso dessas medicações. Por isso, elas devem ser introduzidas precocemente no tratamento dessas síndromes.

O ácido acetilsalicílico é um inibidor irreversível da enzima ciclo-oxigenase 1 (COX-1), que impede a conversão do ácido araquidônico em tromboxano A2 pelas plaquetas. A redução do nível de tromboxano A2 contribui para a vasodilatação coronariana e para a inibição da agregação plaquetária junto ao trombo na luz vascular. O efeito do ácido acetilsalicílico persiste pela vida média das plaquetas, ou seja, entre 7 e 10 dias.

O clopidogrel é um derivado tienopiridínico que induz inibição irreversível do componente P2Y12 do receptor de ADP na superfície das plaquetas, comprometendo a sua ativação e agregação. O clopidogrel é uma pró-droga metabolizada em sua forma ativa pelo citocromo P450 por dois processos consecutivos de oxidação.

Alguns agentes bloqueadores da enzima CYP2C19, como os inibidores da bomba de prótons, principalmente o omeprazol, podem bloquear a ação do clopidogrel. Subanálises de estudos clínicos de grande porte, entretanto, não conseguiram comprovar o aumento da incidência de eventos adversos em pacientes tratados com clopidogrel e inibidores da bomba de prótons. Um estudo randomizado e duplo-cego desenhado para avaliar a ação pro-

tetora gástrica do omeprazol em portadores de doença coronariana aguda e crônica tratados com terapia antiplaquetária dupla ratificou os resultados de análises prévias. Os episódios de sangramento digestivo foram reduzidos nos pacientes tratados com omeprazol, levando à recomendação atual de que pacientes de mais alto risco de hemorragias digestivas recebam inibidores da bomba de prótons como parte integral do seu tratamento.
O prasugrel é um tienopiridínico de 2ª geração de efeito irreversível que apresenta o mesmo mecanismo de ação do clopidogrel. Em pacientes com AVE ou AIT prévios, o uso da medicação está contraindicado pelo aumento dos sangramentos maiores.
O ticagrelor pertence a uma nova família de inibidores do receptor P2Y12 com propriedades farmacológicas distintas dos demais agentes. Ao contrário do clopidogrel e prasugrel, o ticagrelor se liga reversivelmente ao receptor P2Y12, apresentando uma meia-vida de apenas 12 horas.
Diferentemente dos demais agentes, o ticagrelor não é uma pró-droga, ou seja, ele não precisa ser convertido em uma forma metabolicamente ativa.
Os inibidores da glicoproteína IIb/IIIa são indicados em pacientes submetidos à estratégia invasiva precoce e com estratificação de risco moderado a alto em adição à terapia antiplaquetária dupla (classe IIb, nível de evidência B). As opções preferidas são tirofibana ou epitifibatida.

Resposta: e

Referência

- Kalil Filho R, Fuster V, Albuquerque CP. Medicina cardiovascular: reduzindo o impacto das doenças. São Paulo: Atheneu; 2016.

2019

15. A utilização de betabloqueadores em pacientes com infarto do miocárdio está contraindicada em situações de pressão arterial sistólica menor do que 100 mmHg. A administração de oxigênio deve ser feita de rotina quando a saturação for menor do que 94%. Os fibrinolíticos são opção de tratamento nas primeiras 12 horas de início da dor, quando não é possível a realização de angioplastia primária. Os anticoagulantes são utilizados de rotina e uma das opções é a enoxaparina, que deve ser administrada na dose de 1 mg/kg de peso corporal para pacientes com menos de 75 anos; para os indivíduos com idade superior a 75 anos, deve ser administrada na dose de 0,75 mg/kg de peso a cada 12 horas; se a taxa de filtração glomerular for igual ou menor que 30 mL/min, a dose é de 1 mg/kg, uma vez por dia. A administração da dupla antiagregação plaquetária está bem estabelecida no tratamento do infarto agudo do miocárdio.

Resposta: b

Referências

- Braunwald E, Bonow RO, Mann DL, Zipes DP. Braunwald: Tratado de cardiología. 11. ed. Rio de Janeiro: GEN Guanabara Koogan; 2022.
- Castro I (ed.). Livro-texto da Sociedade Brasileira de Cardiologia. 3. ed. Barueri: Manole; 2021.
- Kalil Filho R, Fuster V, Albuquerque CP. Medicina cardiovascular: reduzindo o impacto das doenças. São Paulo: Atheneu; 2016.
- Piegas LS, Timerman A, Feitosa GS, et al. V Diretriz da Sociedade Brasileira de Cardiologia sobre Tratamento do Infarto Agudo do Miocárdio com Supradesnível do Segmento ST. Arq Bras Cardiol. 2015;105(2):1-105.

16. Antagonistas do cálcio (diltiazem/verapamil) estão indicados para casos de contraindicação aos betabloqueadores e na ausência de disfunção sistólica ventricular esquerda.

Recomenda-se o bloqueio da aldosterona para todo paciente pós-IAMCST que apresente FE < 40% e insuficiência cardíaca e/ou diabetes, e já utilize doses terapêuticas de IECA ou bloqueador AT1. A eplerenona não é comercializada no Brasil, e o único antagonista da aldosterona disponível em nosso meio é a espironolactona, que só foi testada com sucesso, inclusive redução da mortalidade em pacientes com insuficiência cardíaca crônica classes III e IV.

Não existe evidência científica de que os nitratos interfiram no prognóstico dos pacientes após a fase aguda do infarto do miocárdio.

O uso rotineiro do IECA e por tempo indeterminado nos pacientes de maior risco, como portadores de IAM com disfunção do VE (FE < 40%) ou localização na parede anterior, hipertensos, diabéticos e portadores de nefropatia crônica estável, tem recomendação formal. Entre pacientes de mais baixo risco, ou seja, aqueles com FEVE normal nos quais os fatores de risco cardiovascular estejam bem controlados e algum procedimento de revascularização tenha sido realizado, o uso de IECA pode trazer benefícios, sendo razoável sua utilização.

Os benefícios do uso de estatinas na prevenção secundária são comprovados de modo inequívoco e estudos clínicos randomizados também demonstraram o benefício da utilização precoce e com estatina altamente potente.

Vários estudos clínicos e metanálises realizadas em mais de 30 mil pacientes demonstraram, de forma inequívoca, a ação dos bloqueadores beta-adrenérgicos na redução dos eventos isquêmicos cardiovasculares, como a morte e o reinfarto.

Resposta: e

Referência

- Piegas LS, Timerman A, Feitosa GS, et al. V Diretriz da Sociedade Brasileira de Cardiologia sobre Tratamento do Infarto Agudo do Miocárdio com Supradesnível do Segmento ST. Arq Bras Cardiol. 2015;105(2):1-105.

17. Dentre os estratificadores de alto risco na angina instável constam: dor em repouso prolongada (> 20 minutos) e contínua, edema pulmonar, angina associada a sopro de insuficiência mitral, angina com terceira bulha à ausculta cardíaca ou estertores, angina com hipotensão, angina em repouso com alterações dinâmicas de ST (≥ 1 mm). A angina noturna constitui um estratificador de risco intermediário.

Resposta: e

Referências

- Braunwald E, Bonow RO, Mann DL, Zipes DP. Braunwald: Tratado de cardiología. 11.ed. Rio de Janeiro: GEN Guanabara Koogan; 2022.
- Kalil Filho R, Fuster V, Albuquerque CP. Medicina cardiovascular: reduzindo o impacto das doenças. São Paulo: Editora Atheneu; 2016.
- Nicolau JC, Feitosa-Filho G, Petriz JL, Furtado RHM, Précoma DB, Lemke W, et al. Diretrizes da Sociedade Brasileira de Cardiologia sobre Angina Instável e Infarto Agudo do Miocárdio sem Supradesnível do Segmento ST – 2021. Arq Bras Cardiol. 2021;117(1):181-264.

18. Trata-se de paciente de alto risco cardiovascular. Segundo o escore de TIMI-RISK, recebe 5 pontos (idade > 65 anos; lesão coronária conhecida, embora sem a quantificação; uso de ácido acetilsalicílico [AAS] nos últimos 7 dias, instabilização das crises anginosas nos últimos dias; depressão do segmento ST ao eletrocardiograma de entrada). Desta forma, o encaminhamento deste paciente para estratificação invasiva parece ser a melhor opção com a concomitância de cuidados intensivos e heparinização. O principal mecanismo patológico que leva à instabilização da placa aterosclerótica é a ocorrência de ruptura ou erosão com consequente ativação de vias inflamatórias e aumento da agregação plaquetária, vasoconstrição e trombose luminal.

Resposta: d

Referências

- Kalil Filho R, Fuster V, Albuquerque CP. Medicina cardiovascular: reduzindo o impacto das doenças. São Paulo: Atheneu; 2016.
- Nicolau JC, Feitosa-Filho G, Petriz JL, Furtado RHM, Précoma DB, Lemke W, et al. Diretrizes da Sociedade Brasileira de Cardiologia sobre Angina Instável e Infarto

Agudo do Miocárdio sem Supradesnível do Segmento ST – 2021. Arq Bras Cardiol. 2021;117(1):181-264.

19. A introdução de betabloqueador pode ser indicada para pacientes com frequência cardíaca (FC) < 70 bpm, pois está demonstrado o benefício da redução de FC até 55 bpm. As outras condições são contraindicadas, pois podem piorar o estado clínico do paciente.

Resposta: b

Referências

- Braunwald E, Bonow RO, Mann DL, Zipes DP. Braunwald: Tratado de cardiología. 11. ed. Rio de Janeiro: GEN Guanabara Koogan; 2022.
- Kalil Filho R, Fuster V, Albuquerque CP. Medicina cardiovascular: reduzindo o impacto das doenças. São Paulo: Atheneu; 2016.

20. Na sala de emergência, a obtenção de um ECG em até 10 minutos da admissão do paciente na unidade é fundamental e faz parte da propedêutica cardiológica investigativa para os pacientes com dor torácica. Entretanto, um traçado eletrocardiográfico sem evidências de comprometimento agudo não descarta a possibilidade de isquemia ou injúria miocárdica. O diagnóstico sindrômico de insuficiência coronariana aguda deve ser realizado pela história clínica, seriamento eletrocardiográfico e dosagem de marcadores de necrose miocárdica, quando necessários.

Resposta: b

Referências

- Kalil Filho R, Fuster V, Albuquerque CP. Medicina cardiovascular: reduzindo o impacto das doenças. São Paulo: Atheneu; 2016.
- Nicolau JC, Feitosa-Filho G, Petriz JL, Furtado RHM, Précoma DB, Lemke W, et al. Diretrizes da Sociedade Brasileira de Cardiologia sobre Angina Instável e Infarto Agudo do Miocárdio sem Supradesnível do Segmento ST – 2021. Arq Bras Cardiol. 2021;117(1):181-264.

21. As alterações mais comuns no eletrocardiograma (ECG) de 12 derivações são depressão do segmento ST e inversão da onda T. Elas têm maior probabilidade de ocorrer se o paciente estiver sintomático. A comparação com um ECG recente é importante porque depressões do segmento ST dinâmicas menores que 0,05 mV são marcadores sensíveis (embora não muito específicos) para SCASSST. No entanto, graus maiores de depressão do segmento ST predizem piores resultados. Ocorre supradesnivelamento do segmento ST transitório, durando menos de 20 minutos em até

10% dos pacientes, o que sugere espasmo coronariano ou infarto abortado. Inversões profundas (> 0,2 mV) da onda T são compatíveis com, mas não necessariamente diagnósticas de SCASSST, enquanto inversões isoladas de onda T com menor magnitude não são particularmente úteis, dada sua baixa especificidade. Mais da metade dos pacientes com SCASSST definida pode ter achados normais ou não diagnósticos no ECG. Como a isquemia pode ocorrer em uma região que não está bem representada no ECG padrão de 12 derivações (ver adiante) e como o paciente pode ter uma isquemia episódica não identificada no ECG inicial, os traçados devem ser repetidos a cada 20 a 30 minutos até que os sintomas se resolvam ou o diagnóstico de IAM seja estabelecido ou excluído.

Resposta: a

Referência

- Braunwald E, Bonow RO, Mann DL, Zipes DP. Braunwald: Tratado de cardiologia. 11.ed. Rio de Janeiro: GEN Guanabara Koogan; 2022.

22. A importância do AAS no tratamento das síndromes isquêmicas miocárdicas instáveis sem supradesnível de ST está embasada, fundamentalmente, em estudos publicados na década de 1980. Na maioria são trabalhos com número relativamente pequeno de pacientes, com baixa incidência de desfechos, mas que de forma geral evidenciaram nítido impacto tanto na redução de infarto agudo do miocárdio não fatal quanto de mortalidade em curto e médio prazos.

No contexto de SCASSST, o primeiro grande estudo clínico – CURE (*Clopidogrel in Unstable angina to prevent Recurrent Events*) – testou o papel do clopidogrel em adição ao AAS em mais de 12 mil pacientes, sendo acompanhados por 3 a 12 meses (média de 9 meses). Ao final do seguimento, houve redução de 20% (RR 0,80; IC 95% 0,72-0,89; p = 0,00005) na incidência dos eventos (óbito cardiovascular, IAM ou AVC) a favor do grupo clopidogrel + AAS em relação ao grupo AAS + placebo, à custa de um aumento na incidência de sangramentos no grupo clopidogrel + AAS (RR 1,38, p = 0,001). Os efeitos benéficos da dupla antiagregação (DAP) ocorreram tanto em pacientes de alto risco como naqueles de risco intermediário ou baixo. Outras análises do estudo CURE demonstraram que a DAP também teria benefícios tanto nos pacientes submetidos à revascularização miocárdica cirúrgica como nos submetidos ao tratamento medicamentoso isolado.

A análise dos desfechos de segurança do TRITON revelou, no grupo prasugrel, aumento de 32% na incidência de sangramento maior pelo critério

TIMI não relacionado com a cirurgia de revascularização (RR 1,32; 1,8% *vs.* 2,4%, p = 0,03), 52% de aumento de sangramento ameaçador à vida (RR 1,52; 0,9% vs. 1,4%, p = 0,01), além de um aumento significativo de sangramentos fatais (RR 4,1; 0,1% *vs.* 0,4%, p < 0,002).

No estudo PLATO, cerca de 18 mil pacientes admitidos por SCA de risco intermediário e alto com até 24h do início dos sintomas foram randomizados para receber ticagrelor (180 mg de ataque seguidos por 90 mg a cada 12 h de manutenção) ou clopidogrel (300 mg de ataque seguidos por 75 mg ao dia de manutenção). Os pacientes que foram submetidos à ICP receberam dose adicional de 90 mg de ticagrelor e poderiam, a critério do investigador, receber dose adicional de 300 mg de clopidogrel. Nas análises isoladas dos componentes do desfecho composto (metas secundárias principais), evidenciaram-se reduções significativas nas incidências de IAM (RR 0,84; 5,8% *vs.* 6,9%, p = 0,005) e óbitos por causas vasculares (RR 0,79; 4,0% *vs.* 5,1%, p < 0,001), não havendo diferenças significativas em relação à incidência de AVC (p = 0,22).

Com base no conjunto de evidências, o emprego dos bloqueadores da GP IIb/IIIa, como um terceiro antiagregante plaquetário, deve ser reservado para pacientes que não apresentem alto risco hemorrágico e que tenham alto risco isquêmico/trombótico por critérios clínicos e angiográficos.

Resposta: a

Referência

- Nicolau JC, Feitosa-Filho G, Petriz JL, Furtado RHM, Précoma DB, Lemke W, et al. Diretrizes da Sociedade Brasileira de Cardiologia sobre Angina Instável e Infarto Agudo do Miocárdio sem Supradesnível do Segmento ST – 2021. Arq Bras Cardiol. 2021;117(1):181-264.

2020

23. Entre os achados de mau prognóstico, destacam-se a presença de sopro sistólico em foco mitral, taquicardia, taquipneia, hipotensão, sudorese, pulsos finos, terceira bulha e estertores pulmonares. Já os sinais de doença vascular extracardíaca (cerebrovascular ou periférica), presença de diabetes *mellitus* e idade maior do que 70 anos são de probabilidade intermediária; e o uso recente de cocaína é de probabilidade baixa.

Resposta: e

Referências

- Braunwald E, Bonow RO, Mann DL, Zipes DP. Braunwald: Tratado de cardiologia. 11. ed. Rio de Janeiro: GEN Guanabara Koogan; 2022.
- Nicolau JC, Feitosa-Filho G, Petriz JL, Furtado RHM, Précoma DB, Lemke W, et al. Diretrizes da Sociedade Brasileira de Cardiologia sobre Angina Instável e Infarto Agudo do Miocárdio sem Supradesnível do Segmento ST – 2021. Arq Bras Cardiol. 2021;117(1):181-264.

24. Trata-se de questão conceitual na qual se descrevem achados anatômicos das artérias coronárias e também de interpretação da angiografia. No item *a*, observa-se lesão grave em segmento médio da descendente anterior em bifurcação com ramo diagonal. No item *b*, observa-se imagem compatível com dissecção espontânea de coronária em ramo da artéria circunflexa. No item *c*, observa-se grave lesão em artéria descendente anterior em anatomia com tronco de coronária esquerda (TCE) trifurcado em projeção *spider*. Na alternativa *d*, observam-se duas projeções da coronária direita com aspecto angiográfico normal. Na alternativa *e*, observa-se dominância direita com a origem dos ramos descendente posterior e ventricular posterior. Os principais vasos epicárdicos são a artéria coronária principal esquerda (TCE) e a artéria coronária direita (ACD). O TCE origina-se no seio esquerdo de Valsalva e divide-se nas artérias descendente anterior esquerda (DA) e circunflexa (CX). Ocasionalmente, um terceiro ramo pode se originar do TCE, o ramo intermédio (RI). A DA corre ao longo do sulco interventricular anterior e irriga as paredes anterior e anterolateral do ventrículo esquerdo com vasos diagonais e os dois terços anteriores do septo interventricular com os ramos septais. O número de ramos diagonais e septais é bastante variável. Com base no comprimento do vaso, a DA pode ser classificada em: tipo 1, se não alcançar o ápice do VE; tipo 2, se alcançar o ápice do VE; e tipo 3, se alcançar e envolver o ápice do VE, suprindo também a parte posterior do ápice. A CX percorre o sulco atrioventricular (AV) esquerdo e fornece ramos para o átrio esquerdo, dando, ocasionalmente, origem ao ramo sinoatrial (SA) (40% dos casos). A CX também irriga as paredes lateral e posterior do VE com ramos marginais obtusos (MO). Há alta variabilidade anatômica no número de ramos diagonais, septais e MO da ACE. A CD é originária do seio direito de Valsalva e percorre o sulco AV direito. Os ramos proximais fornecidos pela CD são ramos atriais para o átrio direito, o nó SA em 60% dos casos e o ramo do cone arterial que supre a via de saída do ventrículo direito. Quando alcança a margem aguda do ventrículo, a CD fornece o ramo marginal agudo. A CD então continua até a *crux cordis* (onde o sulco AV intersecta o sulco interventricular posterior), onde se ramifica no ramo descendente posterior (DP) e nos ramos ventriculares posteriores (ou posterolaterais – PL). Essa anatomia é a mais comum e é denominada dominância coronariana direita. O domínio também pode ser esquerdo ou balanceado, com base na origem do DP e nos ramos do PL. Aproximadamente 80% da população apresenta dominância coronariana direita, significando que os ramos DP e PL são fornecidos pela ACD, enquanto 10% da população tem dominância coronariana esquerda, com ramos DP e PL derivados da artéria CX. Os 10% restantes exibem codominância, ou dominância coronariana balanceada, com ramos DP se originando na ACD e os ramos PL surgindo da ACX.

Resposta: e

Referência

- Braunwald E, Bonow RO, Mann DL, Zipes DP. Braunwald: Tratado de cardiología. 11. ed. Rio de Janeiro: GEN Guanabara Koogan; 2022.

25. Tanto a sobrevida em curto prazo como em longo prazo após IAMCSST dependem de três grandes fatores: função ventricular esquerda em repouso, miocárdio residual potencialmente isquêmico e suscetibilidade a arritmias ventriculares sérias. O mais importante desses fatores é o estado da função ventricular esquerda. O segundo fator mais importante é como a gravidade e a extensão das lesões obstrutivas no leito vascular coronário que perfundem o miocárdio viável afetam o risco de infarto recorrente, lesão miocárdica adicional e arritmias ventriculares graves. Assim, a sobrevida está relacionada com a quantidade de miocárdio que se tornou necrótico e a quantidade em risco de se tornar necrótico. O terceiro fator de risco, suscetibilidade a arritmias sérias, é refletido na atividade ventricular ectópica e outros indicadores de instabilidade elétrica, tais como a redução da variabilidade da frequência cardíaca ou sensibilidade barorreflexa e resultados anormais em um ECG de alta resolução. Todos esses fatores identificam pacientes com risco aumentado de morte.

Resposta: a

Referência

- Braunwald E, Bonow R, Zipes DP. Braunwald: tratado de doenças cardiovasculares. 10. ed. Rio de Janeiro: Elsevier; 2017.

26. Elevações anormais de troponina podem também ser observadas em uma série de condições, incluindo insuficiência cardíaca, embolia pulmonar, miocardite, pericardite, rejeição de transplante, quimioterapia e trauma cardíaco direto ou indireto. Ainda, a troponina pode estar cronicamente elevada, em nível baixo, em pacientes com doença renal crônica avançada (estágios IV e V).

Resposta: e

Referência

- Braunwald E, Bonow R, Zipes DP. Braunwald: tratado de doenças cardiovasculares. 10. ed. Rio de Janeiro: Elsevier; 2017.

27. É contraindicação absoluta à fibrinólise qualquer sangramento intracraniano prévio. As diretrizes recomendam o uso do clopidogrel 600 mg, em adição ao AAS, em pacientes submetidos à ICP primária (classe I A). Neste caso em que é contraindicada a fibrinólise, a angioplastia primária deve ser realizada no menor tempo disponível possível.

Resposta: b

Referência

- Piegas LS, Timerman A, Feitosa GS, et al. V Diretriz da Sociedade Brasileira de Cardiologia sobre Tratamento do Infarto Agudo do Miocárdio com Supradesnível do Segmento ST. Arq Bras Cardiol. 2015;105(2):1-105.

28. A tabela adiante descreve as recomendações da V Diretriz da Sociedade Brasileira de Cardiologia sobre tratamento do infarto agudo do miocárdio com supradesnível do segmento ST.

Tratamento do choque cardiogênico

Procedimento	Classe	Nível de evidência
Oxigênio	I	C
Suporte com ventilação mecânica de acordo com a gasometria arterial	I	C
Balão intra-aórtico como suporte hemodinâmico	I	C
Revascularização precoce por intermédio de ICP, preferencialmente, ou por cirurgia de revascularização miocárdica	I	B
Avaliação hemodinâmica com cateter de Swan-Ganz	IIb	C

(continua)

Tratamento do choque cardiogênico (*continuação*)

Procedimento	Classe	Nível de evidência
Fármacos inotrópicos: dopamina e dobutamina	IIa	C
Fibrinolíticos poderão ser utilizados quando os procedimentos invasivos não estiverem disponíveis ou forem contraindicados	IIa	C
Dispositivos de assistência ventricular esquerda	IIb	C
Betabloqueadores e antagonistas do cálcio	III	C

Fonte: Piegas LS, Timerman A, Feitosa GS, et al., 2015.

Resposta: a

Referência

- Piegas LS, Timerman A, Feitosa GS, et al. V Diretriz da Sociedade Brasileira de Cardiologia sobre Tratamento do Infarto Agudo do Miocárdio com Supradesnível do Segmento ST. Arq Bras Cardiol. 2015;105(2):1-105.

29. A artéria coronária direita (ACD) geralmente é responsável pelo suprimento sanguíneo de grande parte do VD. Dessa forma, a oclusão proximal da ACD leva à isquemia do VD. A isquemia ventricular direita pode ser demonstrada em até um terço dos pacientes com IAM de parede inferior, embora em somente 10 a 15% dos pacientes possam ser observadas alterações hemodinâmicas clássicas. A tríade clínica de hipotensão, campos pulmonares limpos e elevação da pressão venosa jugular, na presença de infarto inferior, é característica da isquemia do VD.

A expansão volêmica e evitar o uso de vasodilatadores venosos e diuréticos constituem condutas importantes no manuseio dessa situação.

Resposta: e

Referência

- Piegas LS, Timerman A, Feitosa GS, et al. V Diretriz da Sociedade Brasileira de Cardiologia sobre Tratamento do Infarto Agudo do Miocárdio com Supradesnível do Segmento ST. Arq Bras Cardiol. 2015;105(2):1-105.

30. Trata-se de uma paciente classificada como alto risco no *Heart Score*. A cineangiocoronariografia deve ser feita em até 24 horas, conforme recomendação das diretrizes.

Resposta: a

Referência

- Nicolau JC, Feitosa-Filho G, Petriz JL, Furtado RHM, Précoma DB, Lemke W, et al. Diretrizes da Sociedade Brasileira de Cardiologia sobre Angina Instável e Infarto Agudo do Miocárdio sem Supradesnível do Segmento ST – 2021. Arq Bras Cardiol. 2021;117(1):181-264.

31. O curso clínico da ruptura varia desde catastrófica, com uma ruptura aguda levando ao tamponamento e à morte imediata, até subaguda, com náuseas, hipotensão e desconforto pericárdico, sendo os principais indícios de sua existência.

Em todos os eventos mecânicos adversos o suporte hemodinâmico e o rápido reconhecimento clínico são fundamentais para o prognóstico, pois o tratamento cirúrgico não deve ser postergado de forma alguma.

Na CIV pós-infarto, a localização mais frequente encontra-se no septo anteroapical secundário a infartos transmurais de parede anterior e com grande acometimento ventricular. Esta e outras complicações mecânicas não são frequentes, mas quando acontecem se dão nos primeiros dias após o infarto, sendo mais prevalentes nos idosos e no sexo masculino.

A ruptura do músculo papilar apresenta-se por súbita deterioração hemodinâmica e está relacionada a mortalidade de 75% nas primeiras 24 horas, caso o tratamento cirúrgico não seja instituído.

Resposta: c

Referências

- Braunwald E, Bonow R, Zipes DP. Braunwald: tratado de doenças cardiovasculares. 10.ed. Rio de Janeiro: Elsevier; 2017.
- Piegas LS, Timerman A, Feitosa GS, et al. V Diretriz da Sociedade Brasileira de Cardiologia sobre Tratamento do Infarto Agudo do Miocárdio com Supradesnível do Segmento ST. Arq Bras Cardiol. 2015;105(2):1-105.

32. São características de risco para manifestação atípica de infarto agudo do miocárdio:

- Idosos.
- Sexo feminino.
- Diabetes *mellitus*.
- Insuficiência cardíaca.
- Marca-passo.

Resposta: c

Referência

- Piegas LS, Timerman A, Feitosa GS, et al. V Diretriz da Sociedade Brasileira de Cardiologia sobre Tratamento do Infarto Agudo do Miocárdio com Supradesnível do Segmento ST. Arq Bras Cardiol. 2015;105(2):1-105.

33. A maioria das mortes por IAM ocorre nas primeiras horas de manifestação da doença, sendo 40 a 65% na primeira hora e aproximadamente 80% nas primeiras 24 horas. Dessa forma, a maior parte das mortes por IAM acontece fora do ambiente hospitalar e, geralmente, é desassistida pelos médicos. Esse foi o motivo para, a partir da década de 1960, ter havido maior interesse no atendimento pré-hospitalar do IAM. Apesar da significativa redução da mortalidade hospitalar do IAM nas últimas décadas, houve pouco avanço no conhecimento sobre a epidemiologia e o tratamento na fase pré-hospitalar. O atendimento pré-hospitalar tem como principal objetivo reduzir o tempo entre o início do evento isquêmico/necrose muscular até o tratamento efetivo, restaurando a perfusão miocárdica. Além disso, é nesse momento que se pode reduzir a morte nas primeiras horas, intervindo, por exemplo, no mecanismo mais frequente de morte, que é a fibrilação ventricular (FV) e cuja única forma de reversão é por meio da desfibrilação.

Resposta: a

Referência

- Piegas LS, Timerman A, Feitosa GS, et al. V Diretriz da Sociedade Brasileira de Cardiologia sobre Tratamento do Infarto Agudo do Miocárdio com Supradesnível do Segmento ST. Arq Bras Cardiol. 2015;105(2):1-105.

2021

34. Os achados do exame físico que, quando presentes, indicam mau prognóstico na síndrome coronariana aguda são: sopro sistólico de regurgitação mitral, taquicardia, taquipneia, hipotensão arterial, pulsos finos, sudorese, B3 e estertores pulmonares crepitantes. Os níveis de BNP se elevam com o aumento do estresse sob a parede do ventrículo esquerdo e podem aumentar em pacientes com síndrome coronariana aguda; a magnitude desse aumento correlaciona-se com o prognóstico. Embora as elevações do BNP não sejam específicas da SCA, os níveis do peptídeo permitem melhor discriminação da gravidade destes pacientes. A magnitude do infradesnível do segmento ST correlaciona-se ao pior desfecho clínico em pacientes com síndrome coronariana aguda sem supradesnível de ST.

A troponina de alta sensibilidade, comparada à troponina convencional, aumenta significativamente o poder diagnóstico de infarto do miocárdio sem supradesnível de ST em pacientes que chegam à Unidade de Emergência com dor torácica. Cerca de 1 a 6% dos pacientes com SCASSST têm ECG normal, ou não diagnóstico, à admissão. Nessa situação, o ECG deve ser repetido entre 15 e 30 minutos, principalmente em indivíduos que seguem sintomáticos. Um ECG normal ou não diagnóstico pode ocorrer na vigência da oclusão da artéria circunflexa ou da coronária direita. Dessa forma, recomenda-se a realização adicional das derivações V3R, V4R, V7, V8 e V9 para aumentar a sensibilidade do método.

Resposta: e

Referências

- Nicolau JC, Feitosa-Filho G, Pettriz JL, et al. Diretrizes da Sociedade Brasileira de Cardiologia sobre Angina Instável e Infarto Agudo do Miocárdio sem Supradesnível do Segmento ST – 2021. Arq Bras Cardiol. 2021;117(1):14-6.
- Zipes DP, Libby P, Bonow RO, Mann DL, Tomaselli. Braunwald, Tratado de doenças cardiovasculares. 2 volumes. 11. ed. Rio de Janeiro: Guanabara Koogan; 2022.

35. A dosagem de mioglobina não é recomendada nessa situação, já que a troponina é o biomarcador indicado. Não há recomendação da utilização do prasugrel como pré-tratamento, já que deve ser utilizado somente na sala de hemodinâmica após definição da anatomia coronariana. Em pacientes com doença renal avançada, especialmente quando o *clearance* de creatinina se encontra abaixo de 15 mL/min, a enoxaparina está contraindicada e o anticoagulante recomendado é a heparina não fracionada. Na estratégia conservadora, a adição de tirofibana pode ser feita em pacientes que apresentam recorrência dos sintomas isquêmicos na vigência de dupla antiagregação plaquetária oral e anticoagulação, e não de forma rotineira. Pacientes de baixo risco clínico e eletrocardiográfico, e com biomarcadores normais, devem ser encaminhados para teste ergométrico após 9 a 12 horas em observação.

Resposta: c

Referência

- Nicolau JC, Feitosa-Filho G, Pettriz JL, et al. Diretrizes da Sociedade Brasileira de Cardiologia sobre Angina Instável e Infarto Agudo do Miocárdio sem Supradesnível do Segmento ST – 2021. Arq Bras Cardiol. 2021;117(1):15-36.

36. Trata-se de um paciente com reperfusão tardia do IAM anterior extenso, normotenso, com marcadores inflamatórios sistêmicos elevados, taquicardia sinusal, estertores crepitantes bibasais (Killip II), portanto necessita de diurético de alça de nitroglicerina. Possui contraindicação absoluta a betabloqueadores IV ou VO no momento. O controle glicêmico se faz necessário somente se glicemias >180 mg/dL. Não apresenta sinais de choque instalado para indicação de ECMO.

Resposta: a

Referência

- Zipes DP, Libby P, Bonow RO, Mann DL, Tomaselli. Braunwald, Tratado de doenças cardiovasculares. 2 volumes. 11. ed. Rio de Janeiro: Guanabara Koogan; 2022.

37. Trata-se de uma questão sobre a indicação da ângio-TC coronariana no cenário da SCA. Não existe evidência de superioridade frente ao protocolo de dor torácica usual. Triplo descarte está indicado apenas quando há forte suspeita clínica de embolia pulmonar ou de dissecção aórtica e não deve ser feito de rotina, pois expõe o paciente à maior quantidade de contraste e de irradiação. Não se faz angio-TC em IAM, uma vez que o exame de escolha é a coronariografia. O valor preditivo negativo é muito elevado (maior que 90%) para detecção de doença coronariana obstrutiva. Pode ser realizada em pacientes com riscos baixo ou intermediário, com ECG sem alterações agudas e troponina negativa, permitindo a exclusão da doença aterosclerótica obstrutiva e a liberação precoce.

Resposta: b

Referências

- Castro I (ed.). Livro-texto da Sociedade Brasileira de Cardiologia. 3. ed. Barueri: Manole; 2021. p. 585-8.
- Nicolau JC, Feitosa-Filho G, Pettriz JL, et al. Diretrizes da Sociedade Brasileira de Cardiologia sobre Angina Instável e Infarto Agudo do Miocárdio sem Supradesnível do Segmento ST – 2021. Arq Bras Cardiol. 2021;117(1):17-8.
- Zipes DP, Libby P, Bonow RO, Mann DL, Tomaselli. Braunwald, Tratado de doenças cardiovasculares. 2 volumes. 11. ed. Rio de Janeiro: Guanabara Koogan; 2022.

38. Assim como a ruptura da parede livre do ventrículo, o infarto transmural pode estar associado à ruptura do septo ventricular. A perfuração pode ter comprimento de um a vários centímetros. A ruptura do septo com um infarto anterior tende a ter uma localização apical, enquanto os infartos inferiores estão associados com perfuração do septo basal e têm um pior prognóstico do que aqueles com a localização anterior. As características clínicas associadas a um risco aumentado de ruptura do septo interventricular, incluem falta de desenvolvimento de rede colateral, idade avançada, sexo feminino e doença renal crônica. Um septo interventricular roto é caracterizado pelo aparecimento de um sopro holossistólico alto e rude, que é melhor audível na parte inferior do bordo esquerdo do esterno e é normalmente acompanhado por um frêmito. A probabilidade de sobrevivência depende do grau de comprometimento da função ventricular e do tamanho do defeito. Como o local de ruptura pode se expandir, a reparação cirúrgica imediata é necessária mesmo em pacientes hemodinamicamente estáveis.

Resposta: a

Referência

- Zipes DP, Libby P, Bonow RO, Mann DL, Tomaselli. Braunwald, Tratado de doenças cardiovasculares. 2 volumes. 11. ed. Rio de Janeiro: Guanabara Koogan; 2022.

39. A sobrevida tanto em curto prazo como em longo prazo, após IAMCSST, depende de três grandes fatores: função ventricular esquerda em repouso, miocárdio residual potencialmente isquêmico e suscetibilidade a arritmias ventriculares sérias.

O fator mais importante é o estado da função ventricular esquerda. O segundo fator mais importante é como a gravidade e a extensão das lesões obstrutivas no leito vascular coronariano, que perfundem o miocárdio viável, afetam o risco de infarto recorrente, lesão miocárdica adicional e arritmias ventriculares graves. Assim, a sobrevida está relacionada à quantidade de miocárdio que se tornou necrótico e a quantidade em risco de se tornar necrótico. O terceiro fator de risco, suscetibilidade a arritmias graves, é refletido na atividade ventricular ectópica e outros indicadores de instabilidade elétrica, tais como a redução da variabilidade da frequência cardíaca ou sensibilidade barorreflexa e resultados anormais em um ECG de alta resolução. Todos esses fatores identificam pacientes com risco aumentado de morte.

Resposta: c

Referência

- Zipes DP, Libby P, Bonow RO, Mann DL, Tomaselli. Braunwald, Tratado de doenças cardiovasculares. 2 volumes. 11. ed. Rio de Janeiro: Guanabara Koogan; 2022.

40. A estratégia invasiva imediata (até 2 horas) está indicada em pacientes com IAMCSST com dor torácica refratária ao tratamento medicamentoso, instabilidade hemodinâmica ou choque cardiogênico, arritmias malignas ou parada cardíaca elétrica, insuficiência cardíaca aguda, complicações mecânicas do infarto, alterações recorrentes do segmento ST, com elevações recorrentes do segmento ST I(A). Pacientes com síndrome coronariana sem supradesnível de ST e troponina positiva são definidos como de alto risco e devem ser submetidos à coronariografia em até 24 horas. Pacientes diabéticos com síndrome coronariana sem supradesnível de ST são definidos como de risco intermediário e devem ser submetidos à coronariografia em até 72 horas.

Resposta: e

Referência

- Nicolau JC, Feitosa-Filho, G, Pettriz JL, et al. Diretrizes da Sociedade Brasileira de Cardiologia sobre Angina Instável e Infarto Agudo do Miocárdio sem Supradesnível do Segmento ST – 2021. Arq Bras Cardiol. 2021;117(1):23-44.

41. O AVE isquêmico há menos de três meses é uma contraindicação absoluta à fibrinólise e, portanto, o paciente deve ser transferido para a realização de angioplastia primária.

O chamado tempo porta-balão, aquele decorrido entre a chegada ao hospital capacitado a realizar a ICP primária e a recanalização da artéria responsável pelo infarto (ARI), tem como meta o tempo < 90 minutos. Existe uma tendência a encurtar esse tempo para ≤ 60 minutos, alvo nem sempre fácil de ser alcançado pelos serviços. Convencionou-se ainda recentemente o tempo de ≤ 120 minutos para pacientes transferidos entre hospitais, e que seria contado a partir do diagnóstico do IAM até a desobstrução da ARI. Quando esses limites de tempo são ultrapassados, recomenda-se a fibrinólise farmacológica. A ICP primária é capaz de restabelecer o fluxo coronariano epicárdico normal (TIMI grau 3) em mais de 90% dos pacientes, associado a reduzidas taxas de isquemia recorrente e reinfarto, sem o risco da ocorrência de complicações hemorrágicas graves, como acidente vascular cerebral (AVC). A diretriz da SBC para tratamento do IAMCSST traz a seguinte recomendação como indicação classe I e nível de evidência A: "pacientes com diagnóstico de IAM com sintomas iniciados < 12 horas, com persistência de elevação do segmento ST ou evidência presumida de BRE recente, com a viabilidade de efetivar o procedimento com retardo < 90 minutos após o diagnóstico, em centros habilitados, com atendimento disponível 24 horas por dia, 7 dias da semana".

Resposta: b

Referências:

- Castro I (ed.). Livro-texto da Sociedade Brasileira de Cardiologia. 3. ed. Barueri: Manole; 2021.

- Piegas LS, Timerman A, Feitosa JC, Mattos LAP, Andrade MD, et al. V Diretriz da Sociedade Brasileira de Cardiologia sobre Tratamento do Infarto Agudo do Miocárdio com Supredenível do Segmento ST – 2021. Arq Bras Cardiol. 2015;105(2):3-34.
- Zipes DP, Libby P, Bonow RO, Mann DL, Tomaselli. Braunwald, Tratado de doenças cardiovasculares. 2 volumes. 11. ed. Rio de Janeiro: Guanabara Koogan; 2022.

42. Para o diagnóstico de MINOCA, devem-se afastar: 1) outras causas de elevação de troponina (embolia pulmonar, sepse etc.); 2) lesões coronarianas que podem ser subdiagnosticadas (estenoses distais, oclusão de pequenos ramos); e 3) causas não isquêmicas que levam à injúria aguda (miocardite). MINOCA é um diagnóstico sindrômico, sendo fundamental a realização de uma investigação etiológica do evento (tromboembólica, dissecção espontânea de coronária, vasoespasmo, angina microvascular etc.). Os pacientes com MINOCA têm melhor prognóstico quando comparados com IAM associados à doença coronariana obstrutiva, com menor incidência de complicações, como arritmias malignas, insuficiência cardíaca e morte súbita. A ressonância magnética de coração (RMC) é importante na avaliação diagnóstica desses pacientes, pois consegue diferenciar cardiomiopatia isquêmica de não isquêmica.

Resposta: d

Referências:

- Castro I (ed.). Livro-texto da Sociedade Brasileira de Cardiologia. 3. ed. Barueri: Manole; 2021.
- Nicolau JC, Feitosa-Filho G, Pettriz JL, et al. Diretrizes da Sociedade Brasileira de Cardiologia sobre Angina Instável e Infarto Agudo do Miocárdio sem Supradesnível do Segmento ST – 2021. Arq Bras Cardiol. 2021;117(1):10.

2022

43. Aproximadamente 30 a 50% dos pacientes com infarto inferior apresentam algum grau de desenvolvimento do ventrículo direito. O infarto do ventrículo direito (VD) quase invariavelmente desenvolve-se em associação ao infarto do septo e do miocárdio inferior do ventrículo esquerdo (VE) adjacente, mas o infarto isolado do VD é observado em 3 a 5% dos casos de IAM comprovados em necropsias. O infarto ventricular direito ocorre menos comumente do que seria previsto pela frequência de lesões ateroscleróticas que envolvem a artéria coronária direita. A apresentação clássica de um infarto do VD envolve hipotensão, campos pulmonares claros e pressões venosas jugulares elevadas. O manejo agudo do infarto do VD complicado pelo choque cardiogênico inclui a substituição criteriosa do volume, a revascularização precoce, a manutenção da sincronia atrioventricular e, nos casos refratários, o apoio circulatório mecânico. Em contraste com o VE, o VD pode manter longos períodos de isquemia, porém ainda assim demonstra excelente recuperação da função contrátil após a reperfusão.

Resposta: e

Referência

- Zipes DP, Libby P, Bonow RO, Mann DL, Tomaselli GF. Braunwald, Tratado de doenças cardiovasculares. 2 volumes. 11. ed. Rio de Janeiro: Guanabara Koogan; 2022. p. 3602.

44. Na disponibilidade de troponina ultrassensível, nenhum outro marcador deve ser solicitado rotineiramente para o diagnóstico de infarto agudo do miocárdio (IAM). Não há indicação rotineira de se iniciar iP2Y12 como pré-tratamento em pacientes indicados para estratégia invasiva precoce (< 24 h). Estratégia de pré-tratamento com prasugrel não é recomendada. Utilização da mioglobina para detecção de necrose miocárdica em pacientes com suspeita de SCASSST passou de nível de evidência IIb para III. O escore HEART deve ser utilizado para a estratificação de risco e auxílio na decisão de alta hospitalar precoce.

Resposta: c

Referência

- Nicolau JC, Feitosa-Filho G, Petriz JL, Furtado RHM, Précoma DB, Lemke W, et al. Diretrizes da Sociedade Brasileira de Cardiologia sobre Angina Instável e Infarto Agudo do Miocárdio sem Supradesnível do Segmento ST – 2021. Arq Bras Cardiol. 2021;117(1):181-264.

45. A angioplastia após 12 h do início dos sintomas do IAMCSST pode ser considerada uma estratégia terapêutica na presença de sintomas persistentes e de evidência de isquemia progressiva no ECG, dor persistente ou recorrente, com alterações dinâmicas do ECG, sintomas ou sinais de insuficiência cardíaca, choque ou arritmias malignas.

A elevação de troponinas cardíacas e/ou dos valores do BNP não muda para uma estratégia invasiva com angioplastia, após 12 h do IAM. Os achados de sopro no foco mitral (ponta) ou a identificação de um atrito pericárdico não são elementos para a angioplastia coronária no contexto de um paciente com mais de 12 h de IAM. Além de arritmias malignas e dor persistente ou recorrente com alterações dinâmicas do ECG, sinais e sintomas de insuficiência cardíaca, choque, outra indicação de ICP em IAMCSST com > 12 h é: evidência de isquemia progressiva no ECG.

Resposta: a

Referências

- Castro I (ed.). Livro-texto da Sociedade Brasileira de Cardiologia. 3. ed. Barueri: Manole; 2021.
- Piegas LS, et al. V Diretriz da Sociedade Brasileira de Cardiologia sobre Tratamento do Infarto Agudo do Miocárdio com Supradesnível do Segmento ST. Arq Bras Cardiol. 2015:31.

46. Nos pacientes com IAMCSST, a classificação de Killip, baseada nos achados do exame físico, tem valor prognóstico. Os pacientes com Killip ≥ II têm maior mortalidade intra-hospitalar e em longo prazo. Apesar de o exame físico desses pacientes com SCA ser frequentemente inalterado, o achado de sinais de insuficiência cardíaca aguda (frequência cardíaca elevada, presença de B3, sopro sistólico e ausculta pulmonar com sinais de congestão) pode significar complicações potencialmente graves e define o paciente como de muito alto risco, necessitando de diagnóstico e tratamento imediatos. A presença de bloqueio de ramo direito em pacientes com suspeita clínica de IAM confere um mau prognóstico e pode dificultar o diagnóstico de IAMCSST. A presença de supradesnivelamento de avR e V1 associado a infradesnível do segmento ST inferolateral é altamente sugestivo de IAMCSST, envolvendo o tronco da coronariana esquerda ou descendente anterior proximal.

Resposta: d

Referência

- Castro I (ed.). Livro-texto da Sociedade Brasileira de Cardiologia. 3. ed. Barueri: Manole; 2021.

47. Algumas alterações no ECG têm valor prognóstico na síndrome coronariana aguda sem supra de ST. A presença de depressão do segmento ST e a magnitude da depressão estão relacionadas ao prognóstico, com aumento do risco conforme a intensidade do infra de ST. O supra de ST na derivação aVR é um marcador de eventos adversos e doença avançada, sendo preditor de lesão de tronco de coronária esquerda (TCE) ou de três vasos, principalmente quando supra em aVR é persistente. O supra de ST isoladamente não caracteriza a síndrome coronariana como "com supra de ST", a qual é caracterizada por supra de ST em duas ou mais derivações contíguas. A cineangiocoronariografia tem indicação precoce, idealmente nas primeiras 2 horas, nos pacientes com suspeita de SCA sem supra de ST, que cursam com supra de aVR e com dor persistente.

Resposta: b

Referência

- Castro I (ed.). Livro-texto da Sociedade Brasileira de Cardiologia. 3. ed. Barueri: Manole; 2021. Cap. 20.

48. O infarto agudo do miocárdio pode ocorrer no idoso sem a presença de dor torácica e pode complicar com choque cardiogênico. O bloqueio do ramo esquerdo novo é um marcador também de acometimento isquêmico. Os achados de hipotensão arterial, taquicardia, oligúria, hipoxemia e congestão pulmonar reforçam o diagnóstico do choque cardiogênico e a conduta de encaminhar para angioplastia. No contexto da cardiologia de emergência, condições que causam insuficiência cardíaca aguda, como miocardite fulminante. Na miocardite de alto risco, a conduta é definida pela biópsia endomiocárdica. A cardiotoxicidade por uso prévio de doxorrubicina ocorre de forma progressiva com acometimento global/difuso da contratilidade do ventrículo esquerdo. A mediana de tempo decorrido entre o final da QT e o desenvolvimento de cardiotoxicidade é de 3,5 meses. Na síndrome de Takotsubo, classicamente observam-se balonamento da ponta do ventrículo esquerdo e hipocinesia das porções basais do ventrículo esquerdo. A amiloidose cardíaca frequentemente se manifesta com fenótipos com fração de ejeção preservada e outras características clínicas, como intolerância a iECA/BRA/INRA e/ou betabloqueadores, síndrome do túnel do carpo e outras.

Resposta: d

Referências

- Castro I (ed.). Livro-texto da Sociedade Brasileira de Cardiologia. 3. ed. Barueri: Manole; 2021.
- Simões MV, et al. Posicionamento sobre Diagnóstico e Tratamento da Amiloidose Cardíaca – 2021. Arq Bras Cardiol. 2021; 117(3):561-98.

49. Paciente classificado como de muito alto risco em razão do quadro de instabilidade hemodinâmica (hipotensão refratária). Indicação de coronariografia em 2 horas.

Após definida a anatomia, optado por angioplastia, sendo o segundo antiagregante plaquetário realizado na sala de hemodinâmica (prasugrel ou ticagrelor).

Resposta: a

Referência

- Nicolau JC, Feitosa-Filho G, Petriz JL, Furtado RHM, Précoma DB, Lemke W, et al. Diretrizes da Sociedade Brasileira de Cardiologia sobre Angina Instável e Infarto Agudo do Miocárdio sem Supradesnível do Segmento ST – 2021. Arq Bras Cardiol. 2021;117(1):181-264.

9. SEMIOLOGIA

2018

1. O período de contração isovolumétrica é o período inicial da sístole ventricular em que tanto as válvulas atrioventriculares como as semilunares estão ainda fechadas. Portanto, há aumento de pressão, sem variação de volume. No momento em que a pressão dos ventrículos ultrapassa a pressão da aorta ou da artéria pulmonar, ocorre abertura das valvas semilunares.

Resposta: d

Referências

- Braunwald E, Bonow R, Zipes DP. Braunwald, Tratado de doenças cardiovasculares 10. ed. Rio de Janeiro: Elsevier; 2017. p. 46.
- Moreira MCV, Montenegro ST, Paola AAV (eds.). Livro-texto da Sociedade Brasileira de Cardiologia. 2. ed. Barueri: Manole; 2015. p. 23.
- Kalil Filho R, Fuster V. Medicina cardiovascular. Reduzindo o impacto das doenças. São Paulo: Atheneu; 2016. p. 67.

2. Na estenose pulmonar bicúspide ouve-se um som de ejeção e sopro em crescendo-decrescendo que se estende até o componente P2, sendo esta a opção correta. Na estenose aórtica bicúspide ouve-se um som de ejeção e sopro em crescendo-decrescendo, mas sem encobrir a segunda bulha. Na insuficiência mitral ou tricúspide graves ou comunicação intraventricular sem hipertensão pulmonar o sopro é holossistólico.

Resposta: a

Referência

- Braunwald E, Bonow R, Zipes DP. Braunwald, Tratado de doenças cardiovasculares. 10. ed. Rio de Janeiro: Elsevier; 2017. Parte III – Avaliação do Paciente – Figura 11-8.

2019

3. A dor da pericardite costuma melhorar ao inclinar o tórax para a frente e piora ao deitar; a dor relacionada à doença coronária apresenta vários fatores precipitantes, dentre os quais podemos relacionar o esforço, alimentação copiosa, frio ou estresse; a dor relacionada ao refluxo gastroesofágico tem relação com refeições com maior volume e é recomendada a posição semissentada para alívio do refluxo; o gesto de fechar descreve o sinal de Levine, que é característico da dor relacionada à isquemia miocárdica; o tromboembolismo pulmonar é caracterizado por dor torácica de início súbito e pode estar acompanhada de outros sintomas associados, como dispneia, tosse e hemoptise.

Resposta: d

Referências

- Cesar LA, Ferreira JF, Armaganijan D, Gowdak LH, Mansur AP, Bodanese LC, et al. Diretriz de doença coronária estável. Arq Bras Cardiol. 2014;103(2Supl.2):2-5.
- Braunwald E, Bonow R, Zipes DP. Braunwald, tratado de doenças cardiovasculares. 10ª. ed. Rio de Janeiro: Elsevier; 2017. v. 2, pág. 2755-2759.
- Kalil Filho R, Fuster V. Medicina cardiovascular. Reduzindo o impacto das doenças. São Paulo: Atheneu; 2016. p. 532-4.
- Moreira MCV, Montenegro ST, Paola AAV (eds.). Livro-texto da Sociedade Brasileira de Cardiologia. 2. ed. Barueri: Manole; 2015. p. 1000-3.

4. O sopro sistólico da estenose aórtica em geral é um sopro rude, em forma de diamante e que se encerra antes da segunda bulha cardíaca. O fato de se encerrar antes da segunda bulha ajuda na diferenciação do sopro da insuficiência mitral. Além disso, a variabilidade da intensidade do sopro da estenose aórtica é dinâmica, podendo variar de batimento para batimento, como nos casos de fibrilação atrial ou uma contração prematura. Nesse caso, como após a extrassístole ocorre uma pausa, o tempo diastólico se alonga, o que leva ao enchimento ventricular maior. Isso causa volume sistólico mais elevado do batimento subsequente e, por conseguinte, sopro de intensidade maior.

Resposta: e

Referência

- Braunwald E, Bonow R, Zipes DP. Braunwald, Tratado de doenças cardiovasculares. 10. ed. Rio de Janeiro: Elsevier; 2017. p. 1508.

2020

5. A insuficiência mitral gera uma ausculta típica de um sopro sistólico, do tipo contínuo e suave, localizado no foco mitral (no bordo esternal esquerdo 4º/5º espaços intercostais) que muitas vezes irradia para axila ou dorso. É comum em pacientes que desenvolvem dilatação ventricular esquerda. A respiração não interfere na intensidade do sopro dessa valvopatia (isso ocorre no sopro da insuficiência tricúspide) e a manobra de Handgrip eleva a intensidade do sopro. A manobra eleva transitoriamente a pós-carga do ventrículo esquerdo fazendo o volume regurgitante para o interior do átrio esquerdo se elevar, elevando a intensidade do sopro.

Resposta: e

Referência

- Braunwald E, Bonow R, Zipes DP. Braunwald, Tratado de doenças cardiovasculares. 10. ed. Rio de Janeiro: Elsevier; 2017. p. 1539.

6. Paciente dá entrada no pronto-socorro com quadro de provável infarto evoluído, sem tratamento até o momento. A piora clínica aguda e grave no 5º dia pós-evento leva a pensar em complicação mecânica pós-infarto. A descrição do sopro no exame físico é característica de comunicação intraventricular que ocorreu por ruptura de septo interventricular. Ruptura total de músculo papilar leva a um quadro dramático, com mínima possibilidade do paciente chegar ao hospital. Mesmo assim, levaria a uma insuficiência mitral importante, incompatível com o sopro relatado. Dissecção aguda de aorta leva à insuficiência aórtica com sopro diastólico aspirativo audível em foco aórtico. Síndrome de Dressler ocorre de 2 a 12 semanas após o infarto e leva a quadro de febre, dor pleurítica e atrito pericárdico. Finalmente, embolia pulmonar pode cursar com hipertensão pulmonar e sopro de insuficiência tricúspide em borda esternal, porém esse sopro se intensifica à inspiração.

Resposta: e

Referências

- Piegas LS, et al. V Diretriz da Sociedade Brasileira de Cardiologia sobre tratamento do infarto agudo do miocárdio com supradesnível do segmento ST. Arq Bras Cardiol. 2015;105(2):49-51.
- Braunwald E, Bonow R, Zipes DP. Braunwald, Tratado de doenças cardiovasculares. 10. ed. Rio de Janeiro: Elsevier; 2017. p. 2920.

7. Os sinais e sintomas típicos da insuficiência cardíaca não conseguem, por si só, diferenciar insuficiência cardíaca com fração de ejeção reduzida da insuficiência cardíaca com fração de ejeção preservada. Dispneia ao repouso tem baixa especificidade e baixo valor preditivo positivo para o diagnóstico da doença, já que o sintoma está presente em várias outras patologias. Já a dispneia paroxística noturna é um sintoma típico da insuficiência cardíaca. Da mesma forma, estase jugular e refluxo hepatojugular têm alta sensibilidade e especificidade para aumento das pressões de enchimento em câmaras esquerdas e congestão. Por último, presença de B3 é um achado específico de insuficiência cardíaca e tem boa relação com pior prognóstico da doença.

Resposta: c

Referências

- Braunwald E, Bonow R, Zipes DP. Braunwald, Tratado de doenças cardiovasculares. 10. ed. Rio de Janeiro: Elsevier; 2017. p. 1228.
- Rohde LE, et al. Diretriz brasileira de IC crônica e aguda. Arq Bras Cardiol. 2018;111(3):7.

2021

8.

a. A hipotensão ortostática é definida como redução da PA sistólica ≥ 20 mmHg ou na PA diastólica ≥ 10 mmHg dentro do terceiro minuto em pé em relação à posição supina.
b. Sobre o ITB, quanto menor, maior o risco cardiovascular.
c. Diferença de 15 mmHg na PA entre os braços tem relação com aumento do risco cardiovascular.
d. A PA do paciente é definida como a MÉDIA das duas últimas aferições.
e. Sobre a persistência dos batimentos até o nível zero, insuficiência aórtica é exemplo desta condição, e não estenose.

Resposta: a

Referências

- Barroso WKS, Rodrigues CIS, Bortolotto LA, Mota-Gomes MA, Brandão AA, Feitosa AD de M, et al. Diretrizes Brasileiras de Hipertensão Arterial – 2020 [Internet]. Arquivos Brasileiros de Cardiologia. 2021;116(3):537-44.
- Castro I (ed.). Livro-texto da Sociedade Brasileira de Cardiologia. 3. ed. Barueri: Manole; 2021. p. 12, 904.
- Braunwald E, Bonow R, Zipes DP. Braunwald, Tratado de doenças cardiovasculares. 10. ed. Rio de Janeiro: Elsevier; 2017. p. 105.

2022

9.

a. No desdobramento fisiológico da segunda bulha, o fechamento aórtico precede o pulmonar.
b. A quarta bulha relaciona-se à expansão ventricular pré-sistólica. B4 é especialmente comum em pacientes com acentuada contribuição atrial ao enchimento ventricular.
c. O pulso carotídeo coincide com a primeira bulha.
d. A terceira bulha do lado esquerdo é um som de baixa tonalidade mais bem auscultado sobre o ápice do ventrículo esquerdo, em decúbito lateral esquerdo, enquanto a B3 do lado direito é, em geral, auscultada na borda esternal esquerda inferior ou na região subxifoide, com o paciente em decúbito dorsal, podendo tornar-se mais intensa com a inspiração.
e. A primeira bulha tem duração maior que a segunda bulha.

Resposta: b

Referência

- Zipes DP, Libby P, Bonow RO, Mann DL, Tomaselli. Braunwald, Tratado de doenças cardiovasculares. 2 volumes. 11. ed. Rio de Janeiro: Guanabara Koogan; 2022. p. 93-4.

10.

a. Em pacientes com comunicação interatrial, as ondas (a) e (v) podem ter amplitudes iguais.
b. A descendente (y) sucede o pico da onda (v) e reflete a queda na pressão do AD após a abertura da valva tricúspide.
c. Os pacientes com complacência ventricular direita (VD) diminuída por qualquer causa podem ter uma onda (a) proeminente. Ocorre uma onda (a) em canhão com a dissociação A-V e contração do AD contra a valva tricúspide fechada. A ocorrência de ondas (a) "em canhão" em um pa-

ciente com taquicardia de complexo largo identifica o ritmo como de origem ventricular. A onda (a) está ausente na FA.

d. Na insuficiência tricúspide há exacerbação da onda (v).
e. A onda (a) reflete a contração pressistólica do AD, ocorre logo depois da onda P no eletrocardiograma e precede a primeira bulha cardíaca (B1). Pacientes com redução da complacência do ventrículo direito (VD) por qualquer causa podem ter uma onda (a) proeminente.

Resposta: e

Referência

- Zipes DP, Libby P, Bonow RO, Mann DL, Tomaselli. Braunwald, Tratado de doenças cardiovasculares. 2 volumes. 11. ed. Rio de Janeiro: Guanabara Koogan; 2022. p. 90.

11. Os sons de Korotkoff podem desaparecer logo após o primeiro som e retornar apenas mais tarde, antes de desaparecer, finalmente, na fase 5. Esse hiato auscultatório tem maior probabilidade de ocorrer em hipertensos mais idosos, com lesão de órgão-alvo. Deve-se registrar a pressão sistólica no primeiro som de Korotkoff e não quando o som reaparece. Deve-se distinguir esse achado do pulso paradoxal (ver adiante). Os sons de Korotkoff podem ser auscultados em toda a extensão até 0 mmHg, com a braçadeira totalmente desinflada em pacientes com IAo crônica grave, crianças, gestantes ou na vigência de grande fístula arteriovenosa. Nesses casos, as pressões das fases 4 e 5 devem ser observadas.

Hipotensão ortostática (queda na pressão arterial superior a 20 mmHg de sistólica ou maior que 10 mmHg de diastólica em resposta à mudança do decúbito dorsal para a posição ortostática em 3 minutos) pode ser acompanhada por ausência adicional de taquicardia compensatória, uma resposta sugestiva de disautonomia, como se pode observar em portadores de diabetes melito ou doença de Parkinson.

Resposta: d

Referência

- Zipes DP, Libby P, Bonow RO, Mann DL, Tomaselli. Braunwald, Tratado de doenças cardiovasculares. 2 volumes. 11. ed. Rio de Janeiro: Guanabara Koogan; 2022. p. 91.

12. O caso clínico demonstra um paciente sabidamente portador de insuficiência aórtica (IAo), patologia rica em sinais semiológicos.

a. Em relação ao exame físico na insuficiência aórtica, a pressão arterial sistólica está elevada e a pressão diastólica está anormalmente baixa. Os sons de Korotkoff muitas vezes persistem a zero, embora a pressão intra-arterial raramente caia abaixo de 30 mmHg. Em pacientes com IAo grave, podemos encontrar o pulso "em martelo d'água", representado por uma distensão abrupta e rápido colapso (pulso de Corrigan). O pulso geralmente é proeminente e pode ser melhor apreciado pela palpação da artéria radial com o braço do paciente elevado.

b. O sopro diastólico, principal achado físico na insuficiência aórtica, é de alta frequência e inicia-se imediatamente após A2.

c. O sopro de Austin-Flint é comum na IA grave e pode ocorrer na presença de uma válvula mitral normal. Esse murmúrio parece ser criado pela regurgitação grave colidindo com o folheto anterior da valva mitral ou a parede livre do VE.

d. As condições responsáveis pela doença da raiz da aorta incluem dilatação aórtica relacionada à idade (degenerativa), necrose da aorta (isolada ou associada à síndrome de Marfan clássica), dilatação aórtica relacionada às valvas bicúspides, dissecção aórtica, osteogênese imperfeita, aortite sifilítica, espondilite anquilosante, síndrome de Behçet, artrite psoriática, artrite associada à colite ulcerativa, policondrite recidivante, artrite reativa, arterite de células gigantes e hipertensão sistêmica.

e. O sinal de Muller consiste em pulsações sistólicas da úvula. O sinal de Duroziez é um sopro sistólico ouvido sobre a artéria femoral quando comprimida proximalmente e o sopro diastólico quando comprimida distalmente. Pulsações capilares (sinal de Quincke) podem ser detectadas transmitindo uma luz através da ponta dos dedos do paciente ou exercendo uma leve pressão na ponta de uma unha.

Resposta: a

Referência

- Zipes DP, Libby P, Bonow RO, Mann DL, Tomaselli. Braunwald, Tratado de doenças cardiovasculares. 2 volumes. 11. ed. Rio de Janeiro: Guanabara Koogan; 2022. p. 1418-9.

10. VALVOPATIAS

2018

1. Trata-se de uma paciente sintomática e com estenose aórtica paradoxal (ou estenose aórtica baixo fluxo, baixo gradiente e fração de ejeção preservada), definida pela presença de área valvar aórtica menor ou igual a 1,0 cm^2, gradiente transaórtico médio menor que 40 mmHg, fração de ejeção preservada e volume ejetado indexado reduzido ($\leq$ 35 mL/m^2). Ao depararmos com tal descrição ecocardiográfica, necessitamos de alguns dados para a confirmação da gravidade anatômica e para poder indicar adequadamente a intervenção. Tais dados, de acordo com as diretrizes atuais, são: área valvar aórtica indexada menor ou igual a 0,6 cm^2/m^2, volume ejetado indexado (*stroke volume*) menor que 35 mL/m^2 e escore de cálcio valvar elevado pela tomografia. Na presença de tais dados, a indicação de intervenção valvar é possível (classe IIa, NE C).

Resposta: a

Referências

- Tarasoutchi F, Montera MW, Ramos AIO, Sampaio RO, Rosa VEE, Accorsi TAD, et al. Atualização das Diretrizes Brasileiras de Valvopatias – 2020. Arq Bras Cardiol. 2020;115(4):738.
- Zipes DP, Libby P, Bonow RO, Mann DL, Tomaselli GF. Braunwald: Tratado de doenças cardiovasculares. 11. ed. Rio de Janeiro: Guanabara Koogan; 2022. p. 1415.

2. A questão mostra um paciente com estenose aórtica sintomática do tipo baixo fluxo, baixo gradiente, com FEVE reduzida, definida como: AVA $\leq$

1,0 cm², com FEVE < 50%, e gradiente médio VE/Aorta < 40 mmHg. Na presença de reserva contrátil (aumento ≥ 20% do volume sistólico ejetado e/ou aumento > 10 mmHg no gradiente médio VE/Aorta), pacientes com redução ou manutenção da AVA no pico do estresse possuem EAo importante. Em pacientes com EAo importante do tipo baixo fluxo/baixo gradiente, com FEVE reduzida e com reserva contrátil, está indicado tratamento cirúrgico convencional ou implante transcateter de bioprótese aórtica (TAVI); (classe II, NE B). Como o paciente é de alto risco pelo STS, há necessidade de avaliar troca de transcateter.

Resposta: a

Referências

- Tarasoutchi F, Montera MW, Ramos AIO, Sampaio RO, Rosa VEE, Accorsi TAD, et al. Atualização das Diretrizes Brasileiras de Valvopatias – 2020. Arq Bras Cardiol. 2020;115(4):741.
- Zipes DP, Libby P, Bonow RO, Mann DL, Tomaselli GF. Braunwald: Tratado de doenças cardiovasculares. 11. ed. Rio de Janeiro: Guanabara Koogan; 2022. p. 1415.

3. O risco de endocardite infecciosa (EI) em pacientes com valvas aórticas bicúspides (VAB) é geralmente baixo, com uma incidência que se aproxima de 2% ao longo de períodos de seguimento. Entretanto, a valva aórtica bicúspide é relativamente comum (16 a 43%) em séries de casos de EI confirmada na valva aórtica e está associada a uma maior incidência de complicações perianulares da EI (50 a 64%), sendo um forte preditor independente da extensão perivalvar da infecção. A insuficiência mitral associada ao prolapso degenerativo da valva mitral (PVM), especialmente o espessamento mixomatoso avançado dos folhetos valvares, é a condição predisponente mais comum para a EI. A insuficiência mitral funcional, que está associada ao remodelamento do ventrículo esquerdo (VE), causando má coaptação das cúspides intrinsecamente normais em um estado de baixas pressões e baixo débito cardíaco, raramente é complicada por EI. A doença cardíaca congênita, com exceção da valva aórtica bicúspide, é uma condição que favorece a ocorrência de EI em aproximadamente 5 a 12% dos casos. Defeitos septais ventriculares não reparados são as lesões congênitas mais comuns associadas à EI. Qualquer lesão de *shunt* altamente turbulenta pode predispor os pacientes ao desenvolvimento de EI, como aquela causada por material protético usado em *shunts* paliativos, condutos ou fechamento de *shunts*, especialmente se um *shunt* residual persistir após a intervenção cirúrgica. Lesões de *shunt* com baixa velocidade e baixa turbulência, como o defeito interatrial tipo *ostium secundum*, apresentam uma incidência muito baixa de EI. Lesões valvares do tipo insuficiência preexistentes mostram-se significativamente mais suscetíveis à infecção do que as lesões estenóticas. A incidência de endocardite infecciosa (EI) parece estar diretamente ligada ao impacto da pressão sobre a valva fechada, resultando em tensão de cisalhamento no endotélio valvar próximo ao jato regurgitante de saída.

Resposta: a

Referência

- Zipes DP, Libby P, Bonow RO, Mann DL, Tomaselli GF. Braunwald: Tratado de doenças cardiovasculares. 11. ed. Rio de Janeiro: Guanabara Koogan; 2022. p. 1503.

4. Todos os equipamentos de RNM dependem da manutenção de um forte campo magnético que não pode ser desligado, exceto em emergências; no entanto, fios no esterno, valvas cardíacas mecânicas, anéis de anuloplastia, *stents* coronarianos, cateteres não metálicos e implantes ortopédicos ou dentais são seguros. A trombose de prótese é uma complicação grave e incomum, geralmente se manifestando com insuficiência cardíaca aguda/exacerbada, em pacientes com anticoagulação ineficaz. A trombose é mais comum nas valvas em posição mitral e tricúspide. A cirurgia de emergência é recomendada para pacientes com próteses em câmaras esquerdas e choque cardiogênico ou sintomas importantes (classes funcionais NYHA III e IV), bem como se trombo móvel e grande ($\geq$ 0,8-1,0 cm^2 no ecocardiograma transesofágico) em razão do alto risco de embolização. Terapia fibrinolítica inicial, entretanto, é recomendada para pacientes com piora funcional recente (< 2 semanas), com sintomas mais brandos (NYHA II), trombo pequeno (< 0,8-1,0 cm^2) e para pacientes críticos quando a cirurgia está indisponível ou é de alto risco. Trombólise também é recomendada nos casos de trombose de valvas em câmaras direitas. A prótese mecânica é recomendada em pacientes de risco para deterioração estrutural acelerada da valva (idade < 40 anos, hiperparatireoidismo). As próteses mecânicas devem ser consideradas em pacientes já em uso de varfarina por outra prótese mecânica previamente implantada e, da mesma forma, devem ser consideradas em pacientes < 60 anos para prótese em posição aórtica ou < 65 anos para mitrais. Se a expectativa de vida for > 10 anos (considerando-se idade, sexo e comorbidades), pode-se considerar prótese mecânica, visto que a chance de reoperação (e maior risco cirúrgico) é maior com as próteses biológicas. A intensidade da anticoagulação varia conforme o tipo de valva, a posição dela e a presença de fatores de risco adicionais para tromboembolismo (FA, FEVE $\leq$ 35, diâmetro do AE > 50 mm, tromboembolismo prévio ou condição de hipercoagulabilidade). Nos casos de fenômenos tromboembólicos em vigência de anticoagulação adequada (INR no alvo), a associação do AAS com varfarina é recomendada para todos, pelas diretrizes. Novos anticoagulantes (inibidores diretos da trombina ou agentes anti-Xa) são contraindicados em pacientes com próteses mecânicas.

Resposta: d

Referências

- Castro I (ed.). Livro-texto da Sociedade Brasileira de Cardiologia. 3. ed. São Paulo: Manole; 2021. 976. p. 623-4.
- Zipes DP, Libby P, Bonow RO, Mann DL, Tomaselli GF. Braunwald: Tratado de doenças cardiovasculares. 11. ed. Rio de Janeiro: Guanabara Koogan; 2022. p. 312.

5. É obrigatório o uso de anticoagulante em portadoras de prótese mecânica no decorrer da gestação, a despeito de serem teratogênicos. Apesar de controverso, recomenda-se a substituição da varfarina pela heparina no primeiro trimestre da gestação para evitar a malformação caracterizada pela síndrome da varfarina fetal, que ocorre entre a 6ª e a 9ª semanas de gestação. A heparina não atravessa a barreira placentária, mas sua associação com trombose de prótese mecânica é muito alta, razão pela qual seu uso é limitado ao primeiro trimestre e nas duas semanas que antecedem o parto. A aspirina não deve ser indicada para pacientes com próteses mecânicas, pois, além de não aumentar a eficácia da anticoagulação, associa-se a sangramento materno. Não há comprovação científica de que doses baixas de varfarina reduzam a teratogenicidade.

Resposta: b

Referências

- Tarasoutchi F, Montera MW, Ramos AIO, Sampaio RO, Rosa VEE, Accorsi TAD, et al. Atualização das Diretrizes Brasileiras de Valvopatias – 2020. Arq Bras Cardiol. 2020;115(4):768.
- Castro I (ed.). Livro-texto da Sociedade Brasileira de Cardiologia. 3. ed. Barueri: Manole; 2021. p. 773.
- Zipes DP, Libby P, Bonow RO, Mann DL, Tomaselli GF. Braunwald: Tratado de doenças cardiovasculares. 11. ed. Rio de Janeiro: Guanabara Koogan; 2022. p. 1812.

6. O caso descreve achados de insuficiência aórtica ao exame físico. As indicações cirúrgicas para troca valvar em pacientes com insuficiência aórtica importante são: FEVE < 50%, DDVE (diâmetro diastólico final do ventrículo esquerdo) > 75 mm ou DSVE (diâmetro sistólico final do ventrículo esquerdo) > 55 mm nos pacientes reumáticos; ou DDVE > 70 mm ou DSVE > 50 mm ou DSVE indexado > 25 mm/m^2 nos não reumáticos.

Resposta: b

Referência

- Tarasoutchi F, Montera MW, Ramos AIO, Sampaio RO, Rosa VEE, Accorsi TAD, et al. Atualização das Diretrizes Brasileiras de Valvopatias – 2020. Arq Bras Cardiol. 2020;115(4):746.

7. São causas não ateroscleróticas de síndromes coronarianas agudas que têm como achado a arterite coronária a arterite de Takayasu, a qual pode resultar em obstrução das artérias coronárias, síndrome do linfonodo mucocutâneo (doença de Kawasaki), lúpus eritematoso sistêmico e artrite reumatoide. A síndrome de Takotsubo caracteriza-se por anormalidades transitórias da motilidade da parede que envolvem o ápice e a porção média do ventrículo esquerdo. Essa síndrome não tem etiologia clara, mas a disfunção microvascular circulante mediada por catecolaminas ou neuralmente ativada e o atordoamento miocárdico e a lesão têm papéis importantes.

Resposta: e

Referência

- Zipes DP, Libby P, Bonow RO, Mann DL, Tomaselli GF. Braunwald: Tratado de doenças cardiovasculares. 11. ed. Rio de Janeiro: Guanabara Koogan; 2022. p. 1116-7 e 1266.

8. A questão aborda temas sobre semiologia e tratamento da estenose mitral. Todas as alternativas são verdadeiras, exceto a referente à fibrilação atrial e à presença do reforço pré-sistólico, pois este último ocorre por causa da contração atrial na fase final do período diastólico. Pacientes em fibrilação atrial perdem a contração atrial e, portanto, perdem o reforço pré-sistólico.

Resposta: c

Referências

- Castro I (ed.). Livro-texto da Sociedade Brasileira de Cardiologia. 3. ed. Barueri: Manole; 2021. p. 579.
- Tarasoutchi F, Montera MW, Ramos AIO, Sampaio RO, Rosa VEE, Accorsi TAD, et al. Atualização das Diretrizes Brasileiras de Valvopatias – 2020. Arq Bras Cardiol. 2020;115(4):728.

9. A questão aborda dados sobre o prolapso da valva mitral, que pode levar à insuficiência mitral (IM). A insuficiência mitral primária decorre de alterações nos componentes da valva mitral, folhetos ou aparato subvalvar. A causa mais comum de IM no Brasil é a reumática, seguida pela degeneração mixomatosa e pelo prolapso da valva mitral. É mais comum em idosos e indivíduos de meia-idade. O diagnóstico de prolapso é feito na visualização paraesternal de eixo longo quando qualquer parte da válvula se estende 2 mm acima de uma linha desenhada a partir da inserção das válvulas anterior e posterior. A avaliação ecocardiográfica tem sido considerada útil na caracterização da natureza da patologia. No entanto, o mais importante é que ela assumiu um papel-chave para determinar com precisão quais *scallops* estão prolapsando ou se há *flail*. Essa informação é essencial para prever a probabilidade de sucesso de um reparo. Existe uma probabilidade elevada de reparo bem-sucedido para a patologia isolada de P2, que é, felizmente, o padrão mais comum. A plástica valvar mitral é o tratamento cirúrgico preferencial nos casos com anatomia favorável.

Resposta: b

Referências

- Tarasoutchi F, Montera MW, Ramos AIO, Sampaio RO, Rosa VEE, Accorsi TAD, et al. Atualização das Diretrizes Brasileiras de Valvopatias – 2020. Arq Bras Cardiol. 2020;115(4):733.
- Zipes DP, Libby P, Bonow RO, Mann DL, Tomaselli GF. Braunwald: Tratado de doenças cardiovasculares. 11. ed. Rio de Janeiro: Guanabara Koogan; 2022. p. 212.

10. Trata-se de um paciente com estenose aórtica com baixo fluxo, baixo gradiente e fração de ejeção reduzida, cuja definição advém da presença de área valvar aórtica menor ou igual a 1,0 cm^2, gradiente transaórtico médio menor que 40 mmHg e FEVE < 40%. Esses pacientes podem ser divididos em dois grupos: (1) portadores de estenose aórtica importante com disfunção ventricular secundária à valvopatia e que se beneficiariam de troca valvar aórtica; (2) portadores de estenose aórtica moderada e disfunção ventricular de outra causa, cuja disfunção é tamanha que a força de ejeção ventricular não é suficiente para realizar a abertura valvar, superestimando a gravidade dela. Pacientes do grupo 2 não se beneficiam com a troca valvar e sim com o tratamento medicamentoso da causa da disfunção ventricular. Os métodos diagnósticos, descritos até o momento, que podem diferenciar esses dois grupos são: (1) ecocardiograma com estresse com dobutamina, que nos casos em que o paciente apresenta reserva contrátil pode demonstrar a manutenção da área valvar no estresse (estenose aórtica importante) ou aumento dela (estenose aórtica moderada); e (2) tomografia com escore de cálcio valvar, que pode demonstrar calcificação valvar significativa e corroborar o diagnóstico de estenose valvar importante.

Resposta: a

Referência

- Tarasoutchi F, Montera MW, Ramos AIO, Sampaio RO, Rosa VEE, Accorsi TAD, et al. Atualização das Diretrizes Brasileiras de Valvopatias – 2020. Arq Bras Cardiol. 2020;115(4):738.

11. A valvuloplastia mitral por cateter-balão (VMCB) é o tratamento de escolha na estenose mitral moderada a importante de etiologia reumática. Fatores que contraindicam esse procedimento são a insuficiência mitral moderada ou importante, trombo em átrio esquerdo, fenômeno tromboembólico prévio e escore de Wilkins ≥ 11. O paciente ideal para a VMCB é aquele com escore de Wilkins ≤ 8. Naqueles com escore 9-10, os resultados da VMCB são melhores se o paciente apresentar aparelho subvalvar e calcificação ≤ 2. Dessa maneira, os pacientes das alternativas *b* e *d* são contraindicados por apresentarem insuficiência mitral moderada, o paciente da alternativa c é contraindicado por apresentar escore de Wilkins 9, e o paciente da alternativa e é contraindicado, pois a etiologia não é reumática.

Resposta: c

Referência

- Tarasoutchi F, Montera MW, Ramos AIO, Sampaio RO, Rosa VEE, Accorsi TAD, et al. Atualização das Diretrizes Brasileiras de Valvopatias – 2020. Arq Bras Cardiol. 2020;115(4):730.

12. Trata-se de uma paciente com insuficiência mitral importante primária por prolapso da cúspide anterior. Tais pacientes apresentam indicação de intervenção valvar quando sintomáticos ou, se assintomáticos, apresentarem complicadores como fração de ejeção menor que 60%, diâmetro sistólico maior que 40 mm, fibrilação atrial recente ou PSAP maior que 50 mmHg. Caso o paciente apresente-se assintomático e sem complicadores, a intervenção ainda pode ser indicada em centros com experiência em plástica valvar e em pacientes com alta probabilidade de realização de plástica (classe IIa, NE B). Como o prolapso da cúspide anterior apresenta maior dificuldade técnica para plástica e, portanto, resultados desfavoráveis, nestes casos deve ser optado por acompanhamento clínico/ecocardiográfico e intervenção quando surgirem sintomas ou complicadores. O tratamento medicamentoso apenas é recomendado como ponte/melhora dos sintomas enquanto o paciente aguarda intervenção.

Resposta: d

Referência

- Tarasoutchi F, Montera MW, Ramos AIO, Sampaio RO, Rosa VEE, Accorsi TAD, et al. Atualização das Diretrizes Brasileiras de Valvopatias – 2020. Arq Bras Cardiol. 2020;115(4):733-5.

13. Trata-se de um paciente com insuficiência aórtica importante (pulso amplo e sopro holodiastólico aspirativo) e com a presença de sopro de Austin-Flint, cujo jato da insuficiência aórtica não permite a abertura valvar mitral, gerando sopro diastólico em ruflar e que pode ser diferenciado da estenose mitral primária pela ausência de hiperfonese de B1 e ausência de estalido de abertura.

Resposta: b

Referências

- Tarasoutchi F, Montera MW, Ramos AIO, Sampaio RO, Rosa VEE, Accorsi TAD, et al. Atualização das Diretrizes Brasileiras de Valvopatias – 2020. Arq Bras Cardiol. 2020;115(4):744.
- Castro I (ed.). Livro-texto da Sociedade Brasileira de Cardiologia. 3. ed. Barueri: Manole; 2021. p. 605.

14. Trata-se de uma paciente com estenose tricúspide importante e sintomática. Tal disfunção valvar é diferenciada da estenose mitral pelo fato de o sopro aumentar a intensidade à manobra de Rivero-Carvallo, inspiração profunda levando à sobrecarga de volume nas câmaras direitas cardíacas. Na estenose tricúspide, ambos os tratamentos (cirurgia ou valvuloplastia por cateter balão) têm indicação classe IIa NE C; neste caso, por se tratar de paciente gestante, devemos priorizar o procedimento menos invasivo (valvuloplastia por cateter-balão) para o bem-estar fetal, já que a cirurgia valvar necessita de circulação extracorpórea e esta pode causar grandes malefícios ao feto.

Resposta: c

Referências

- Tarasoutchi F, Montera MW, Ramos AIO, Sampaio RO, Rosa VEE, Accorsi TAD, et al. Atualização das Diretrizes Brasileiras de Valvopatias – 2020. Arq Bras Cardiol. 2020;115(4):749.
- Castro I (ed.). Livro-texto da Sociedade Brasileira de Cardiologia. 3. ed. Barueri: Manole; 2021. p. 611.

2019

15. Paciente portador de prótese mecânica em posição tricúspide, que evolui sem controle adequado da razão normatizada internacional (INR) e chega ao pronto-socorro com insuficiência cardíaca congestiva (ICC) decorrente de trombose de prótese tricúspide. Nesse caso, foi avaliada a conduta do médico em decidir com rapidez pelo uso de trombolítico. As recomendações das diretrizes internacionais são distintas em relação à conduta, e há carência de estudos randomizados. Recentemente, há tendência de priorização da trombólise diante da cirurgia. A terapia pode ser feita com rTPA 10 mg em *bolus* seguido por 90 mg em 2 horas ou estreptoquinase 500.000 UI em 20 minutos, seguido de 1.500.000 UI em 10 horas. A trombólise está indicada em trombose valvar em câmara direita, trombo pequeno (< 0,8 cm^2), NYHA I-III, em câmaras esquerdas se persistência do trombo após heparinização endovenosa (classe IIa, NE B). Cirurgia está indicada em casos de NYHA IV e trombose em câmaras esquerdas (IB) ou trombo móvel ou grande (> 0,8 cm^2) em câmaras esquerdas (classe IIa, NE B). A incidência de trombogênese na posição aórtica é menor em razão da maior pressão do fluxo de sangue sobre a superfície valvar, reduzindo o depósito de fibrina. Com relação aos novos coagulantes orais (NOAC), é importante ressaltar que não houve trabalhos delineados especificamente para essa população que demonstraram benefício de seu uso para valvopatas. Assim, mantém-se a contraindicação à sua utilização nos grupos de maior risco: estenose mitral reumática e prótese mecânica.

Resposta: b

Referência

- Tarasoutchi F, Montera MW, Ramos AIO, Sampaio RO, Rosa VEE, Accorsi TAD, et al. Atualização das Diretrizes Brasileiras de Valvopatias – 2020. Arq Bras Cardiol. 2020;115(4):759-60.

16. Pacientes com estenose mitral reumática, quando apresentam sintomas, têm indicação de tratamento intervencionista. Se apresentarem escore ecocardiográfico ≤ 8, sem outra contraindicação – como insuficiência mitral igual ou maior do que moderada ou trombo intracavitário – a indicação é de valvuloplastia mitral por cateter-balão. Pacientes com hipertensão arterial pulmonar secundária à estenose mitral podem ser indicados para tratamento percutâneo ou cirúrgico. Pacientes com estenose mitral e que apresentam elevação da frequência cardíaca, em geral, são mais sintomáticos e podem descompensar um quadro assintomático. Diante disso, o uso de betabloqueadores tem espaço no controle da frequência cardíaca.

Resposta: a

Referência

- Tarasoutchi F, Montera MW, Ramos AIO, Sampaio RO, Rosa VEE, Accorsi TAD, et al. Atualização das Diretrizes Brasileiras de Valvopatias – 2020. Arq Bras Cardiol. 2020;115(4): 730.

17. Elementos clínicos e achados diagnósticos justificam o diagnóstico. Os dados do ecocardiograma descrevem um quadro de estenose aórtica sintomática grave de baixo fluxo e baixo gradiente com fração de ejeção normal, ou estenose aórtica sintomática grave "paradoxal". Essa entidade é definida pela presença de área valvar aórtica menor ou igual a 1,0 cm^2, gradiente transaórtico médio menor que 40 mmHg, fração de ejeção preservada (> 50%) e volume ejetado indexado reduzido ($\leq$ 35 mL/m^2). Estenose aórtica sintomática grave com baixo fluxo e baixo gradiente e fração de ejeção reduzida não está correta, pois a fração de ejeção está maior que 50%. Estenose aórtica sintomática grave com alto gradiente refere-se a um gradiente elevado, o que está errado, pois o gradiente médio está menor que 40 mmHg. Os dados clínicos e ecocardiográficos indicam que a lesão é importante e não moderada. Vários elementos indicam ser estenose aórtica valvar e não subaórtica.

Resposta: b

Referências

- Tarasoutchi F, Montera MW, Ramos AIO, Sampaio RO, Rosa VEE, Accorsi TAD, et al. Atualização das Diretrizes Brasileiras de Valvopatias – 2020. Arq Bras Cardiol. 2020;115(4):738.
- Zipes DP, Libby P, Bonow RO, Mann DL, Tomaselli GF. Braunwald. Tratado de doenças cardiovasculares. 11. ed. Rio de Janeiro: Guanabara Koogan; 2022. p. 214, 1408.

18. A ausculta da insuficiência aórtica é caracterizada por sopro diastólico aspirativo decrescente com B2 hipofonética, sopro mesossistólico de hiperfluxo e sopro de Austin-Flint (o jato da insuficiência aórtica não permite a abertura valvar mitral, gerando sopro diastólico em ruflar). Na insuficiência aórtica, há elevação da pressão sistólica e diminuição da pressão diastólica, com aumento da pressão de pulso ou diferencial. No ecocardiograma da insuficiência aórtica importante, a largura do jato regurgitante ao Doppler colorido é ≥ 65% da via de saída do ventrículo esquerdo e a fração regurgitante é > 50%. São considerados complicadores a fração de ejeção < 50% e dimensão diastólica do ventrículo esquerdo (VE) > 70 mm (não reumático) e > 75 mm (reumático).

Resposta: d

Referências

- Tarasoutchi F, Montera MW, Ramos AIO, Sampaio RO, Rosa VEE, Accorsi TAD, et al. Atualização das Diretrizes Brasileiras de Valvopatias – 2020. Arq Bras Cardiol. 2020;115(4):744-5.
- Zipes DP, Libby P, Bonow RO, Mann DL, Tomaselli GF. Braunwald: Tratado de Doenças Cardiovasculares. 11. ed. Rio de Janeiro: Guanabara Koogan; 2022. p. 1419-20 e 1423.

19. O caso de endocardite de prótese aórtica apresenta um curso clínico grave. Geralmente, recomenda-se a cirurgia quando há grandes vegetações móveis (> 10 mm), em especial após um evento embólico que ocorreu durante o tratamento com os antibióticos adequados. Mesmo que a embolização não tenha ocorrido, a presença de insuficiência cardíaca, disfunção valvar grave, persistência da infecção apesar da antibioticoterapia adequada, ou existência de um abscesso e de uma vegetação de grandes dimensões (> 10 mm) constituem uma indicação para cirurgia precoce. Fenômenos vasculares, êmbolos arteriais graves, infartos pulmonares sépticos, aneurismas micóticos, hemorragias intracranianas, hemorragias conjuntivais e lesões de Janeway são considerados critérios menores de Duke. A adição da rifampicina ao esquema antibiótico está indicada no tratamento da endocardite de valvas protéticas ou de outros materiais protéticos causada por estafilococos.

Resposta: e

Referência

- Zipes DP, Libby P, Bonow RO, Mann DL, Tomaselli GF. Braunwald: Tratado de doenças cardiovasculares. 11. ed. Rio de Janeiro: Guanabara Koogan; 2022. p. 1515, 1518.

20. Pacientes com estenose mitral têm sua gravidade classificada pela área valvar. O gradiente diastólico gerado sofre influência de diversos outros fatores, como ritmo cardíaco e frequência cardíaca. Os pacientes em ritmo sinusal podem apresentar reforço pré-sistólico devido à contração atrial no final da diástole. Aqueles que têm fibrilação atrial perderam essa contração e, portanto, não podem apresentar essa característica na ausculta. A estenose mitral reumática não possui mais indicação para profilaxia para endocardite antes de procedimentos invasivos. Pacientes com estenose mitral e que apresentam elevação da frequência cardíaca, em geral, são mais sintomáticos e podem descompensar um quadro assintomático. Diante disso, o uso de betabloqueadores tem espaço no controle da frequência cardíaca.

Resposta: e

Referência

- Zipes DP, Libby P, Bonow RO, Mann DL, Tomaselli GF. Braunwald: Tratado de doenças cardiovasculares. 11. ed. Rio de Janeiro: Guanabara Koogan; 2022. p. 1434-6.

21. As indicações de profilaxia secundária na febre reumática são variadas. No caso de FR sem cardite, com quadros puros de artrite ou coreia, a profilaxia é recomendada até os 18 anos ou 5 anos após o último surto de FR, o que for mais longo. Se houver FR com cardite, mas sem sequelas ou apenas com sequelas valvares muito leves (exceto lesões estenóticas, mesmo que leves), a profilaxia deve ser mantida até os 25 anos ou 10 anos após o último surto, o que for mais longo. Para casos de FR com cardite e sequelas graves, especialmente em pacientes submetidos à cirurgia cardíaca, a profilaxia é indicada até os 40 anos, no mínimo, ou por toda a vida, se houver exposição ocupacional.
Quanto à dose e à periodicidade recomendada da penicilina G benzatina, ela varia de acordo com o peso do paciente:

- Menos de 25 kg: 600.000 UI
- Mais de 25 kg: 1.200.000 UI

A administração da penicilina deve ser realizada a cada 15 dias nos dois primeiros anos do surto e a cada 21 dias nos anos subsequentes

Resposta: a

Referências

- Tarasoutchi F, Montera MW, Ramos AIO, Sampaio RO, Rosa VEE, Accorsi TAD, et al. Atualização das Diretrizes Brasileiras de Valvopatias – 2020. Arq Bras Cardiol. 2020;115(4):762.
- Castro I (ed.). Livro-texto da Sociedade Brasileira de Cardiologia. 3. ed. Barueri: Manole; 2021. p. 576.

22. Quadros de insuficiência aórtica crônica e pressão arterial muito divergente podem, durante o sono, apresentar angina devido à bradicardia in-

tensa e maior queda na pressão diastólica, levando à perfusão coronariana deficitária. O exame físico desse paciente é rico em sinais, e o conhecimento da semiologia cardiovascular pode auxiliar no diagnóstico. O sinal de Musset se trata da oscilação da cabeça em cada batimento, e o pulso em martelo d'água pode ser chamado de pulso de Corrigan.
De maneira adaptativa, o ventrículo esquerdo desenvolve uma hipertrofia excêntrica que, em fases adiantadas, pode evoluir para disfunção sistólica. Diante de um paciente que apresente queda abaixo de 50%, a indicação é de correção cirúrgica. O tratamento cirúrgico desse quadro é imperativo diante da presença de sintomas como dispneia, dor torácica ou síncope. Não se deve atrasar a indicação cirúrgica, a despeito do tratamento clínico.

Resposta: a

Referências

- Tarasoutchi F, Montera MW, Ramos AIO, Sampaio RO, Rosa VEE, Accorsi TAD, et al. Atualização das Diretrizes Brasileiras de Valvopatias – 2020. Arq Bras Cardiol. 2020;115(4):744-6.
- Zipes DP, Libby P, Bonow RO, Mann DL, Tomaselli GF. Braunwald: Tratado de doenças cardiovasculares. 11. ed. Rio de Janeiro: Guanabara Koogan; 2022. p. 1418-25.

23. São considerados complicadores e marcadores de pior prognóstico: disfunção do ventrículo esquerdo (FEVE < 50%), área valvar aórtica (AVA < 0,7 cm^2), velocidade máxima do jato aórtico > 5,0 m/s, gradiente médio VE/Aorta > 60 mmHg e resposta pressórica inadequada (ascensão da pressão arterial sistólica < 20 mmHg ou pressão arterial sistólica com queda > 10 mmHg). A cirurgia está indicada nos assintomáticos, caso haja complicadores, como FEVE < 50%, assim como nos que serão submetidos a outra cirurgia cardíaca, como a revascularização miocárdica. As indicações de tomografia computadorizada para avaliar o escore de cálcio são para pacientes com estenose aórtica de baixo fluxo e baixo gradiente, com FEVE, ou pacientes com estenose aórtica de baixo fluxo e baixo gradiente e FEVE reduzida sem reserva contrátil ao ecocardiograma sob estresse com dobutamina. O tratamento transcateter tornou-se uma opção à troca valvar cirúrgica em casos selecionados, após avaliação cuidadosa da expectativa de vida, do grau de fragilidade e da anatomia valvar aórtica. O implante de bioprótese aórtica transcateter (TAVI) é a primeira escolha em risco cirúrgico proibitivo ou contraindicações à cirurgia convencional (alto risco cirúrgico – STS > 8% ou EuroSCORE logístico > 20%). Foi ampliada sua indicação para pacientes de risco intermediário (STS 4 a 8%). A cirurgia de troca valvar aórtica é a primeira escolha para pacientes de baixo risco.

Resposta: d

Referências

- Tarasoutchi F, Montera MW, Ramos AIO, Sampaio RO, Rosa VEE, Accorsi TAD, et al. Atualização das Diretrizes Brasileiras de Valvopatias – 2020. Arq Bras Cardiol. 2020;115(4):740.
- Zipes DP, Libby P, Bonow RO, Mann DL, Tomaselli GF. Braunwald: Tratado de doenças cardiovasculares. 11. ed. Rio de Janeiro: Guanabara Koogan; 2022. p. 1414-6.

24. Em um subgrupo de pacientes familiares com valva aórtica bicúspide, foram documentadas características de herança autossômica dominante com penetrância incompleta. A anatomia mais prevalente para uma válvula bicúspide é a da fusão congênita das cúspides coronarianas direita e esquerda, observada em 70 a 80% dos pacientes. A fusão das cúspides coronariana esquerda e não coronariana é rara. A válvula aórtica bicúspide congênita (VAB) está presente em aproximadamente 1 a 2% da população e é mais prevalente em homens, representando 70 a 80% dos casos. A valva aórtica bicúspide em alguns pacientes está associada a uma aortopatia, com dilatação da aorta ascendente secundária à degeneração acelerada da camada média. O grau da dilatação da aorta está relacionado com a morfologia da válvula em si, e não parece estar relacionado à gravidade da disfunção valvar. O risco de dissecção aórtica em pacientes com VAB é de cinco a nove vezes maior do que a população em geral. Caso a troca da valva aórtica seja necessária por estenose ou regurgitação, a substituição simultânea da raiz da aorta é recomendada se a dimensão máxima da aorta (medida no final da diástole) exceder 45 mm.

Resposta: d

Referência

- Zipes DP, Libby P, Bonow RO, Mann DL, Tomaselli GF. Braunwald: Tratado de doenças cardiovasculares. 11. ed. Rio de Janeiro: Guanabara Koogan; 2022. 2061. p. 1426-7.

25. O uso dos novos anticoagulantes orais é contraindicado para pacientes portadores de estenose mitral reumática e para aqueles com próteses mecânicas. Nesse grupo de pacientes, há uma indicação formal para o uso da varfarina como anticoagulante oral, sendo a faixa terapêutica recomendada para portadores de prótese mecânica em posição mitral entre 2,5 e 3,5. Pacientes com outras valvopatias e fibrilação atrial podem fazer uso dos novos anticoagulantes, exceto em casos de fenômeno tromboembólico prévio.

Resposta: e

Referência

- Tarasoutchi F, Montera MW, Ramos AIO, Sampaio RO, Rosa VEE, Accorsi TAD, et al. Atualização das Diretrizes Brasileiras de Valvopatias – 2020. Arq Bras Cardiol. 2020;115(4):756.

26. A questão descreve um paciente com quadro de estenose aórtica sintomática grave do tipo baixo gradiente, baixo fluxo e com fração de ejeção reduzida. Em pacientes com estenose aórtica de baixo gradiente, baixo fluxo e disfunção do VE, definida como uma área valvar aórtica < 1 cm^2 (0,6 cm^2/m^2), gradiente médio transaórtico < 40 mmHg e FEVE ≤ 40%, o ecocardiograma sob estresse com dobutamina (EED) pode ser usado para avaliar tanto a verdadeira gravidade da estenose aórtica quanto a quantidade de reserva contrátil do VE. Nesse teste, a dobutamina é infundida em doses escalonadas de 5 a 20 mcg/kg/min. Um aumento de 20% ou mais do volume sistólico (VS) é indicativo de reserva contrátil. No caso anterior, há reserva contrátil, pois o VS aumentou mais que 20%. O EED não foi positivo para isquemia até a frequência atingida, pois não houve alterações (piora) da mobilidade segmentar. O EDD foi eficaz para a avaliação da valvopatia aórtica, pois demonstrou incremento do VS com manutenção da gravidade da valvopatia aórtica. Não há necessidade de emprego da tomografia com escore de cálcio no caso, pois o EED foi conclusivo para o diagnóstico de estenose aórtica de baixo gradiente e baixo fluxo. Somente na ausência da reserva contrátil, deve-se corroborar a gravidade anatômica com o escore de cálcio valvar pela tomografia.

Resposta: d

Referências

- Tarasoutchi F, Montera MW, Ramos AIO, Sampaio RO, Rosa VEE, Accorsi TAD, et al. Atualização das Diretrizes Brasileiras de Valvopatias – 2020. Arq Bras Cardiol. 2020;115(4):738.
- Zipes DP, Libby P, Bonow RO, Mann DL, Tomaselli GF. Braunwald: Tratado de doenças cardiovasculares. 11. ed. Rio de Janeiro: Guanabara Koogan; 2022. p. 208.

27. A questão descreve um caso de menor com quadro de febre em atividade, em primeiro surto, que chega ao pronto-socorro com quadro de ICC decorrente da lesão valvar aguda. O exame físico é típico de quadros de atividade da doença. A lesão valvar mais frequente é a regurgitação mitral, que causa um sopro pansistólico apical. A regurgitação aórtica mostra-se menos comum. As lesões estenóticas são raras nos estágios iniciais da doença, mas um sopro apical mesodiastólico (Carey-Coombs) transitório pode ocorrer associado ao sopro de regurgitação mitral. As valvites resultam em regurgitação na fase aguda e, evolutivamente, com a cicatrização das lesões, em estenose valvar na fase crônica da doença. A cardite é a manifestação mais grave da febre reumática, pois é a única que pode deixar sequelas e acarretar óbito. O intervalo PR pode estar aumentado em pacientes com febre reumática, mesmo na ausência de cardite. Os nódulos subcutâneos são raros e estão fortemente associados à presença de cardite grave.

Resposta: c

Referências

- Castro I (ed.). Livro-texto da Sociedade Brasileira de Cardiologia. 3. ed. Barueri: Manole; 2021. 976. p. 565-70.
- Zipes DP, Libby P, Bonow RO, Mann DL, Tomaselli GF. Braunwald: Tratado de doenças cardiovasculares. 11. ed. Rio de Janeiro: Guanabara Koogan; 2022. p. 1531.

28. A profilaxia da doença reumática deve ser mantida durante toda a gravidez para evitar a recorrência da febre reumática. Não há restrição ao uso de penicilina e eritromicina (estearato) na gestação. Sulfadiazina não deve ser usada na gravidez devido aos riscos potenciais para o feto, como hiperbilirrubinemia fetal, devendo ser substituída por outro antibiótico. Embora existam relatos regulares de reações à administração de penicilina injetável, reações anafiláticas verdadeiras à penicilina são raras, ocorrendo em cerca de 0,01% dos casos, mais frequentemente em adultos entre 20 e 49 anos de idade, sendo raras antes dos 12 anos.

Resposta: e

Referência

- Tarasoutchi F, Montera MW, Ramos AIO, Sampaio RO, Rosa VEE, Accorsi TAD, et al. Atualização das Diretrizes Brasileiras de Valvopatias – 2020. Arq Bras Cardiol. 2020;115(4):767.

29. A síndrome carcinoide causa com mais frequência insuficiência tricúspide. A maioria dos pacientes com valvopatia tricúspide reumática apresenta insuficiência tricúspide ou uma combinação entre estenose e insuficiência tricúspide. Nos pacientes com insuficiência tricúspide de etiologia funcional, a intervenção está recomendada apenas no caso de outra lesão associada que indique intervenção, como uma valvopatia do lado esquerdo ou coronariopatia com indicação de abordagem cirúrgica. Nesse caso, a presença de uma insuficiência tricúspide funcional deve ser abordada no mesmo tempo cirúrgico. Em casos em que a plastia não é possível, recomenda-se troca valvar com implante de bioprótese, visto que o lado direito do coração é altamente suscetível a trombose pelas baixas pressões cavitárias. Por esse motivo, próteses mecânicas devem ser evitadas na posição tricúspide. A resposta do sopro sistólico à respiração e outras manobras é de grande auxílio no estabelecimento do diagnóstico de RT. O sopro caracteristicamente é aumentado durante a inspiração (fenômeno de Rivero-Carvallo).

Resposta: a

Referências

- Tarasoutchi F, Montera MW, Ramos AIO, Sampaio RO, Rosa VEE, Accorsi TAD, et al. Atualização das Diretrizes Brasileiras de Valvopatias – 2020. Arq Bras Cardiol. 2020;115(4):748.
- Castro I (ed.). Livro-texto da Sociedade Brasileira de Cardiologia. 3. ed. Barueri: Manole; 2021. p. 612-4.
- Zipes DP, Libby P, Bonow RO, Mann DL, Tomaselli GF. Braunwald: Tratado de doenças cardiovasculares. 11. ed. Rio de Janeiro: Guanabara Koogan; 2022. p. 1461-4.

30. A propedêutica cardiovascular descrita não é condizente com o achado de insuficiência mitral (IM) importante. A presença de rotura de cordas tendíneas não contraindica a plástica valvar mitral. Os achados ecocardiográficos indicativos de intervenção valvar são os complicadores, como fração de ejeção ventricular esquerda (FEVE) entre 30 e 60% e/ou diâmetro sistólico do ventrículo esquerdo (DSVE) ≥ 40 mm (classe IIb, NE B) e pressão sistólica na artéria pulmonar (PSAP) ≥ 50 mmHg (classe IIb, NE B). Após confirmada a presença de IM anatomicamente importante, analisada e definida a etiologia e, por fim, assegurada a presença de sintomas secundários à valvopatia e/ou de complicadores, o paciente sem contraindicação deverá receber indicação de intervenção da valvopatia. Nesses casos, a cirurgia de plástica mitral é o tratamento de escolha, caso a etiologia (principalmente prolapso) e a anatomia sejam favoráveis, e o procedimento seja realizado em hospital capacitado e com cirurgião experiente. Em caso contrário, está indicada a cirurgia de troca valvar mitral.

Resposta: d

Referências

- Tarasoutchi F, Montera MW, Ramos AIO, Sampaio RO, Rosa VEE, Accorsi TAD, et al. Atualização das Diretrizes Brasileiras de Valvopatias – 2020. Arq Bras Cardiol. 2020;115(4):733-4.
- Castro I (ed.). Livro-texto da Sociedade Brasileira de Cardiologia. 3. ed. Barueri: Manole; 2021. p. 585-8.

31. A estenose mitral (EM) é causada principalmente pela febre reumática, resultando em alterações na valva mitral e levando ao espessamento das bordas livres dos folhetos e fusão de comissuras. O escore de Wilkins, descrito em 1988, consiste na avaliação ecocardiográfica da valva mitral com ênfase na descrição dos aspectos estruturais. Quatro parâmetros são considerados: mobilidade dos folhetos, espessamento valvar, grau de calcificação e acometimento do aparato subvalvar. Uma graduação de um a quatro pontos para cada item resulta em um escore que pode variar de 4 a 16 pontos. Pacientes com escore de Wilkins ≤ 8 são candidatos ideais à valvuloplastia mitral percutânea, na ausência de outras contraindicações. A valvuloplastia por cateter-balão é indicada naquele paciente que apresenta folhetos valvares flexíveis, não calcificados e pouco acometimento subvalvar. Escore ecocardiográfico de Wilkins e Block elevados (≥ 12 pontos) indicam valvas com deformidade acentuada e, nessa situação, a valvuloplastia mitral com balão (VMCB) possui papel limitado, não sendo indicada. Aqueles que se situam entre 9 e 11 pontos necessitam de avaliação individualizada, com ponderação de morbidades e do risco cirúrgico para a escolha da melhor modalidade de tratamento. As principais contraindicações à VMCB são a existência prévia de insuficiência mitral moderada a importante, trombo atrial esquerdo, escore ecocardiográfico de Wilkins desfavorável (acima de 8 pontos), presença de outras valvopatias concomitantes que requeiram tratamento cirúrgico e doença arterial coronariana (DAC) com indicação de revascularização cirúrgica associada. A VMCB é indicada na estenose mitral reumática assintomática, com fatores complicadores, na ausência de contraindicações. Os fatores complicadores são a presença de fibrilação atrial de início recente e hipertensão pulmonar (pressão sistólica da artéria pulmonar ≥ 50 mmHg em repouso, pressão sistólica da artéria pulmonar ≥ 60 mmHg ao esforço com teste ergométrico ou ecocardiografia com estresse farmacológico). A terapia medicamentosa poderá apenas aliviar os sintomas, sem efeitos diretos sobre a obstrução fixa. O controle da frequência cardíaca (FC) constitui um dos pilares do tratamento clínico da EM. As taquicardias geralmente são mal toleradas, na medida em que reduzem o tempo de enchimento diastólico ventricular.

Resposta: c

Referências

- Tarasoutchi F, Montera MW, Ramos AIO, Sampaio RO, Rosa VEE, Accorsi TAD, et al. Atualização das Diretrizes Brasileiras de Valvopatias – 2020. Arq Bras Cardiol. 2020;115(4):727-31.
- Zipes DP, Libby P, Bonow RO, Mann DL, Tomaselli GF. Braunwald: Tratado de doenças cardiovasculares. 11. ed. Rio de Janeiro: Guanabara Koogan; 2022. p. 1437-8.

2020

32. O teste ergométrico é indicado apenas para pacientes assintomáticos com fração de ejeção normal. Não é indicado para pacientes sintomáticos. Como os pacientes podem adaptar seu estilo de vida para minimizar os sintomas ou atribuir a fadiga e a dispneia à falta de condicionamento físico ou ao envelhecimento, eles podem não reconhecer os primeiros sintomas como importantes sinais de alerta, embora esses sintomas sejam, com frequência, obtidos com a anamnese do indivíduo. O teste ergométrico pode ser útil em pacientes aparentemente assintomáticos para desmascarar sintomas ou demonstrar capacidade limitada de exercício ou resposta anormal da PA. O teste ergométrico deve ser absolutamente evitado em pacientes sintomáticos.

A tomografia com escore de cálcio tem sido uma ferramenta cada vez mais utilizada. O escore de cálcio valvar aórtico acima de 1.650 UA reforça possibilidade de valvopatia de grau importante; em mulheres, estes valores podem ser mais baixos devido à menor intensidade de calcificação valvar (média de 1.200 UA).

O ecoestresse também é uma excelente ferramenta para pacientes com estenose aórtica em estágio D2 (EAo de baixo fluxo/baixo gradiente com fração de ejeção reduzida), que é o estágio da classificação da estenose aórtica caracterizada por AVAo $\leq$ 1,0 cm^2, fração de ejeção < 50% e gradiente médio VE/Ao $\leq$ 40 mmHg. Nestes pacientes, é importante determinar a reserva contrátil e a distinção entre estenose aórtica verdadeira e pseudoestenose. Com o ecoestresse podemos avaliar a presença de reserva contrátil (aumento $\geq$ 20% do volume sistólico ejetado e/ou aumento > 10 mmHg no gradiente médio VE/Ao), a redução ou manutenção da AVAo (EAo importante se variação $\leq$ 0,2 cm^2) e confirmar o diagnóstico de uma estenose aórtica de grau importante.

A valvuloplastia por balão é uma alternativa para pacientes que apresentam instabilidade hemodinâmica, funcionando como uma ponte terapêu-

tica para aqueles pacientes com impossibilidade momentânea de intervenção definitiva como TAVI ou cirurgia convencional.
Outra classificação da estenose valvar aórtica é a estenose valvar grave com baixo fluxo/baixo gradiente, que é definida por volume sistólico do VE indexado < 35mL/m², gradiente médio VE/Ao < 40 mmHg, área valvar aórtica indexada < 0,6 cm²/m² e fração de ejeção do VE > 50%. Por esse motivo recebe a denominação de paradoxal.

Resposta: a

Referências

- Tarasoutchi F, Montera MW, Ramos AIO, Sampaio RO, Rosa VEE, Accorsi TAD, et al. Atualização das Diretrizes Brasileiras de Valvopatias – 2020. Arq Bras Cardiol. 2020;115(4):738-9.
- Zipes DP, Libby P, Bonow RO, Mann DL, Tomaselli GF. Braunwald: Tratado de doenças cardiovasculares. 11. ed. Rio de Janeiro: Guanabara Koogan; 2022.

33. Trata-se de um paciente reumático com insuficiência aórtica grave. A principal manifestação é a dispneia de esforço e surge de forma gradual. Muitos pacientes se queixam de uma desconfortável percepção dos batimentos cardíacos, sobretudo quando deitados, causada por pulsação do coração contra a parede torácica.
O eletrocardiograma mostra eixo desviado para a esquerda e sobrecarga ventricular esquerda. As ondas T são altas e verticais, um padrão de *strain* do ventrículo esquerdo se correlaciona com a presença de dilatação e hipertrofia.
Definição ecocardiográfica de IAo grave: largura do jato ao Doppler ≥ 65% da VSVE; largura da *vena contracta* > 0,6 cm; inversão do fluxo holodiastólico na aorta abdominal proximal, VolR ≥ 60 mL/batimento, FR ≥ 50%, ORE ≥ 0,3 cm² grau 3+ a 4+ na angiografia. Além disso, o diagnóstico de IAo grave crônica exige evidências de dilatação VE.
Não existe terapia específica para prevenir a progressão da doença. A terapia clínica pode ser necessária para alguns pacientes que recusam a cirurgia e eles devem receber tratamento para ICC, com o uso de IECA, digital, diuréticos e betabloqueadores. A terapia com vasodilatadores pode ser útil sobretudo na estabilização dos pacientes que são candidatos a cirurgia, mas que apresentam disfunção ventricular esquerda.
A cirurgia para pacientes portadores de insuficiência aórtica grave é indicada na presença de sintomas quando ocorre queda da fração de ejeção abaixo de 50%, e quando o diâmetro diastólico do ventrículo esquerdo está maior que 75 mm ou o diâmetro sistólico de ventrículo esquerdo está maior que 55 mm.

Resposta: d

Referências

- Tarasoutchi F, Montera MW, Ramos AIO, Sampaio RO, Rosa VEE, Accorsi TAD, et al. Atualização das Diretrizes Brasileiras de Valvopatias – 2020. Arq Bras Cardiol. 2020;115(4):744-6.
- Zipes DP, Libby P, Bonow RO, Mann DL, Tomaselli GF. Braunwald: Tratado de doenças cardiovasculares. 11. ed. Rio de Janeiro: Guanabara Koogan; 2022.

34. Trata-se de um paciente com estenose mitral grave, estágio D da classificação, que apresenta sintomas e características de valvopatia grave, com área abaixo de 1,5 cm e PHT maior que 150 ms.

Com relação ao tratamento medicamentoso, o uso de betabloqueadores é indicado para controle de frequência cardíaca, assim como os bloqueadores dos canais de cálcio, pois aumentam a capacidade para o exercício.

Com relação à anticoagulação, o anticoagulante escolhido é a varfarina e é indicado para pacientes com estenose mitral (EM) com fibrilação atrial (FA) que tiveram episódios embólicos prévios e trombo em átrio esquerdo. Também pode ser considerada para pacientes com estenose mitral grave, com diâmetro do AE maior que 5,5 mm ou presença de contraste espontâneo no ecocardiograma.

A terapia com novos anticoagulantes orais (NOAC) é, até o momento, contraindicada para pacientes com estenose mitral.

Recomenda-se a valvuloplastia mitral percutânea por cateter-balão (VMCB) para os pacientes com EM moderada a grave e morfologia valvar favorável, ausência de insuficiência mitral e ausência de trombos no átrio esquerdo. A VMCB segue sendo o tratamento de escolha para os pacientes com EM de etiologia reumática, nos quais predomina a calcificação e fusão comissurais, desde que apresentem anatomia valvar favorável (pela avaliação do escore de Wilkins-Block), e na ausência de contraindicações (insuficiência mitral moderada a importante e trombo em AE).

Resposta: e

Referência

- Tarasoutchi F, Montera MW, Ramos AIO, Sampaio RO, Rosa VEE, Accorsi TAD, et al. Atualização das Diretrizes Brasileiras de Valvopatias – 2020. Arq Bras Cardiol. 2020; 115(4):728.

35. A presença de fibrilação atrial apresenta piores desfechos se comparados aos pacientes que apresentam ritmo sinusal, e o desenvolvimento de fibrilação atrial é considerado uma indicação para intervenção cirúrgica, principalmente nos candidatos a plastia de valva mitral.

Na avaliação da insuficiência mitral, os fatores complicadores como fração de ejeção ≤ 60%, diâmetro sistólico de ventrículo esquerdo ≥ 40 mm, pressão sistólica da artéria pulmonar ≥ 50 mmHg ou ≥ 60 mmHg ao exercício e volume do átrio esquerdo ≥ 60 mL/m², são de fundamental importância para a indicação de intervenção.

A indicação do Mitraclip® está reservada para pacientes de alto risco ou com contraindicação cirúrgica, com sintomas refratários em classe funcional III-IV, na insuficiência mitral degenerativa por prolapso, sendo indicada após decisão do *Heart Team*.

A indicação cirúrgica na IM primária é recomendada para pacientes assintomáticos com insuficiência mitral grave, que evoluem com disfunção sistólica do ventrículo esquerdo (FE entre 30-60%) e apresentam um diâmetro sistólico final do VE ≥ 40 mm. Estágio C2, classe I.

O tratamento cirúrgico na IM primária é indicado quando o paciente apresenta sintomas ou apresenta deterioração progressiva da função ventricular e dilatação do VE.

Resposta: a

Referências

- Tarasoutchi F, Montera MW, Ramos AIO, Sampaio RO, Rosa VEE, Accorsi TAD, et al. Atualização das Diretrizes Brasileiras de Valvopatias – 2020. Arq Bras Cardiol. 2020;115(4):732-4.
- Zipes DP, Libby P, Bonow RO, Mann DL, Tomaselli GF. Braunwald: Tratado de doenças cardiovasculares. 11. ed. Rio de Janeiro: Guanabara Koogan; 2022.

36. O caso clínico relata um caso típico de estenose mitral de etiologia reumática. A etiologia reumática é responsável por mais de 90% dos casos de estenose mitral, principalmente em pacientes jovens como o do enunciado. Uma das repercussões encontradas nesse caso é o aumento do átrio esquerdo que, na radiografia de tórax, pode ser vista através de alguns sinais; um deles é a luxação superior do brônquio-fonte esquerdo, também chamado de sinal da bailarina. Diante do diagnóstico provável, o tratamento de escolha é a valvoplastia percutânea por balão em caso de anatomia favorável, como pouca calcificação, pouca fibrose do subvalvar e ausência de insuficiência mitral de grau moderado ou maior.

Resposta: a

Referências

- Tarasoutchi F, Montera MW, Ramos AIO, Sampaio RO, Rosa VEE, Accorsi TAD, et al. Atualização das Diretrizes Brasileiras de Valvopatias – 2020. Arq Bras Cardiol. 2020;115(4):729-31.

- Zipes DP, Libby P, Bonow RO, Mann DL, Tomaselli GF. Braunwald: Tratado de doenças cardiovasculares. 11. ed. Rio de Janeiro: Guanabara Koogan; 2022.

37. Trata-se de um caso clínico com imagem ecocardiográfica de insuficiência tricúspide, cujo tratamento principal é clínico, porém depende da causa associada à valvopatia.

O sopro clássico da insuficiência cardíaca aumenta durante a inspiração e isso a diferencia de outras patologias de outras cavidades com sopro semelhantes (manobra de Rivero-Carvallo). Quando o ventrículo em falência não é capaz de aumentar seu volume sistólico com a paciente em posição sentada ou decúbito horizontal, a posição ereta auxilia a manobra.

A combinação da insuficiência tricúspide com outras valvopatias, principalmente com a estenose tricúspide é bastante comum, e realmente corresponde a uma disposição fibrosa no miocárdio, endocárdio e câmaras cardíacas.

Em geral, a insuficiência tricúspide é de origem funcional, sendo raro o acometimento primário, e normalmente acontece progressiva dilatação das câmaras cardíacas direitas, com dilatação do ventrículo direito e dilatação do anel tricúspide.

Via de regra, pacientes sem sinais de hipertensão pulmonar têm uma boa tolerância, não sendo indicada troca valvar. No entanto, em pacientes com doença orgânica própria valvar (anomalia de Ebstein ou cardiopatia carcinoide), normalmente a substituição da valva será necessária.

Caso indicado intervenção, a opção deve ser pela prótese biológica, justamente pelo maior risco de trombose e pela preferência a não anticoagular o paciente. O fluxo sanguíneo é mais lento do lado direito do coração, consequentemente aumentando o risco de trombose.

Resposta: b

Referências

- Tarasoutchi F, Montera MW, Ramos AIO, Sampaio RO, Rosa VEE, Accorsi TAD, et al. Atualização das Diretrizes Brasileiras de Valvopatias – 2020. Arq Bras Cardiol. 2020;115(4): 748-751.
- Zipes DP, Libby P, Bonow RO, Mann DL, Tomaselli GF. Braunwald: Tratado de doenças cardiovasculares. 11. ed. Rio de Janeiro: Guanabara Koogan; 2022.

38.

Justificativa 1:

- Trata-se de uma imagem de ecocardiograma transesofágico com uma prótese biológica em posição mitral com sinais de trombose. Dessa forma, as alternativas a e d não são compatíveis. A presença de trombose ocorre mais frequentemente em posição mitral do que aórtica. A massa maior que 5 mm constitui um de seus complicadores, portanto, a alternativa e é a correta, pois na presença de grave repercussão clínica e alto risco de sangramento, faz-se necessária a troca da prótese.

Justificativa 2:

- O sintoma mais frequentemente encontrado é a dispneia, decorrente da congestão venocapilar pulmonar consequente a disfunção valvar.
- A trombose de prótese valvar é evento incomum, sendo mais frequente em próteses mecânicas, principalmente em posição mitral. Este evento cursa com alta morbimortalidade.
- Pode ser assintomática ou se manifestar com síndrome de insuficiência cardíaca, baixo débito e até mesmo a morte. O diagnóstico e suspeita usualmente se dão através do ecocardiograma transtorácico, podendo ser confirmado pelo método transesofágico.
- Na trombose de prótese sem repercussão hemodinâmica significativa (CF I e II) e sem obstrução de fluxo valvar nos exames complementares, é indicada anticoagulação oral e monitorização ambulatorial com imagem.
- No caso de trombo grande (especialmente > 8 mm) e/ou móvel, portanto, com elevado risco de embolização, está indicada internação hospitalar para anticoagulação venosa. Não havendo resolução do trombo em exames de imagem realizados a cada 5 a 7 dias, pode ser considerada fibrinólise e/ou cirurgia.

Resposta: e

Referência:

- Tarasoutchi F, Montera MW, Ramos AIO, Sampaio RO, Rosa VEE, Accorsi TAD, et al. Atualização das Diretrizes Brasileiras de Valvopatias – 2020. Arq Bras Cardiol. 2020;115(4):720-75.

2021

39. A valvoplastia com cateter balão é o tratamento de escolha na estenose mitral importante de etiologia reumática. Suas indicações clássicas são sintomas (CF II-IV) e/ou fatores complicadores, com escore ecocardiográfico de Wilkins-Block ≤ 8 (aparelho subvalvar e calcificação ≤ 2). Pode-se individualizar em casos de escore ecocardiográfico 9-10. As contraindicações são: trombo em AE, insuficiência mitral moderada ou importante, fenômeno embólico recente.

Na situação I, o paciente tem uma estenose mitral degenerativa causada, portanto, por calcificação do anel, sem fusão comissural. Nesa situação, a valvoplastia com cateter balão não é efetiva. Na situação V, por sua vez, o paciente teve um AVC há 30 dias e tem trombo no apêndice atrial esquerdo, o que são contraindicações para o procedimento.

Resposta: d

Referências

- Tarasoutchi F, Montera MW, Ramos AIO, Sampaio RO, Rosa VEE, Accorsi TAD, et al. Atualização das Diretrizes Brasileiras de Valvopatias – 2020. Arq Bras Cardiol. 2020;115(4):730.
- Zipes DP, Libby P, Bonow RO, Mann DL, Tomaselli. (2022). Braunwald, Tratado de doenças cardiovasculares. 2 volumes. 11. ed. Rio de Janeiro: Guaabara Koogan; 2022. p. 1437.
- Castro I (ed.). Livro-texto da Sociedade Brasileira de Cardiologia. 3. ed. Barueri: Manole; 2021. p. 582.

40. Classicamente, o sopro da insuficiência mitral costuma se irradiar para a linha axilar posterior, mas nos casos de rotura de cordas da cúspide posterior (*flail*), costuma se irradiar também para a borda esternal direita e foco aórtico.

Resposta: a

Referências

- Zipes DP, Libby P, Bonow RO, Mann DL, Tomaselli. (2022). Braunwald, Tratado de doenças cardiovasculares. 2 volumes. 11. ed. Rio de Janeiro: Guaabara Koogan; 2022. p. 1446.
- Castro I (ed.). Livro-texto da Sociedade Brasileira de Cardiologia. 3. ed. Barueri: Manole; 2021. p. 585.

41. Trata-se de uma estenose aórtica com baixo fluxo e baixo gradiente, com fração de ejeção preservada (grupo D3 AHA). Nesses casos, a recomendação inicial é avaliar o escore de cálcio da valva aórtica, que se estiver acima de 1.300 AU para mulheres ou 2.000 AU para homens define uma estenose grave, sendo o tratamento intervencionista (cirúrgico ou TAVI) indicado como classe IIa.

Resposta: b

Referências

- Tarasoutchi F, Montera MW, Ramos AIO, Sampaio RO, Rosa VEE, Accorsi TAD, et al. Atualização das Diretrizes Brasileiras de Valvopatias – 2020. Arq Bras Cardiol. 2020;115(4):738.

- Zipes DP, Libby P, Bonow RO, Mann DL, Tomaselli. (2022). Braunwald, Tratado de doenças cardiovasculares. 2 volumes. 11. ed. Rio de Janeiro: Guaabara Koogan; 2022.p. 1413.
- Castro I (ed.). Livro-texto da Sociedade Brasileira de Cardiologia. 3. ed. Barueri: Manole; 2021. p. 594-8.

42. O diâmetro diastólico final do ventrículo esquerdo não reflete bem a função dessa câmara e, portanto, não é considerado fator complicador na insuficiência mitral.

Resposta: C

Referências

- Tarasoutchi F, Montera MW, Ramos AIO, Sampaio RO, Rosa VEE, Accorsi TAD, et al. Atualização das Diretrizes Brasileiras de Valvopatias – 2020. Arq Bras Cardiol. 2020;115(4):734.
- Zipes DP, Libby P, Bonow RO, Mann DL, Tomaselli. (2022). Braunwald, Tratado de doenças cardiovasculares. 2 volumes. 11. ed. Rio de Janeiro: Guaabara Koogan; 2022. p. 1454.
- Castro I (ed.). Livro-texto da Sociedade Brasileira de Cardiologia. 3. ed. Barueri: Manole; 2021. p. 588.

43. As alterações ecocardiográficas indicam estenose mitral anatomicamente importante. Como a paciente encontra-se sintomática, está indicada intervenção da valva mitral. Tendo insuficiência mitral moderada associada, está contraindicada a realização de tratamento percutâneo (valvoplastia mitral por cateter balão). Pelo mesmo motivo, não há necessidade de avaliação do escore de Wilkins-Block. Por fim, não há necessidade de realização de ecocardiograma transesofágico para descartar a presença de trombo antes de cirurgia valvar mitral, apenas antes de valvoplastia por cateter balão.

Resposta: d

Referências

- Tarasoutchi F, Montera MW, Ramos AIO, Sampaio RO, Rosa VEE, Accorsi TAD, et al. Atualização das Diretrizes Brasileiras de Valvopatias – 2020. Arq Bras Cardiol. 2020;115(4):729-30.
- Castro I (ed.). Livro-texto da Sociedade Brasileira de Cardiologia. 3. ed. Barueri: Manole; 2021. p. 581-2.

44. Na presença de estenose da valva aórtica anatomicamente importante, em paciente sintomático (dor torácica, dispneia ou síncope), está indicado tratamento cirúrgico valvar (na ausência de alto risco cirúrgico ou contraindicação), sem necessidade de realização prévia de teste ergométrico.

Como se trata de etiologia bicúspide, com diâmetro da aorta > 45 mm, está indicada a intervenção concomitante da aortopatia.

Resposta: d

Referências

- Tarasoutchi F, Montera MW, Ramos AIO, Sampaio RO, Rosa VEE, Accorsi TAD, et al. Atualização das Diretrizes Brasileiras de Valvopatias – 2020. Arq Bras Cardiol. 2020;115(4):740-2.
- Zipes DP, Libby P, Bonow RO, Mann DL, Tomaselli. (2022). Braunwald, Tratado de doenças cardiovasculares. 2 volumes. 11. ed. Rio de Janeiro: Guaabara Koogan; 2022. p. 1414-15.
- Castro I (ed.). Livro-texto da Sociedade Brasileira de Cardiologia. 3. ed. Barueri: Manole; 2021. p. 600-601.

45. Na presença de disfunção importante de prótese valvar (no caso, estenose importante de prótese biológica aórtica), está indicada retroca valvar na presença de sintomas ou na presença de anemia hemolítica importante (como no caso descrito, em que o paciente apresenta anemia sintomática). A valvopatia mitral concomitante é discreta, não estando indicada sua correção cirúrgica.

Resposta: e

Referência

- Tarasoutchi F, Montera MW, Ramos AIO, Sampaio RO, Rosa VEE, Accorsi TAD, et al. Atualização das Diretrizes Brasileiras de Valvopatias – 2020. Arq Bras Cardiol. 2020;115(4):751-4.

46.

- A valvoplastia mitral por cateter balão não deve ser realizada quando há insuficiência mitral moderada ou importante associada à estenose mitral.
- Deve-se evitar o emprego de prótese mecânica na posição tricúspide, pelo elevado risco de trombose da prótese (fluxo lento em câmaras direitas).
- Nos pacientes mais sintomáticos (NYHA III ou IV) ou com complicadores e que apresentem anatomia desfavorável à VMCB ou contraindicações ao procedimento percutâneo, o tratamento cirúrgico da valva mitral passa a ser a opção terapêutica de escolha. A cirurgia poderá consistir na comissurotomia mitral ou, nos casos em que há comprometimento valvar muito significativo, sem possibilidade de manutenção da valva nativa, na troca valvar por prótese biológica ou mecânica.
- A insuficiência tricúspide importante deve ser submetida a correção cirúrgica concomitante, quando está indicada abordagem de valvopa-

tia mitral (como no caso descrito). A melhor forma de abordagem é a plástica da valva tricúspide com anuloplastia.

Resposta: e

Referências

- Tarasoutchi F, Montera MW, Ramos AIO, Sampaio RO, Rosa VEE, Accorsi TAD, et al. Atualização das Diretrizes Brasileiras de Valvopatias – 2020. Arq Bras Cardiol. 2020;115(4):748-51.
- Zipes DP, Libby P, Bonow RO, Mann DL, Tomaselli. (2022). Braunwald, Tratado de doenças cardiovasculares. 2 volumes. 11. ed. Rio de Janeiro: Guaabara Koogan; 2022. p. 1436-440.
- Castro I (ed.). Livro-texto da Sociedade Brasileira de Cardiologia. 3. ed. Barueri: Manole; 2021. Capítulo 59.

47.

- Em pacientes com estenose aórtica importante, o aumento do débito cardíaco durante exercício é mediado primariamente pelo aumento na frequência cardíaca.
- Mesmo pacientes assintomáticos desenvolvem uma redução na tolerância ao exercício físico.
- Durante esforço físico, o volume de ejeção não se altera, porém há um aumento no fluxo transvalvar.
- Em repouso, o débito cardíaco encontra-se dentro dos limites da normalidade.
- Antes do aparecimento de sintomas, a área valvar aórtica aumenta junto ao exercício; com a iminência de sintomas, a área valvar se torna fixa.

Resposta: a

Referência

- Zipes DP, Libby P, Bonow RO, Mann DL, Tomaselli. (2022). Braunwald, Tratado de doenças cardiovasculares. 2 volumes. 11. ed. Rio de Janeiro: Guaabara Koogan; 2022. p. 1407-8.

48.

- Os sinais e sintomas de cardite dependem se há envolvimento do pericárdio, do miocárdio ou das valvas cardíacas. O diagnóstico clínico de cardite baseia-se na detecção de um sopro orgânico que não estava presente anteriormente (para indicar endocardite), existência de atrito pericárdico ou sinais de derrame pericárdico (para indicar pericardite) ou cardiomegalia ou insuficiência cardíaca congestiva (ICC) (para indicar miocardite).

- A lesão valvar mais frequente é a regurgitação mitral, que causa um sopro pansistólico apical. A regurgitação aórtica mostra-se menos comum. As lesões estenóticas são raras nos estágios iniciais da doença, mas um sopro apical mesodiastólico (Carey-Coombs) transitório pode ocorrer associado ao sopro de regurgitação mitral. Em pacientes com histórico prévio de DCR, uma alteração nas características do sopro ou o aparecimento de um novo sopro indicam cardite reumática aguda.
- As doses apropriadas de agentes anti-inflamatórios são de ácido acetilsalicílico, 100 mg/kg/dia divididos em quatro ou cinco doses; e prednisona, 1 a 2 mg/kg/dia. A duração do tratamento deve ser orientada conforme a gravidade do surto, a existência de cardite e a taxa de resposta ao tratamento. Os surtos mais leves, com pouca ou nenhuma cardite, podem ser tratados com salicilatos durante cerca de 1 mês ou até o desaparecimento da inflamação, segundo evidências clínicas e laboratoriais. Nos casos mais graves, pode haver a necessidade de terapia com corticosteroides durante 2 a 3 meses antes de seu desmame progressivo. Até 5% dos pacientes ainda podem apresentar atividade reumática, apesar do tratamento durante 6 meses.
- Mesmo sendo vários episódios leves de FR aguda, está indicada a profilaxia secundária.

Regime de fármacos de escolha na prevenção secundária da febre reumática

Antibiótico	Administração	Dose
Benzilpenicilina benzatina	Injeção IM única a cada 3 a 4 semanas	Para adultos e crianças com peso ≥ 30 kg: 1.200 mil unidades Para crianças com peso < 30 kg: 600 mil unidades
Penicilina V	Oral	250 mg, 2 vezes/dia
Sulfonamida*	Oral	Para adultos e crianças com peso ≥ 30 kg: 1 g diariamente Para crianças com peso < 30 kg: 500 mg/dia
Eritromicina	Oral	250 mg, 2 vezes/dia

* Incluindo sulfadiazina, sulfadoxina e sulfisoxazol. Dados da World Health Organization. Rheumatic fever and rheumatic heart disease: report of a WHO expert panel. WHO Technical Report Series n. 923. Geneva: WHO; 2004.

Resposta: a

Referências

- Zipes DP, Libby P, Bonow RO, Mann DL, Tomaselli. (2022). Braunwald, Tratado de doenças cardiovasculares. 2 volumes. 11. ed. Rio de Janeiro: Guaabara Koogan; 2022.p. 1531-1534.
- Castro I (ed.). Livro-texto da Sociedade Brasileira de Cardiologia. 3. ed. Barueri: Manole; 2021. p. 568-74.

49.

- A febre (> 38ºC) é o sintoma de apresentação mais comum, ocorrendo em até 95% dos pacientes, mas pode estar ausente em até 20% dos casos, sobretudo em idosos. A persistência da febre pode indicar a progressão da infecção com extensão perivalvar sob a forma de abscesso, embolização séptica, um foco de infecção extracardíaco (nativo ou protético), dispositivos ou cateteres de longa permanência infectados, um esquema antibiótico inapropriado para um microrganismo resistente ou, até mesmo, uma reação adversa ao antibiótico propriamente dito.
- As diretrizes atuais (em grande parte baseadas em séries observacionais e na opinião de especialistas) recomendam que a cirurgia deve ser considerada quando houver (1) insuficiência cardíaca, (2) características sugestivas de alto risco de embolia e (3) infecção não controlada.
- A insuficiência cardíaca é a razão mais frequentemente encontrada para um tratamento cirúrgico de urgência. A insuficiência cardíaca pode ser causada por uma regurgitação valvar grave (aórtica ou mitral), fístulas intracardíacas ou, menos comumente, obstruções valvares relacionadas com vegetações. A cirurgia de emergência para a insuficiência cardíaca que não responde ao tratamento medicamentoso é crucial, e também se recomenda a intervenção imediata, mesmo que se consiga estabilizar temporariamente o paciente.
- Em geral, recomenda-se a cirurgia quando há grandes vegetações móveis (> 10 mm), especialmente após um evento embólico que ocorreu durante o tratamento com os antibióticos adequados. Mesmo que a embolização não tenha ocorrido, a presença de insuficiência cardíaca, disfunção valvar grave, persistência da infecção, apesar da antibioticoterapia adequada, ou existência de um abscesso e de uma vegetação de grandes dimensões (> 10 mm) constituem uma indicação para cirurgia precoce.
- Devido à raridade da apresentação, o diagnóstico de EI muitas vezes escapa aos não especialistas, o que resulta na administração de terapia empírica para uma série de doenças febris mais frequentes. O empiris-

mo pode reduzir significativamente a sensibilidade das hemoculturas subsequentes quando o diagnóstico de EI é considerado. Assim, o empirismo inicial resulta em apresentações com hemoculturas negativas, o que leva à administração de terapia antimicrobiana empírica para a EI.

- A tomografia por emissão de pósitrons (PET)/tomografia com 18F-fluorodeoxiglicose (18F-FDG) melhorou gradativamente a precisão diagnóstica na avaliação de suspeita de EVP, sobretudo na EI de DCEIs, dispositivos ou próteses cardíacas, aumentando a sensibilidade de aproximadamente 60 a 70% com os critérios de Duke adaptados, com apenas ETE para 87 a 97% com a adição da TC-PET com 18F-FDG. Essa técnica de imagem tem sido proposta como mais um critério maior de Duke para o diagnóstico de EI em dispositivo protético.

Resposta: b

Referência

- Zipes DP, Libby P, Bonow RO, Mann DL, Tomaselli. (2022). Braunwald, Tratado de doenças cardiovasculares. 2 volumes. 11. ed. Rio de Janeiro: Guaabara Koogan; 2022. Capítulo 73.

50.

- Trata-se de uma paciente com estenose mitral grave. Os achados do exame clínico são característicos da valvopatia. No caso da EM importante, as alterações funcionais relevantes são a presença de HP significativa (pressão sistólica da artéria pulmonar – PSAP maior que 50 mmHg em repouso ou maior que 60 mmHg no esforço) ou FA de início recente (desencadeada nos últimos meses). A complicação mais comum da estenose mitral é a fibrilação atrial e a embolia é causada pela formação de trombos no átrio esquerdo.
- O tratamento inicial de escolha é clínico, com controle de frequência cardíaca com betabloqueador, bloqueador de canal de cálcio ou ivabradina (quando em ritmo sinusal e não tolerar medicações anteriores), associado a diurético.
- Para pacientes que desenvolvem fibrilação atrial, a droga de escolha são os antagonistas da vitamina K. Como a fibrilação atrial acomete até 30% a 40% dos pacientes sintomáticos, é importante o adequado manejo dessa arritmia em conjunto com as outras medidas. O risco de fenômenos embólicos, especialmente acidente vascular cerebral, é maior do que na fibrilação atrial não valvar (7% a 15% ao ano). Dessa maneira, na vigência de fibrilação atrial, tais pacientes devem ser anticoagulados com varfarina, mantendo um INR (do inglês *international normalized ratio*) entre 2,0 e 3,0.

- Os anticoagulantes diretos estão contraindicados até o momento.

Resposta: b

Referências

- Castro I (ed.). Livro-texto da Sociedade Brasileira de Cardiologia. 3. ed. Barueri: Manole; 2021. Capítulo 59. Estenose mitral.
- Tarasoutchi F, Montera MW, Ramos AIO, Sampaio RO, Rosa VEE, Accorsi TAD, et al. Atualização das Diretrizes Brasileiras de Valvopatias – 2020. Arq Bras Cardiol. 2020;115(4):728-9.
- Zipes DP, Libby P, Bonow RO, Mann DL, Tomaselli. (2022). Braunwald, Tratado de doenças cardiovasculares. 2 volumes. 11. ed. Rio de Janeiro: Guaabara Koogan; 2022.Capítulo 69.

51. A cirurgia está indicada em:

- Reumático DDVE > 75 mm ou DSVE > 55 mm (IIa B)
- Não reumático DDVE > 70 mm ou DSVE > 50 mm ou DSVE indexado > 25 mm/m² (IIa B)

Insuficiência aórtica: recomendações

Intervenção	Condição clínica	SBC	AHA	ESC
Cirurgia de troca valvar	Sintomas	I B	I B	I B
	FEVE < 50%	I B	I B	I B
	Diâmetros ventriculares	IIa B Reumático DDVE > 75 mm ou DSVE > 55 mm IIa B Não reumático DDVE > 70 mm ou DSVE > 50 mm ou DSVE indexado > 25 mm/m²	IIa C DDVE > 70 mm ou DSVE > 50 mm ou DSVE indexado > 25 mm/m²	IIa B DDVE > 70 mm ou DSVE > 50 mm ou DSVE indexado > 25 mm/m²
Implante valvar trancateter – TAVI*	Sintomáticos com expectativa de vida > 1 ano com contraindicações/ risco proibitivo à cirurgia convencional	Iib C*	–	–

* Considerar discussão junto ao Heart Team. AHA: American Heart Association; DDVE: diâmetro diastólico do ventrículo esquerdo; DSVE: diâmetro sistólico do ventrículo esquerdo; ESC: European Society of Cardiology; FEVE: fração de ejeção do VE; SBC: Sociedade Brasileira de Cardiologia; TAVI: implante transcateter de bioprótese aórtica.

Resposta: d

Referência

- Tarasoutchi F, Montera MW, Ramos AIO, Sampaio RO, Rosa VEE, Accorsi TAD, et al. Atualização das Diretrizes Brasileiras de Valvopatias – 2020. Arq Bras Cardiol. 2020;115(4):746.

52. A manobra de Handgrip eleva a intensidade do sopro da insuficiência aórtica, independentemente da gravidade. Presença de sopro holodiastólico, presença de sopro sistólico (hiperfluxo), presença de ruflar diastólico (Austin Flint) e pulso em martelo d'água são sinais clássicos de insuficiência aórtica importante.

Resposta: a

Referências

- Tarasoutchi F, Montera MW, Ramos AIO, Sampaio RO, Rosa VEE, Accorsi TAD, et al. Atualização das Diretrizes Brasileiras de Valvopatias – 2020. Arq Bras Cardiol. 2020;115(4):744.
- Zipes DP, Libby P, Bonow RO, Mann DL, Tomaselli. (2022). Braunwald, Tratado de doenças cardiovasculares. 2 volumes. 11. ed. Rio de Janeiro: Guanabara Koogan; 2022. Cap. 68.
- Castro I (ed.). Livro-texto da Sociedade Brasileira de Cardiologia. 3. ed. Barueri: Manole; 2021. p. 605.

2022

53. As características auscultatórias da EM são hiperfonese da B1 com prolongamento do intervalo Q-S1, correlacionando-se com o nível da pressão do AE. A hiperfonese da B1 ocorre quando os folhetos da valva mitral estão flexíveis. Isso é causado, em parte, pela rapidez com que a pressão do VE se eleva no momento do fechamento da valva mitral, bem como pela ampla excursão de fechamento dos folhetos. Uma expressiva calcificação e/ou o espessamento dos folhetos da valva mitral diminuem a amplitude de B1, provavelmente em razão do movimento reduzido dos folhetos. À medida que a PAP aumenta, P2 a princípio torna-se acentuado e amplamente transmitido, e muitas vezes pode ser escutado com facilidade nas áreas mitral e aórtica.

O exame físico de estenose mitral:

Diagnóstico de estenose mitral importante – exame físico

Características de estenose mitral importante
• *Facies mitralis* • Estalido de abertura precoce • B1 hiperfonética • B2 hiperfonética • Sopro diastólico em ruflar, com reforço pré-sistólico se paciente em ritmo sinusal • Sinais de congestão pulmonar e insuficiência cardíaca direita • Presença de insuficiência tricúspide

Resposta: b

Referências

- Zipes DP, Libby P, Bonow RO, Mann DL, Tomaselli GF. Braunwald: Tratado de doenças cardiovasculares. 11. ed. Rio de Janeiro: Guanabara Koogan; 2022. p. 1434.
- Tarasoutchi F, Montera MW, Ramos AIO, Sampaio RO, Rosa VEE, Accorsi TAD, et al. Atualização das Diretrizes Brasileiras de Valvopatias – 2020. Arq Bras Cardiol. 2020;115(4):728.

54. O *ictus* apical é um pouco desviado para a esquerda, em razão do aumento do VE. A primeira bulha é abafada e a segunda pode ser hiperfonética, sobretudo por seu componente pulmonar, quando já houver hipertensão arterial pulmonar (HAP). O sopro pode ser holossistólico ou mesotelessistólico, de acordo com o mecanismo da regurgitação mitral, sendo quase sempre de média ou alta frequência. Quando a IM é decorrente de alteração do folheto posterior, o sopro se irradia para a região esternal e base do pescoço, lembrando um sopro de estenose aórtica. Quando decorre de alteração do folheto anterior, o sopro se irradia predominantemente para a região dorsal do tórax.

Diagnóstico de insuficiência mitral primária importante – exame físico

Características de insuficiência mitral primária importante
• *Ictus cordis* desviado para a esquerda e para baixo • B1 hipofonética (frequentemente audível em portadores de insuficiência mitral reumática e por prolapso, e a perda da intensidade pode ser considerada um marcador de gravidade por disfunção ventricular, rotura cordoalha, entre outros) • B2 hiperfonética • Sopro sistólico regurgitativo ≥ +++/6+ • Sinais clínicos de insuficiência cardíaca direita

Resposta: c

Referências

- Tarasoutchi F, Montera MW, Ramos AIO, Sampaio RO, Rosa VEE, Accorsi TAD, et al. Atualização das Diretrizes Brasileiras de Valvopatias – 2020. Arq Bras Cardiol. 2020;115(4):733.
- Castro I (ed.). Livro-texto da Sociedade Brasileira de Cardiologia. 3. ed. Barueri: Manole; 2021. p. 585.

55. Quando avaliamos a IM primária levamos em consideração os complicadores listados na tabela abaixo.
A presença de taquicardia supraventricular paroxística não é considerada fator complicador.

Avaliação de complicadores na insuficiência mitral primária importante

Exame	Complicadores
Ecocardiograma	• FEVE ≤ 60% ou queda da FEVE durante a evolução (dentro da normalidade) • Remodelamento progressivo (DSVE ≥ 40 mm) • PSAP ≥ 50 mmHg ou ≥ 60 mmHg ao exercício • Volume de AE ≥ 60 mL/m^2
Eletrocardiograma	• FA de início recente (< 1 ano)

AE: átrio esquerdo; DSVE: diâmetro sistólico do ventrículo esquerdo; FA: fibrilação atrial; FEVE: fração de ejeção do ventrículo esquerdo; PSAP: pressão sistólica da artéria pulmonar.

Resposta: d

Referência

- Tarasoutchi F, Montera MW, Ramos AIO, Sampaio RO, Rosa VEE, Accorsi TAD, et al. Atualização das Diretrizes Brasileiras de Valvopatias – 2020. Arq Bras Cardiol. 2020;115(4):734.

56.

a. Pacientes que apresentam estenose aórtica importante e sintomas têm indicação de intervenção por cirurgia convencional ou implante transcateter de bioprótese aórtica (TAVI). Pacientes com risco cirúrgico alto ou intermediário e aqueles inoperáveis têm indicação mais forte de TAVI. Indivíduos com baixo risco cirúrgico e idade acima de 70 anos têm indicação igual entre TAVI e cirurgia convencional de troca valvar (IA para ambas), devendo a escolha ser feita com base nas características do serviço de saúde e anatômicas do paciente.

b. Paciente com risco cirúrgico intermediário apresenta grau de recomendação IIa A para cirurgia de troca valvar e IA para TAVI.

c e d. Valvoplastia aórtica por cateter balão deve ser indicada em casos de instabilidade hemodinâmica importante, na impossibilidade de tratamento definitivo ou mesmo como ponte terapêutica para melhora clínica e posterior realização de cirurgia ou TAVI.

e. Casos de tratamento paliativo também podem ter a valvoplastia aórtica por cateter balão indicada.

Resposta: a

Referência

- Tarasoutchi F, Montera MW, Ramos AIO, Sampaio RO, Rosa VEE, Accorsi TAD, et al. Atualização das Diretrizes Brasileiras de Valvopatias – 2020. Arq Bras Cardiol. 2020;115(4):741.

57. A orientação quanto à anticoagulação de gestantes com próteses mecânicas deve seguir as seguintes etapas:

Momento 1 – Orientação quanto ao diagnóstico precoce da gravidez: esclarecimento sobre a obrigatoriedade em manter a anticoagulação, a disponibilidade dos anticoagulantes e os seus riscos em todas as etapas da gestação, parto e puerpério. A orientação inclui a informação sobre a importância do diagnóstico precoce da gravidez em reduzir a ocorrência da embriopatia, que ocorre entre 6ª e 9ª semana de gestação. Nesta consulta é fornecido um pedido de exame para a dosagem de gonadotrofina coriônica beta (βHCG), que deve ser realizado à primeira dúvida de atraso menstrual.

Momento 2 – Primeiro trimestre: confirmado o diagnóstico da gravidez (βHCG e ultrassonografia obstétrica), deve ser substituída a varfarina pela heparina, que permite conciliação entre o benefício da prevenção de trombose materna e o malefício da embriopatia. Em pacientes que chegam na 1ª visita médica com idade gestacional além da 6ª semana, a varfarina não deve ser suspensa. O casal deve ser informado quanto à possibilidade da embriopatia e aos riscos da substituição pela heparina, neste momento, não são mais justificados.

Momento 3 – Segundo trimestre: retorno ao anticoagulante oral. O retorno para a varfarina ajusta-se à suposição de abreviar o uso da heparina e do menor risco da embriopatia. A proposta é manter as doses de varfarina de acordo com as metas anteriores à gestação, com controle da INR semanal ou quinzenal. A reintrodução da varfarina deve obedecer a dinâmica da transição, ou seja, simultânea à heparina de baixo peso molecular subcutânea ou à heparina não fracionada endovenosa até o alcance da meta da INR.

Momento 4 – Terceiro trimestre: considerar a hospitalização, redirecionar para a anticoagulação parenteral e planejar o parto. A hospitalização deve ser programada com 36 semanas de gestação para o uso de heparina de baixo peso molecular subcutânea ou heparina não fracionada endovenosa.

Resposta: c

Referência

- Tarasoutchi F, Montera MW, Ramos AIO, Sampaio RO, Rosa VEE, Accorsi TAD, et al. Atualização das Diretrizes Brasileiras de Valvopatias – 2020. Arq Bras Cardiol. 2020;115(4):765-8.

58.

- A estenose aórtica (EAo) importante é definida ecocardiograficamente com área valvar aórtica (AVA) ≤ 1,0 cm^2 e/ou AVA indexada ≤ 0,6 cm^2/m^2 na presença de gradiente médio VE/aorta ≥ 40 mmHg ou velocidade máxima do jato aórtico ≥ 4,0 m/s (estágio D1).
- A EAo clássica de baixo fluxo e baixo gradiente (estágio D2) é definida como uma AVA menor ou igual a 1 cm^2 com velocidade do fluxo aórtico inferior a 4 m/s ou gradiente médio inferior a 40 mmHg e fração de ejeção do ventrículo esquerdo (FEVE) inferior a 50%.
- EAo "paradoxal" de baixo fluxo e baixo gradiente (estágio D3) AVA ≤ 1 cm^2 com velocidade do jato aórtico < 4 m/s ou gradiente médio < 40 mmHg e FEVE ≥ 50%, pois, apesar de uma FE normal, o fluxo transaórtico mostra-se baixo (índice de volume sistólico < 35 mL/m^2).
- No caso daqueles com EAo baixo fluxo e baixo gradiente e FEVE preservada, é necessária a realização de escore de cálcio valvar que, se elevado (maior que 1.300 AU para mulheres e maior que 2.000 AU para homens), confirma EAo importante.
- Já naqueles com EAo baixo fluxo e baixo gradiente e FEVE reduzida, deve ser realizado ecocardiograma com estresse com dobutamina. Se houver reserva contrátil e a AVA mantiver reduzida, definimos EAo importante. Se não houver reserva contrátil, também deve ser realizada a avaliação com escore de cálcio valvar para definição da gravidade anatômica.

Resposta: a

Referência

- Tarasoutchi F, Montera MW, Ramos AIO, Sampaio RO, Rosa VEE, Accorsi TAD, et al. Atualização das Diretrizes Brasileiras de Valvopatias – 2020. Arq Bras Cardiol. 2020;115(4):738.

59.

a. Pacientes que apresentem insuficiência mitral de etiologia primária de grau importante e que desenvolvam sintomas cardiovasculares apresentam indicação classe I de intervenção, sendo o reparo valvar o mais indicado, caso a anatomia permita. Pacientes que apresentem degeneração mixomatosa e que desenvolvam prolapso do segmento P2 do folheto anterior apresentam bons resultados cirúrgicos de reparo valvar devido à anatomia favorável.
b. Os complicadores que poderiam indicar intervenção em um caso de insuficiência mitral primária são FEVE menor ou igual a 60%, diâmetro sistólico final acima de 40 mm, pressão sistólica de artéria pulmonar acima de 50 mmHg no repouso ou 60 mmHg no esforço e volume atrial esquerdo indexado acima de 60 mL/m^2 e ritmo de fibrilação atrial de início recente.
c. Em pacientes já sintomáticos, testes de esforço físico não devem ser realizados. Teste ergométrico ou ergoespirométrico pode ser solicitado caso haja dúvida quanto à presença de sintomas, não sendo esse o caso do paciente descrito.
d. Pressão de artéria pulmonar está abaixo de 50 mmHg – complicador é definido como pAP ≥ 50 mmHg ou ≥ 60 mmHg ao exercício.
e. Intervenções transcateter têm indicação restrita para pacientes com IM primária e devem ser decididas após discussão com o Heart Team.

Resposta: a

Referência

▪ Tarasoutchi F, Montera MW, Ramos AIO, Sampaio RO, Rosa VEE, Accorsi TAD, et al. Atualização das Diretrizes Brasileiras de Valvopatias – 2020. Arq Bras Cardiol. 2020;115(4):733-4.

60.

- No exame descrito, paciente apresenta gradiente entre a pressão de capilar pulmonar e a Pd2 do ventrículo esquerdo de 20 mmHg, definindo uma estenose mitral importante. O gradiente da valva mitral é mais bem determinado pela medição direta e simultânea das pressões do átrio esquerdo e do VE durante vários ciclos cardíacos e quantificação integral da diferença de pressão na diástole. Usa-se a pressão capilar pulmonar em cunha (PCPC), em vez da pressão atrial esquerda, cuidadosamente realinhada com o traçado do VE para a determinação exata do gradiente médio. Em relação às medidas de pressão pulmonar, ela apresenta hipertensão pulmonar, definida como pressão média de tronco da pulmonar maior que 20 mmHg. Essa hipertensão pulmonar é definida como pós-capilar, pois apresenta pressão capilar pulmonar ≤ 15 mmHg e RVP > 2,0 WOODS.

- A hipertensão pulmonar pré-capilar é definida pela presença de pressão capilar pulmonar > 15 mmHg e RVP ≤ 2,0 WOODS.
- Já a hipertensão pulmonar combinada é definida pela presença de pressão capilar pulmonar > 15 mmHg e RVP > 2,0 WOODS.
- Estenose mitral não é moderada pelos motivos anteriores.

Resposta: d

Referência

- Zipes DP, Libby P, Bonow RO, Mann DL, Tomaselli. (2022). Braunwald, Tratado de doenças cardiovasculares. 2 volumes. 11. ed. Rio de Janeiro: Guanabara Koogan; 2022. p. 363-6.

61.

a. Pacientes com estenose mitral reumática em classe funcional II-IV, na ausência de contraindicações, têm a valvoplastia mitral cateter balão como procedimento de escolha. Valvoplastia mitral por cateter-balão (VMCB) segue sendo o tratamento de escolha para os pacientes com EM de etiologia reumática, nos quais predominam calcificação e fusão comissurais, desde que apresentem anatomia valvar favorável pela avaliação do escore de Wilkins-Block.

b. Dentre as contraindicações estão a presença de insuficiência mitral moderada ou importante, trombo em átrio esquerdo e escore de Wilkins > 10. Nos casos de escore de Wilkins de 9 ou 10, devemos individualizar, sendo que pacientes com calcificação e aparato subvalvar com pontuações menores que 3 têm maiores taxas de sucesso.

c. Caso houvesse contraindicação para a valvoplastia, a indicação cirúrgica só ocorreria na presença de classe funcional III ou IV ou complicadores. Nos pacientes mais sintomáticos (NYHA III ou IV) ou com complicadores e que apresentem anatomia desfavorável à VMCB ou contraindicações ao procedimento percutâneo, o tratamento cirúrgico da valva mitral passa a ser a opção terapêutica de escolha.

d e e. A anticoagulação com antagonistas da vitamina K (AVK) para prevenção de embolia sistêmica é justificável em qualquer paciente com EM e FA, embolia prévia ou trombo conhecido na cavidade ou no apêndice do AE.21 A anticoagulação também pode ser considerada para pacientes com EM grave e ritmo sinusal quando há aumento grave do AE (diâmetro > 55 mm) ou contraste espontâneo na ecocardiografia. Adota-se o tratamento com varfarina para manter a razão normalizada internacional (INR) entre 2 e 3. Poucos dados tratam sobre a segurança e a utilidade de novos anticoagulantes orais (NOAC) na EM, pois esses pacientes foram geralmente excluídos de todos os estudos NOAC, embora tenha havido uma publicação recente solicitando um estudo randomizado para testar AVK e NOAC em indivíduos com EM.

Resposta: a

Referências

- Tarasoutchi F, Montera MW, Ramos AIO, Sampaio RO, Rosa VEE, Accorsi TAD, et al. Atualização das Diretrizes Brasileiras de Valvopatias – 2020. Arq Bras Cardiol. 2020;115(4):728-9.
- Zipes DP, Libby P, Bonow RO, Mann DL, Tomaselli. (2022). Braunwald, Tratado de doenças cardiovasculares. 2 volumes. 11. ed. Rio de Janeiro: Guanabara Koogan; 2022. p. 1436.

62. A indicação de intervenção na insuficiência aórtica importante ocorre na presença de sintomas cardiovasculares, presença de complicadores ou abordagem de outra cardiopatia de maneira cirúrgica, mesmo na ausência desses fatores citados. Os complicadores relacionados a essa valvopatia são: queda na fração de ejeção abaixo de 50% e diâmetros cavitários aumentados, com medidas de diâmetros diastólicos e sistólicos finais de 70 e 50 mm, respectivamente. Em casos de etiologia reumática, essas medidas são 75 e 55 mm, respectivamente. Apesar da etiologia, valores do diâmetro sistólico final indexados para a superfície corpórea acima de 25 mm/m2 também são complicadores que podem indicar a intervenção na insuficiência aórtica assintomática. Paciente não apresenta critérios para intervenção e pode ser conduzido clinicamente com reavaliações periódicas. A indicação de TAVI para sintomáticos com expectativa de vida > 1 ano com contraindicações/risco proibitivo à cirurgia convencional IIb C (requer estudos que validem sua indicação).

O tratamento cirúrgico com troca valvar aórtica consiste ainda na principal terapia intervencionista na IAo. As taxas de mortalidade cirúrgica variam de 1% (procedimento de troca valvar isolada) até 7% (procedimentos combinados). O aparecimento de sintomas, redução da função sistólica e remodelamento excessivo do VE geram pior prognóstico e, portanto, são os principais deflagradores do tratamento cirúrgico. Paciente não apresenta indicação de intervenção, pois a medida ecocardiográfica do diâmetro sistólico final indexado é menor que 25 mm/m^2. O acompanhamento é feito através de reavaliações clínicas periódicas e ecocardiografia.

A identificação dos sintomas pode ser tarefa difícil na rotina assistencial, sobretudo em pacientes idosos que comumente recorrem à prática de autolimitação. Nesses casos, a incorporação de testes funcionais provocativos, como a ergoespirometria, pode auxiliar na identificação desses "assintomáticos" autolimitados. Tendo em vista a elevada morbimortalidade relacionada à instalação de sintomas, sua identificação condiciona o referenciamento do paciente para a intervenção cirúrgica.

Resposta: d

Referência

- Tarasoutchi F, Montera MW, Ramos AIO, Sampaio RO, Rosa VEE, Accorsi TAD, et al. Atualização das Diretrizes Brasileiras de Valvopatias – 2020. Arq Bras Cardiol. 2020;115(4):746-7.

63. Segundo a Diretriz Brasileira de Valvopatias de 2020, décimo parágrafo da página 739, "estenose aórtica moderada, definida como AVA entre 1,0-1,5 cm^2 e gradiente médio VE/aorta 25-39 mmHg: apresentam indicação cirurgia valvar apenas se submetidos a outros procedimentos cardiovasculares invasivos (revascularização coronária, aorta ascendente ou outra válvula)".
A Tabela "Avaliação de complicadores na estenose aórtica importante" traz os fatores complicadores. Por essa tabela pode-se observar que o paciente não apresenta fatores complicadores.

Avaliação de complicadores na estenose aórtica importante

	Complicadores
Ecocardiograma	• Disfunção de ventrículo esquerdo: FEVE < 50% • Marcadores de mau prognóstico: AVA < 0,7 cm^2, velocidade máxima do jato aórtico > 5,0 m/s, gradiente médio VE/aorta > 60 mmHg
Teste ergométrico/ ergoespirométrico	• Capacidade funcional limitada • Resposta pressórica inadequada: ascensão da pressão arterial sistólica < 20 mmHg ou pressão arterial sistólica com queda > 10 mmHg • Arritmias: taquicardia ventricular ou mais que 4 extrassístoles ventriculares sucessivas • Infradesnivelamento de segmento ST ≥ 2 mm horizontal ou descendente • Contraindicado em pacientes sintomáticos e/ou com disfunção ventricular esquerda

AVA: área valvar aórtica; FEVE: fração de ejeção do VE; VE: ventrículo esquerdo.

A Tabela "Estenose aórtica: acompanhamento individualizado" traz as indicações de acompanhamento. Segundo a Sociedade Brasileira de

Cardiologia (SBC), o acompanhamento de pacientes com estenose aórtica moderada deve ser baseado em reavaliação clínica e ecocardiográfica a cada ano.

Estenose aórtica: acompanhamento individualizado

Estenose aórtica	Acompanhamento	SBC	AHA	ESC
Importante assintomático e sem complicadores	Reavaliação clínica e ecocardiográfica	A cada 6 meses	A cada 0,5-1 ano	A cada 6 meses
	Intervenção concomitante em pacientes que serão submetidos a outro procedimento cirúrgico cardíaco (revascularização coronária, aorta ascendente ou outra válvula)	IC	IB	IC
Moderada (AVA entre 1,0-1,5 cm^2 e gradiente médio VE/aorta 25-39 mmHg)	Reavaliação clínica e ecocardiográfica	A cada ano	A cada 1-2 anos	A cada ano
	Intervenção concomitante em pacientes que serão submetidos a outro procedimento cirúrgico cardíaco (revascularização coronária, aorta ascendente ou outra válvula)	IIa C	IIa C	IIa C
Discreta (AVA > 1,5 cm^2 e gradiente médio VE/aorta < 25 mmHg)	Reavaliação clínica e ecocardiográfica	A cada 2-3 anos	A cada 3-5 anos	A cada 2-3 anos

AHA: American Heart Association; AVA: área valvar aórtica; ESC: European Society of Cardiology; SBC: Sociedade Brasileira de Cardiologia; VE: ventrículo esquerdo.

Resposta: c

Referência

- Tarasoutchi F, Montera MW, Ramos AIO, Sampaio RO, Rosa VEE, Accorsi TAD, et al. Atualização das Diretrizes Brasileiras de Valvopatias – 2020. Arq Bras Cardiol. 2020;115(4):739-43.

64. Segundo o *Livro-texto da Sociedade Brasileira de Cardiologia*, em "Febre reumática", os critérios de Jones revisados para o diagnóstico de febre reumática aguda são:

- Maiores: cardite clínica ou subclínica (apresentado por esta paciente); coreia de Sydenham (não apresentado), poliartrite migratória (não apresentado), eritema marginado (não apresentado), nódulos subcutâneos (não apresentado).
- Menores: poliatralgia (não apresentado), febre ≥ 38,5°C (apresentado por esta paciente), provas de atividade inflamatória com VHS ≥ 60 mm (apresentado por esta paciente) e/ou PCR ≥ 3, prolongamento do PRi.

Portanto, a paciente apresenta 1 critério maior e 2 critérios menores.

Critérios de Jones revisados para diagnósticos de febre reumática aguda (AHA, 2015)

Critérios	Populações de baixo risco	Populações de moderado a alto risco
Maiores	• Cardite clínica ou subclínica • Coreia de Sydenham • Poliartrite migratória • Eritema marginado • Nódulos subcutâneos	• Cardite clínica ou subclínica • Coreia de Sydenham • Poliartrite, monoartrite ou poliartralgia • Eritema marginado • Nódulos subcutâneos
Menores	• Poliartralgia • Febre (≥ 38,5°C) • Provas de atividade inflamatória: - VHS ≥ 60 mm e/ou PCR ≥ 3 - Prolongamento do PRi	• Monoartralgia • Febre (≥ 38°C) • Provas de atividade inflamatória: - VHS ≥ 30 mm e/ou PCR ≥ 3 - Prolongamento do PRi
Evidências de infecção estreptocócica recente: • Cultura de ***swab*** de garganta positiva para E-beta-HGA • Teste rápido de antígeno estreptocócico • Títulos elevados de ASO ou outro anticorpo estreptocócico (anti-DNASE B)		

AHA: American Heart Association; ASO: antiestreptolisina O; CRC: cardiopatia reumática crônica; DNASE B: desoxirribonuclease B; E-beta-HGA: estreptococo beta-hemolítico do grupo A; PCR: proteína C-reativa; VHS: velocidade de hemossedimentação.
Fonte: Gewitz et al., 2015.

Resposta: e

Referência

- Castro I (ed.). Livro-texto da Sociedade Brasileira de Cardiologia. 3. ed. Barueri: Manole; 2021. p. 568.